JN321284

形成外科
エキスパートたちの
基本手術
合併症回避のコツ

東京女子医科大学 名誉教授
野﨑 幹弘［編］

克誠堂出版

執筆者一覧 （五十音順，敬称略）

石田有宏
沖縄県立中部病院形成外科

磯貝典孝
近畿大学医学部形成外科

稲川喜一
川崎医科大学形成外科

岩平佳子
ブレストサージャリークリニック

上田和毅
福島県立医科大学形成外科

上田晃一
大阪医科大学形成外科学教室

内田　満
東京慈恵会医科大学形成外科

梅本泰孝
愛知医科大学形成外科

岡崎　睦
東京医科歯科大学大学院形成・再建外科学分野

小川　令
日本医科大学形成外科

奥本隆行
藤田保健衛生大学医学部形成外科

柏　克彦
岩手医科大学医学部形成外科

木股敬裕
岡山大学大学院医歯薬学総合研究科形成再建外科

清川兼輔
久留米大学医学部形成外科・顎顔面外科

清澤智晴
防衛医科大学校形成外科

楠原廣久
近畿大学医学部形成外科

小林誠一郎
岩手医科大学医学部形成外科

櫻井裕之
東京女子医科大学形成外科

菅原康志
自治医科大学形成外科

鈴木茂彦
京都大学医学研究科形成外科学

髙橋長弘
久留米大学医学部形成外科・顎顔面外科

多久嶋亮彦
杏林大学医学部形成外科

館　正弘
東北大学大学院医学系研究科外科病態学講座形成外科学分野

鳥居修平
名古屋大学名誉教授

仲沢弘明
日本大学医学部形成外科学系形成外科学分野

中塚貴志
埼玉医科大学形成外科

中西秀樹
徳島大学名誉教授

成田圭吾
杏林大学医学部形成外科

塗　隆志
大阪医科大学形成外科学教室

橋川和信
神戸大学大学院医学研究科形成外科学

橋本一郎
徳島大学大学院ヘルスバイオサイエンス研究部形成外科学

平野明喜
長崎大学医学部形成外科

平林慎一
帝京大学医学部形成・口腔顎顔面外科

藤原　修
東京女子医科大学形成外科

松井瑞子
聖路加国際病院形成外科

松浦愼太郎
東京慈恵会医科大学形成外科

松村　一
東京医科大学形成外科学分野

矢野健二
大阪大学大学院医学系研究科乳房再生医学寄附講座

山本有平
北海道大学大学院医学研究科形成外科学分野

横尾和久
愛知医科大学形成外科

編集にあたって

　診療報酬改定をみるに，急性期型病院では患者中心の安全な医療基盤をさらに強化し，施術においてはその効率化が一層求められている。一方，2014年わが国の専門医制度は「日本専門医機構」の創設をもって新たな一歩を踏み出した。従前の日本専門医制評価・認定機構が積み重ねてきた専門医制度における各診療科専門医を，行政が公の資格にしていくことを表示したといえる。幸いにも形成外科は内科・外科・産婦人科等と同じく「基本領域の診療科」の1つに位置づけられているが，今後日本形成外科学会は他の科と同様に，新たに機構が打ち出した「専門医研修プログラムを作成して専門医を育成する制度整備指針」に沿って，国民の期待に応えられるような専門医の育成を義務づけられることになる。これらの社会の動向に形成外科医として呼応していくには，われわれ一人ひとりが患者から信頼される標準的な手術を提供できるようになることが必須である。手術の基本手技の習熟と合併症を起こさないことの重要性が，改めて認識される。さらには専門性を錬磨することも求められている。ここに，本書が上梓された所以があることをご理解いただけると幸いである。

　本書は，雑誌「形成外科」で5年にわたり連載されたシリーズ「私の手術と合併症回避のコツ」の中から特に好評であった25編に，up-dateなテーマの数編を新たに加えた内容で構成されている。日本形成外科学会において各領域のエキスパートとして，また指導的立場にある方々が，自ら専門分野の1つを選び，ご自身が大事にされている手術手技と合併症回避策について述べていただいた。論述は「ここがポイント」で極意を，「私の手術手技の基本」と「合併症回避のコツ」では真髄が続く。しかも平易に，具体的に記述されており，本書の企画・目的に十二分に沿う内容となっている。したがって，当初の対象は形成外科専門医をめざす先生方であったのが，すでに専門医として活躍されている先生方にも，形成外科の手術手技の知識を得たい他科の先生方にも，大いに活用されることを確信している。

　本書の書籍化の意義をご理解いただきご協力下さった執筆の先生方に心から感謝するとともに，出版にあたって編集に多大なご尽力をいただいた克誠堂出版の堀江拓氏に深謝する。

2014年9月

東京女子医科大学名誉教授

野﨑　幹弘

目次

序　文　野崎幹弘………iii

I 創 傷
1. デブリードマンの方法　松村　一………2
2. 皮膚縫合—基本手技から肥満患者の腹部創縫合まで—　鳥居修平………10
3. 人工真皮を使った皮膚全層欠損治療　鈴木茂彦………16
4. 熱傷創に対する手術—特に重症熱傷患者について—　仲沢弘明………24
5. 瘢痕・ケロイドの考え方と私の手術　小川　令………32

II 顔 面
1. 加齢性眼瞼下垂に対する手術　横尾和久，梅本泰孝………44
2. 筋膜移植術による先天性眼瞼下垂症の治療　石田有宏………52
3. 鼻骨骨折の整復手技　上田晃一，塗　隆志………60
4. Closed approach による外傷性斜鼻の治療　菅原康志………70
5. 前額皮弁による全外鼻再建　櫻井裕之，藤原　修………80
6. 頬骨骨折の治療　平林慎一………90
7. 上顎 Le Fort I 型骨切り術　奥本隆行………100
8. 下顎枝矢状分割術　平野明喜………110
9. 顔面神経麻痺に対する一期的遊離広背筋移植術　上田和毅………120

III 頭頸部
1. 大胸筋皮弁を用いた頭頸部再建術　清川兼輔，髙橋長弘………130
2. 頭頸部再建における遊離組織移植の血管吻合術　木股敬裕………140
3. 中咽頭・口腔癌切除後の遊離組織移植を用いた再建術　岡崎　睦………150
4. 遊離空腸移植術　中塚貴志………160
5. 血管柄付き遊離腓骨移植による下顎再建　多久嶋亮彦，成田圭吾………170

IV 乳 房
1. ティッシュ・エキスパンダーと乳房インプラントを併用した乳房再建術　岩平佳子………180
2. 有茎横軸型腹直筋皮弁：TRAM flap による乳房再建
　—Body contouring surgery を考慮して—　山本有平………190
3. 遊離腹直筋皮弁による乳房再建—再建乳房の美しいマウンド形成—　館　正弘………200
4. 広背筋皮弁による乳房再建　矢野健二………208

V 手 指
1. 指尖部損傷の外科的治療　松井瑞子………220
2. 腱損傷の外科的治療—Zone I・II 屈筋腱断裂を中心に—　松浦愼太郎，内田　満………234
3. 切断指再接着術　楠原廣久，磯貝典孝………244

VI 下肢・陰部
1. 前外側大腿皮弁の挙上法　稲川喜一………254
2. 会陰部悪性腫瘍に対する手術療法　橋本一郎，中西秀樹………264
3. 腸骨・鼠径リンパ節郭清術　清澤智晴………272
4. 四肢リンパ浮腫に対するリンパ管静脈吻合術　橋川和信………280
5. 遠位茎腓腹皮弁による下腿・足部の再建　柏　克彦，小林誠一郎………292

I 創傷

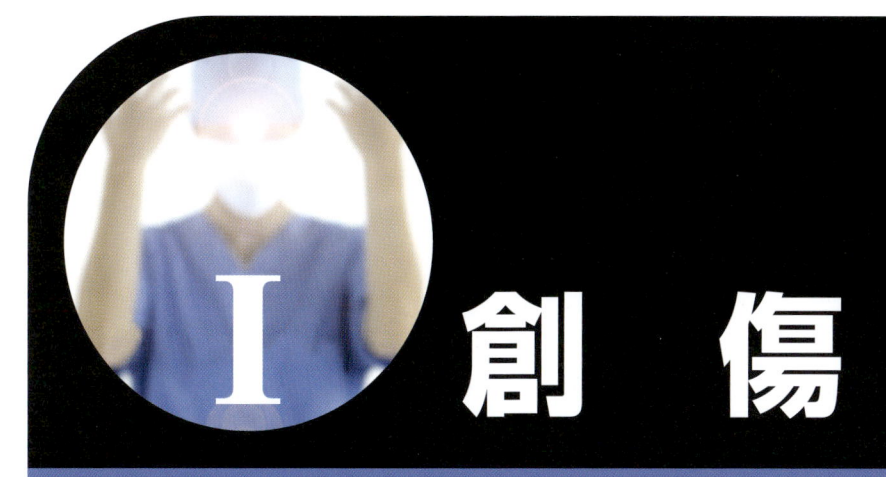

1. デブリードマンの方法
2. 皮膚縫合―基本手技から肥満患者の腹部創縫合まで―
3. 人工真皮を使った皮膚全層欠損治療
4. 熱傷創に対する手術―特に重症熱傷患者について―
5. 瘢痕・ケロイドの考え方と私の手術

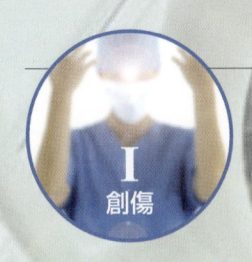

1. デブリードマンの方法

松村 一 ── 東京医科大学形成外科学分野

Key words デブリードマン　ハイドロサージャリー

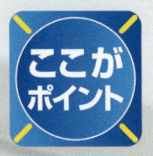

ここがポイント

デブリードマンとは，創傷の治癒を遅らせるリスクになる壊死組織や損傷，感染した組織を除去することであり，創傷外科における重要な基本手技の1つである。単純な基本手技であるが，至適なデブリードマンを常に行うことは極めて難しい。また，デブリードマンが適切に施行されない場合には，その後の創閉鎖に大きな影響をもたらす。
　デブリードマンの方法には，外科的な手技によらないもの，外科的な手技によるものがあるが，その創の状況に応じて，適切に選択，または組み合わせて行うことが肝要である。外科的なデブリードマンでは，従来のメスや剪刀で行われる手技に加えて，最近では水圧式ナイフ（ハイドロサージャリー）などの方法も可能となり，それぞれの利点，欠点を踏まえて選択される。また重症軟部組織感染症においては，早期のデブリードマンがその予後を左右する。問題となる合併症は，術後の出血，デブリードマン不足，過剰なデブリードマン，神経血管損傷であるが，その回避には周到な創部の観察が最も重要である。

I 創傷の評価

1 デブリードマンの目的

　通常の手術創など清潔で挫滅のない創傷においては，縫合や皮膚移植，皮弁移植などで創の一次治癒が行われるために，デブリードマンの必要はない。しかし，外傷による挫創・皮膚欠損創・挫滅創・汚染創，熱傷，軟部組織感染創などの急性創傷，あるいは虚血性潰瘍，糖尿病性潰瘍，静脈うっ滞性潰瘍，褥瘡などの慢性創傷においては，異物残留，壊死組織，血行障害組織，細菌汚染，軟部組織感染などが存在しており，通常の創治癒が妨げられている。これらの創治癒遅延因子を除去することがデブリードマンの目的である[1]。したがって，デブリードマンは創傷管理において不可欠な手技の1つである。デブリードマンの具体的なゴールは，前述の問題となる壊死組織を除去し，十分な血行のある創面とすること，細菌負荷を低減すること，そして，その後に行われる創傷治療を成功させることにある。

乾ガーゼ

創底部：壊死組織あり

生食ガーゼ

生食ガーゼが乾燥

壊死組織はガーゼの目に
固着して除去される

図1　Wet to dry dressing 法
創底の壊死組織を徐々に除去し，良性の肉芽とする物理的なデブリードマンの方法である。
メンテナンスデブリードマン（適宜繰り返すデブリードマン）としても有用である。

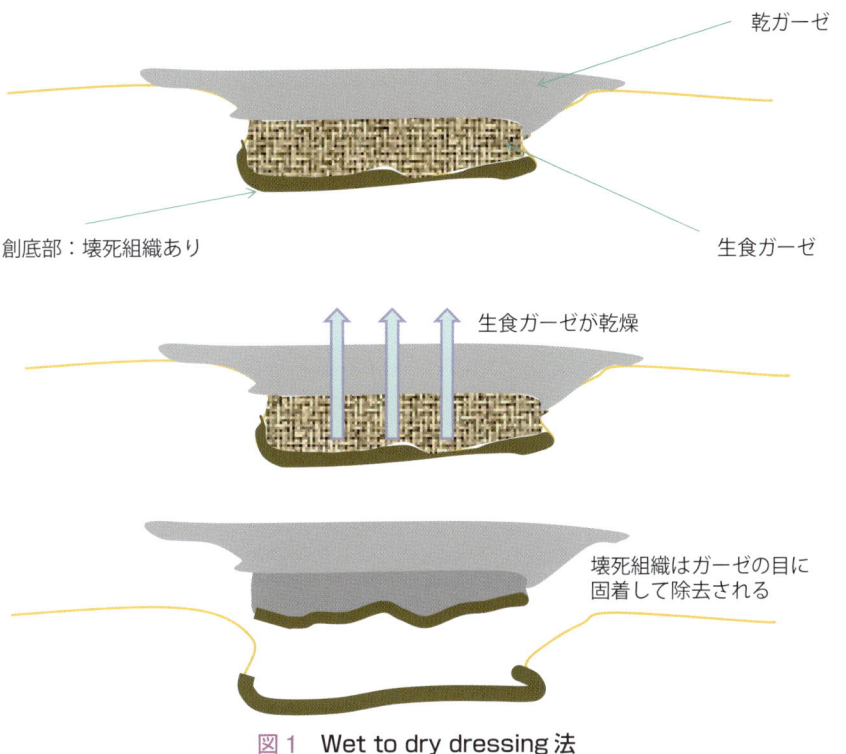

2 デブリードマンが必要かどうかの創傷の評価

　開放創においてデブリードマンが必要か否かは，前述の異物残留，壊死組織，血行障害組織などの有無が判断基準であり，熱傷や汚染された皮膚欠損創などは，視診にて明瞭である。また，排膿や臭の存在，一定以上の細菌のコロナイゼーション，バイオフィルムの存在が疑われる場合などでも同様である。また，非開放創で，皮膚の発赤，浸出液および膿の存在を疑わせる軟部組織の炎症所見がある場合には，視診，触診，臨床血液検査・画像検査を勧め，皮膚切開に続いて，時にデブリードマンが必要となる。

II 非外科的なデブリードマンの方法

　非外科的方法には，①物理的方法，②自己融解法，③生物学的方法，④酵素法がある。これらの方法では，短時間でデブリードマンが完遂できるわけではなく，数日間〜数週間の時間を要するのが通常である。

1 物理的方法

　創部のブラッシング，高圧洗浄や wet to dry dressing 法がある。Wet to dry dressing 法は生理食塩水で湿らせたガーゼを創に当て，乾燥させた後，ガーゼを剥がし，ガーゼに固着した壊死組織を除去する方法で，浸出液が比較的少なく，壊死組織が創の表面に存在している場合に用いられている。これにより壊死組織が除去され，健常な肉芽創になる（図1）。

2 自己融解法

　自己がもつ酵素によって壊死組織を選択的に除去（壊死細胞の融解）する方法で[2]，湿潤を保つドレッシング（ハイドロジェルなど）により，肉芽組織の増殖と

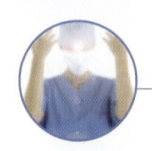

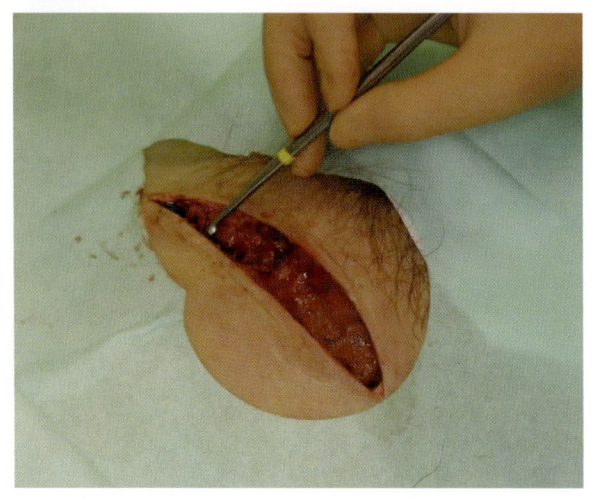

図2 浅層手術部位感染症に対する鋭匙によるデブリードマン
帝王切開後の手術部位感染に対し，開創し，鋭匙でデブリードマンを行った。この後，局所陰圧閉鎖療法を行った。

再上皮化を促進する湿潤環境を維持しながら壊死細胞を除去する。この時，局所の感染には十分に注意する。

3 生物学的方法

マゴット療法(maggot debridement therapy)に代表される。医療用ウジ治療が壊死組織だけを摂取する性質を利用し，創部の壊死組織を除去する方法で[3]，慢性潰瘍を対象として用いられる場合が多い。ウジが分泌する抗菌物質によって創の清浄化も行われる。

4 酵素法

壊死組織を化学的作用で分解する酵素を含有する軟膏を塗布し，壊死組織を除去する[4]。わが国ではブロメラインを含む軟膏を使用する場合が多い。副作用として，創の疼痛を来たす場合があるので，注意を要する。また，最近では，ブロメラインをベースとした酵素材により，麻酔下での4時間程度の接触によりデブリードマンを行う方法も開発されており，今後，わが国での導入も期待される[5]。

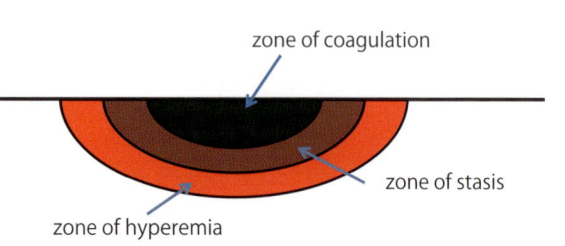

図3 Jackson's burn wound mode
早期にzone of coagulationのデブリードマンを行うと，zone of stasisを救済できるとする病態理論である。手背のタンジェンシャル切除において，なるべく多くの真皮成分を温存することに応用されている。

III 外科的デブリードマンと私の手術手技の基本

外科的デブリードマンの方法としては，従来からのメスや剪刀，ダーマトームなどを用いる方法と，最近用いられようになった水圧式ナイフを用いるhydro-surgeryの方法などがある。

通常，外科的デブリードマンは麻酔下に行われ，それに続き，縫合，皮膚移植，皮弁移植など創閉鎖が行われる。

1 手術手技

デブリードマンに際しては，次のことを常に念頭におく。①必要十分な組織を除去し，正常組織の損傷や除去を避ける。②デブリードマン施行後の創面への細菌のコンタミネーションを最小化する。

1）適切な組織の切除

壊死組織，血流障害組織，細菌負荷の多い組織，感染組織などの除去が不十分であれば，その後の創閉鎖の障害となる。多くの場合は，創哆開，植皮の生着不良，創感染につながる。十分な組織切除を行う意図から，必要以上の組織切除をすると，正常組織の切除につながる。正常な真皮組織や脂肪層を余分に切除すれば術後瘢痕の増悪を招く。また，必要以上の筋肉その他の組織の切除に至れば，機能障害につながる可能性もある。このため，適切な組織の切除には，そのデブリードマンに最適な機器を用いる必要がある。

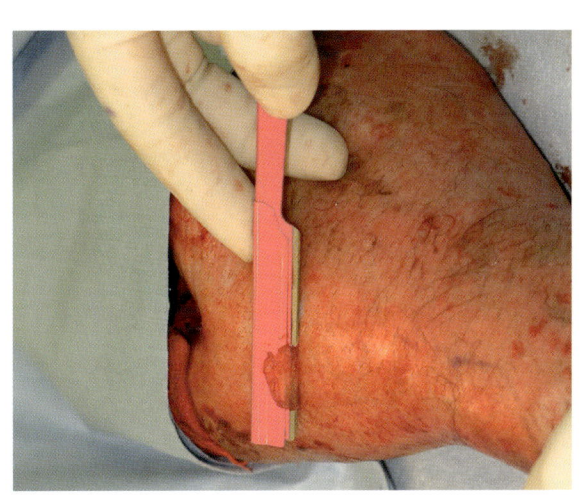

図4 手背深達性Ⅱ度熱傷に対するカミソリによるデブリードマン

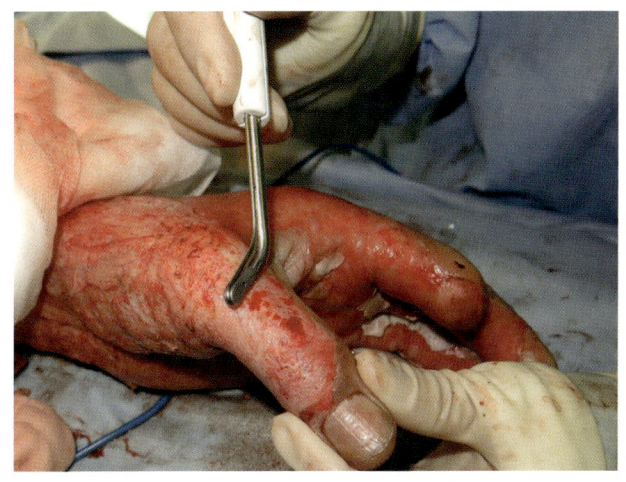

図5 指背に対する水圧式ナイフVersajet®によるデブリードマン

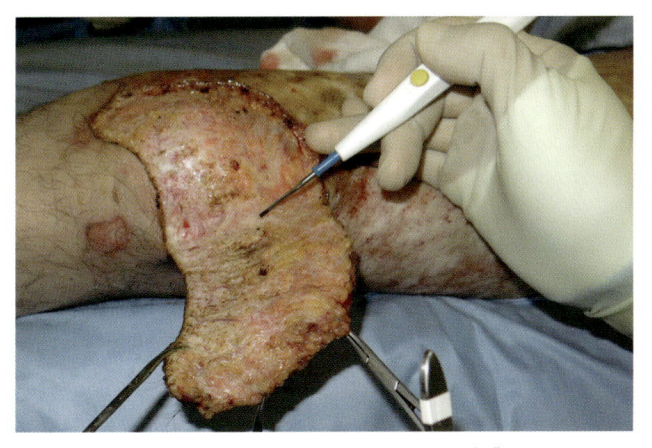

図6 Ⅲ度熱傷創に対する電気メスによるデブリードマン
壊死組織を除去し，少量でも正常脂肪組織を残した方が術後の機能・整容性は良い．電気メスでデブリードマンをし，出血は少量に抑えられる．

一般に用いられるデブリードマンの機器には，鋭匙，メスや剪刀，電気メス，カミソリ，フリーハンドダーマトームなどがある．それぞれの機器は用途も違うので，切除すべき組織量，部位，創面の状態を十分に見極める必要がある．

2）創面への細菌のコンタミネーションの最小化

デブリードマンされた組織は，通常多くの細菌負荷がある．このため，デブリードマンされた組織は，可及的速やかに術野から除去し，術野での細菌量を少なくする必要がある．通常，デブリードマン，創洗浄，創閉鎖やドレッシングと手術は進むが，その段階ごとにサージカルドレープ，手術機器の汚染されたものは交換していくことで，最終的に細菌量の少ない創面を実現させることは重要な操作として捉えている．

2 ハイドロサージャリーシステム

近年，水圧式ナイフでデブリードマンを行うハイドロサージャリーシステム（Versajet® Ⅱシステム，スミス・アンド・ネフュー社製，英国）がわが国に導入されている．このシステム（以下，Versajet®）は，高速水流による周囲の吸引効果（ベンチュリー効果）と組織の切除，その回収が同時に行われる．水流の速度は可変式で，デブリードマンする組織の硬さにより調節する．痂皮や焼痂などの固い組織を切除することは難しく，そのような部位が混在する場合は従来のメスや剪刀を用いて行うのがよい．

この方法では，非常に繊細かつ正確なデブリードマンが可能である．一般に採皮刀，例えばGoulian Weck knife（George Tiemann & Co., 米国）での1スライスは750 μm程度である．しかし，Versajet®では50 μm程度といわれ，ナイフではできないようなデブリードマンの深度調節が可能となる．特に指間や，ポケット状の創面などは良い適応である．また，いわゆるタンジェンシャル切除のような接線方向にデブ

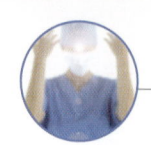

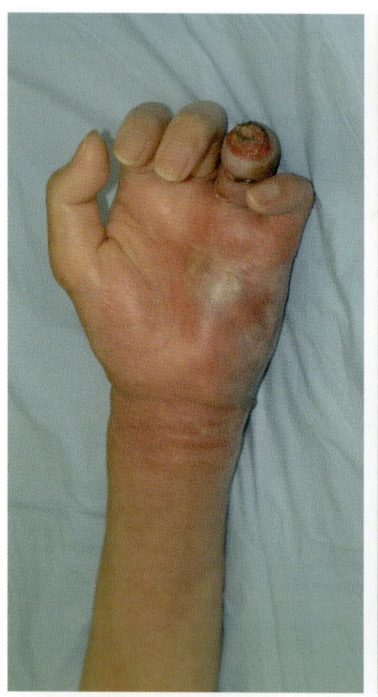

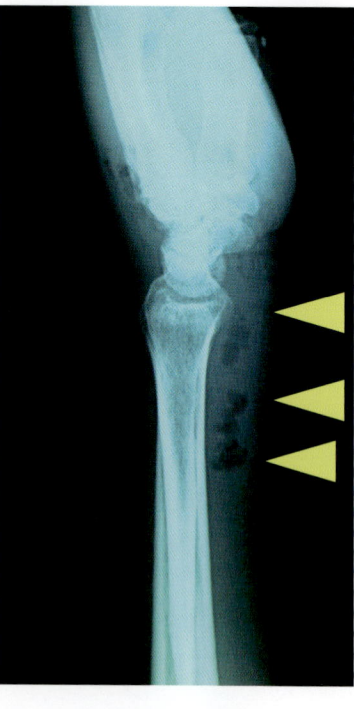

(a) 左小指球部から前腕部に発赤腫脹を認める。
(b) X線所見にて明らかなガス像を前腕部に認めた（▶印）。

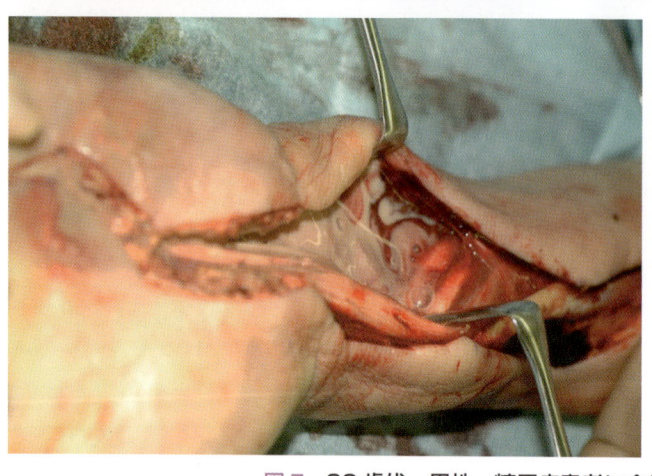

(c) 小指球から前腕にかけて切開すると，尺側手根屈筋下に多量の膿が存在した。十分な洗浄とデブリードマンを行い，創は開放とした。

図7　60歳代，男性，糖尿病患者に合併したガス壊疽症例
左環指の開放創を放置していた。発熱と全身倦怠感を主訴として来院した。来院時のCRPは23.6 mg/dl であった。

リードマンができ，なおかつ組織を洗浄しつつ行うので，非常に視認性が良い。この結果，至適なデブリードマンが得られ，また組織を洗浄しつつデブリードマンが行われるため，細菌数の減少も期待される[6]。しかし，広範囲のデブリードマンには時間がかかり，適応が難しい。

3 各種創傷でのデブリードマン手技

デブリードマンが必要となる代表的な創面とその手術手技を示す。

1）手術部位感染症

Surgical site infection（以下，SSI）は，その深さにより，浅層，深部，臓器/体腔に分類される。しかし，その多くは浅層や深部に留まるので，ベッドサイドや

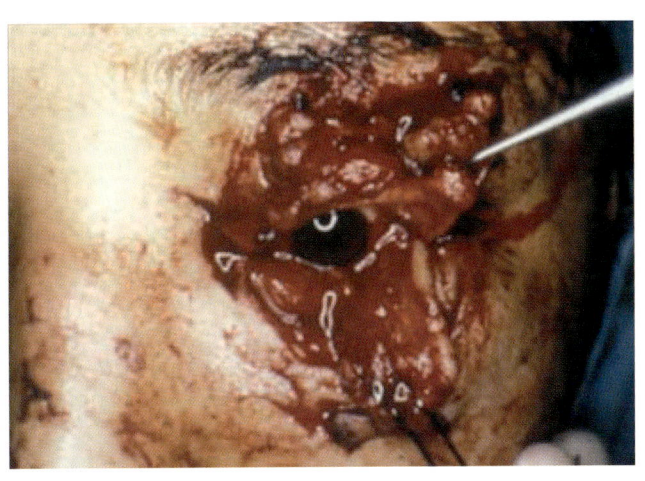

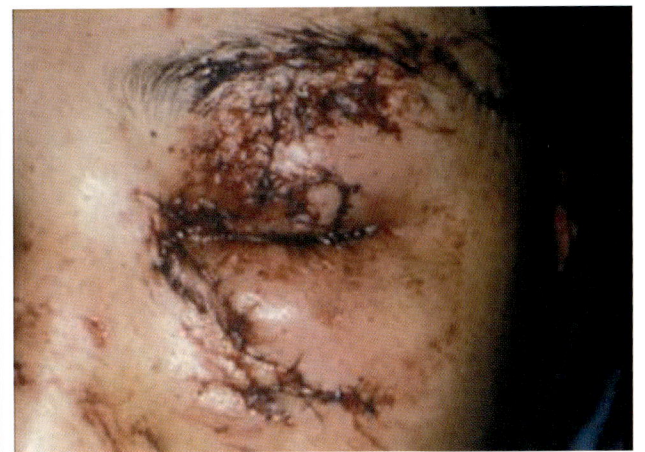

図8 眼瞼の裂創例
小さな弁状創であっても，安易なデブリードマンをせずに縫合することで拘縮を避けることができる。

(a) 縫合前　　(b) 縫合後

局所麻酔下でのデブリードマンが可能である。通常，鋭匙などでのデブリードマンが行われるが，壊死感染組織が多い場合には，前述の wet to dry dressing を併用し，複数回のデブリードマンを行うこととなる(図2)。デブリードマンで良好な肉芽創が形成されれば，局所陰圧閉鎖療法や創傷被覆材に変更して創を縮小，あるいは縫合や植皮にて創閉鎖を行う。

胸骨骨髄炎など臓器/体腔 SSI が疑われれば，まず瘻孔造影 CT などで深部の状況や感染の主たる部位を確認し，その後のデブリードマン，創部の充填術の方法を考慮することとなる。

2) 深達性 II 度熱傷

1970年 Janzekovic[7] は，深達性 II 度熱傷創面を凝固帯(zone of coagulation)，うっ血帯(zone of stasis)，充血帯(zone of hyperemia)の3つに分けて，早期に手術することでうっ血帯が凝固帯に移行し壊死に陥るのを防止するとし，そのために，特に深達性 II 度熱傷においては早期の凝固帯のデブリードマン(タンジェンシャル切除)が有用であり，Jackson ら[8] がその有効性を報告した(図3)。この方法は，簡易カミソリなどを使用して熱傷による壊死組織を接線方向に切除する方法である(図4)。十分なデブリードマンの目安は，細かい点状出血を認める深さまで行う。著者はターニケット下に手術を行う場合，まずは駆血を行わないで，一部の創部で深さを確認し，その後駆血して全体を行っている。

同様のデブリードマンは，前述したハイドロサージャリーシステムの良い適応となる(図5)。

3) 広範囲 III 度熱傷

広範囲熱傷のデブリードマンでは，時に筋膜上切除(fascial excision)が採用される。この方法では，短時間で行えること，デブリードマン不足とはならないこと，植皮面積を少なくすることが可能であり，広範囲熱傷患者の全身状態および救命を考えると良い方法である。しかしながら正常皮下組織も切除するため，術後の整容面は劣る。全身状態が比較的安定していれば，壊死組織を除去し，少量でも正常な脂肪組織を残す連続切除の方が勧められる。特に電気メスを用いてデブリードマンを行えば，出血も十分にコントロールされる(図6)。

4) ガス壊疽，壊死性筋膜炎

ガス壊疽，壊死性筋膜炎などの重症軟部組織感染は，いかに早くデブリードマンを行うかが重要となる。臨床所見とともに，X線や CT などでの筋膜部の炎症所見やガス像の確認が重要である(図7-a, b)。このような症例では敗血症状態であったり，凝固障害を生じている場合もあり，全身状態の十分な管理も必要となる。初回のデブリードマンでは全身状態を改善させる

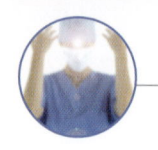

ことを主眼とし（図7-c），創閉鎖を前提としたデブリードマンは後日とするのもよい。

IV 合併症回避のコツ

1 術後出血

術後の出血は，デブリードマン後の創閉鎖に大きな影響を及ぼす。縫合閉鎖での血腫は局所感染，創哆開につながる。皮膚移植術では，植皮片下の血腫は植皮の生着が得られない。このため，デブリードマン後には十分な止血の確認，必要であれば創周囲を圧迫して，血管断端からの出血を明らかにして止血を行う方法（スクイーズ法）もよい。創の洗浄時にも出血点を注意深く観察する。

また，術後の出血はしばしば麻酔覚醒時に見られる。このため，覚醒時の創部の圧迫は術後出血の予防となる。

2 デブリードマン不足，局所感染

デブリードマン不足による壊死組織や細菌のコンタミネーションの残存は，創部感染の原因となる。一般的にデブリードマンの適正レベルは組織からの出血を指標とするが，組織自体の色調や出血した血液の色調にも注意を払い，うっ血調であればデブリードマンの追加を行っている。

3 神経血管損傷

組織切除においては，常に神経血管損傷を念頭においている。

4 必要以上のデブリードマン

顔面外傷では，必要以上にデブリードマンを行うと兎眼や拘縮の原因となる。特に眼瞼の挫創では眼輪筋の付着もあり，壊死に陥ることは少ない。このため，弁状創で血流障害が疑われる場合であってもデブリードマンは最小限に留め，解剖学的に元の位置に戻すように縫合することで機能障害を避けることができる（図8）。

●引用文献

1) Schultz GS, Sibbald RG, Falanga V, et al : Wound bed preparation ; A systematic approach to wound management. Wound Repair Regen 11 : 1-28, 2003
2) Barr JE : Wound cleansing. Wound, Ostomy, and Continence Nursing Secrets ; Questions and Answers Reveal the Secrets to Successful WOC Care, edited by Milne CT, et al, pp49-53, Pa : Hanley & Belfus, Inc, Philadelphia, 2003
3) Mumcuoglu KY : Clinical applications for maggots in wound care. Am J Clin Dermatol 2 : 219-227, 2001
4) Levenson SM, Kan D, Gruber C, et al : Chemical debridement of burns. Ann Surg 180 : 670-703, 1974
5) Rosenberg L, Krieger Y, Silberstein E, et al : Selectivity of a bromelain based enzymatic debridement agent ; A porcine study. Burns 38 : 1035-1040, 2012
6) Matsumura H, Nozaki M, Watanabe K, et al : The estimation of tissue loss during tangential hydrosurgical debridement. Ann Plast Surg 69 : 521-525, 2012
7) Janzekovic Z : A new concept in the early excision and immediate grafting of burns. J Trauma 10 : 1103-1108, 1970
8) Jackson DM, Stone PA : Tangential excision and grafting of burns ; The method, and a report of 50 consecutive cases. Br J Plast Surg 25 : 416-426, 1972

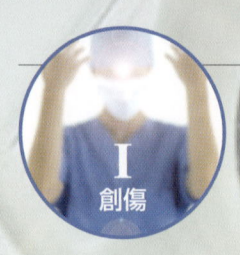

2. 皮膚縫合
―基本手技から肥満患者の腹部創縫合まで―

鳥居修平　名古屋大学名誉教授

Key words　肥満　皮膚縫合　ボルスター縫合

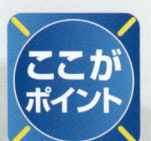

ここがポイント

皮膚縫合の目標は，合併症を起こさず，早く，きれいに治癒させることであり，このステップを踏んで目標を設定することが肝腎である。そしてそれぞれの創に適した目標に応じて，その手技も違うことがある。皮膚縫合の基本手技は，組織の愛護的操作，正確な創接合，真皮縫合である。糖尿病をもった肥満患者などは創離開や感染が危惧される。その腹部皮膚縫合におけるポイントは，①脂肪組織は脆弱であり，特に愛護的操作に留意する。また開腹時の止血操作，開創鉤で挫滅されていることがあるので，デブリードマンを要することがある。損傷された脂肪，乾燥した脂肪，連続性の不明な脂肪を丹念に取り除く。②死腔を残さない。そのためには陰圧吸引ドレーンを置き，皮下脂肪の縫合は避ける。③創の緊張はできる限り減弱させ，結紮は締めすぎない。術後は腹帯を利用する。

われわれの考案した巨大なボルスター縫合は，皮下脂肪の縫合による組織の損傷を避け，密着を確実にし，離床や坐位で変形しやすい腹部の創部を伸展位・安静に保持する利点がある。

I 私の手術手技の基本

1 考え方

皮膚縫合の目標は，合併症を起こさず，早く，きれいに治癒させることであり，このステップを踏んで目標を設定することが肝腎である。それぞれの創に適した目標に応じてその手技も違うことがある。

縫合の考え方は，血行の良い組織を，緊張なく，一定の期間接着して治癒を待つことである。皮膚縫合の基本手技は，組織の愛護的操作，正確な創接合，真皮縫合である。愛護的操作や創部の緊張の度合いなどは，定量評価しにくく難しいが，重要なポイントである。

本稿では，特に合併症を起こさず早く治癒させる目標で，創離開が危惧される高度の肥満患者の腹部皮膚縫合について述べる。したがって，軽度な症例であれば従来の方法で可能であるが，創縫合に対する考え方は同じである。

肥満患者における厚い腹部の皮膚縫合(特に皮下脂肪)に際しての考え方について述べる。
①脂肪組織は脆弱である。したがって愛護的に扱う。
②血行の良い atraumatic な創面とする。そのためにデブリードマンは丁寧に行う。

③死腔を残さない。これに対してはわれわれの考案したボルスター縫合，吸引ドレーンと腹帯で対処する。
④異物を残さない。そのために脂肪層が厚くても皮下縫合は避ける。

2 術前準備

1) 肥満の評価
皮下脂肪の厚さを把握しておく。また，糖尿病を合併しているものも多いのでチェックしておく。

2) 腹　帯
術後につける腹帯を用意する。既製品は長さ，幅が不足すると十分な機能を果たさないので，必要に応じて術前に作製し，試着させてチェックしておく。マジックテープで調節できるものがよい。

3) 手術情報
切開創および創縁の操作についてできる限り情報を集めておく。具体的には皮膚切開，手術時間，止血方法，創面の保護，開創鉤の使用などである。愛護的操作を心がけてもらうが，本来の手術を優先することはいうまでもない。

3 手　術

一般に外科医が腹腔内の手術を行い腹膜を閉鎖した後，形成外科医が厚い皮下脂肪と皮膚の縫合を行うことになる。

1) 洗浄とデブリードマン
創を生理食塩水でよく洗浄し，凝血塊，損傷された脂肪，乾燥した脂肪，血行の途絶した脂肪片を丹念に取り除く。連続性の不明な脂肪片は，洗浄液を溜めて観察すると浮遊して識別しやすい。止血には太い絹糸が使われていたり，結紮糸が長く残されていたり，電気メスで大きな焼痂となっていることがある。状況に応じて切除し，止血しなおすことも必要である。異物，損傷組織を最小限にすることがコツである。そして，創の最深部に持続陰圧ドレーンを留置する。

2) 縫　合
厚い皮下脂肪層を含めて，1層に縫合する。したがって，産婦人科で用いられている大きい弱弯の角針(長さ6.6 cm)を使用する(もう少し長い針が必要な時がある)。糸は1-0モノフィラメントナイロン糸を使用する。糸の刺入(出)点を想定しラインを引いておく(図1-a)。死腔ができないように創の最深部から皮膚に向かって針を出し，垂直マットレス縫合とする(図1-b, c)。結紮は最後にまとめて行う。ガーゼを太巻きにして創の両サイドに置き，ボルスター縫合としている。その際，縫合線は伸展位を保持する。まず結紮サイドの対側にガーゼの太巻きを置き，皮膚全体に均等に力がかかるように糸を引っ張って調節し(図1-d)，それから結紮側にガーゼの太巻きを置いて結紮する(図1-e, f)。その時，死腔が残らないように創面全体が軽く密着するように心がける。術後の腫脹を想定し，過緊張にならないようにする。その後創縁の正確な接着のため，5-0あるいは4-0針付きモノフィラメントナイロン糸で縫合を追加する。厚い皮下脂肪層のみの縫合はしない。必要に応じて真皮縫合を行う。

3) ドレッシング
ガーゼをあて，腹帯を付けて，創面の密着を外部より保持する。

4 術後管理

歩行は術後1日より許可する。ドレーンは3〜4日で抜去できる。ボルスター縫合の除去は，中縫いをしていないため2週間後に行っている。腹帯は約3週間装着する。

II 手術の適応

肥満患者の腹壁縫合に関しては，皮下脂肪層の縫合をして死腔をなくすことが一般に勧められている[1)2)3)]。しかし，そのような例でも創離開，感染を生じることがある[4)]。われわれが試みたのは肥満の産婦人科患者10人で，そのうちBMIが40以上(100 kg)が4例であった。糖尿病の合併は5人で，術後創離開，創感染，脂肪壊死は認められず経過良好で治癒した。皮膚縫合に

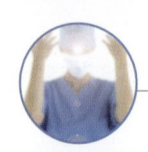

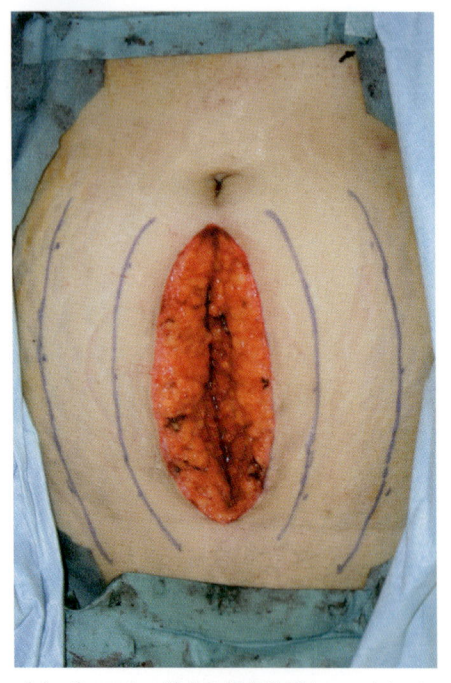

(a) ボルスター縫合の想定位置をマークしておく。外側は皮下脂肪の厚さとする。

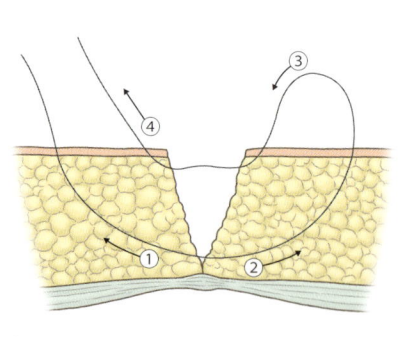

(b) 針の刺入方法とボルスター縫合 創の最深部からそれぞれマークした位置に糸を通す。順番と方向を示す。

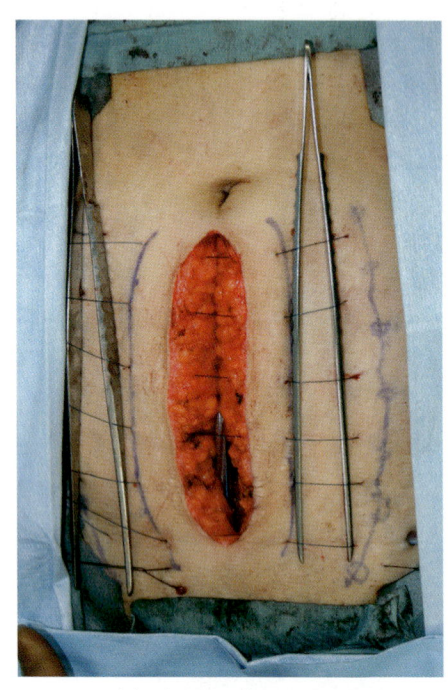

(c) 糸を通し終えたところ

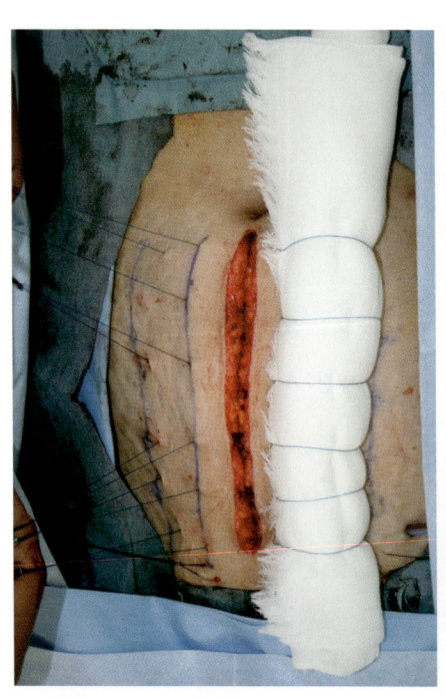

(d) 結紮サイドの対側に太巻きガーゼを置き，糸を引いて皮膚全体に均等に力がかかるように引っ張って調節する。

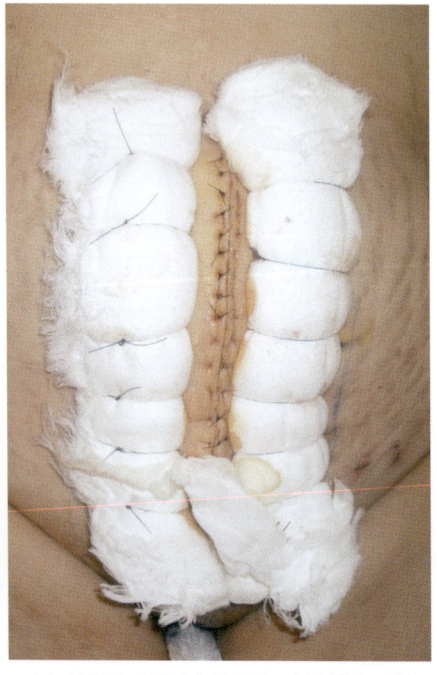

(e) 結紮サイドに太巻きガーゼを置き，創面全体が軽く密着するように結紮する。

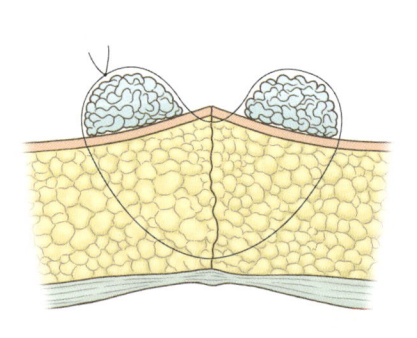

(f) 縫合した断面図

図1 縫合方法

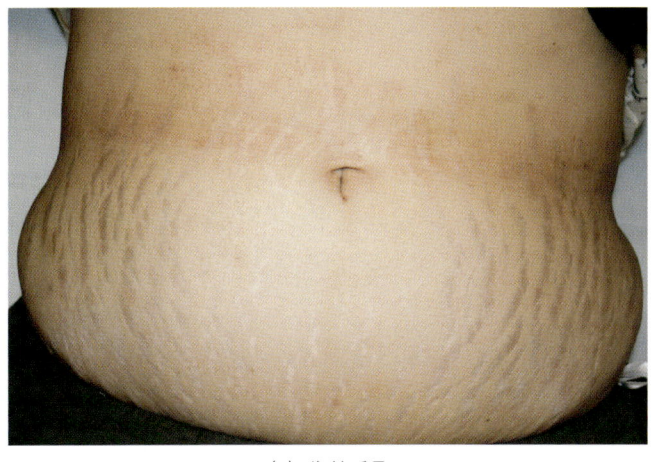

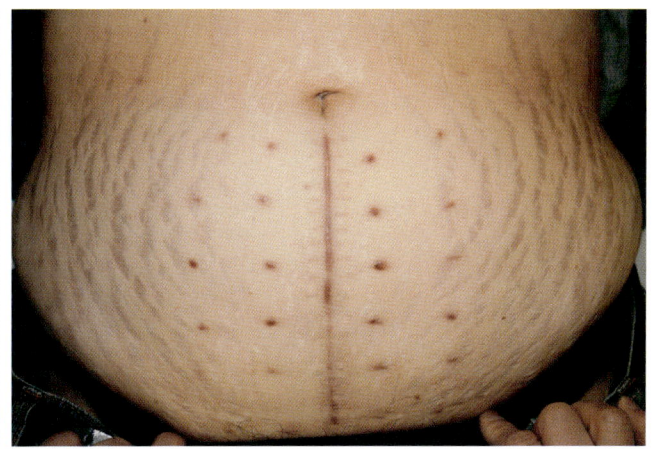

2. 皮膚縫合―基本手技から肥満患者の腹部創縫合まで―

(a) 術前所見

(b) 術後6カ月の所見
ボルスター縫合の糸の跡が少し目立つ。

図2 【症例❶】39歳,女性,子宮筋腫,肥満,BMI 35,体重93 kg

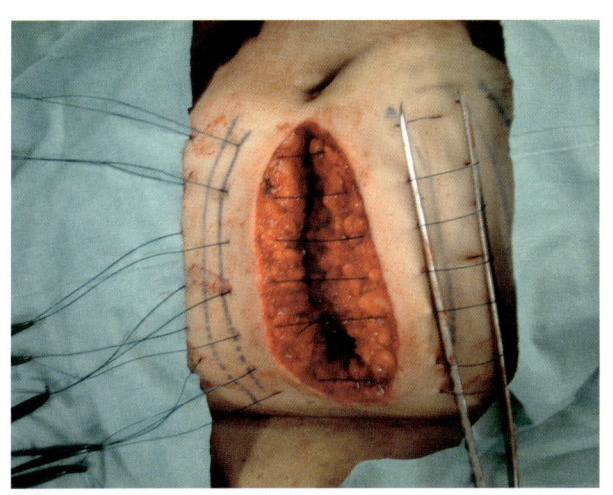

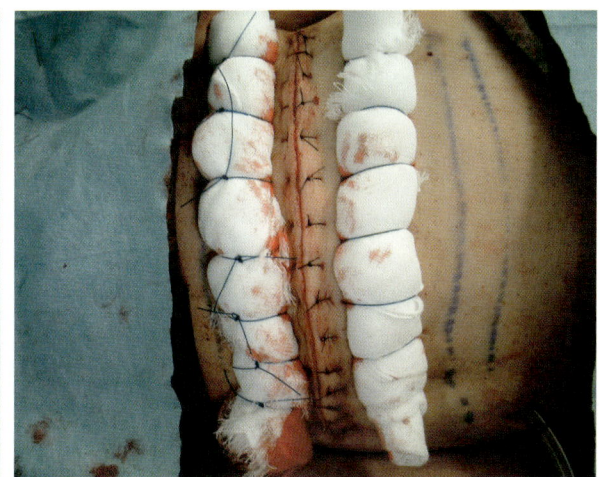

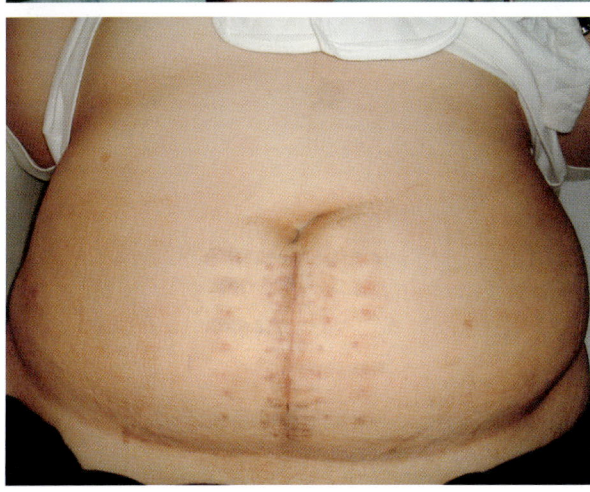

a	b
c	

(a) 帝王切開後の創
皮下脂肪の厚さは7 cm である。ボルスター縫合の糸をかけたところを示す。
(b) ボルスター縫合をし,さらに皮膚をマットレス縫合した。
(c) 術後20日の所見
治癒している。

図3 【症例❷】24歳,女性,帝王切開,肥満,BMI 47,体重131 kg,糖尿病

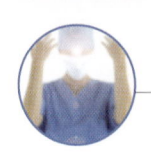

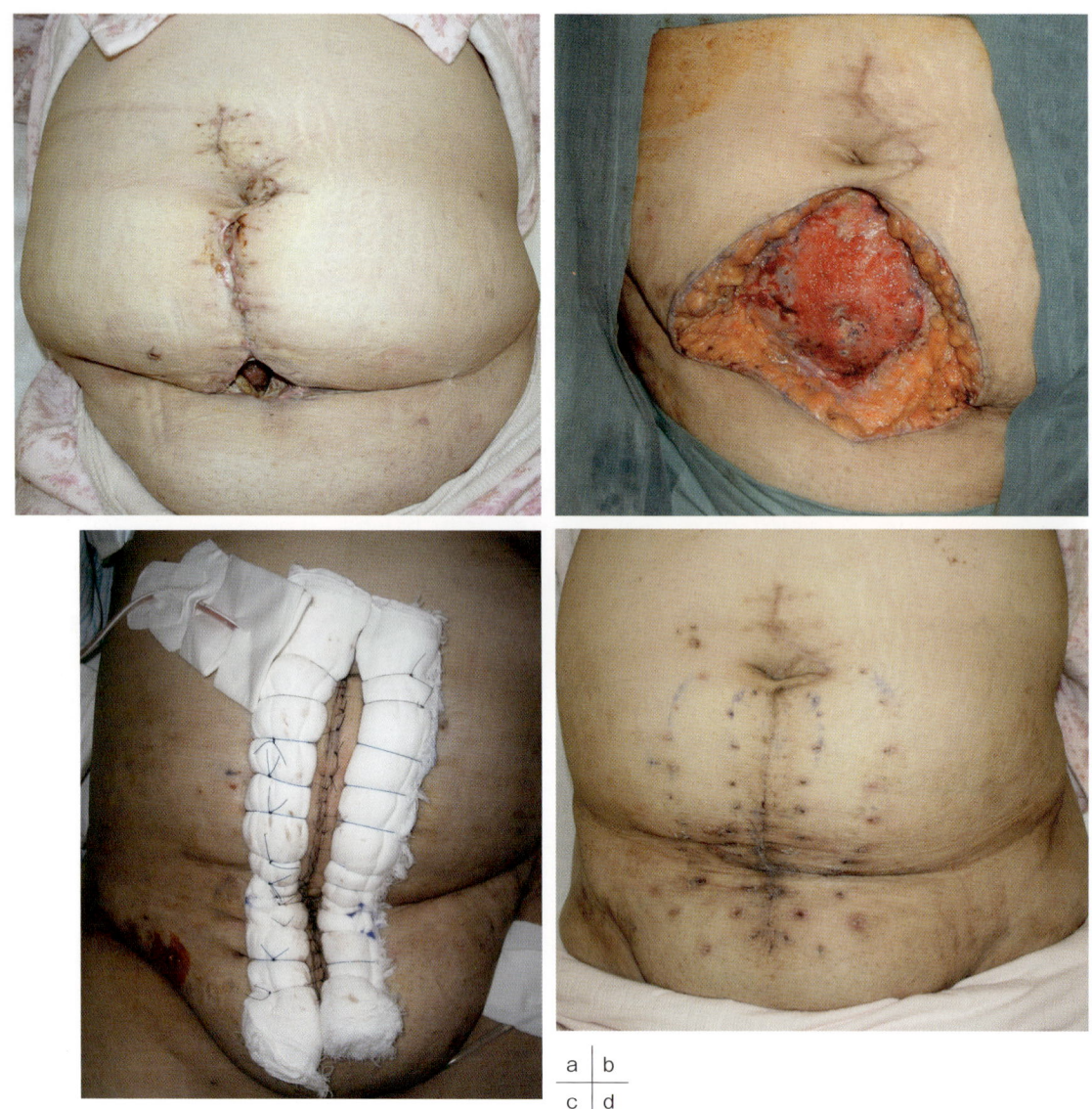

(a) 術前所見
(b) 術中所見
　上方に皮膚切開を加え皮下ポケットを露出し，デブリードマンを行った。
(c) ボルスター縫合の状態
　縫合線は伸展位に保持されている。
(d) 術後1カ月の所見
　創は問題なく治癒した。

図4 【症例❸】55歳，女性，子宮癌術後創離開，肥満，BMI 38，体重91 kg，糖尿病

おける創離開あるいは感染の合併症の可能性の高い肥満症例には良い適応と考える。

【症例❶】39歳，女性，子宮筋腫，肥満，BMI 35，体重93 kg

脂肪の厚さは5 cm であった。創縁から5 cm 離れたところにボルスターの糸が出るようにした。経過は順調で創は治癒した。術後6カ月でボルスター縫合の糸跡が少し目立つが，硬結，感染も認められない（図2）。

【症例❷】24歳，女性，帝王切開，肥満，BMI 47，体重131 kg，糖尿病

　帝王切開により出産した．皮下脂肪の厚さは7 cmであった．術後1日より歩行し，2日にドレーンを抜去した．経過良好で術後12日にボルスター縫合を除去し，治癒した(図3)．経過は順調で，術後4年の現在，腹壁は柔らかく異常を認めない．

【症例❸】55歳，女性，子宮癌術後創離開，肥満，BMI 38，体重91 kg，糖尿病

　子宮癌で，7週間前に腹式子宮全摘術を施行したが，術後創離開したため創閉鎖術を施行した．離開創は大きなポケットを形成しており，十分なデブリードマン後に縫合した．術後経過は良好で治癒した(図4)．しかし，癌転移のため2カ月後に死亡した．

III 合併症回避のコツ

　厚い腹壁の縫合に関しては，しばしば脂肪融解，創離開，創感染を生じ，治療，入院期間の延長の原因となる．その一番の原因は厚い皮下脂肪の対処に問題があると考える．

1 皮下縫合について

　一般には死腔を残さないような皮下縫合が勧められている[2]．しかし，脂肪は脆弱で，皮下脂肪層を縫合して寄せても固定力は弱く，脂肪を損傷する原因となっていると考えられる．逆に太い糸が異物として残り，治癒遷延の原因となる．また，ベッド上の臥位安静は，肥満患者では重力で側方に引っ張られ皮下脂肪の創面の離開が生じやすいと考える．特に，女性の胸部では乳房の重力も加わり脂肪層の創離開の危険は高いと考える．

死腔，異物を残さない工夫としてボルスター縫合，陰圧ドレーン，腹帯のコンビネーションが考えられる．

2 ボルスター縫合

　ボルスター縫合は皮膚の弾性を利用し皮下脂肪層を寄せるものであり，脂肪組織の損傷を少なくすることができる．Sarsamら[3]は，同様な考えで皮膚と皮下組織を一塊としてマットレス縫合することを勧めている．しかし，糸が皮膚に食い込み十分な役割を果たさないことが危惧される．われわれはボルスター縫合の枕として，太く長いガーゼを両サイドに置くことにより糸の圧迫を分散させ，かつ縫合創の伸展位安静を保持している[5,6]．腹部は日常生活で屈曲伸展する部位であり，局所の安静が取りにくい部位である．一方，ボルスター縫合のガーゼによる皮膚の圧迫壊死には注意する．問題点は，抜糸まで入浴が制限されることである．しかし，ドレッシング材を工夫すればシャワー浴は可能である．

●引用文献
1) 矢野雅彦, 田中晃司, 本告正明ほか：術後合併症から見た肥満患者に対する手術手技. 外科治療 96：249-253, 2007
2) Chelmow D, Rodriguez EJ, Sabatini MM : Suture closure of subcutaneous fat and wound disruption after cesarean delivery ; A meta-analysis. Obstet Gynecol 103 : 974-980, 2004
3) Sarsam SE, Elliott JP, Lam GK : Management of wound complications from cesarean delivery. Obstet Gynecol Surv 60 : 462-473, 2005
4) 木内恵子, 谷口晃啓, 福光一夫ほか：肥満妊婦の帝王切開15症例の麻酔. 麻酔 52：147-150, 2003
5) Yagi S, Kamei Y, Toriyama K, et al : A new technique for abdominal closure in obese patients. Plast Reconstr Surg 129 : 213e-214e, 2012
6) 村木愛, 鳥居修平, 堀明洋ほか：減張縫合を工夫した腹部皮膚縫合が有用であった難治性創離開の1例. 日臨外会誌 73：2730-2733, 2012

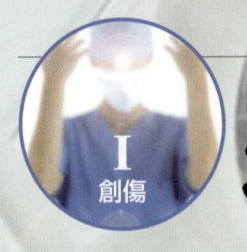

3. 人工真皮を使った皮膚全層欠損治療

鈴木茂彦　京都大学医学研究科形成外科学

Key words　巨大母斑　難治性潰瘍　コラーゲンスポンジ

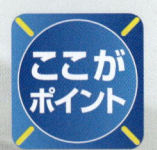

ここがポイント

人工真皮は，内層のコラーゲンスポンジと外層のシリコーンフィルムの二層構造をもっている。コラーゲンスポンジは血管や線維芽細胞を誘導する足場となり，真皮様組織を再生させる効果をもつ。ただし，コラーゲンスポンジは血管ネットワークが構築されるまでは細菌が繁殖する温床になりやすい。したがって，人工真皮貼付前の皮膚欠損創の前処置として，丁寧に止血し血腫を作らないこと，異物を残さないこと，最後によく洗浄することなどの基本的手技が極めて重要である。さらに，コラーゲンスポンジが足場材料としての機能を果たすためには，創面と密着させて貼付し，適度な圧迫固定を加えることが重要である。

人工真皮貼付後も定期的に観察し，万一感染が疑われる場合にはシリコーンフィルムを剥がし，よく洗浄する。

2～3週間して真皮様組織が形成されればその上に分層植皮を行う。真皮様組織上への植皮は生着しやすく，薄い分層植皮でも術後の収縮が少ないので，機能的・整容的に良好な結果が得られる。ただし，植皮生着後約3カ月間の伸展位圧迫固定は必要である。創が小さければ真皮様組織上を創縁から上皮化が進み，良好に創閉鎖する。

難治性潰瘍への人工真皮の使用は感染を起こしやすく，単独使用は控えた方がよいが，線維芽細胞増殖因子製剤を併用することである程度対応できる。

I 私の手術手技の基本

1 まず人工真皮の特性を知る

手術計画を立てる前に人工真皮の特性を知っておかねばならない。

1）創傷被覆材と人工真皮の違い

創傷被覆材は，本来生体のもっている創治癒能力が発揮できるよう創面の環境を保持する材料であり，創の深さや大きさ，種類に応じた種々の材料が開発されている。一方，人工真皮は基本的には皮膚全層欠損創（III度熱傷）をターゲットとして，血管や線維芽細胞を誘導する足場を提供することにより，真皮様組織再生を積極的に進める目的で開発された。

人工真皮は，内層のコラーゲンスポンジと外層のシリコーンフィルムの2層からなる。シリコーンフィルムはスポンジ内を湿潤状態に保っている。コラーゲンスポンジは細胞親和性が高く，線維芽細胞や毛細血管を誘導する足場としての機能をもつ。ただし，コラーゲンは細菌が繁殖する温床になりやすいことを知っておかねばならない。

なお，人工真皮は製品により材料や製法が異なり，特性も異なるので，その違いを知って使用法に慣れて

表 わが国で市販されている人工真皮の種類

	ペルナック®	テルダーミス®	インテグラ®
コラーゲン材料	ブタ由来アテロコラーゲン	ウシ由来アテロコラーゲン	ウシ由来不溶性コラーゲン
架橋	化学架橋，熱架橋	熱架橋のみ	化学架橋，熱架橋
保存	乾燥保存	乾燥保存	湿潤保存

おく必要がある(表)[1]〜[3]。

2 手術手技の実際

1) 人工真皮貼付床の準備

人工真皮を使用する皮膚欠損創には壊死組織や異物を残さないことが重要である。また，血腫を生じさせないよう念入りに止血する。ただし，電気メスやバイポーラによる焼痂も異物になるので，ピンポイントで止血することが必要である。人工真皮貼付直前によく洗浄する(図1-a)。

2) 人工真皮の貼付

皮膚欠損面積を評価して必要な大きさ，枚数の人工真皮を取り出し，死腔が生じないよう創面に密着させて貼付する。術後の浸出液が排出できるように，人工真皮と創辺縁間や人工真皮間の縫合は密にしない。術後の浸出液が多そうな場合は，シリコーンフィルムに切れ目が入った人工真皮を使用するのがよい。縫合後は血腫が生じないようガーゼを当て，軽く圧迫して固定する。ただし，圧迫しすぎると細胞や血管が侵入しにくくなる(図1-b)。

3) 線維芽細胞や毛細血管の侵入，増生

人工真皮貼付後は，翌日およびその後も2，3日ごとに上層のガーゼを除去して人工真皮貼付部を観察する。感染兆候がなく，シリコーンフィルム下に血腫や膿汁を認めなければ，シリコーンフィルム表面と周囲健常皮膚のみ消毒を行い，同様のガーゼ固定を続ける。徐々にコラーゲンスポンジ内に線維芽細胞や毛細血管が侵入し，1週間くらい経つとシリコーンフィルム下に赤みが出てくる。やがてコラーゲンスポンジ上層の空隙内まで細胞や毛細血管が侵入し増生する。一方，元のコラーゲンスポンジは少しずつ分解吸収され，線維芽細胞により新たに作られたコラーゲン線維と入れ替わり，2〜3週間で真皮様組織が形成される。

経過観察時，シリコーンフィルム下に血腫や浸出液が貯留していればフィルムを切開して排出する。感染兆候があればコラーゲンスポンジも除去し，よく洗浄する(図1-c)。

4) 真皮様組織の形成とシリコーンフィルムの除去

真皮様組織が形成されたら，まずシリコーンフィルムを剥がし，再生した真皮様肉芽組織の表面を軽くガーゼで拭った後，生理食塩水でよく洗浄する(図1-d)。

5) 真皮様組織上への分層植皮

分層植皮の厚さは，部位，目的によって異なるが，通常は0.2〜0.3 mm程度の薄目でよい。目的によって全層植皮やメッシュ，パッチ植皮が使い分けられる。真皮様組織上への植皮は生着しやすく，薄い分層植皮でも術後の収縮が少ないので機能的・整容的に優れた結果が得られる[4]。

皮膚欠損面積が小さい場合は，植皮せず創縁からの上皮化を待ってもよい。指尖部損傷などでは，植皮を行うよりも自然上皮化させる方がかえって整容的に優れた結果が得られる(図1-e)[1]。

顔面や関節屈曲面，足底など整容的・機能的に重要な部位では，全層または厚めの植皮を行うことにより皮弁に近い効果をもたらす[5]。皮膚悪性腫瘍切除後に人工真皮を貼付しておくと，病理診断の確定を待つ間に真皮様組織が再生され，植皮というシンプルな方法で機能的かつ整容的再建が可能になる[6]。

3 植皮後の管理

真皮様組織上への植皮は薄い分層植皮でも収縮が少

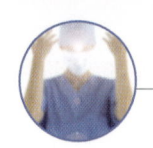

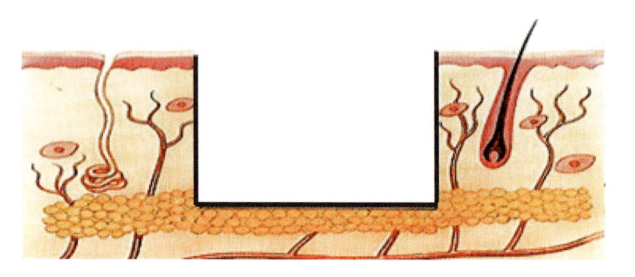

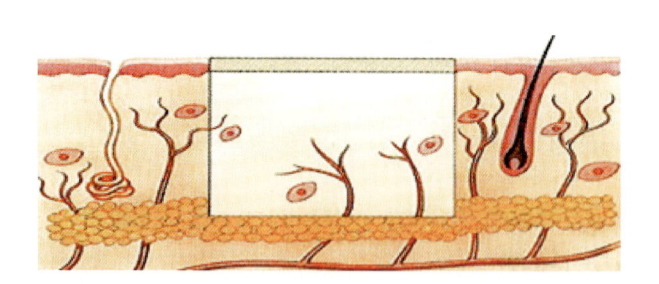

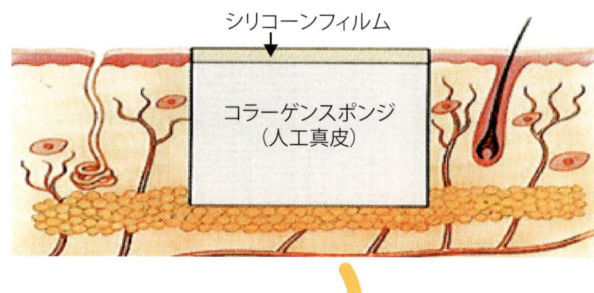

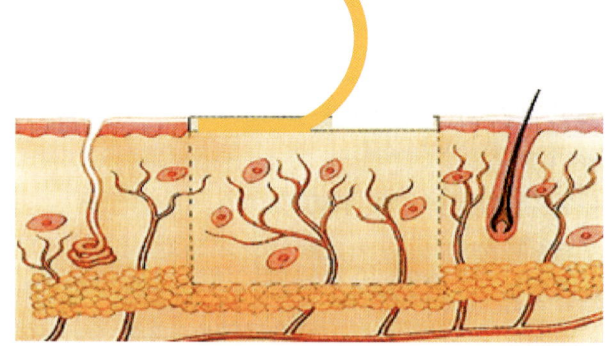

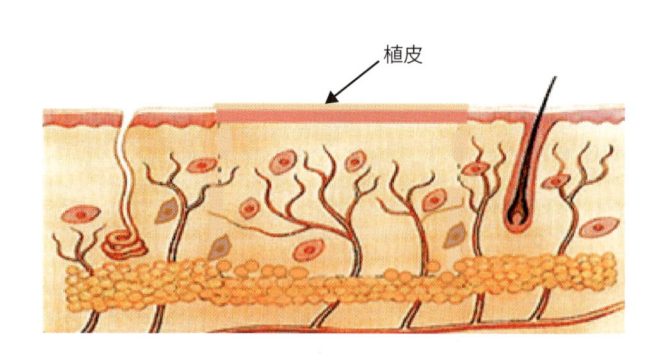

(a) 人工真皮貼付床の準備
　　壊死組織や異物は完全に除去し，丹念に止血した後，よく洗浄する。
(b) 人工真皮の貼付
　　創面に密着させて貼付する。
(c) 線維芽細胞や毛細血管の侵入，増生
　　コラーゲンスポンジ内へ線維芽細胞や毛細血管が侵入し増生する。元のコラーゲンスポンジは少しずつ分解吸収されて次第に線維芽細胞により新たに作られたコラーゲン線維と入れ替わり，2～3週間で真皮様組織が形成される。
(d) 真皮様組織の形成とシリコーンフィルムの除去
　　真皮様組織が形成されたらシリコーンフィルムを剝がす。
(e) 真皮様組織上への分層植皮
　　真皮様組織上に薄い分層植皮を行う。皮膚欠損創の面積が小さければ創縁からの上皮化を待ってもよい。

図1　人工真皮を使用した皮膚全層欠損創の治療

ないと述べたが，生着後3カ月間は通常の植皮と同様に伸展圧迫固定が必要である。植皮片が完全にドライになるまでは，硬性のハイドロコロイド被覆材を貼付して上皮化促進を兼ねながら伸展固定するとよい。

　人工真皮使用の利点を生かすためには，採皮部の早期上皮化にも気を配らなければならない。薄い分層採皮部は，適切な創傷被覆材を使用すれば2週間程度で上皮化するので，数カ月経てば瘢痕も目立たなくなり，再度の採皮が可能になる。

II 人工真皮の適応

　深い全層皮膚欠損創が人工真皮の適応である。具体的には外傷やIII度熱傷のデブリードマン後の皮膚欠損創，皮膚良性・悪性腫瘍や母斑切除後の皮膚欠損創，瘢痕切除や瘢痕拘縮解除による皮膚欠損創など，新鮮な皮膚欠損創が基本的な適応症例となる。コラーゲンスポンジの易感染性を考慮すると，陳旧性熱傷や難治

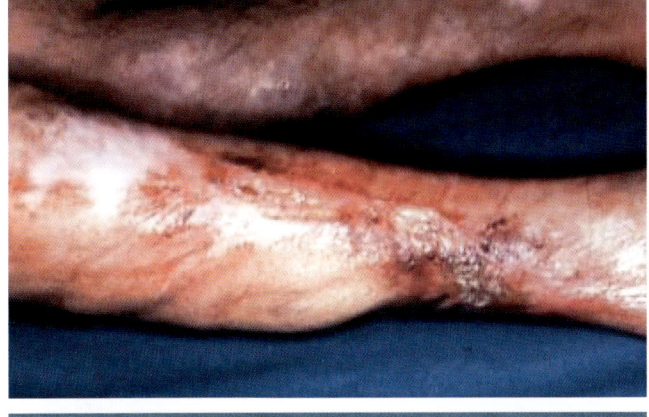

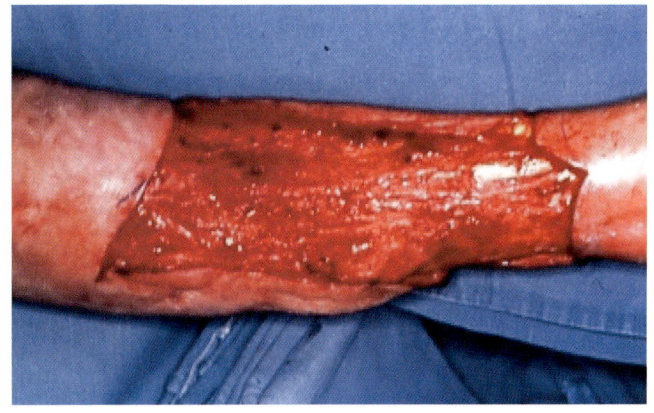

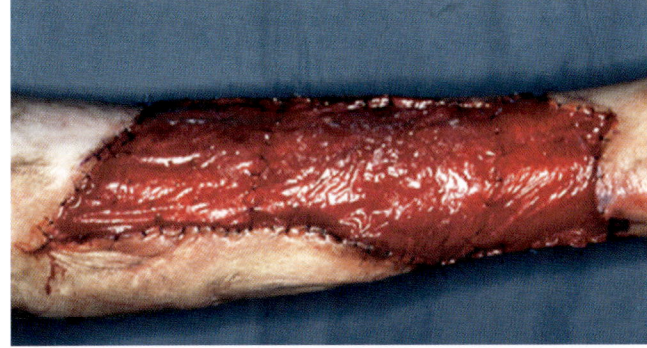

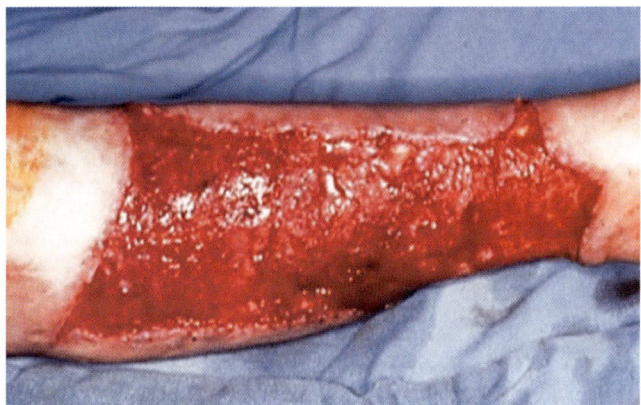

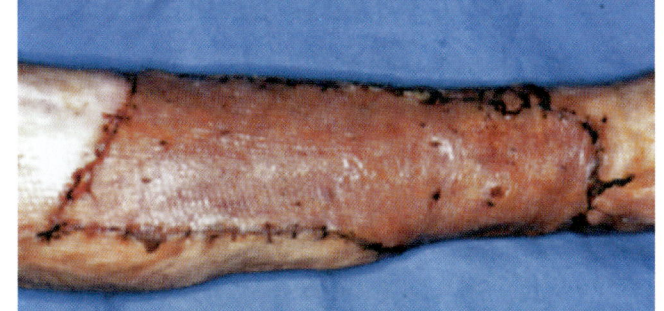

(a) 初診時所見
(b) 潰瘍を含めて瘢痕を切除し，拘縮を解除して生じた一部骨露出の見られる皮膚欠損創
(c) 人工真皮（ペルナック®）を貼付したところ
(d) 3週間後にシリコーンフィルムを剥がしたところ良好な真皮様組織の形成を認める．
(e) 真皮様組織上に分層植皮を行い2週間後の所見

図2 【症例❶】41歳，男性，右下腿部の拘縮と潰瘍形成を伴う熱傷後の瘢痕

性潰瘍への応用は慎重でなければならない．

【症例❶】41歳，男性，右下腿部の拘縮と潰瘍形成を伴う熱傷後の瘢痕

　右下腿に幼児期に受けた熱傷による瘢痕があり，拘縮を伴っており潰瘍形成を繰り返していた．潰瘍部および周囲の瘢痕を切除しさらに拘縮を解除すると，一部筋肉や骨露出を伴う皮膚欠損創が生じた．

　皮膚欠損部の大きさに見合った人工真皮（ペルナック®，グンゼ社製，日本）をあらかじめ生理食塩水に浸しておいた後，皮膚欠損部に貼付し，周囲の皮膚と縫合した．縫合終了後，軽く圧迫固定した．3週間後，シリコーンフィルムを剥ぐと，筋肉，骨露出部も含めすべて新生した真皮様肉芽組織で覆われていた．この真皮様組織の上部をガーゼで軽くこすりながら，生理食塩水で洗浄した後，大腿部から採取した厚さ約0.2 mmの薄い分層植皮を行った．植皮はほぼ完全に生着した．

　その後23年経過するが，植皮部は収縮もなく機能的かつ整容的に良好な結果が得られている．大腿の採皮部も瘢痕がほとんど目立たない（図2）．

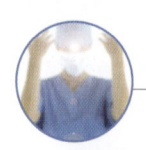

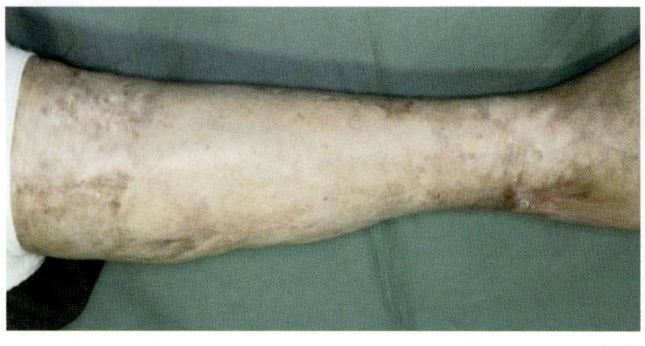

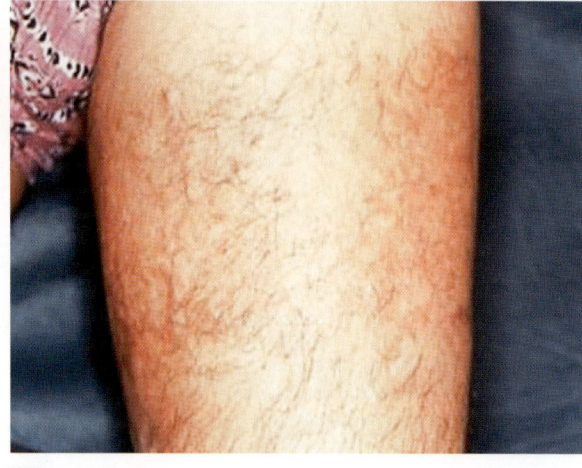

(f) 術後 23 年の所見
植皮部の収縮はなく，機能的・整容的に優れた結果が保たれている。
(g) 術後 23 年の採皮部の所見

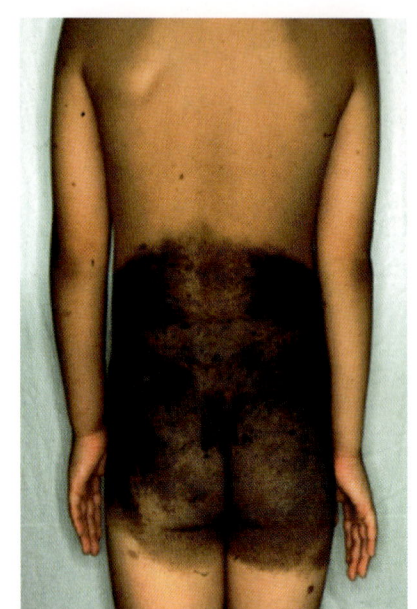

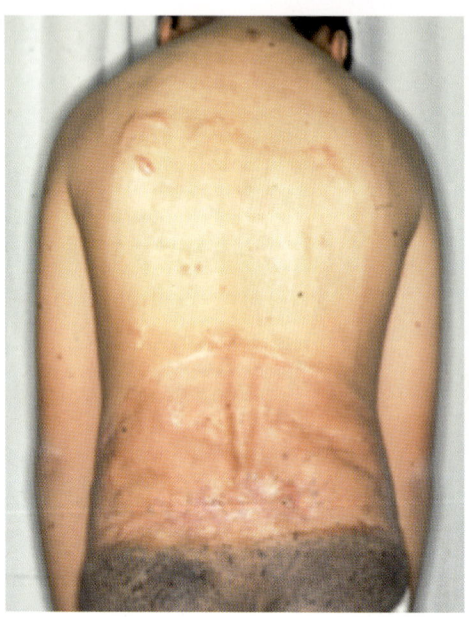

図 2 【症例❶】

(a) 初診時所見　　(b) 人工真皮（ペルナック®）を用いた下背部再建後 2 年の所見（採皮部は上背部）　　(c) 右殿部の再建後 2 年（初回手術後 4 年）の所見

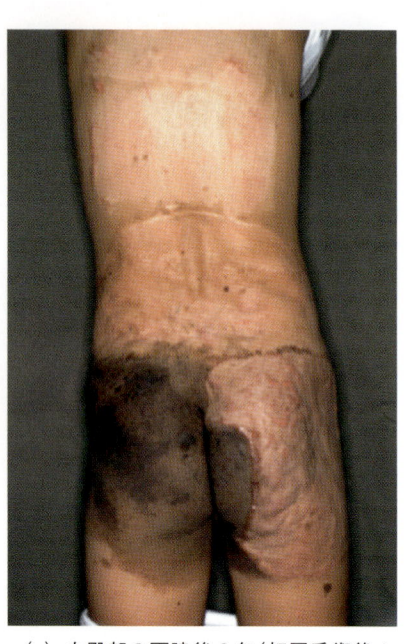

図 3 【症例❷】5 歳，男児，下背部から両殿部，上大腿部にかけての巨大色素性母斑

【症例❷】5 歳，男児，下背部から両殿部，上大腿部にかけての巨大色素性母斑

下背部から両殿部，上大腿部にかけて巨大色素性母斑を認めた。まず下背部の母斑を切除し，人工真皮（ペルナック®）を貼付した。3 週間後にシリコーンフィルムを除去し，真皮様組織上に上背部から採皮した厚さ 0.2 mm の薄い分層植皮を行った。植皮は完全に生着した。

2 年後，右殿部の母斑を切除し人工真皮を貼付した。3 週間後，初回と同じ部位から採皮して分層植皮した。さらに 2 年後，同様に左殿部母斑の切除再建を行った。次に左殿部手術の 5 年後（右殿部手術から 7 年後），両

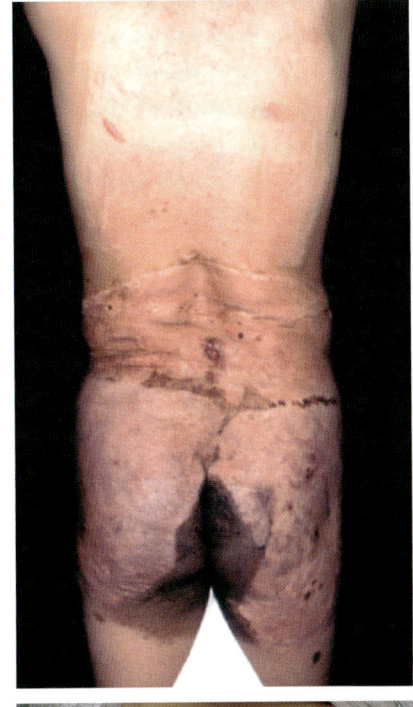

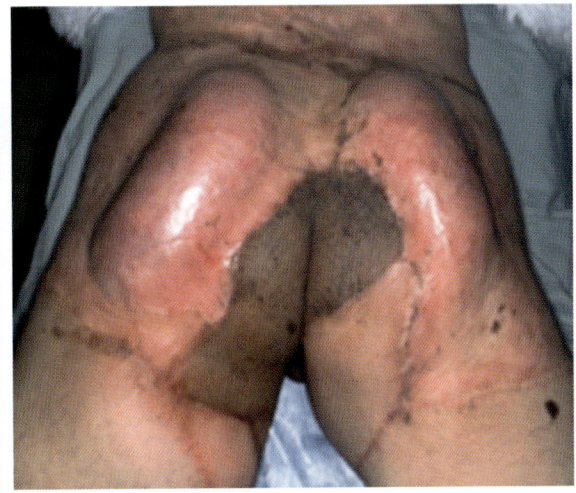

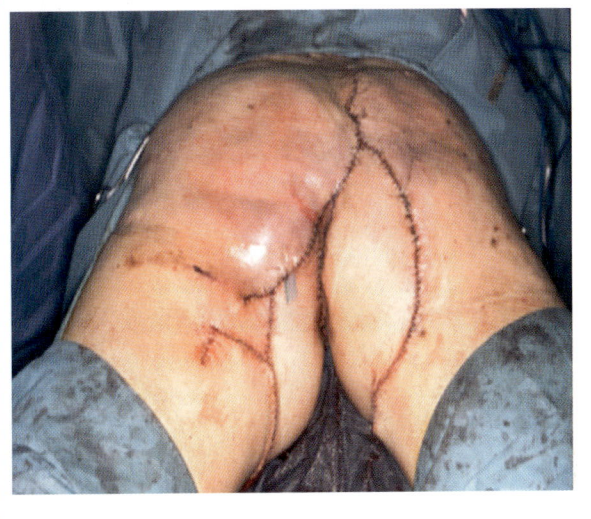

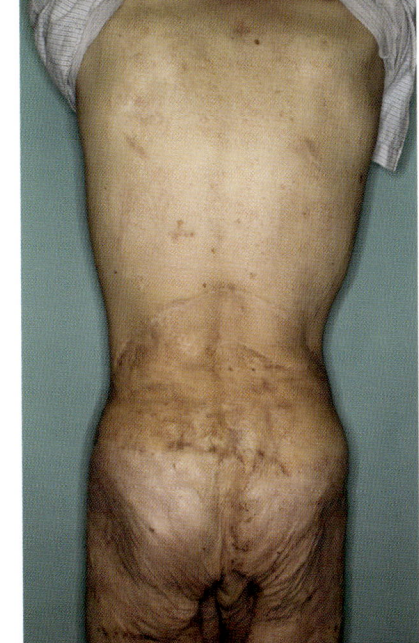

3．人工真皮を使った皮膚全層欠損治療

(d) 左殿部母斑の切除再建後2年（初回手術後6年）の所見
上背部の同一部位から3回採皮している。
(e) さらに左殿部手術の5年後（右殿部手術から7年後），両殿部の人工真皮にて再建した部分の皮下をエキスパンダーにて伸展した。
(f) 伸展した皮膚を利用して肛門周囲を局所皮弁で再建した。
(g) 初回術後23年の所見

図3 【症例❷】

殿部の人工真皮にて再建した部分の皮下にティッシュ・エキスパンダーを挿入し伸展後，伸展した皮膚と大腿内側の皮膚を利用して肛門周囲を再建した。

最初の手術から23年経過しているが，植皮部，採皮部ともに機能的・整容的に良好である（図3）。真皮様組織には弾性線維の再生も確認できている[7]。

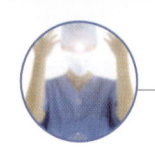

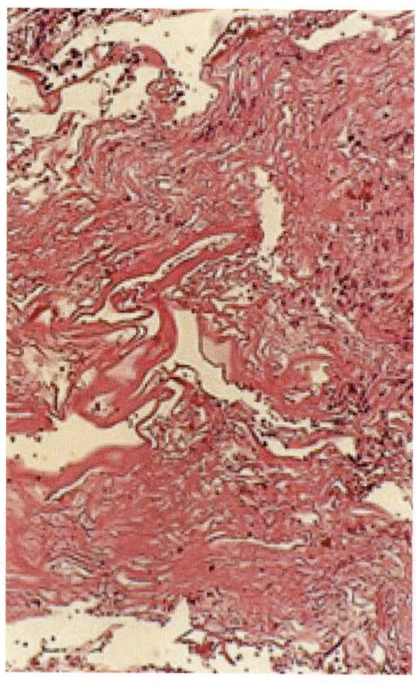

(a) 過度に圧迫固定した創・細胞や毛細血管がほとんど侵入しておらず，元のコラーゲンスポンジはほとんどそのまま残っている。

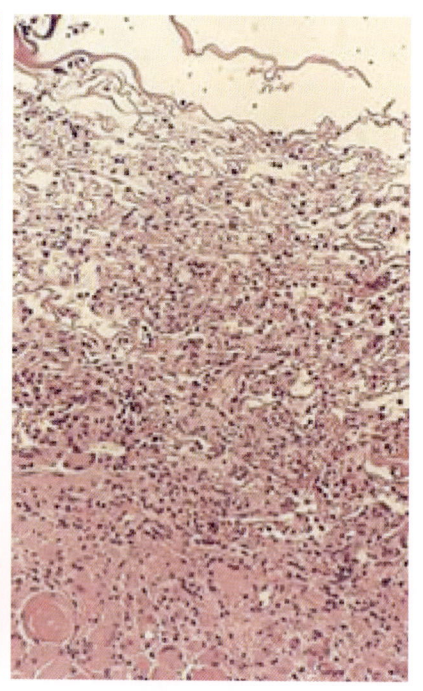

(b) 対象部
コラーゲンスポンジの空隙内には線維芽細胞や毛細血管が侵入増生している。

図4 ラット皮膚欠損創への人工真皮（ペルナック®）貼付1週間後の組織学的所見

III 合併症回避のコツ

1 感染予防

　人工真皮のコラーゲンスポンジは感染に対する抵抗性がないため，感染が最大の合併症であり，これを回避するには，人工真皮貼付創には壊死組織や異物を残さないために徹底したデブリードマンと創部の洗浄，さらに血腫の予防が重要である。

　すでに感染している創への使用はもちろん禁忌である。感染がなくても細菌が定住してcolonization状態にある褥瘡や下腿難治性潰瘍，陳旧性熱傷潰瘍などは人工真皮を貼付すると人工真皮自体が異物でもあるため感染を誘発するので，使用は控えた方がよい。

　このような難治性潰瘍創に塩基性線維芽細胞増殖因子（bFGF）を併用して人工真皮を使用する治療法がある[8]。bFGFのもっている血管内皮細胞，線維芽細胞などの増殖誘導効果により，感染を生じる前に血管ネットワークをもった真皮様組織を形成させてしまおうという考えである。潰瘍創を可及的にデブリードマンした後にbFGFを噴霧し，人工真皮を貼付する。さらにその後はシリコーンフィルムにメスで切り目を入れておき，1〜3日ごとにbFGFを噴霧する。

　ただし，bFGF併用のいかんにかかわらず感染予防には限界がある。人工真皮使用後は定期的な創の観察を欠かさず行い，万一感染を認めた場合は，人工真皮をすべて取り去り，徹底した洗浄が必要であることを強調したい。人工真皮を取り除いた後も感染が完全に消退するまで，毎日洗浄処置を続ける。感染が生じても早期に発見し，このような処置を行えば重篤な問題にならない。

2 適度な圧迫固定

人工真皮のコラーゲンスポンジが過圧迫になると，毛細血管や線維芽細胞の侵入増生が妨げられ足場としての機能を果たせなくなる(図4)．逆に圧迫不足だと後出血し，血腫が生じやすい．したがって，後出血を抑え血腫を生じさせない程度の圧迫に留める．コラーゲンスポンジ自体にも止血効果はあるものの，圧迫程度のコントロールは難しいので手術の翌日には必ず観察する．圧迫が強すぎれば少し緩める．逆に少し出血が見られるようなら，血腫を取り除き圧迫程度を強める．人工真皮下の血腫形成が多ければ，人工真皮を除去し，血腫除去後，新たな人工真皮を貼付する．圧迫程度が丁度よければ同じ固定を続ける．圧迫程度を変えない場合は以後2，3日ごとの包帯交換でよいが，圧迫程度を変えた場合は翌日もう一度観察する．

ただし，広範囲熱傷に対し人工真皮を貼付する場合は後出血が生命リスクにかかわるので，直後の圧迫は強めの方が無難である．圧迫しすぎて足場としての機能が果たせなくても，創傷被覆材としての機能は保たれる．2，3日してから緩めていくのが無難である．

● 引用文献

1) 鈴木茂彦, 河合勝也, 森本尚樹ほか：人工真皮を用いた創傷の再生医療. 整・災外 54：1071-1075, 2011
2) 松村一：人工真皮の使用の実際(各論：インテグラ®). PEPARS 47：43-49, 2010
3) 藤岡正樹：当院における人工真皮の使用状況. 創傷 4：16-27, 2013
4) Suzuki S, Kawai K, Ashoori F, et al：Long-term follow-up study of artificial dermis composed of outer silicone layer and inner collagen sponge. Br J Plast Surg 53：659-666, 2000
5) 鈴木茂彦, 新家佳代子, 河合勝也：人工真皮と全層植皮の併用. 形成外科 44：13-19, 2001
6) 鈴木茂彦：皮膚悪性腫瘍および悪性の可能性のある病変の手術治療における人工真皮の応用. 形成外科 52：685-692, 2009
7) Suzuki S, Morimoto N, Yamawaki S, et al：A case of giant naevus 22-year followed up after treatment with artificial dermis. J Plast Reconstr Aesthet Surg 66：e229-e233, 2013
8) 河合勝也, 岡田依子, 貝田亘ほか：骨の露出した褥瘡に対する人工真皮および basic fibroblast growth factor (bFGF) 併用療法. 褥瘡会誌 11：47-54, 2009

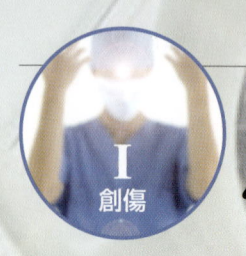

4. 熱傷創に対する手術
―特に重症熱傷患者について―

仲沢弘明　日本大学医学部形成外科学系形成外科学分野

Key words　熱傷　植皮術　超早期・早期手術

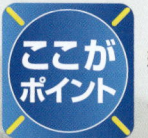

ここがポイント

熱傷診療ガイドライン（日本熱傷学会）では，広範囲重症熱傷患者の救命のために，敗血症など重篤な感染症の原因となる焼痂組織を可及的早期にデブリードマンし創閉鎖することを推奨している。受傷後2週間以内に，すべての熱傷創（total escharectomy）もしくは90％までの熱傷創を除去（near total escharectomy）して創閉鎖するのが「早期手術」である。そのためには，数回の手術が必要となり，全身状態を考慮した綿密な手術計画を立てることが重要である。特に，熱傷ショック期に行う「超早期手術」は，加温システム装置を用いた輸液管理を施行して患者の低体温を予防し，早期の循環動態の安定化を図る。

手技的には，短時間でより広範囲の焼痂組織の切除と創閉鎖を行う。そのためには，連続切除術（sequential excision）による効率の良いデブリードマンの習熟に努める。広範囲熱傷患者では，熱傷面積が広くなるほど採皮部位が制限される。自家植皮のみの創閉鎖が困難な場合には，スキンバンクからの凍結保存同種皮膚移植が有用である。さらに，全身状態により全麻下では手術ができない場合は，ベッドサイドでのパッチグラフトを積極的に行っている。

I 私の手術手技の基本

1 熱傷患者の低体温を予防する輸液療法

広範囲重症熱傷患者は容易に低体温に陥りやすいため，患者の体温を保持することが重要である。そのため，病室内の温度を上げるとともに，積極的に保温機器を用いる。低体温に陥ると種々の障害を起こすことが報告されている[1)~4)]。特に，熱傷ショック期における輸液療法において，室温で管理された輸液製剤を投与されることが多く，低体温はさらに助長され，悪寒戦慄を招来し，患者の侵襲はさらに増大する。それゆえ，あらかじめ輸液製剤を36℃程度で保存しておくか，輸血・輸液加温システム装置を用いるとよい。これにより低体温を予防しつつ十分な輸液療法が行える。加温した輸液管理下では，熱傷ショック期における循環動態の早期改善が得られることが，実験モデルから報告されている[5)]。

2 手術時間の短縮

手術時間は原則2～3時間以内で終了するように，術前にあらかじめ，使用する器械，器具，ドレッシン

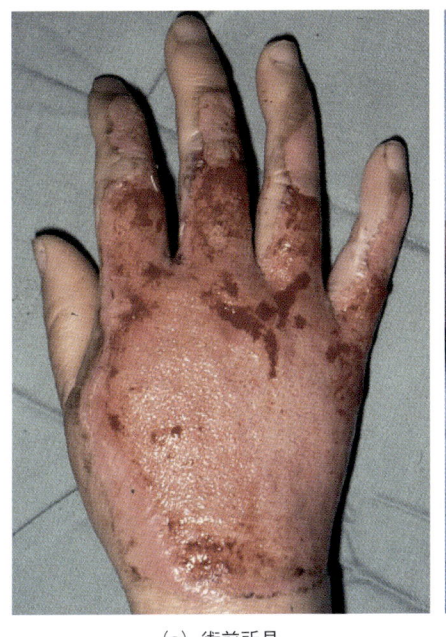

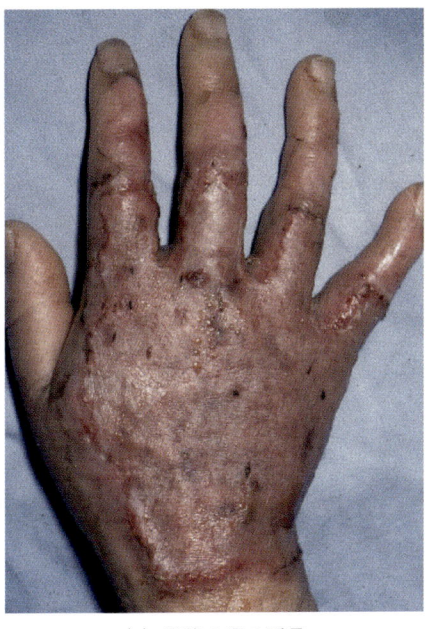

(a) 術前所見　　(b) 術後1週の所見　　(c) 術後8カ月の所見

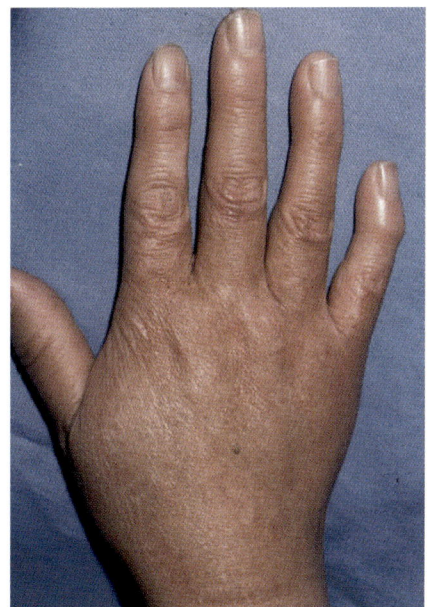

図1　手背のDDB症例（48歳，女性）

グ材料など準備しておく．術野に使用する消毒剤も温めておくと患者の体温の保持に有用である．手術面積，部位に応じてマンパワーを用意する．四肢を含む場合には，それぞれの部位に2人（1人は熟練の熱傷医），腹部や背部などの体幹部には両側にそれぞれ2人を配置し，同時にデブリードマンを開始する．

広範囲熱傷患者に対し，短時間で効率の良いデブリードマンが必要となる．そのために，例えば熱傷部位が軀幹（胸腹部，背部，腰部），四肢に及ぶような症例では，まず，腹臥位で腰背部の熱傷創のデブリードマンと創閉鎖を行い，その後，仰臥位に戻し，胸腹部と四肢のデブリードマンと創閉鎖を行う．このような操作を行うことで，手術時に熟練したマンパワーにより，1回の手術時間は約2時間で，しかも40％TBSA程度までの面積の手術が可能となる[6)7)]．

3 出血量

手術時の出血量も患者侵襲に大きな影響を及ぼす．手術時の止血操作を確実に行い，電気メスによる凝固止血だけでなく，適宜結紮による止血も行う．術後のoozing予防には，止血剤のスプレーも効果的である．術後，帰室してからの急な出血に対する厳重な観察が重要である．帰室後，ガーゼや包帯上に浸出した出血斑をマーキングし，経時的にその大きさを観察する．拡大するようであれば，ドレッシングを開放し，出血部位を確認して止血する．血圧の低下を認める場合には，ただちに輸血などの周到な全身管理を行い補正に努める．

4 基本的な手技

1）デブリードマン

（1）タンジェンシャル切除術（tangential excision）

1970年Janzekovic[8)]が報告したデブリードマンの方法である．放置した場合壊死に陥るであろう真皮組織を救済する目的で，受傷早期にデブリードマン・植皮する方法である．主にDDBが適応となり，軽便カミソリなどを用いて，接線方向に沿って熱傷創面を薄く切除し，小さな出血点が認められるところまで繰り返し行う．特に，手背のDDB創面に良い適応である（図1）．本法施行後，12/1,000インチ厚のシート植皮を施

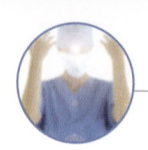

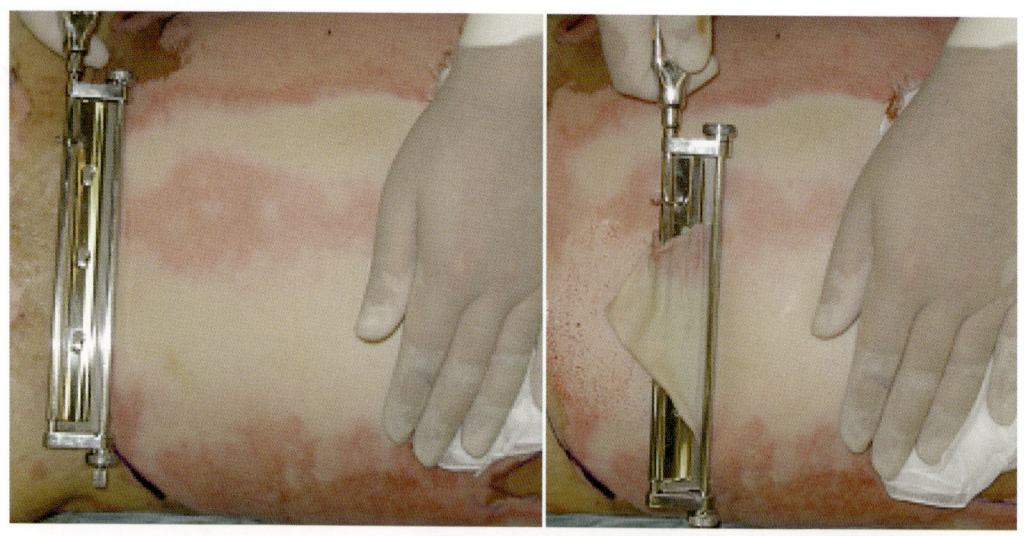

(a) フリーハンドダーマトームを用いて，tangential excision よりやや刃を立て気味にして焼痂組織をスライスしていく。

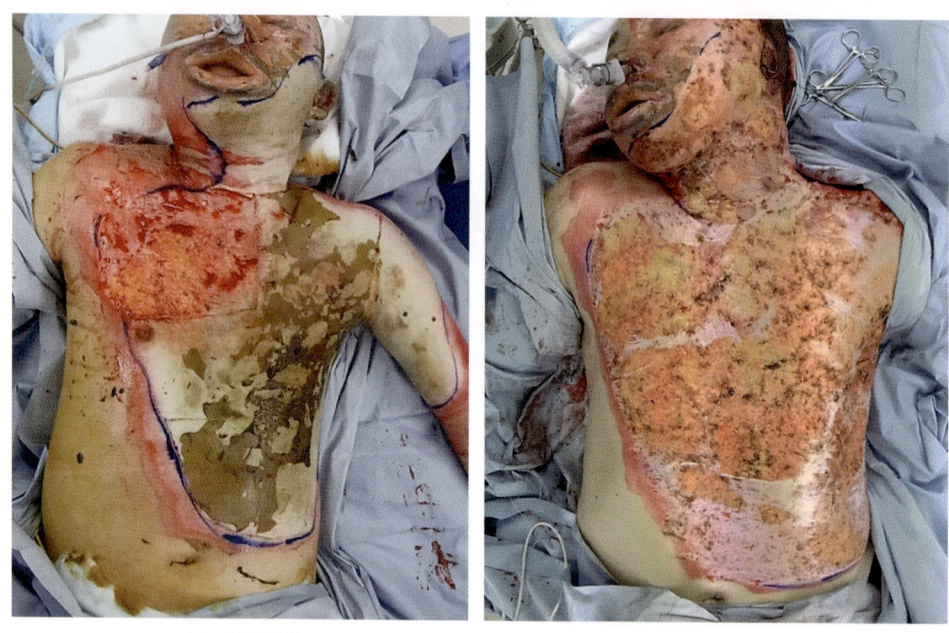

(b) 術前所見　　　　　　　　　　　(c) デブリードマン後の所見

図2　連続分層切除術（sequential excision）

行した。このように小範囲の場合には軽便カミソリを使用するが，市販のものをそのまま使わず，刃を3mm程度出すと操作しやすい。

(2) 連続分層切除術（sequential excision）

Ⅲ度とDDBが混在している熱傷創が良い適応部位である。フリーハンドダーマトームを用いて，tangential excision より刃の角度を少し立てて厚めに壊死組織を切除し，良好な出血点が得られる層まで連続して切除する。通常1カ所につき数回の操作で良好なデブリードマンができるため，焼痂切除が行える躯幹部，特に背部創面が最も良い適応である（図2）。

広範囲重症熱傷例に対する本法による受傷後48時

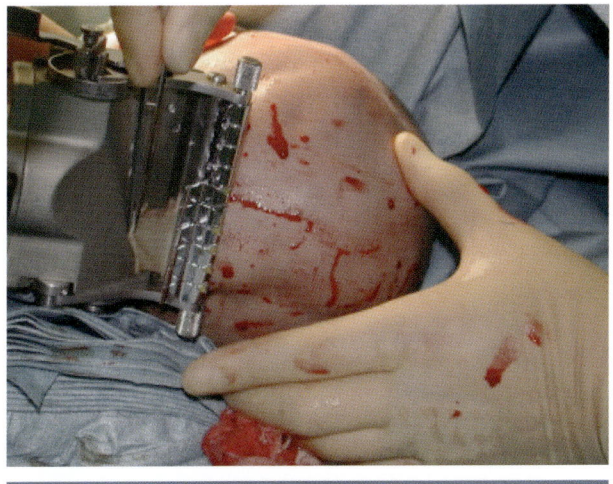

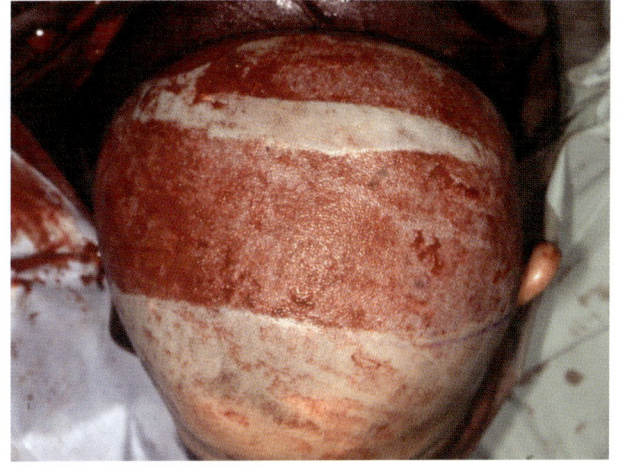

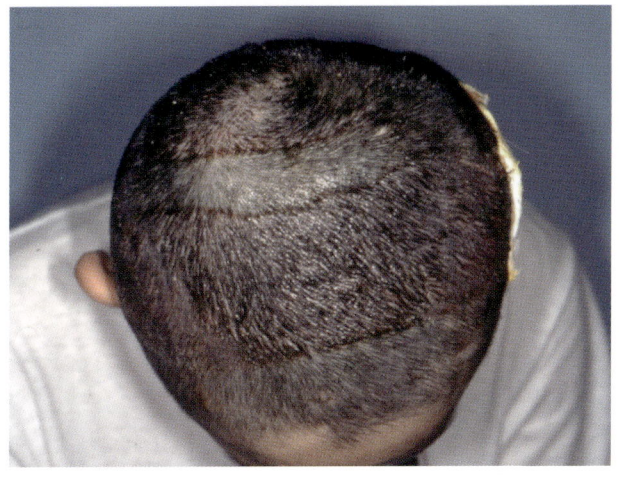

(a) 剃髪後，20万倍ボスミン水を皮下に注入して凹凸を平坦化する。10/1,000インチ厚で採皮する。
(b) 採皮後の所見
(c) 術後1カ月の所見

図3 小児熱傷における頭皮からの採皮

間以内での超早期手術では，出血量も減少することが周知されている[9)10)]。したがってsequential excisionに習熟することは，熱傷患者に超早期手術を行ううえで必須である。

2）植皮

熱傷創には分層植皮を行うことが多いが，採皮する皮膚の厚さが重要である。関節面など可動域の熱傷創には厚めの分層シート植皮（成人で15/1,000インチ程度）を行う。また，感染が危惧される時には，比較的薄く採皮した網状植皮がよい。術後たとえ創感染しても，洗浄を繰り返しながら生着への可能性を期待し得るからである。

広範囲熱傷においては採皮部位の選択が問題となる。特に顔面や手など機能的・整容的にも問題となる部位に熱傷創がある場合には，後の再建のための採皮部位を残しておくことが重要である。一方，小児熱傷の場合，頭皮を採皮部位の第一選択としている。頭皮面積は成人に比べて大きいこと，血行が良いことから上皮化が早く何回でも採皮でき，かつ，毛髪により瘢痕が目立たないなどの理由からである（図3）。

（1）シート状分層植皮術

分層で採取した皮膚をそのままシート状に移植する方法で，関節面や手背など機能的・整容的に問題となる部位に行う。比較的大きな植皮や，移植片下の血腫が危惧される場合には，11番メスなどにより小さなスリットを多数作成するとドレナージ効果がある。生着後はスリットの瘢痕が目立つことはない。

（2）網状植皮術（mesh skin graft）

メッシュダーマトームを用いて，成人で11～12/1,000インチ厚の分層採皮片に細かい切開を入れ網の

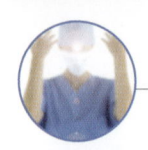

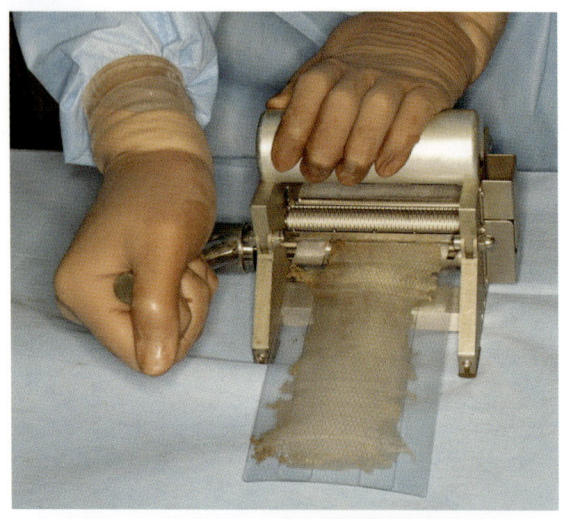

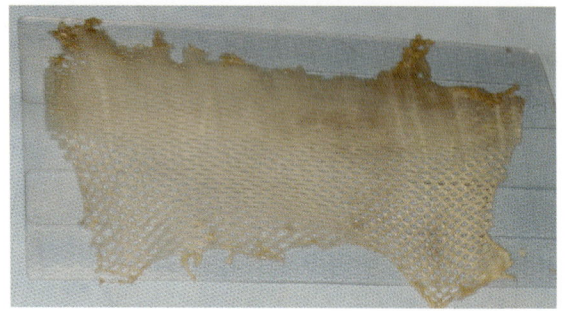

図4 メッシュダーマトームによる網状皮膚の作成
キャリヤーに真皮を上にして作成した方が便利である。

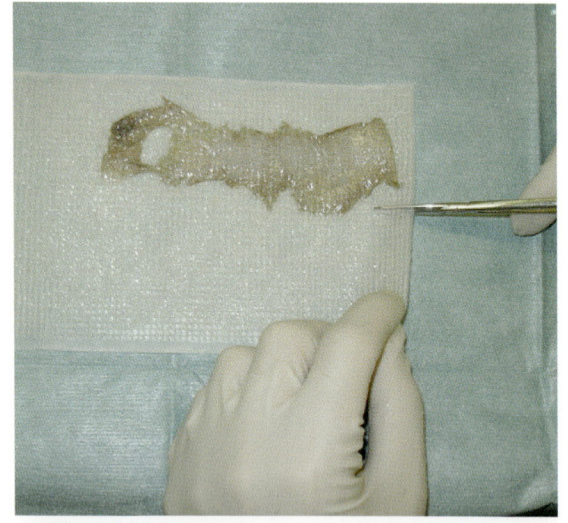

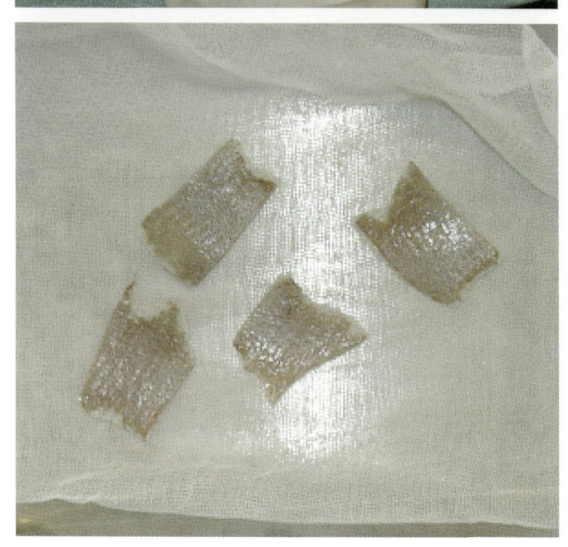

図5 パッチグラフトの作り方
薄めに採皮した皮膚をキャリヤー(軟膏ガーゼ)にのせて,切手大に細片する。

ように広げる方法である(図4)。網目が大きくなるほど,小さな植皮片で大きな面積を植皮することが可能となるが,網目の部分が広くなるため上皮化は遅れる結果となる。メッシュダーマトームには,網目の倍率として,1:1,1:1.5,1:3,1:4,1:6などがあるが,われわれは通常植皮面積(被覆面積)と上皮化の両面から考慮して1:3を用いることが多い。

(3) パッチ植皮(patch skin graft, postage stamp graft)

薄めの分層採皮片を約2×2cm大(切手大)に細分して熱傷創面に植皮する方法である(図5)。各植皮片の間隔を約1cm程度離して並べることで,少ない植皮片でより大きな面積の創閉鎖を図ることができる。本法には,高齢者の重症例や合併症のため全身麻酔が困難な症例に対し,ベッドサイドで局所麻酔下に行えるという利点がある。特別な固定法も必要とせず,生着率も良好なため,重症例において積極的に活用すべきである(図6)。

(4) 凍結保存同種皮膚移植

2005年に日本スキンバンクネットワーク(以下,JSBN)が設立され,日本全国の各熱傷施設において同種皮膚移植が可能となった。成人の広範囲重症熱傷患者だけでなく,幼小児の重症例にも極めて有用である[11)12)]。

(5) 混合植皮(intermingled skin graft)

広範囲熱傷患者は採皮部位に制限があり,必要な分量の採皮が不可能である。そのため,同種植皮と少な

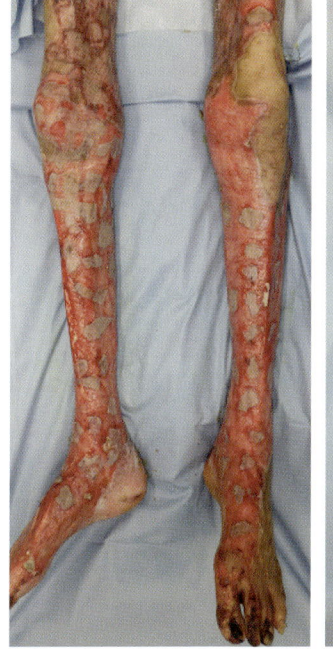

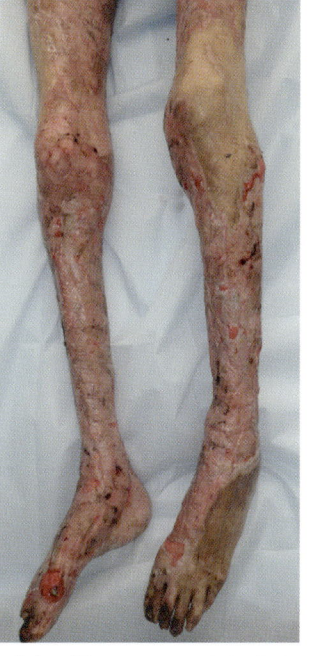

4. 熱傷創に対する手術─特に重症熱傷患者について─

い自家植皮とを併用する方法である。通常，自家植皮片を patch skin graft として植皮し，その上に 3〜6 倍にした網状同種皮膚を重ねて移植する。同種植皮が脱落した後も，自家植皮片からの表皮再生が速やかに起こるため，比較的早期に創閉鎖が期待される。本法は広範囲重症熱傷患者に対する超早期手術時における 1 つの標準的な植皮方法である（図 7）。

II 合併症回避のコツ

熱傷創に対する手術合併症を回避するために，いくつかの手技上の注意点がある。その中でも重要とされるデブリードマンと植皮片の固定法についてコツを述べる。

1 デブリードマンにおけるコツ

壊死組織を適度に切除することが重要である。残存した壊死組織に植皮術を施行しても植皮片は生着しな

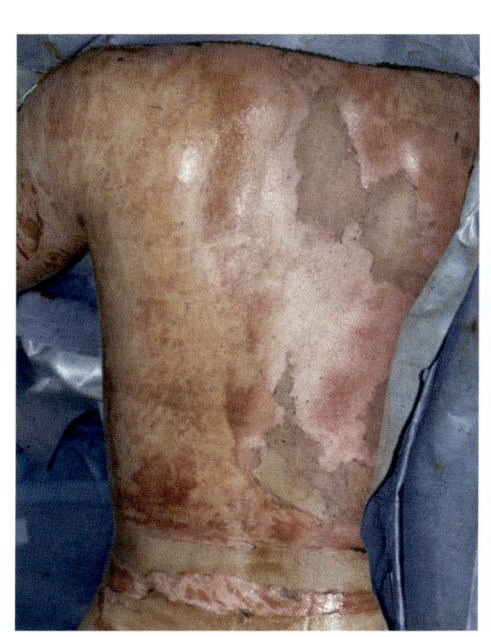

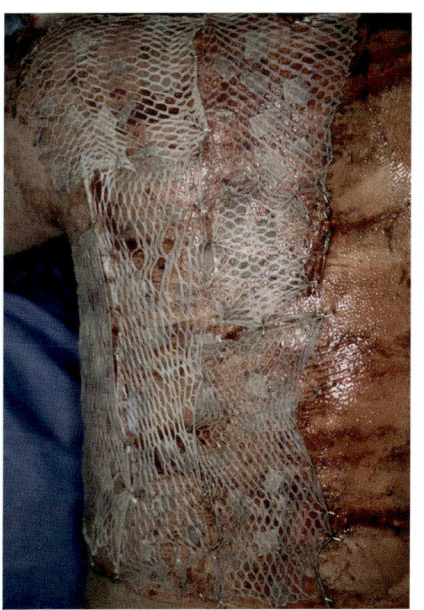

(a) ベッドサイドでの patch graft

(b) 2 回の patch graft によりほぼ上皮化した。

図 6　Patch graft の実際

(a) 術前所見

(b) 植皮後の所見

図 7　混合植皮（intermingled skin graft）
背部 III 度熱傷創面を sequential excision した後，自家 patch graft 上に網状にした同種植皮を重ねて植皮した。

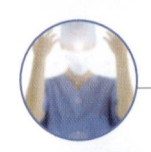

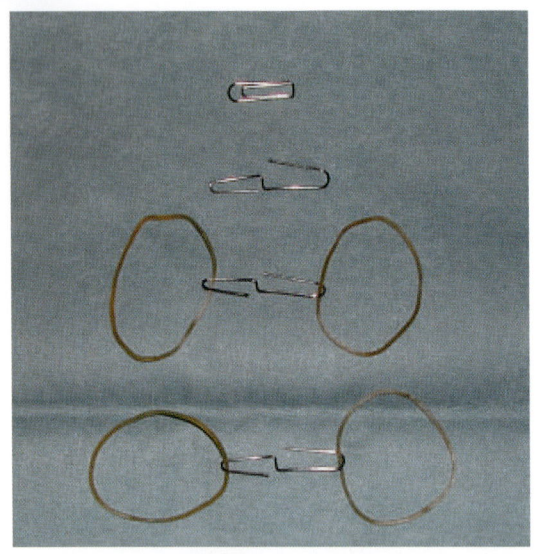

(a) 事務用クリップと輪ゴム
事務用クリップは開いた方が使いやすい。

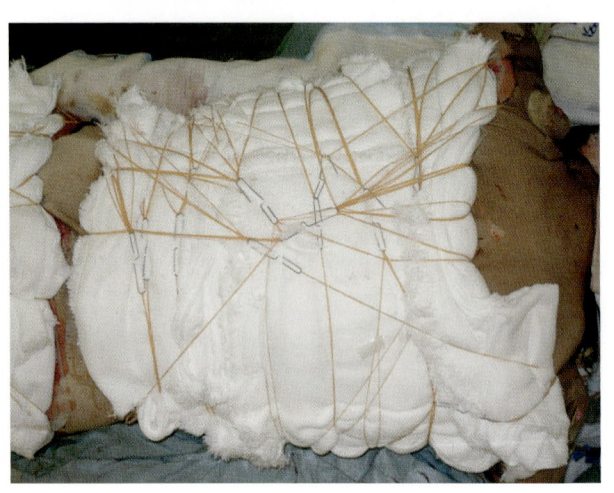

(b) 植皮片上を均等に圧迫できるように輪ゴムとクリップでタイオーバー法を行う。

図8　輪ゴムを用いたタイオーバー法

面に対しては，さらに十分なデブリードマンが必要であると心掛けている。デブリードマンの不完全さは，植皮片の下にやがて膿汁が貯留し植皮片が脱落するだけでなく，重症例では重篤な感染症を惹起し，患者の全身状態を容易に悪化させるからである。

2 植皮片固定方法のコツ

　移植した植皮片の固定方法は生着を左右する大きな要因となる。植皮片が生着する条件は，移植床との適度な密着であり，それゆえ，通常はタイオーバーを行う。この際，植皮片にかける圧力が弱いと，血液やリンパ液などが植皮片と移植床の間に貯留し，植皮片は移植床との血流の再開ができないため脱落する。一方，過度な圧力によっても，植皮片は移植床との血流の再開ができないため同様の結果に至る。したがって，植皮片上にかける圧の程度がコツともいえる。

　比較的小範囲植皮ではタイオーバー法が容易であるが，重症熱傷では，手術創面は広くなるにつれて植皮部位も大きくなり，通常の絹糸を用いた固定は時間と労力がかかる。これに対して，絹糸の代わりに輪ゴムと事務用クリップを用いたドレッシングが有用である。植皮部位の周囲に2～3本の輪ゴムを1つとして約3cm間隔にステープラーで留め，植皮片上にのせたガーゼをこの輪ゴムで固定する（図8）。このドレッシングにより創面には適度な平均した圧が加わり，また，手術時間の短縮につながる。

　一方，重症熱傷患者に網状植皮やpatch skin graftを行った創面には創傷被覆材を用いるとよい。種々の創傷被覆材が販売されているが，いずれも，過度な浸出液を吸い上げ良好な湿潤環境にすることを特徴としており，多少術後の出血や膿汁の分泌を認めても本材の吸収により植皮片は生着する。また，本材は非固着性であるため，創部から除去する時に植皮片に損傷を与えず，患者に疼痛を与えることがない。さらに，本材は適度な伸展性があるので植皮片を安定して固定することができ，特に四肢においては利便性が高い（図9）。

いだけでなく，その後の経過中に感染巣となりやすい。しかし，過剰な切除も侵襲を増大するだけでなく，術後の目立つ瘢痕を残すことになる。良いデブリードマンのコツとして，tangential excisionやsequential excisionを行う場合は，最初の出血点が認められた創面に，さらに2～3回の操作を繰り返すことが「適度な」デブリードマンと考えている。なお，感染した熱傷創

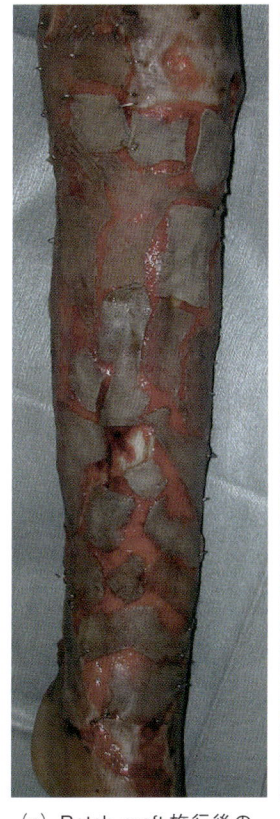

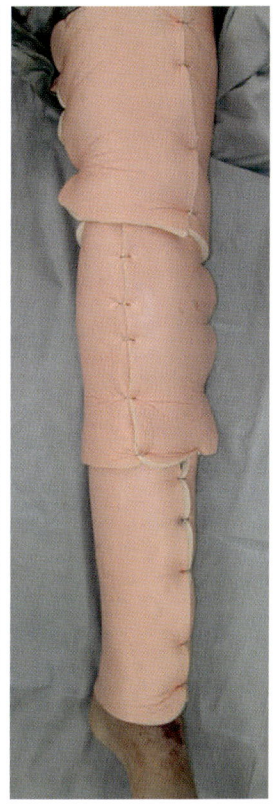

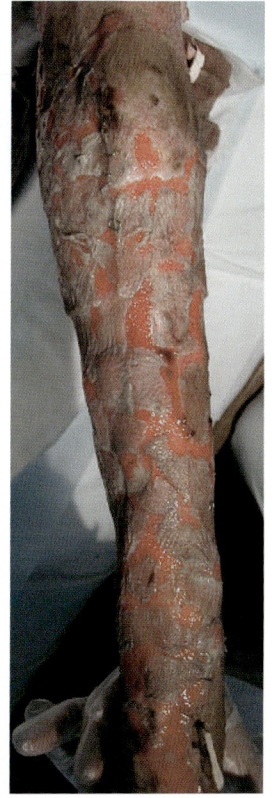

(a) Patch graft 施行後の所見　　(b) HydroSite™ を植皮片上に貼付した状態　　(c) 術後1週の所見　植皮片は良好に生着した。

図9　小児下肢熱傷例（6歳，男児）

●引用文献

1) Schmied H, Kurz A, Sessler DI, et al : Mild hypothermia increases blood loss and transfusion requirements during total hip arthroplasty. Lancet 347 : 289-292, 1996
2) Frank SM, Beattie C, Christopherson R, et al : Unintentional hypothermia is associated with postoperative myocardial ischemia. Anesthesiology 78 : 468-476, 1993
3) Sessler DI : Perianesthetic thermoregulation and heat balance in humans. FASEB J 7 : 638-644, 1993
4) Kurz A, Sessler DI, Lenhardt RL : Perioperative normothermia to reduce the incidence of surgical wound infection and shorted hospitalization. N Engl J Med 334 : 1209-1215, 1996
5) Nakazawa H, Nozaki M : Usefulness of warmed fluid in acute burn resuscitation ; An experimental study in dogs. Tohoku J Exp Med 207 : 149-155, 2005
6) 仲沢弘明, 野﨑幹弘：熱傷創早期切除の実際. 日外会誌 106 : 745-749, 2005
7) 仲沢弘明, 野﨑幹弘：広範囲重症熱傷に対する超早期手術. 熱傷 31 : 239-246, 2005
8) Janzekovic Z : A new concept in the early excision and immediate grafting of burns. J Trauma 10 : 1103-1108, 1970
9) Desai MH, Herndon DN, Broemeling L, et al : Early burn wound excision significantly reduces blood loss. Ann Surg 211 : 753-759, 1990
10) 仲沢弘明, 野﨑幹弘：広範囲重症例を中心としたデブリードマンと植皮法. 熱傷の治療 最近の進歩, 百束比古編, pp131-138, 克誠堂出版, 東京, 2003
11) 中野貴光, 仲沢弘明, 片平次郎ほか：幼少児広範囲重症熱傷に対する凍結保存同種皮膚移植の有用性の検討. 熱傷 29 : 72-78, 2003
12) 仲沢弘明, 野﨑幹弘：同種皮膚移植が奏功した小児広範囲熱傷の治療経験. 形成外科 49 : 877-888, 2006

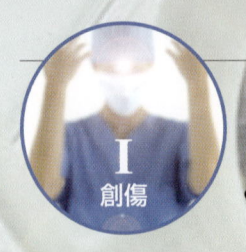

5. 瘢痕・ケロイドの考え方と私の手術

小川 令　日本医科大学形成外科

Key words　ケロイド　肥厚性瘢痕　Z形成術　放射線治療

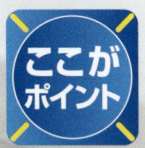

ここがポイント
肥厚性瘢痕とケロイドは従来似て非なる疾患と考えられてきたが，最近では，臨床所見や病理組織学的所見から明確に区別することが困難であることが判明しつつある．一方，部位などの局所的因子に加え，高血圧や妊娠などの全身的因子や遺伝的因子，すなわちリスク因子の数や量に伴い，炎症の強度や持続時間が影響され，その表現型が軽症から重症までスペクトル状に広がっていると考えられるようになった．

現時点では肥厚性瘢痕・ケロイドの大きさや数，部位，患者の年齢や生活習慣などを総合的に判断し，手術適応を決定する．手術では，肥厚性瘢痕やケロイドが真皮の網状層から発生することを考え，真皮に張力ができるだけかからない縫合を行う．また，炎症の軽度なものは，術後放射線治療を行わずに副腎皮質ホルモン剤のテープを抜糸直後から使用するなどの後療法を行っている．一方，炎症の重度なものは，部位別のプロトコルに従い術後放射線治療を推奨したい．

I 瘢痕・ケロイドの病態について

1 従来の考え方と新たな知見

肥厚性瘢痕とケロイドはともに赤く隆起する瘢痕であるが，異なる病態であると考えられてきた．肥厚性瘢痕は，手術創や熱傷創，外傷創から発生する，その長さや面積を越えない瘢痕であり，一方ケロイドは微細な創傷からも発生し，周囲皮膚に発赤浸潤を伴って増大していく．

しかし，実際の臨床では典型的な肥厚性瘢痕とケロイドの中間を示すものも多くあり，必ずしも肥厚性瘢痕が手術後に再発しないわけでもない．

病理組織学的には，通常の白い傷跡である成熟瘢痕では，真皮乳頭層がわずかに残存し（グレンツ・ゾーン），真皮網状層が膠原線維束に置換されている．この部位に，軽度の線維芽細胞や毛細血管の増生，および軽度のリンパ球や肥満細胞などの炎症細胞浸潤を認める．それに対し，典型的な肥厚性瘢痕の病変部は，真皮網状層の最浅層部位に位置し，周囲との境界が比較的明瞭な腫瘤（真皮結節）を形成し，それが病変全体を隆起させる．ケロイドでは，厚く硝子化し，不規則に錯綜する膠原線維束が出現するのが特徴であるが，

その周囲は肥厚性瘢痕と診断されるべき組織像となっている。よって，病理組織学的には「ケロイドは肥厚性瘢痕から生じる」といっても過言ではなく，炎症像が少ない順に，成熟瘢痕＜肥厚性瘢痕＜ケロイドとなっている[1]。皮膚の体積が増加する疾患には，悪性腫瘍・良性腫瘍・過形成などがあるが，病理組織学的には細胞異型も構造異型も認めず，また炎症が持続することによって他律的に増殖するケロイドや肥厚性瘢痕は，「過形成」に分類されると考えられる。すなわち，線維芽細胞が腫瘍化して自律的に増殖し，膠原線維が増加する「腫瘍」の病態ではないといえよう。

一方，最近では肥厚性瘢痕やケロイドのリスク因子が明らかになりつつある。それは，一塩基多型(single nucleotide polymorphisms：SNPs)をはじめとするゲノム上の異常[2]，また高血圧[3]や女性ホルモン，血中の各種サイトカインや成長因子などである。例えば高血圧では，ケロイドを有する人が高血圧に罹患すると，ケロイドは増大し，炎症が強くなることが判明した[3]。女性ホルモンに関しては，ケロイドを有する人が妊娠すると，高血圧と同じく悪化することが広く知られている。これらの事実から，高血圧の人が手術を受けた場合，本来は従来でいう肥厚性瘢痕を生じる傷であったが，高血圧のためにケロイドのような臨床症状を呈する可能性があることがわかる。

わが国においては，原因が不明あるいは微細な創傷から発症したケロイドの，最も好発する部位は前胸部である(約50％)[4]。一方で統計学上，肥厚性瘢痕やケロイドがごくまれな部位は，頭頂部，上眼瞼部，前脛骨部である。頭頂部や前脛骨部の皮膚は，他動的に伸展しにくい部位であり，特に上眼瞼皮膚は開瞼しても閉瞼しても緊張がかからない部位である。またケロイドの特徴的な蝶型やダンベル型，カニ爪状などの形状は，皮膚の張力がかかる方向によって決定される可能性がコンピュータシミュレーションの研究から示されている[5]。したがって，肥厚性瘢痕・ケロイドの発生や増悪には物理的刺激が多分に関与していると考えられている。

2 新しい考え方

これらの知見から，肥厚性瘢痕やケロイドは，「物理的刺激によって炎症が持続し，さらに全身的なリスク因子によって悪化する，皮膚の線維増殖性疾患，すなわち真皮網状層の過形成である」といえる。最近，肥厚性瘢痕・ケロイドの臨床症状を悪性腫瘍のようにグレード分類する試みが行われている[6]。肥厚性瘢痕とケロイドは，そもそも鑑別すべきものではなく，炎症細胞の浸潤程度や硝子化した膠原線維の量，血管新生の程度，すなわち炎症の強さを診断することが大切なのではないだろうか。この炎症の程度，病勢の強さ，リスク因子を非侵襲的に誰もが客観的に診断できるようにするためのツールを開発することが今後の重要な課題である。

II 私の手術手技の基本

肥厚性瘢痕やケロイドの手術で最も大切なのは，これらが発生する場が真皮深層の網状層であるということを意識することである。ここに力が加わるような縫合，すなわち真皮縫合の際に引っ張って創縁を寄せる状況をつくってはならない。したがって，浅筋膜や深筋膜などの膜構造をしっかり寄せることで，真皮縫合にかかる張力を可能な限り減らすことがコツである。

1 術前準備

前胸部の横方向に増大しているケロイドは，6cm幅程度までは辺縁で全摘して縫縮可能である。全身麻酔を行うが，先制鎮痛および止血目的でエピネフリン含有の局所麻酔薬を使用すると，辺縁の血管が虚脱し，ケロイドの発赤が消失して辺縁が不明瞭になる。よって，デザインペンで辺縁をしっかりマーキングしておく必要がある(図1-a)。

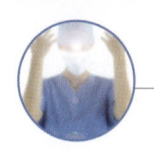

2 摘　出

ケロイド直下の脂肪組織を，大胸筋筋膜上までしっかりと切除することが大切である。脂肪組織がしっかり切除されていないと，縫合する際に余分な脂肪組織が創縁からはみ出し，創縁同士を力をかけずに縫合することができない。前胸部の場合は，穿通枝をしっかり電気メスにて焼灼して止血を徹底する必要がある（図1-b）。

3 剝離と皮下深層の縫合

電気メスを創縁の直下から深筋膜下に入れ，深筋膜を皮弁側に含ませるように剝離する。前胸部の正中では，創縁直下の深筋膜と胸骨膜を，最も太く抗張力が長期間持続する吸収糸である0ポリジオキサノン糸を使って縫合する。この際，図中の黄色と青色の点同士を縫合するようにする（図1-c）。ほかは，創縁直下の深筋膜同士を0ポリジオキサノン糸で縫合するが，糸と糸の間隔（ピッチ）は2～3cmでよい。その後，脂肪層の中間に認められる浅筋膜を2-0や3-0ポリジオキサノン糸などで縫合する。

4 真皮縫合

深筋膜と浅筋膜の層を縫合し終えた時点で，皮膚同士を手で軽く寄せてみる。その際にほとんど力をかけずに皮膚創縁同士が合うようであれば，真皮縫合を行ってよい。ただし，縫合創の長さが4～5cmを超える症例では，張力を分散させて，術後の炎症を軽減する目的でZ形成術を4～5cmごとに入れる。この場合，正中にまず1つ60°のZ形成術をデザインし，その後はうまく張力が分散するようにZ形成術を行う場所をバランス良く考える。皮弁の1辺は1cm弱とするとよい。術後張力が加わり，三角弁は1.5倍程度の大きさになると考える。三角弁はメスでしっかり浅筋膜上くらいまで脂肪層を切り込み切開し，十分に張力がかからずに皮弁が入れ替わることを確認する。3-0ポリジオキサノン糸で創縁を合わせるように浅筋膜を縫合すると，皮弁が自動的に入れ替わって三角弁が密着する。その後，余分な皮膚のトリミング，ドッグイヤ修正を形成剪刀で行う（図1-d）。

真皮は，4-0ポリジオキサノン糸，表面は6-0ポリプロピレン糸やナイロン糸を用いて，決して真皮に張力がかからないように縫合する。創縁を合わせるのに力がかかるようであれば，その部分だけでも浅筋膜の層から縫合をやり直す。

5 術後処置と放射線治療

ドレーンを1日でも留置する場合は，創の端からドレーンチューブを出して糸で固定する。ドレーンチューブのための孔を新たに作成する必要はない。術後は，前胸部であれば生物学的効果線量（biological effective dose：BED）30 Gy（α/β値を10として計算）で，20 Gy/4分割/4日間や，18 Gy/3分割/3日間の放射線治療を行う（図1-e）。

III 手術の適応

1 大きさや数

1）適　応

大きさは，長さが4 cm以上や幅が2 cm以上の場合，数が多い場合，手術および術後放射線治療を行った方が治癒までの時間が早く，患者の負担が軽減する可能性がある場合などが適応となる。

【症例❶】60歳，男性，前胸部ケロイド

9×3 cmの大きさであったが，全摘し，Z形成術を2カ所に加えた。術後照射は18 Gy/3分割/3日間行い，術後1年6カ月経過したが，再発は認めていない（図2）。

【症例❷】24歳，女性，右肩甲部ケロイド

8×4 cm，4×3 cm，3×3 cmの計3カ所に散在していた。全摘し，縫合に工夫を加えた。術後照射は18 Gy/3分割/3日間行い，術後2年経過したが，再発は認めていない（図3）。

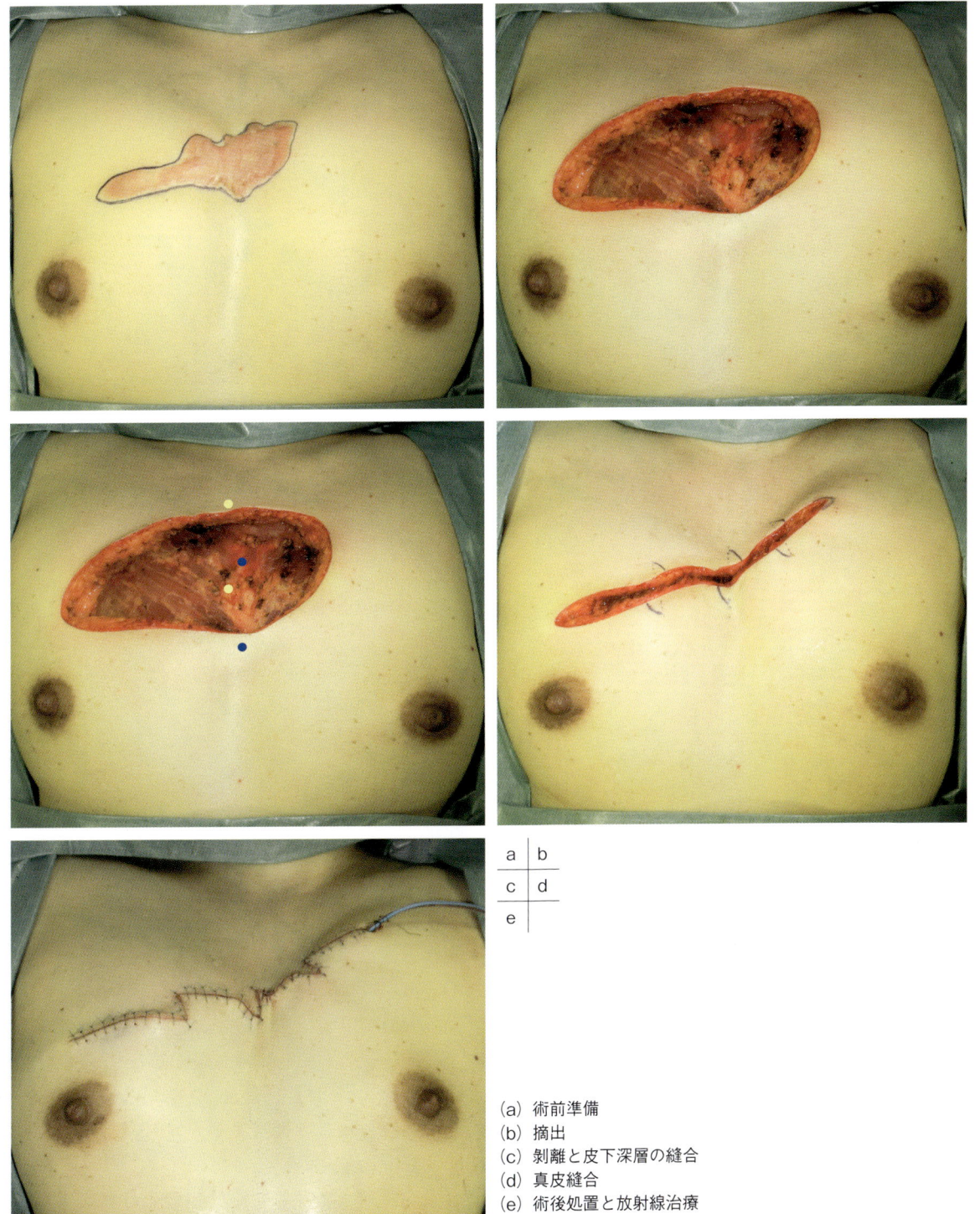

5. 瘢痕・ケロイドの考え方と私の手術

a	b
c	d
e	

(a) 術前準備
(b) 摘出
(c) 剝離と皮下深層の縫合
(d) 真皮縫合
(e) 術後処置と放射線治療

図1　皮膚に張力がかからない結合法

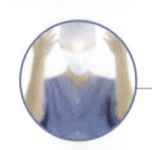

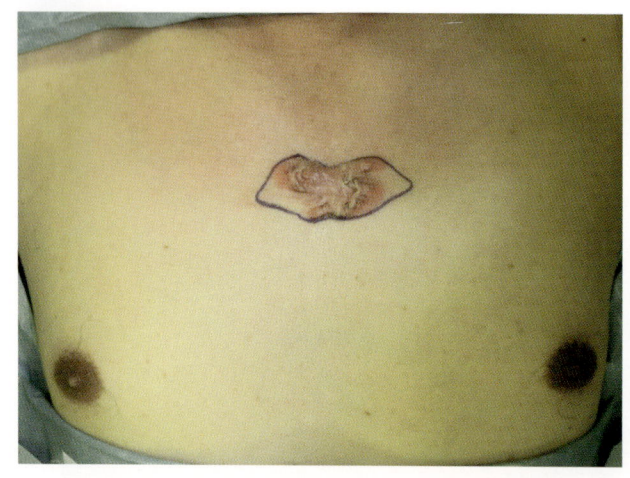

(a) 術前デザイン

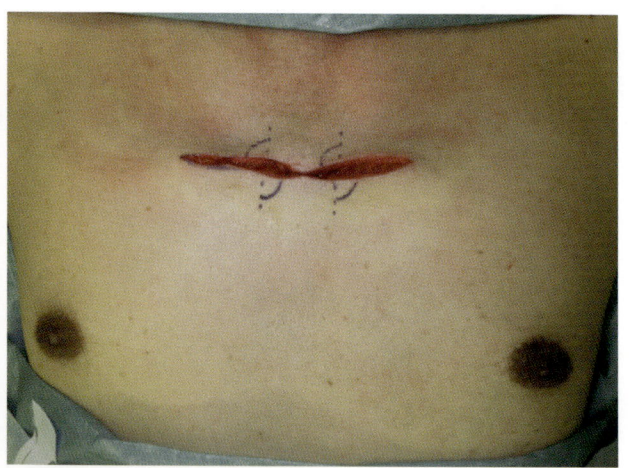

(b) Z 形成術のデザイン

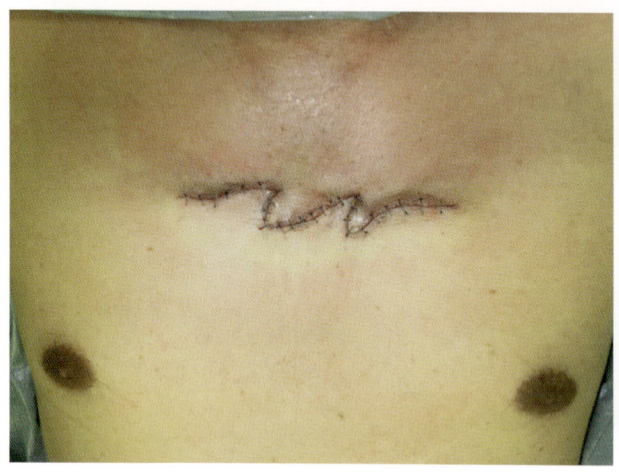

(c) 術直後の所見

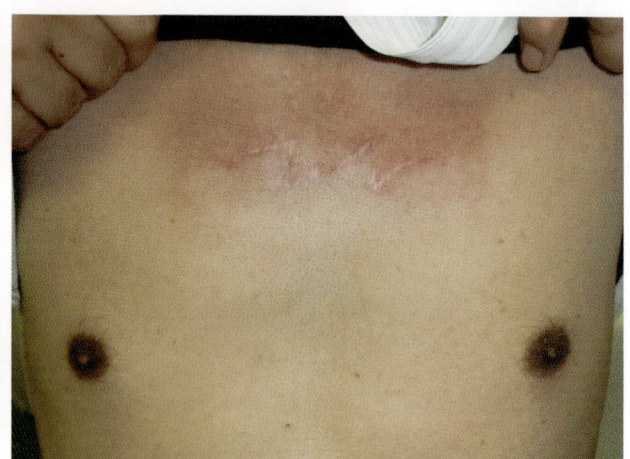

(d) 術後 1 年 6 カ月の所見

図2 【症例❶】60 歳,男性,前胸部ケロイド

2) 非適応

　肥厚の少ないまたは小さい場合は,手術および術後放射線治療は行わない。Nd:YAG レーザーと副腎皮質ホルモン剤のテープや注射などの保存的治療で治癒する場合が多い。

2 部　位

1) 適応

　耳垂や耳介の肥厚性瘢痕・ケロイドが,硬結を皮下に触れる程度では副腎皮質ホルモン剤の注射で改善する場合があるが,それ以外は小さくても手術および術後放射線治療を行うことで,整容的に優れた結果を得ている。

【症例❸】31 歳,女性,左耳垂部ケロイド

　ピアス後に径 3 cm のケロイドを来したが,楔状切除により全摘し,術後 10 Gy/2 分割/2 日間の放射線治療を行った。術後 1 年 6 カ月経過したが,整容的に良好である(図 4)。

　表皮囊腫を合併していて感染を時々繰り返す場合も手術を優先している。

2) 非適応

　例えば乳腺や甲状腺など皮膚直下に放射線感受性の高い腺組織がある部位は,放射線照射をすべきではな

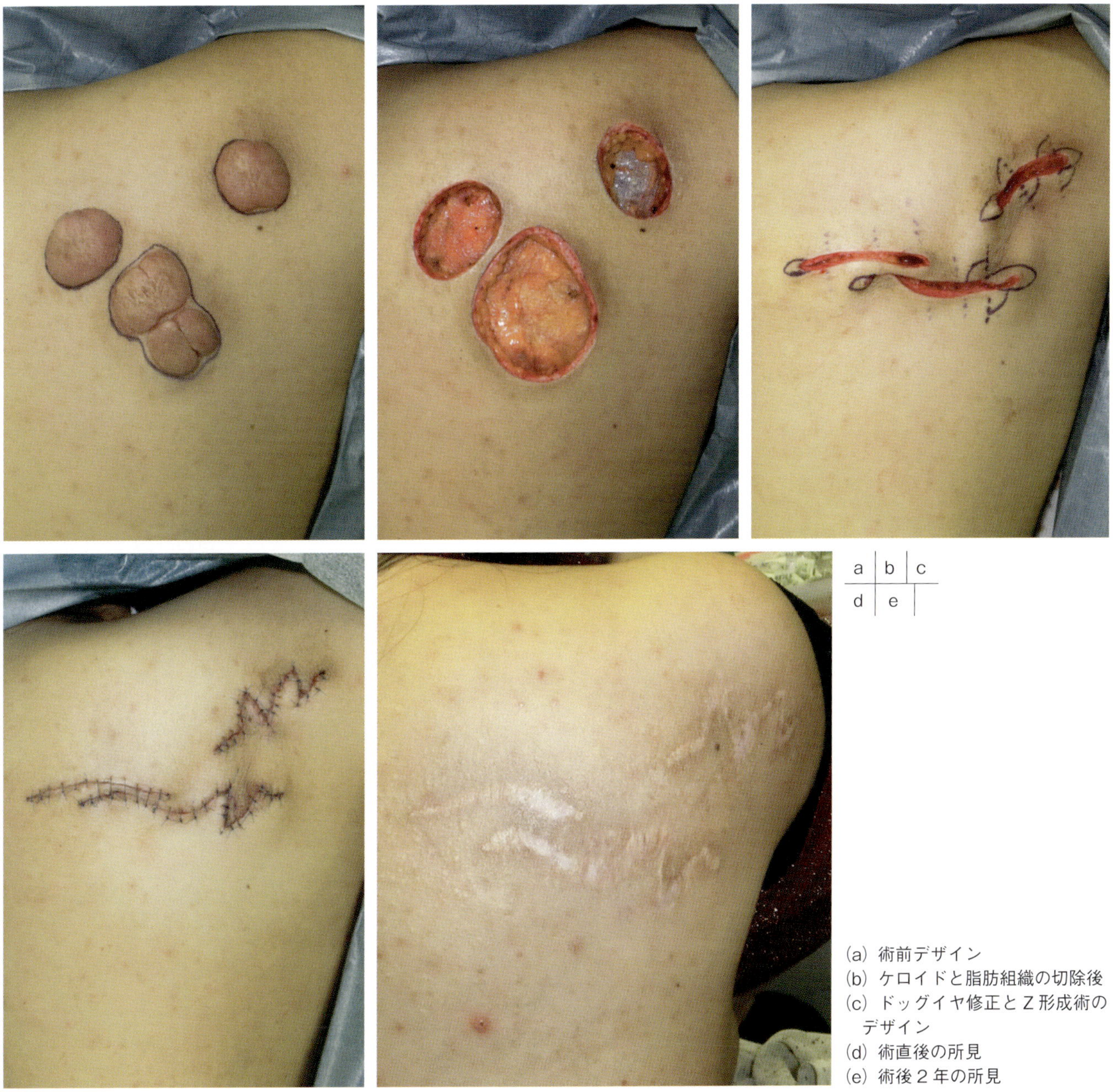

5. 瘢痕・ケロイドの考え方と私の手術

a	b	c
d	e	

(a) 術前デザイン
(b) ケロイドと脂肪組織の切除後
(c) ドッグイヤ修正とZ形成術のデザイン
(d) 術直後の所見
(e) 術後2年の所見

図3 【症例❷】24歳，女性，右肩甲部ケロイド

いので手術は避けている．手術をした場合は照射せずに，抜糸直後から副腎皮質ホルモン剤のテープなどを使用し，再発予防に全力をつくす．

3 年　齢

1）適　応

20歳以上の成人は放射線治療の適応となるため，術後放射線治療を含めた手術の対象となる．

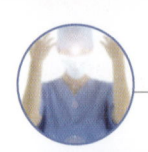

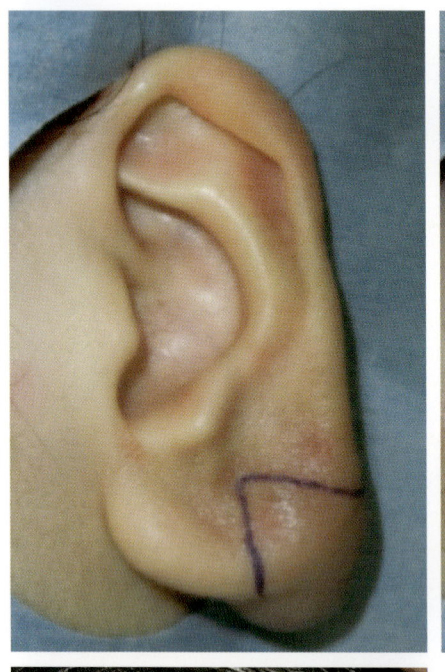

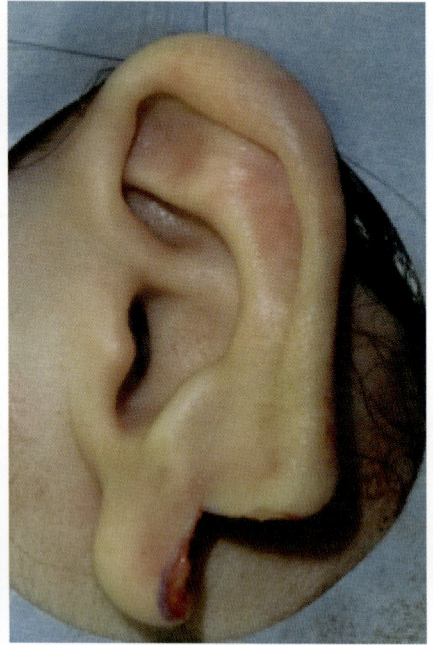

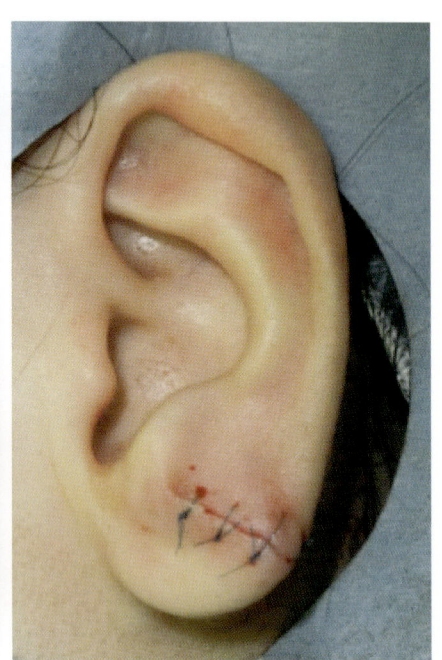

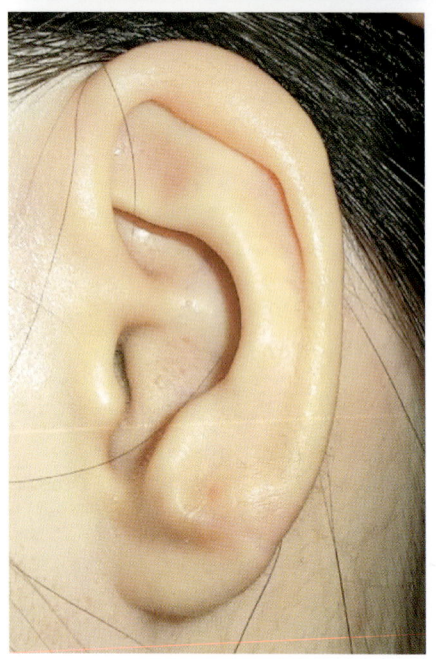

(a) 術前楔状切除のデザイン
(b) ケロイド切除後の所見
(c) 6-0 ポリプロピレン糸による縫合直後の所見
(d) 術後 1 年 6 カ月の所見

図 4 【症例❸】31 歳，女性，左耳垂部ケロイド

2) 非適応

身体の成長により細胞分裂がさかんな小児期は放射線感受性が高いと考えられるため，術後放射線治療が施行できない．よって，保存的治療が主体となるが，手術をして抜糸直後から副腎皮質ホルモン剤のテープなどを使用し，再発予防に全力をつくす方法もよい．特に小児は皮膚が薄いため，副腎皮質ホルモン剤のテープが奏効し，さらに接触皮膚炎になりにくいため継続可能である場合が多い．

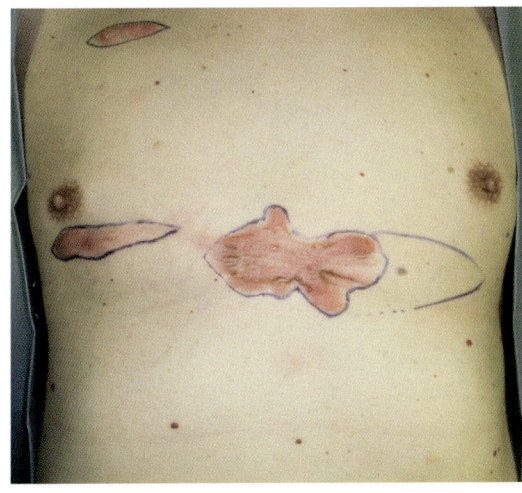

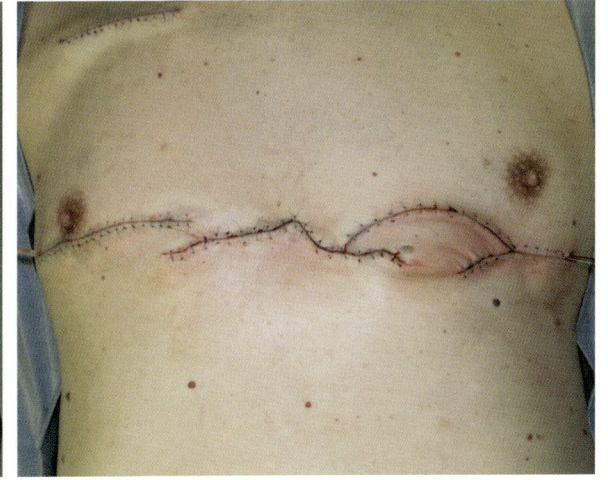

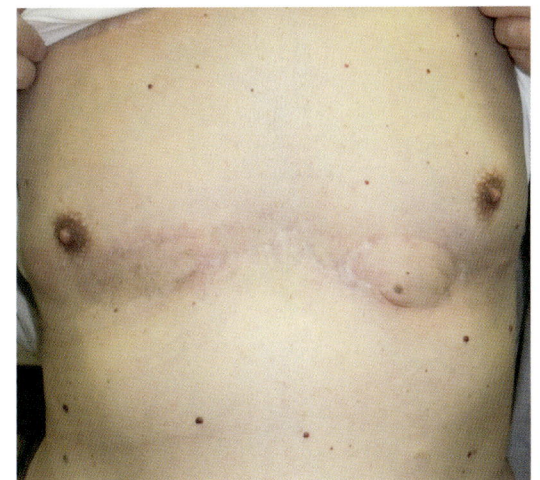

(a) 術前切除のデザイン
(b) 術直後の所見
(c) 術後 2 年の所見

図5 【症例❹】65歳，男性，前胸部ケロイド

4 瘢痕のタイプ

1）適　応
　炎症の少ない肥厚性瘢痕は，術後放射線治療を用いないで，手術だけ行う。ただし，術後副腎皮質ホルモン剤のテープを使用するなどの複合療法を行い，治癒までの時間短縮を図る。

2）非適応
　炎症がほとんどない成熟瘢痕は，面積を減らすための手術は可能であるが，美容的な手術となることが多く，保険適用とならない場合がある。

IV 合併症回避のコツ

1 手術自体の合併症

　術前の患部の拘縮の判断を誤ると，創が閉じずに一次縫合できない場合がある。その際は周囲に皮弁を作成し，その採取部の縫合創も術後放射線治療を行うとよい。少しでも縫合が難しい可能性を認めた場合には，術前からその可能性を患者に説明しておき，切開する前に皮弁を想定してデザインしておく。

【症例❹】65歳，男性，前胸部ケロイド
　胸部正中に10×4 cm大のケロイドを認めていたが，単純縫縮では閉創が困難であったため，局所皮弁にて

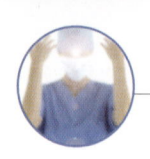

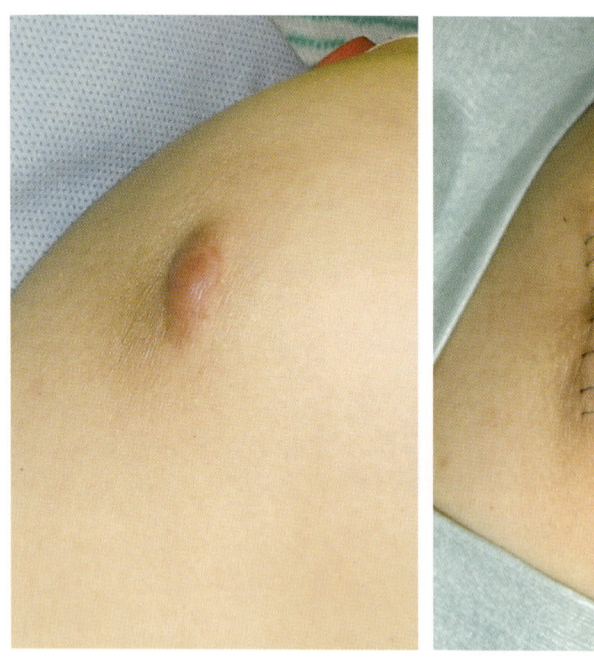

(a) 術前切除のデザイン

(b) 術直後の所見

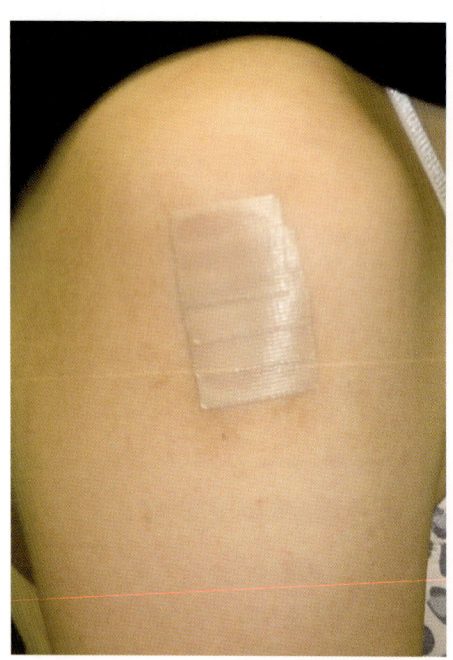

(c) シリコーンテープによる固定

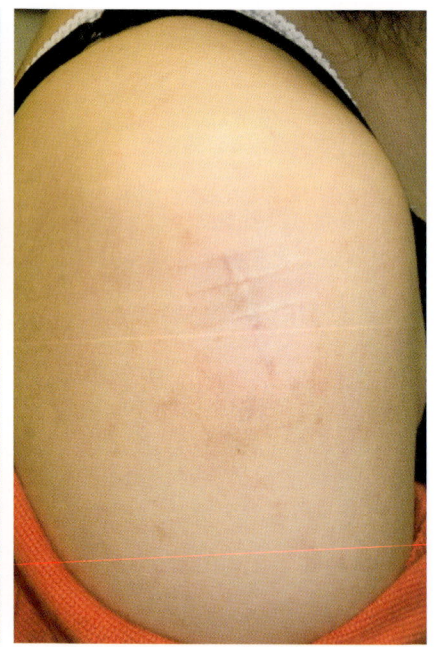

(d) 術後2年の所見

図6 【症例❺】28歳，女性，右肩ケロイド

再建し，術後18 Gy/3分割/3日間の放射線治療を施行した。術後2年経過したが，再発を認めていない（図5）。

2 術後放射線治療による合併症

放射線照射に伴う合併症には，放射線皮膚炎やそれ

に伴う色素沈着，また色素脱失や二次性発癌などが理論的に考えられる．放射線皮膚炎を減らすには，照射分割回数を増やす方がよく，放射線科医と相談する．これらの合併症を予防するためにも，術後照射する放射線の照射線量を部位別に最適化する必要がある．前胸部，肩甲部，恥骨上部に対しては，α/β値を10とした場合のBED 30 Gy（20 Gy/4分割/4日間），耳垂はBED 15 Gy（10 Gy/2分割/2日間），その他の部位にはBED 22.5 Gy（15 Gy/3分割/3日間）を目安に施行している．全部位15 Gyで治療した場合の再発率が30％程度あるのに対し，このプロトコルでは再発率が15％以下に低下する[7]．

3 術後後療法による合併症

術後後療法としては，サポーターやガーメントによる関節や可動部の固定，テープによる固定，副腎皮質ホルモン剤のテープ貼布，軟膏塗布などがある．テープ類は，刺激性接触皮膚炎やアレルギー性接触皮膚炎を生じる可能性がある．刺激性接触皮膚炎はテープの貼り替えの頻度を減らすことで解決できる．アレルギー性接触皮膚炎は，テープ自体もしくは接着剤の材質を変えることで回避できる．ドレニゾンテープ®は24時間での貼り替えが推奨されているが，2〜3日そのまま貼付し続けても，接触皮膚炎が生じなくなる場合がある．また，サージカルテープは刺激性接触皮膚炎を生じやすいが，これも自然に剥がれるまで貼付を続けても，適宜ステロイドの軟膏をテープの上から塗布すると，皮膚に到達し，接触皮膚炎が回避できることが多い．また，やや高価となるが，シリコーンのテープやジェルシートを用いるのもよい．

【症例❺】28歳，女性，右肩ケロイド

2×1 cmのケロイドに対し，単純切除・縫縮を行った．術後はシリコーンテープによる固定のみで，術後2年が経過したが，再発を認めていない（図6）．

●引用文献

1) 泉美貴，菅又章，赤石諭史ほか：瘢痕・肥厚性瘢痕およびケロイドの組織所見．瘢痕・ケロイド治療ジャーナル 3：35-39, 2009
2) Ogawa R, Watanabe A, Than Naing B, et al：Associations between keloid severity and single-nucleotide polymorphisms；Importance of rs8032158 as a biomarker of keloid severity. J Invest Dermatol 134：2041-2043, 2014
3) 有馬樹里，小川令，赤石諭史ほか：ケロイドの重症化と高血圧との関連性の検討．日形会誌 34：435-440, 2014
4) Ogawa R, Okai K, Tokumura F, et al：The relationship between skin stretching/contraction and pathologic scarring；The important role of mechanical forces in keloid generation. Wound Repair Regen 20：149-157, 2012
5) Akaishi S, Akimoto M, Ogawa R, et al：The relationship between keloid growth pattern and stretching tension；Visual analysis using the finite element method. Ann Plast Surg 60：445-451, 2008
6) 小川令，赤石諭史，秋田定伯ほか：瘢痕・ケロイド治療研究会ケロイド・肥厚性傷跡分類・評価表作成ワーキンググループ【ケロイド・肥厚性瘢痕の分類・評価】ケロイド・肥厚性瘢痕分類・評価表 2011（JSW Scar Scale 2011）．瘢痕・ケロイド治療ジャーナル 6：19-22, 2012
7) Ogawa R, Miyashita T, Hyakusoku H, et al：Postoperative radiation protocol for keloids and hypertrophic scars；Statistical analysis of 370 sites followed for over 18 months. Ann Plast Surg 59：688-691, 2007

II 顔面

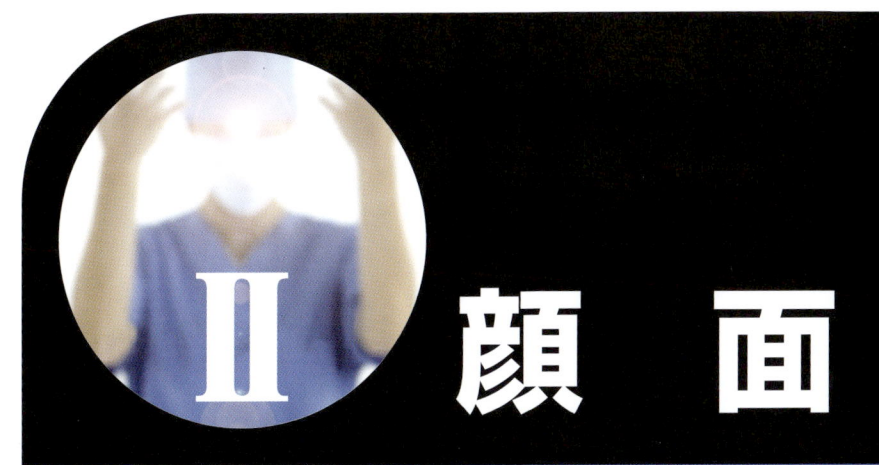

1. 加齢性眼瞼下垂に対する手術
2. 筋膜移植術による先天性眼瞼下垂症の治療
3. 鼻骨骨折の整復手技
4. Closed approach による外傷性斜鼻の治療
5. 前額皮弁による全外鼻再建
6. 頬骨骨折の治療
7. 上顎 Le Fort I 型骨切り術
8. 下顎枝矢状分割術
9. 顔面神経麻痺に対する一期的遊離広背筋移植術

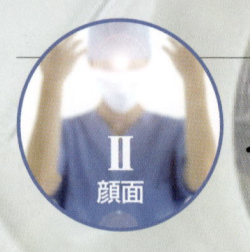

1. 加齢性眼瞼下垂に対する手術

横尾和久, 梅本泰孝　愛知医科大学形成外科

Key words　眼瞼下垂　手術　合併症

ここがポイント

上眼瞼挙筋前転術を両側に施行する際，術前のマーキングや術中の調整は患者を坐位にして行うようにする。これにより，術後の重瞼幅や開瞼幅をより正確に予想することができる。仰臥位では，坐位に比べて見かけ上の開瞼幅が大きくなる。

開瞼の幅や瞼縁のカーブの形は，挙筋前転の量と瞼板への横方向の固定位置によって決まる。左右差を生じないように注意する。挙筋腱膜を瞼板に縫着する位置について，高さは瞼板上縁，横方向は角膜の瞳孔中心，角膜の鼻側縁，角膜の耳側縁の3点が目安となる。まず蝶々結びによる仮固定を行い，患者を坐位にして開瞼幅や瞼縁の形状および左右差の有無をチェックする。

眼窩隔膜の肥厚（重層化）あるいは菲薄化，眼窩内脂肪の後退の程度，挙筋筋体の脂肪変性の度合い，挙筋腱膜菲薄化の程度などは，症例により個人差が大きい。相互の解剖学的位置関係を理解しておくことが，これらの組織を正確に同定し手術を行ううえで重要になる。

I　私の手術手技の基本

1　デザイン

余剰皮膚切除のデザインは，基本的に切開法重瞼術や上眼瞼除皺術と同じである。重瞼幅ははじめ7mm前後でデザインを開始し，患者の好みを聞きながら調節していくことが多い。皮膚切除のデザインは坐位で行う。

①患者に下方視をさせて前頭筋の緊張を十分に取った状態にすると，上眼瞼の皮膚が弛緩して下垂する。

②ここから他動的に眉毛を持ち上げていくと，皮膚に緊張がかかり睫毛が上を向き始める。

①から②となるまでの皮膚の移動量が，切除可能な皮膚の幅の最大値である。実際にはまず②の状態をつくっておき，皮膚ペンを予定重瞼線の高さ（瞼縁から7mm前後）に当てる（図1-a）。ペンを動かさずに，眉を持ち上げた手を離すと皮膚が下垂して①の状態になるので，そこに印を付ける（図1-b）。予定重瞼線から印までの幅が切除可能である。これを内眼角寄り，眼瞼中央，外眼角付近の3ヵ所で行って切除幅を決める。

高齢者では皮膚のたるみが多いので，以下の方法の方がやりやすい場合がある。坐位で患者に下方視をさ

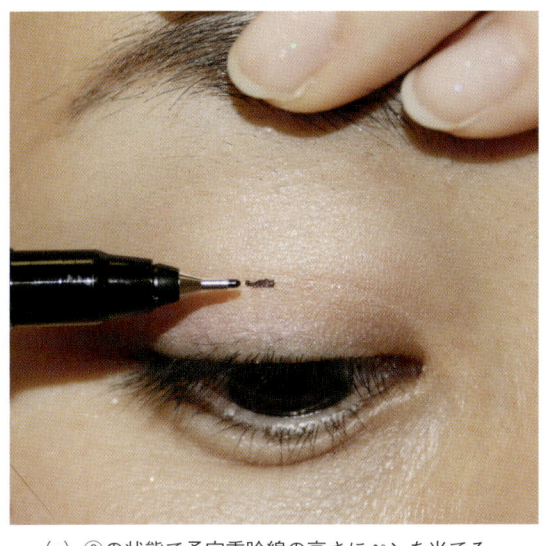

(a) ②の状態で予定重瞼線の高さにペンを当てる。

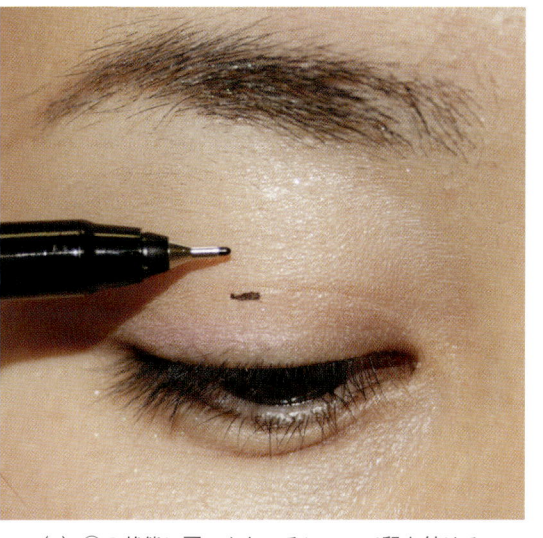

(b) ①の状態に戻ったところにペンで印を付ける。

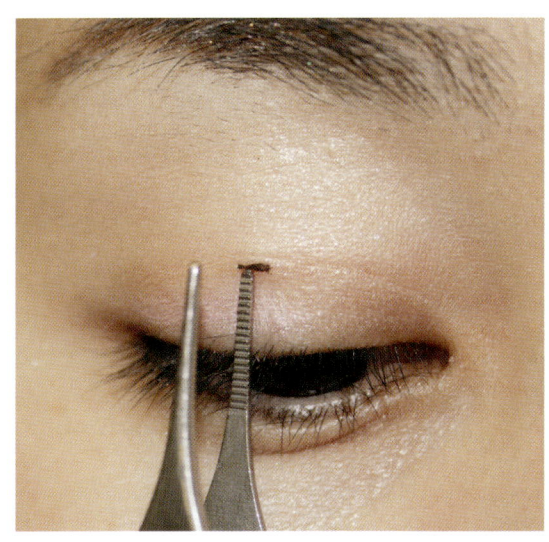

(c) 予定重瞼線に鑷子を当てて持ち上げていく。

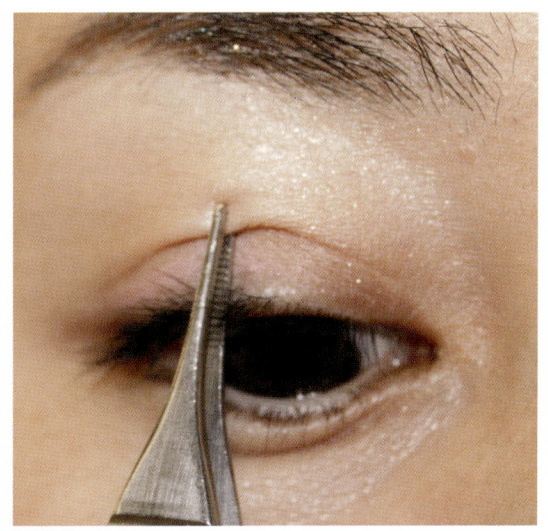

(d) 睫毛が上向き始めたところで鑷子をつまんで圧痕を付ける。

図1 デザイン

せて前頭筋の緊張を十分に取った状態にすると，上眼瞼の皮膚が弛緩して下垂する．この状態で無鉤のアドソン鑷子の片側の先を重瞼線に当て(図1-c)，鑷子を前頭面に平行にしながら頭側に持ち上げて行くと，瞼縁の皮膚が引っ張られて睫毛が上を向き始める．この時に鑷子を軽くつまんで皮膚に圧痕を付ける(図1-d)．圧痕は2ヵ所残るが，この2点の間が切除可能な最大幅である．この場合も内眼角寄り，眼瞼中央，外眼角付近の3ヵ所で行う．

切除幅の中央の高さに涙道ブジーを当てながら開瞼させると，術後の重瞼幅のシミュレーションができる．これを本人に鏡で確認してもらい，重瞼幅を調整する．

およその切除幅が決まったら，仰臥位にして切開線をデザインする．この時も睫毛が少し上を向く程度の緊張を皮膚にかけながら行うと，正確に線を描ける．元の眼瞼に左右差があることも多いが，皮膚切除のデ

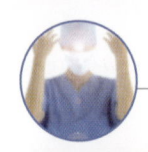

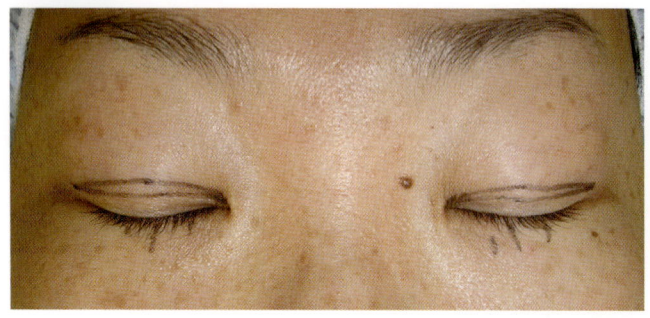

図2　皮膚のたるみが少ない場合のデザイン

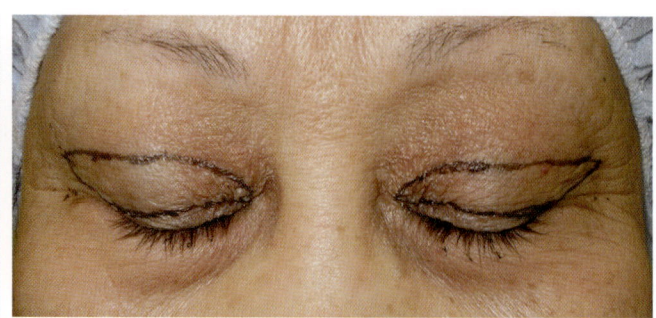

図3　皮膚のたるみが多い場合のデザイン

ザインはできる限り左右対称にした方がよい。

　若年者で皮膚の弛緩が少ない場合，切開線は内眼角付近から外眼角付近までに収めることができる（図2）が，中高年の患者では外眼角付近の皮膚の余りが多くなっているので，外眼角よりもさらに外側までの皮膚切除が必要となることが多い（図3）。また，中高年の患者では元々の重瞼線を利用しようとしても重瞼幅が広くなりすぎたり，重瞼線より瞼縁側の皮膚がたるんだりするので，無視して新たな重瞼線をデザインした方がよいこともある。

　皮膚切除が 10 mm を超える場合は，重瞼幅を広くするかわりに頭側の皮膚の折り返しも残して見かけの重瞼幅を調節する方法[1]や，眉毛下で皮膚を切除し，そこから腱膜固定を行う方法を検討する必要がある。さらに，眉毛の下垂がある場合は必要な皮膚切除量が極端に多くなることがある。この場合に上眼瞼のみで解決しようとすると，眉毛と上眼瞼が近くなりすぎて不自然な結果となる。前額リフトなどで眉毛の位置を上げることを考えた方がよい。

2 手術

1）局所麻酔

　1％エピネフリン添加リドカイン溶液を切開予定線に沿って皮下のなるべく浅い層に注射する。注入量は片側あたり 2〜4 ml が目安である。これだけの量を最初に注入しておくと，以下に述べる一連の手術操作終了まで追加の麻酔はほぼ不要である。眼輪筋内に注射すると，穿刺による血腫を生じたりして術後の腫脹の原因となることがある。眼窩隔膜よりも深く注入すると上眼瞼挙筋が麻痺することがあり，開瞼幅の調整ができなくなるので，避けるべきである。

2）皮膚切開

　15 番または 11 番のメスで皮膚を切開する。15 番の方が滑らかな切開ができるが，11 番はピンポイントに切れ，デザインに忠実な切開が行いやすい。好みで選べばよい。助手の手で皮膚に緊張をかけてもらうと正確な切開が行いやすい。切開は瞼縁側を先にした方がやりやすい。

3）眼輪筋切除

　露出した眼輪筋を切除する。瞼縁側は，皮膚切開線と同じかそれより 1 mm 程度瞼縁側まで切除する。頭側は，患者の上眼瞼が厚くて腫れぼったい印象の場合は皮膚切開線と同じところまで切除するが，そうでない場合は皮膚切除幅の半分程度までとしてもよい。眼輪筋の血流は豊富なので，バイポーラで止血を確実に行う。特に眼輪筋の断端は内反しやすいので裏返してよく観察し，確実な止血を心がける。

4）眼窩隔膜を切開

　下眼瞼を指で圧迫すると，上眼瞼の眼窩隔膜越しに眼窩脂肪が突出するのを確認できる。この突出の位置を目安に，眼窩隔膜を横切開する。眼窩隔膜の厚さには個人差があり，何層にもなっている場合がある。挙筋腱膜のゆるみや菲薄化が大きい場合，眼窩内脂肪はかなり頭側に引き込まれている場合もある。気付かずに横切開していくと，眼窩内脂肪には到達せずに結膜に達してしまうので，よく確認する必要がある。

　眼窩隔膜を切開していくと，軟らかくて可動性に富

1. 加齢性眼瞼下垂に対する手術

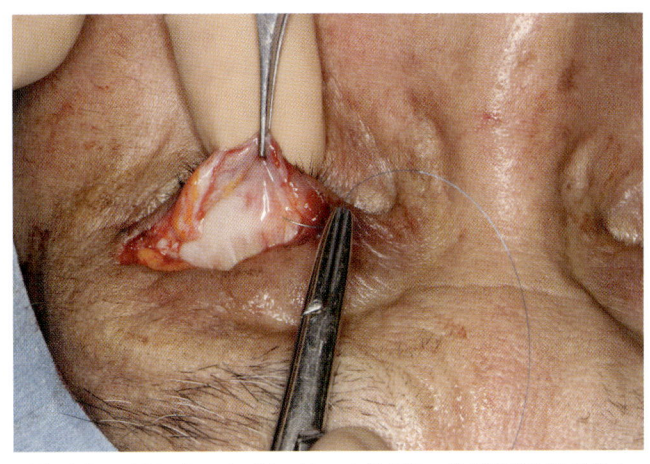

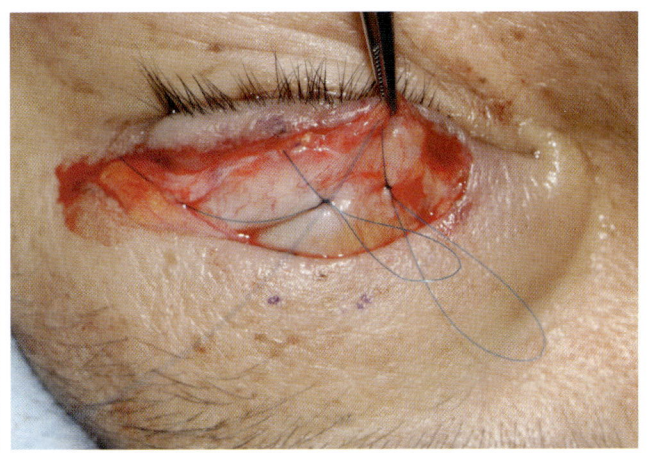

(a) 中指で瞼板を押し上げながら，有鉤鑷子で挙筋腱膜と睫毛側皮膚を引き寄せる。

(b) 糸を蝶結びにして仮固定する。

図4　挙筋腱膜の瞼板への固定

む眼窩脂肪が露出する。眼窩隔膜の瞼縁側断端を尾側に牽引し，眼窩脂肪を頭側によけると眼瞼挙筋が確認できる。挙筋に脂肪が沈着していて筋体が見えないこともある[2]。

Yuzuriha ら[3]のいう横走靱帯が存在すれば切除する。眼窩脂肪と眼瞼挙筋との癒着があれば鈍的に剝離する。

5) 挙筋腱膜の外角を切断

外角の下にハサミを挿入し，先を開いてわずかに剝離した後に切断する。直下に血管叢があるので傷つけないよう注意が必要である。われわれは，内角の切断は原則として行っていない。

6) 挙筋腱膜の固定

6-0のプロリン丸針を使用する。角針では瞼板に刺入した時の手応えが感じ難く，瞼板が切れてしまう恐れもあるので丸針がよい。角膜の中央，角膜の鼻側縁，角膜の耳側縁の位置を参考に3カ所での固定を行う。

左手の母指と示指でアドソン型有鉤鑷子を把持し，挙筋腱膜と睫毛側皮膚とを引き寄せる。この幅が挙筋前転量にほかならない。この際に，左手中指で瞼板を持ち上げるようにすると，瞼板の固定がしやすいし，針の刺入に際し角膜を傷つける危険も少なくなる(図4-a)。

挙筋の筋腱移行部が瞼板の上縁に重なる程度を目安に，挙筋腱膜を前転させて瞼板上縁に縫着する。

長年にわたりコンタクトレンズを装用していたり瞼を強く擦っていたりした症例では，挙筋腱膜が極端に菲薄化するとともに，大きく後退している場合がある。その場合には，眼窩内脂肪裏面から丁寧に挙筋を剝離して前転させ，筋体を瞼板上縁に固定する。

瞼板への固定位置を尾側にずらすと，上眼瞼と眼球の間に隙間を生じることがあり，最近では避けるようにしている[4]。

針はしっかりと瞼板に掛けるようにするが，結膜側には出ないようにする。瞼板を反転して結膜側に糸が出ていないか確認する。内側では瞼板の幅が狭く，軟らかいため糸をかけ難いが，瞼板を確認してしっかり針を通す必要がある。著者らは，まず内側を縫着するようにしている。

糸を蝶結びにして仮固定する(図4-b)。仰臥位のまま開瞼させて開き具合を確認する。開瞼量の過剰または不足があれば蝶結びをほどき，残った糸よりも尾側あるいは頭側の腱膜を瞼板に固定し直す。両側それぞれ3カ所ずつの仮固定が終わったら皮膚も1〜2カ所ずつ仮縫いして坐位にし，眼瞼の開き具合と左右の対称性を確認する。瞼縁が滑らかな曲線を描いていなければならない。

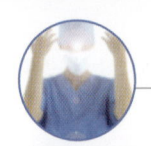

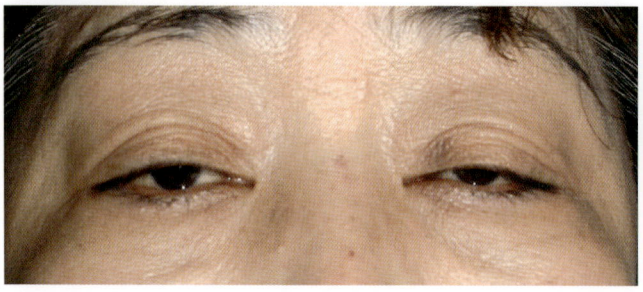

(a) 術前所見 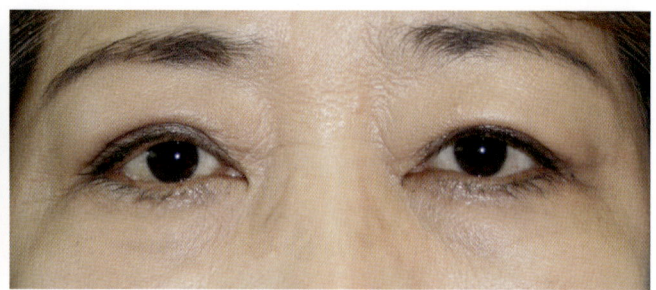　　　　　　　　　　　　　(b) 術後 6 カ月の所見

図 5 【症例❶】58 歳，女性

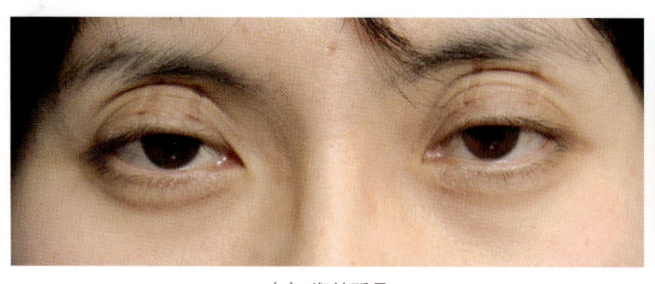

(a) 術前所見 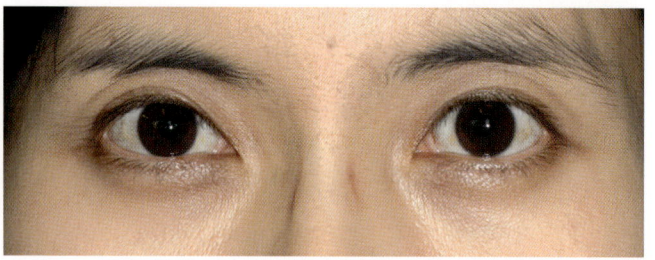　　　　　　　　　　　　　(b) 術後 2 カ月の所見

図 6 【症例❷】36 歳，女性

7）閉　創

眼窩隔膜の尾側が余っていれば固定の点から 2～3 mm 残して切除し，断端を焼灼する。再度眼輪筋の断端などの止血確認をしっかり行う。要所で瞼縁側皮膚，隔膜断端，眼窩内脂肪，頭側皮膚の順に縫合糸をかけて重瞼を作成する。

8）圧　迫

術後は，重ねたガーゼを貼付した上から頭部用のネット包帯で圧迫を行って血腫の予防，腫脹の軽減を行う[5]。

II　手術の適応

先天性眼瞼下垂や，神経・筋の系統疾患を鑑別する必要がある。いずれも本法の適応外である。挙筋機能が残存していることが重要である。

【症例❶】58 歳，女性

30 年来ハードコンタクトレンズを使用している。数年前から開瞼のし難さを自覚していた。頭痛，肩こりの症状が強く，寝返りができないほどであった。手術所見にて眼窩隔膜の肥厚と横走靱帯の発達が高度であった。挙筋腱膜はほぼ完全に瞼板から外れていた。上眼瞼挙筋の筋腱移行部を瞼板上縁に固定した。術後の開瞼は良好で，頭痛などの症状が解消した(図 5)。

【症例❷】36 歳，女性

20 年近くハードコンタクトレンズを使用している。数年前から開瞼のし難さを自覚するようになった。頭痛，肩こりがあり，歯をくいしばる癖もある。

手術所見にて眼窩隔膜の肥厚や横走靱帯の発達は認めなかったが，挙筋腱膜の伸びとすべりがあった。眼窩脂肪は眼窩上方へ後退していた。挙筋腱膜を引き出して瞼板に固定し，眼窩脂肪も引き出して皮膚に固定した。術後の開瞼は良好で，頭痛などの症状が解消した(図 6)。

【症例❸】35 歳，女性

ハードコンタクトレンズを約 20 年間使用している。両側の眼瞼下垂を認めるが，左右差があり左側の方がより下垂していた。両眼とも開瞼努力のため三白眼になっていた。視野の狭さに加え，眼精疲労，肩こりの

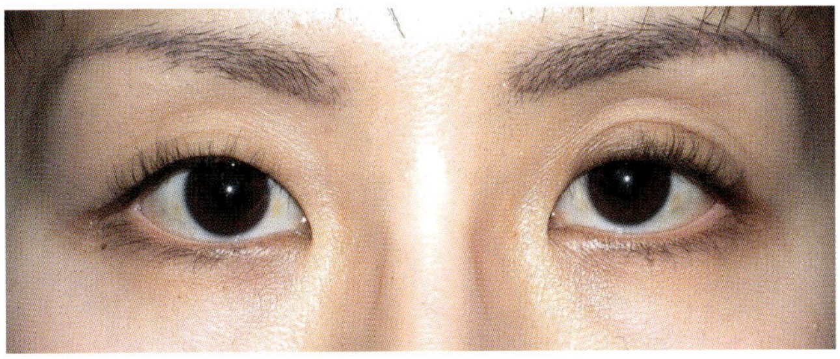

(a) 術前所見 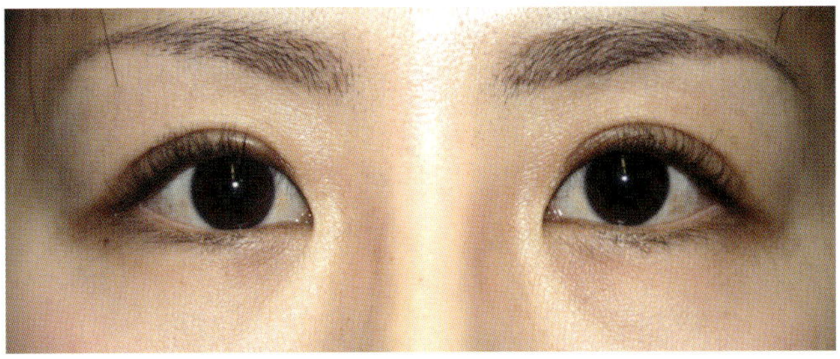　　(b) 術後3カ月の所見

図7 【症例❸】35歳，女性

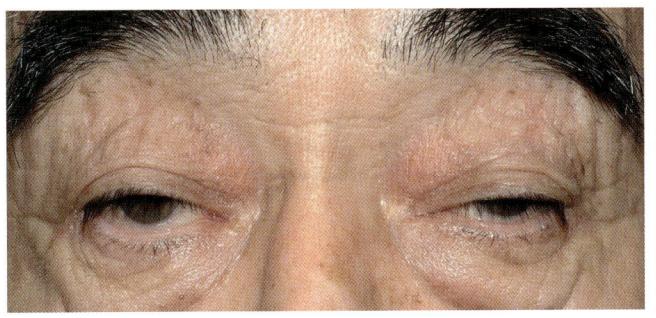

(a) 術前所見 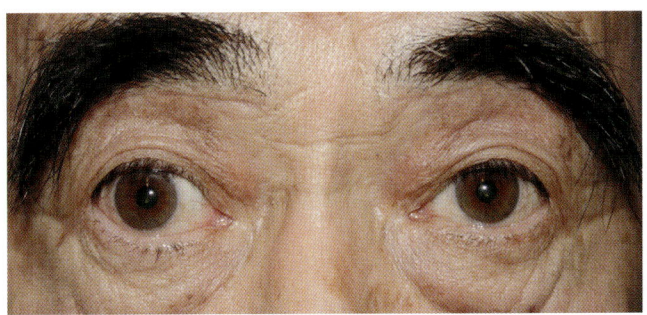　　(b) 術後3カ月の所見

図8 【症例❹】72歳，男性

訴えがあった．約1カ月前に他病院で左側のみ埋没法重瞼術を行ったが，眼瞼下垂は改善しなかったという．術後は両眼とも開瞼量が増大したのに加え，三白眼もなくなっている．眼精疲労，肩こりも改善した（図7）．

【症例❹】72歳，男性

両側に加齢による高度の眼瞼下垂を認めた．前頭筋の収縮でなんとか視野を得ている状態であった．手術を行うと前頭筋が弛緩して眉毛が下垂することが予想された．また，皮膚の余剰も多いため，眉毛下で皮膚を切除し，同部位から挙筋腱膜の固定も行った．術後は著明に開瞼量が増大し，視野が広くなった（図8）．

III 合併症回避のコツ

1 合併症

1）開瞼量の不足，左右差

特に内側の開瞼量が不足となりやすい．瞼板の内側は幅が狭くて軟らかいので確認し難い．瞼板をしっかりと固定して確実に針を刺入することが必要である．左右差は，術中に患者を坐位にしてよく確認することで回避する[4]．局所麻酔薬を深く注入したり，オキシブプロカイン塩酸塩点眼液（ベノキシール点眼液0.4％，参天製薬社製，日本）などの眼科用表面麻酔剤を使用すると，眼瞼挙筋が麻酔されて正確に評価できなくなるので注意が必要である．術後に左右差が明らかになった場合は，癒着を剥がしやすい術後1週以内か，瘢痕の成熟する術後3カ月以降に修正を行う．

重瞼幅の左右差を生じることもあるが，デザインや術中操作を左右対称にすることで避けられることが多い．ただ，術後の眉毛の位置に左右差があると眉毛の低い側は重瞼線に上眼瞼皮膚が被さってくるので，見かけの重瞼幅の左右差を生ずることになる．術後の眉毛の位置を術前に正確に予測するのは困難なので，これによる重瞼幅の左右差をなくすことは難しい[6]．

2）予定外重瞼線

作成した重瞼線よりも頭側に重瞼線ができてしまう

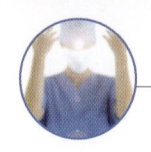

もので，術直後に坐位になった時や手術翌日に発見されることが多い．術直後から術後1週までなら埋没式重瞼線吊り上げ術で解決できる[7]．著者らは眼輪筋と挙筋腱膜との癒着を防ぐ目的で，閉創の時に眼輪筋裏面の筋膜にも糸を掛けるようにしている．この方法を始めてから予定外重瞼線は生じていないが，完全に回避できるかどうかは不明である．

3）術後出血・血腫

確実に止血を行うことに尽きる．手術全体を通してルーペを使用すると，非常に細い血管までよく見えて有効である．前述の圧迫も効果があるが，まずは止血が第一である．

2 インフォームド・コンセント

以下の項目について患者あるいは家族に十分に説明する．

①術後1週間は腫れが目立つ．完全に腫れが引くには2～3カ月かかる．
②眉毛の位置が下がることがある．そのため不機嫌な表情に見えてしまうことがある．眉毛の下垂が大きいと鼻根部や眼瞼周囲のしわが増えることがある．
③二重瞼になる．直後の重瞼幅は予定より広くなり，完全に落ち着くには2～3カ月かかる．
④一時的に閉瞼不全を生じ，角膜の乾燥を防ぐために点眼薬や眼軟膏の使用が必要となることがある．
⑤眼瞼の形や眉毛の位置は完全に左右対称にはならないことがある．
⑥視力の変動を生ずることがある．
⑦頭痛，肩こりなどは眼瞼下垂が原因であれば治る．

●引用文献

1）野平久仁彦, 新冨芳尚：高齢者に適した上眼瞼形成術. 日美外報 28：88-94, 2006
2）並木保憲, 福田慶三：腱膜性眼瞼下垂症の眼瞼挙筋に認められた脂肪沈着. 形成外科 51：927-931, 2008
3）Yuzuriha S, Matsuo K, Kushima H : An anatomical structure which results in puffiness of the upper eyelid and a narrow palpebral fissure in the Mongoloid eye. Br J Plast Surg 53：466-472, 2000
4）横尾和久, 栗原秀徳：腱膜性眼瞼下垂手術における私の術中調整（1）. 形成外科 56：713-719, 2013
5）大坪美穂, 深澤大樹, 松尾清：眼瞼形成手術後の腫脹・血腫予防のために，頭部用のネット包帯を用いた圧迫の有用性. 第43回日本形成外科学会中部支部学術集会プログラム・抄録集, p18, 2008
6）福田慶三, 藤井勝善, 青山久：腱膜性眼瞼下垂に対する手術. 形成外科 48：11-21, 2005
7）菅原康志, 福田慶三, 岩平佳子：予定外重瞼線の修正. セレクト美容塾・眼瞼（第2版）, 美容塾編著, pp176-182, 克誠堂出版, 東京, 2009

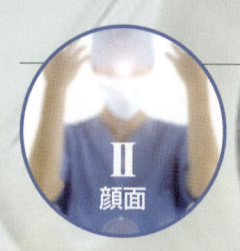

2. 筋膜移植術による先天性眼瞼下垂症の治療

石田有宏　沖縄県立中部病院形成外科

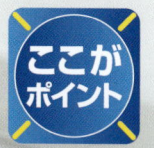

Key words：先天性眼瞼下垂症　筋膜移植　前頭筋吊り上げ術

ここがポイント

先天性眼瞼下垂症の原因は眼瞼挙筋の先天的な変性によるものである。機能低下の著しい眼瞼挙筋を前転しても挙筋機能の改善が望めるとは考え難く，下方視で患側瞼裂幅が大きくなる lid lag が顕著になると考えられる。前頭筋は可動域が大きいため，多少の上眼瞼縁の高さのずれは自然矯正され，可動域のほとんどない眼瞼挙筋を前転する術式よりも許容範囲が大きく，合理的で優れている。

伸展しない筋膜を眉毛上縁から瞼板まで移植すると，筋膜移植後は眉毛上縁から上眼瞼縁までの距離が閉瞼時，開瞼時ともにほぼ一定となる。このため，術前正面視で，健側の眉毛上縁から上眼瞼縁までの距離を測定し，患側の眉毛上縁から上眼瞼縁までの距離が，術前の健側測定値と同じになるように上眼瞼縁の高さを決定する。

瞼板の上1/3と眉毛上縁の真皮に筋膜を固定し，術前写真の健側瞼裂の弯曲形態をよく観察し，対称となるように調節する。眉毛を挙上した時に上眼瞼縁が眼球から離れる時には過大修正となるので，上眼瞼縁の高さを下げる。過大修正になるよりは，やや過小修正の方が自然である。片側に筋膜移植を行うと，下方視でのlid lagが目立つため，対側に軽微でも下垂があれば両側手術の適応と考える。

I　私の手術手技の基本

先天性眼瞼下垂症に対する大腿筋膜移植による上眼瞼吊り上げ術での上眼瞼縁の高さの決定は，成書や文献などでも The lid is placed into the desired primary gaze… や，…kept in proper tension with slight overcorrection. などと曖昧に記載されていることが多い[1,2]。虹彩の上1/3～2/5が隠れる程度に引き上げるとする成書もある[3]。しかし，全身麻酔下では，前頭筋と眼輪筋がともに弛緩しており，覚醒時にどの程度前頭筋が緊張して，眉毛がどの程度挙上するかを判定するのは不可能である。全身麻酔下での角膜上縁を基準とした上眼瞼縁の高さの決定は1つの目安にはなるが，論理的でない。筋膜移植後は，眉毛上縁から上眼瞼縁までの距離が閉瞼時，開瞼時ともにほぼ一定となる。このため，術前健側の正面視での眉毛上縁から上眼瞼縁までの距離を基準にする術式の方が論理的である。

1　術前準備

正面視での健側眉毛上縁から上眼瞼縁までの距離を測定する。患側では，眉毛上縁から上眼瞼縁までの距

2. 筋膜移植術による先天性眼瞼下垂症の治療

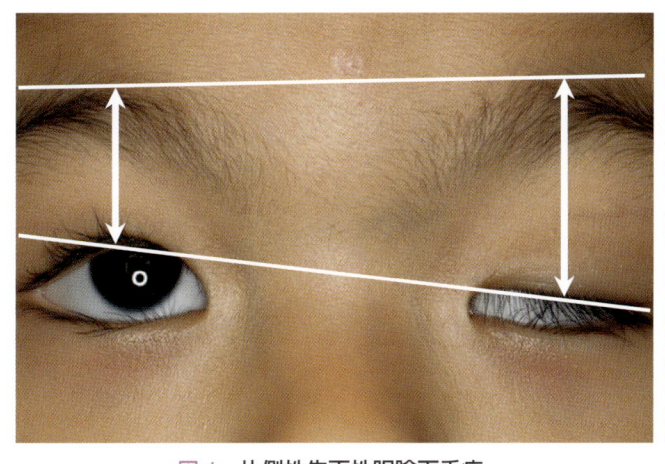

図1 片側性先天性眼瞼下垂症
患側の眉毛上縁から上眼瞼縁までの距離が健側に比して著しく増大している。筋膜移植によりこの距離を対称にする。

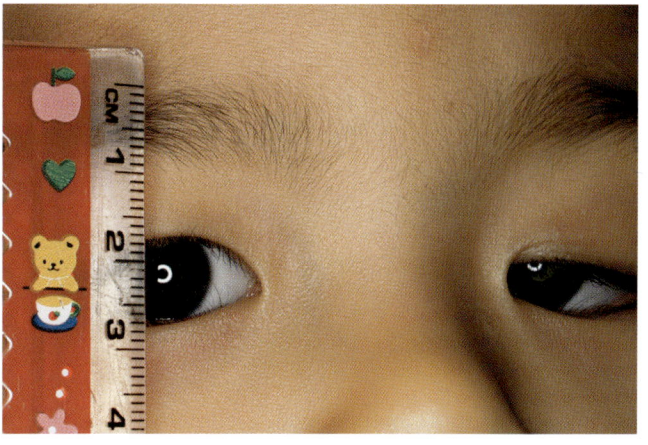

図2 眉毛上縁から上眼瞼縁までの距離の測定法
術前正面視で，健側の眉毛上縁から上眼瞼縁までの距離を測定する。

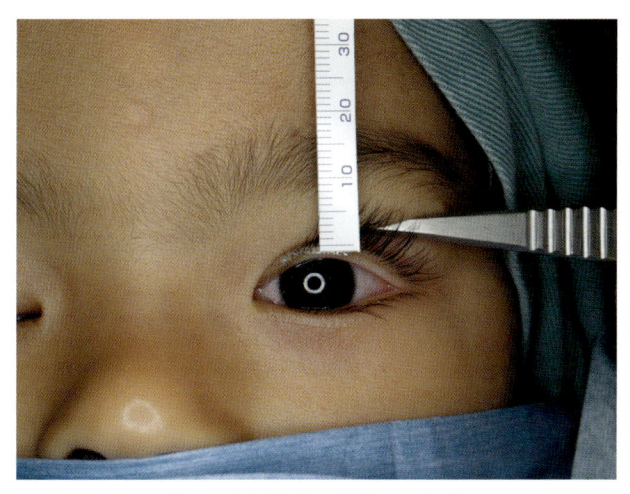

図3 上眼瞼縁の形態の確認法
患側の上眼瞼切開予定線上で，吊り上げの中心となる位置に鑷子を押し当てて開瞼することで，上眼瞼縁の弯曲の形状が術前の健側の形態と合致するかどうか確かめる。

2 開瞼時の上眼瞼縁形態の確認

健側開瞼時の上眼瞼縁の形態を，術前写真で確認する。特に，最高位置が内側寄りか外側寄りか正中か，さらに弯曲の形状が外側に向かって徐々に上がっていくのか下がっていくのかを詳しく検討する。開瞼時での健側の上眼瞼縁の最高位置を通る垂線が，患側の吊り上げの中心線となる。その中心線の位置を患側に移し，上眼瞼切開予定線に鑷子を押し当てて開瞼することで，上眼瞼縁の弯曲の形態が術前の健側の形態と合致するかどうか確かめる（図3）。

3 切開線の決定

開瞼時での健側上眼瞼縁の最高位置を患側に移した点を中心に約1 cm弱の切開を加える。重瞼線があれば重瞼線に，はっきりしなければ上眼瞼縁から4～5 mm上方に皮膚割線に沿った切開を加える。上眼瞼切開の中心から垂直に伸ばした線が筋膜を移植する位置となり，その線が眉毛上縁と交差する点を中心に眉毛上縁に約5 mmの小横切開を皮下まで入れる。

4 筋膜を挿入するトンネルの作成

眉毛上縁切開から上眼瞼切開まで，極細のモスキー

離が健側に比して延長している（図1）。伸展しない筋膜を眉毛上縁から瞼板まで移植すると，筋膜移植後は眉毛上縁から上眼瞼縁までの距離が閉瞼時，開瞼時ともにほぼ一定となるため，この距離を後述する術中の患側の上眼瞼縁の高さの決定の目安の1つとして用いる。術前に健側の正面視での眉毛上縁から上眼瞼縁までの距離を測定し，写真とともに記録しておく（図2）。

53

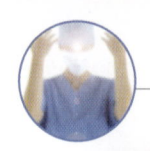

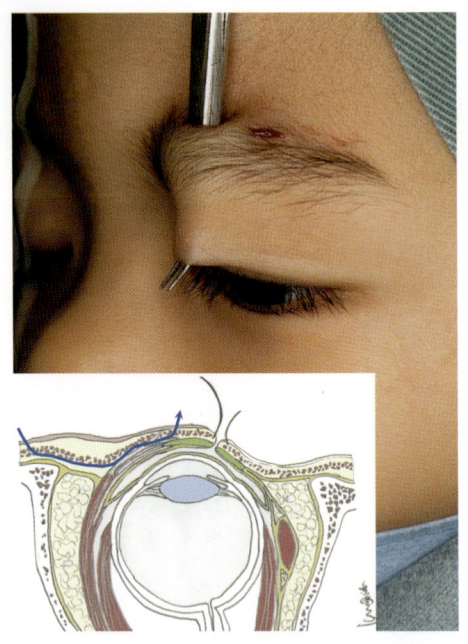

図 4　筋膜を挿入するトンネルの作成法
眉毛上切開部から上眼瞼切開部まで，極細のモスキート鉗子で愛護的に眼輪筋下層を剝離する。

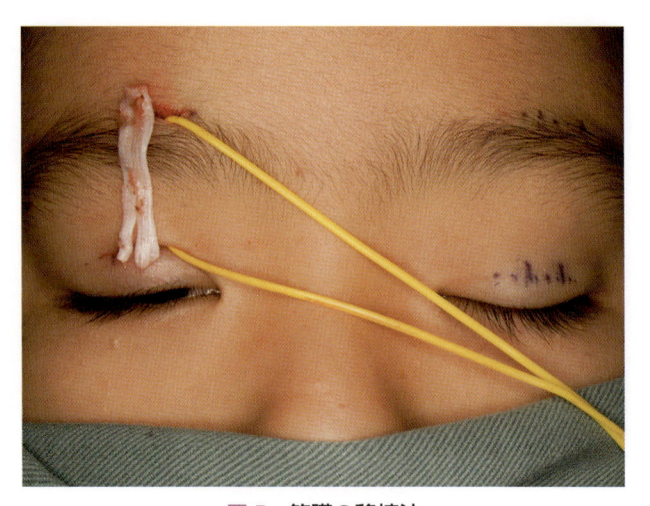

図 5　筋膜の移植法
モスキート鉗子で剝離したトンネルにシリコン製血管テープを誘導し，採取した大腿筋膜を逆 Y 字に挿入する。

ト鉗子で眼輪筋下層を剝離する。剝離はゆっくりとモスキート鉗子の先を拡げるように愛護的かつ鈍的に，眼輪筋と眼窩隔膜の間で行う。しかし，盲目的操作で行うため，実際には眼窩隔膜より深層に入っている可能性もある。この剝離層は最も抵抗が少なく，出血はほとんどなく数秒で完了する（図 4）。剝離幅は筋膜が通るだけの最小限に留める。上眼瞼の切開創より出したモスキート鉗子の先端にシリコン製血管テープを挟み，トンネル内に誘導する（図 5）。

5　大腿筋膜の採取と移植

片側の場合は 5×30 mm，両側の場合は 10×30 mm の大腿筋膜を採取する。両側の場合は採取筋膜を縦に 2 つに分割する。皮切は縦切開で行うが，採取筋膜の長さより短い切開線で採取可能である（図 6）。筋膜採取部の縫縮は行わない。以前は U 字型に筋膜を移植していたが，逆 Y 字型とすることで採取筋膜を U 字型の半分以下の長さにすることができた[3]。また，瞼板と眉毛上縁への固定もより単純で簡単になった。

採取した大腿筋膜の長さの 1/3 を縦に 2 つに分割して Y 字型にして，逆 Y 字となるように先に挿入したシリコン製血管テープと入れ替える（図 5）。

6　瞼板への固定

Y 字の 2 つに分かれた筋膜を，瞼板の上 1/3 に前方から 6-0 モノフィラメント糸（ナイロン，ノバフィル，PDS など）で水平マットレス縫合で固定する。吸収糸でも非吸収糸でもどちらでもよい。瞼板組織に確実に固定することが重要で，瞼板の厚さの半分くらいの所を通すように糸を掛けている。この際，結膜側に縫合糸が出ないよう注意して確認する。瞼板前組織の切除は行っていない。瞼板にかかった針先を持針器で動かすと上眼瞼全体が動くので，確実に瞼板にかかっていることが確認できる。

筋膜を瞼板へ固定した後に，眉毛上縁の切開創から出した筋膜を上方に牽引して開瞼し，瞼縁の形態が術前の健側の開瞼形態に合致しているか調べる。満足できる形態でなければ，瞼板への固定をやり直す。特に外側が過小修正になる場合があるので注意する。

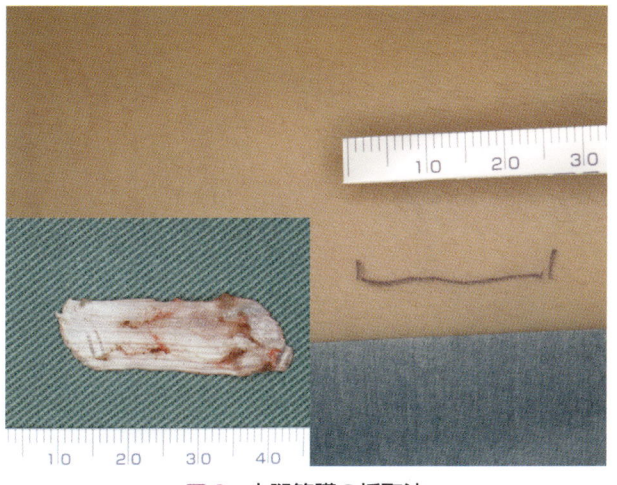

図6 大腿筋膜の採取法
大腿筋膜は両側吊り上げ術で 10×30 mm，片側吊り上げ術で 5×30 mm 採取する。

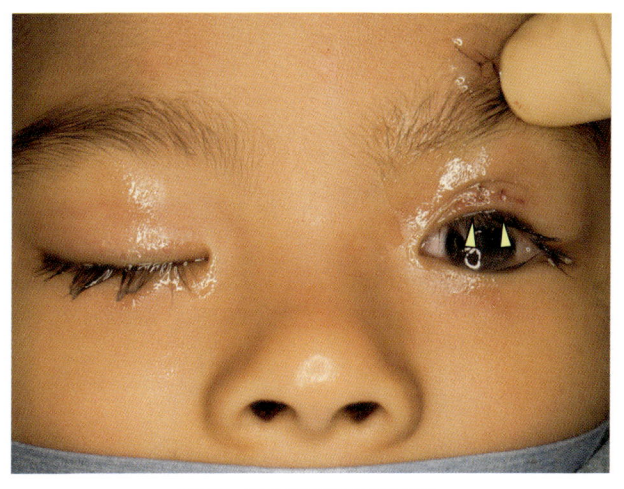

図7 最大開瞼位の確認法
筋膜移植後，眉毛を挙上し最大開瞼した時に，上眼瞼縁が角膜から離れる（▲）時には過大修正となる。このような場合には眉毛上縁の固定を外し，上眼瞼縁の高さを下げる。

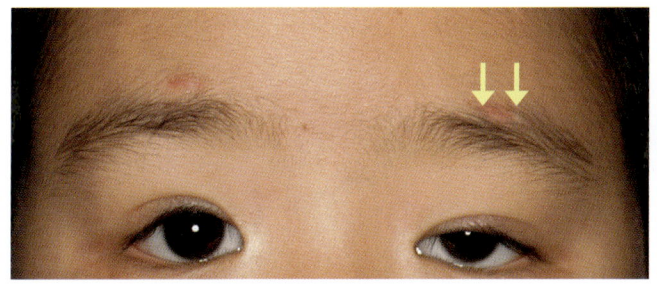

(a) 術後2カ月の所見
術前から高度下垂側の眉毛下垂もあり，術後も眉毛の挙上が不十分なため（↓），期待した結果が得られなかった。

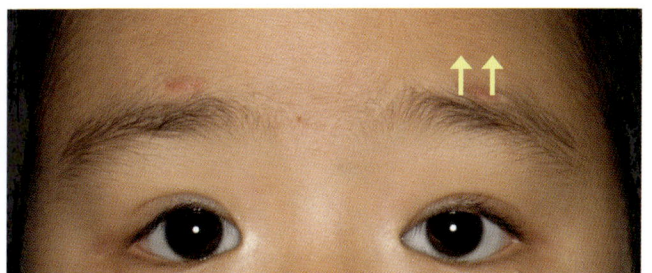

(b) 眉毛挙上訓練後の所見
高度下垂側の眉毛挙上を訓練することで（↑），左右対称な上眼瞼縁の高さを得ることができた。

図8 眉毛挙上が不十分な症例
（右軽度・左高度下垂症例，図9-d と同一症例）

7 上眼瞼縁の高さの決定

吊り上げる高さは，術前に計測した健側の正面視での眉毛上縁から上眼瞼縁までの距離と，患側のそれが同じになる所を目標とする（図2, 3）。前頭筋自体に筋膜を固定するには，ある程度大きな切開と剝離を要する。しかし，眉毛の動きを開瞼に連動させるためには筋膜を眉毛上縁の真皮に縫合すればよい。切開創の真皮深層に瞼板への固定に用いた同じ縫合糸で固定する。こうすることにより，筋膜の幅とほぼ同じ 5 mm 程度の皮切での固定が可能となる。また，再手術の際にも術野が浅く簡単に行える。

眉毛上縁の真皮に固定した後，眉毛を上下させてもう一度開瞼した上眼瞼縁の形態と高さを確認する。眉毛を挙上して最大開瞼させた時に，上眼瞼縁が角膜から離れて浮き上がるようであれば過大修正である（図7）。眉毛上縁での固定を外し，上眼瞼縁の高さを下げて再度調節する。

8 閉 創

6-0 モノフィラメント糸で結節縫合あるいは皮下連続縫合を行うか，7-0 眼科用吸収糸で縫合する。

術前

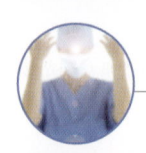

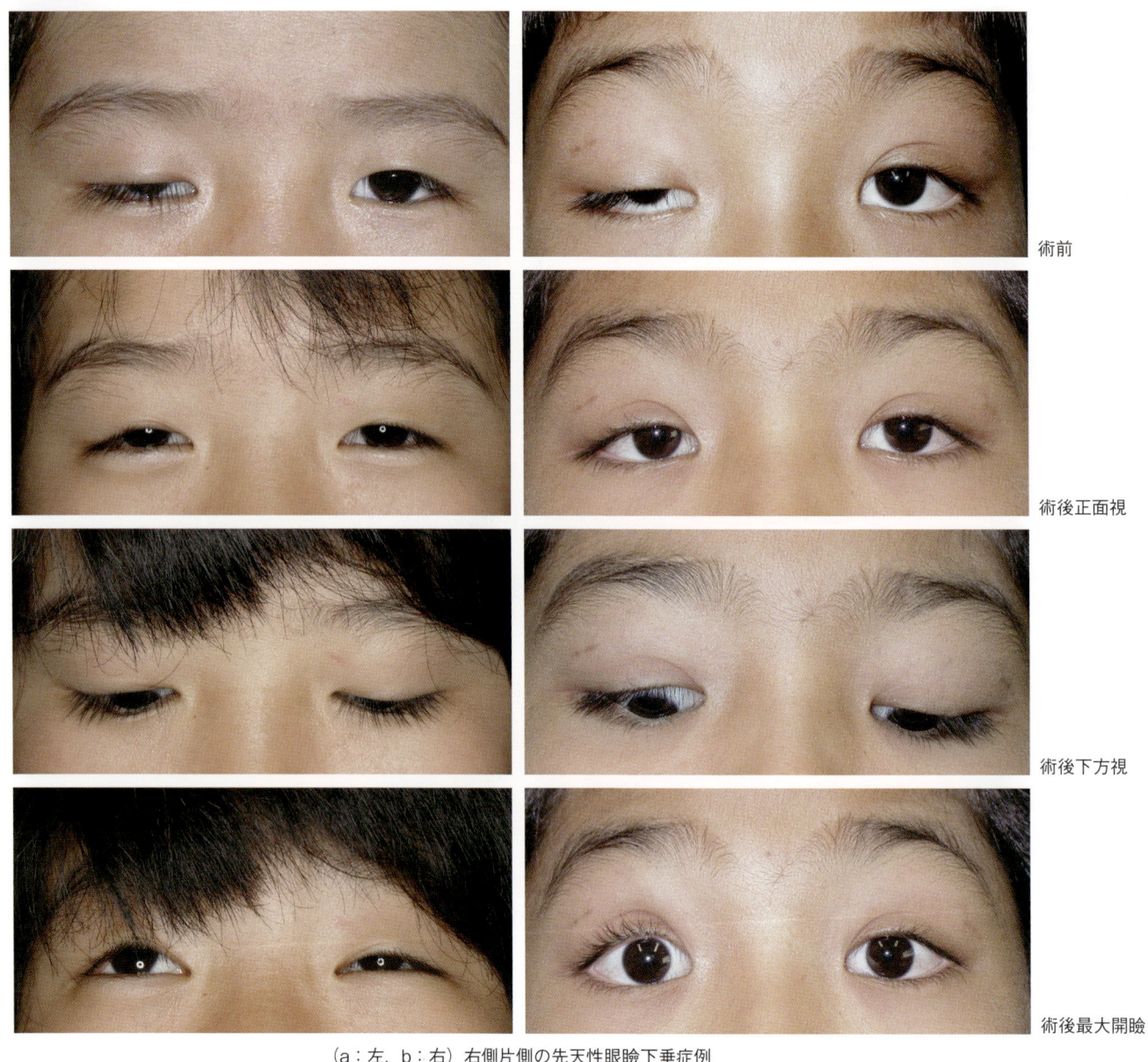

術後正面視

術後下方視

術後最大開瞼

(a:左, b:右) 右側片側の先天性眼瞼下垂症例
片側の吊り上げ術を行った(術後経過期間は, a:2年10カ月, b:9カ月)。

図9 代表的症例の結果

(a, b)の症例はやや過小矯正だが, 最大開瞼幅は健側よりも大きく過小修正はそれほど気にならない。片側症例(a, b)では下方視の lid lag が目立つが, 両側吊り上げ術の症例(c, d)は2例とも左右対称に再建され, 下方視での lid lag も目立たない。特に(d)のように, 片側高度下垂で挙筋機能不良, 他側軽度下垂で挙筋機能良(この症例は8mm)の症例では, 両側の吊り上げ術の良い適応と考えられる。

9 術後管理

術直後はある程度の兎眼は必発であり, 就寝前に眼軟膏を結膜嚢内に十分塗布して角膜の乾燥を防ぐ。出血などの合併症がなければ手術翌日に退院可能である。術後4, 5日目に外来で抜糸する。退院後も自宅で就寝前の眼軟膏塗布を数日間続ける。就寝時の兎眼の状態を保護者に確認してもらい, 覚醒時と同程度に開瞼

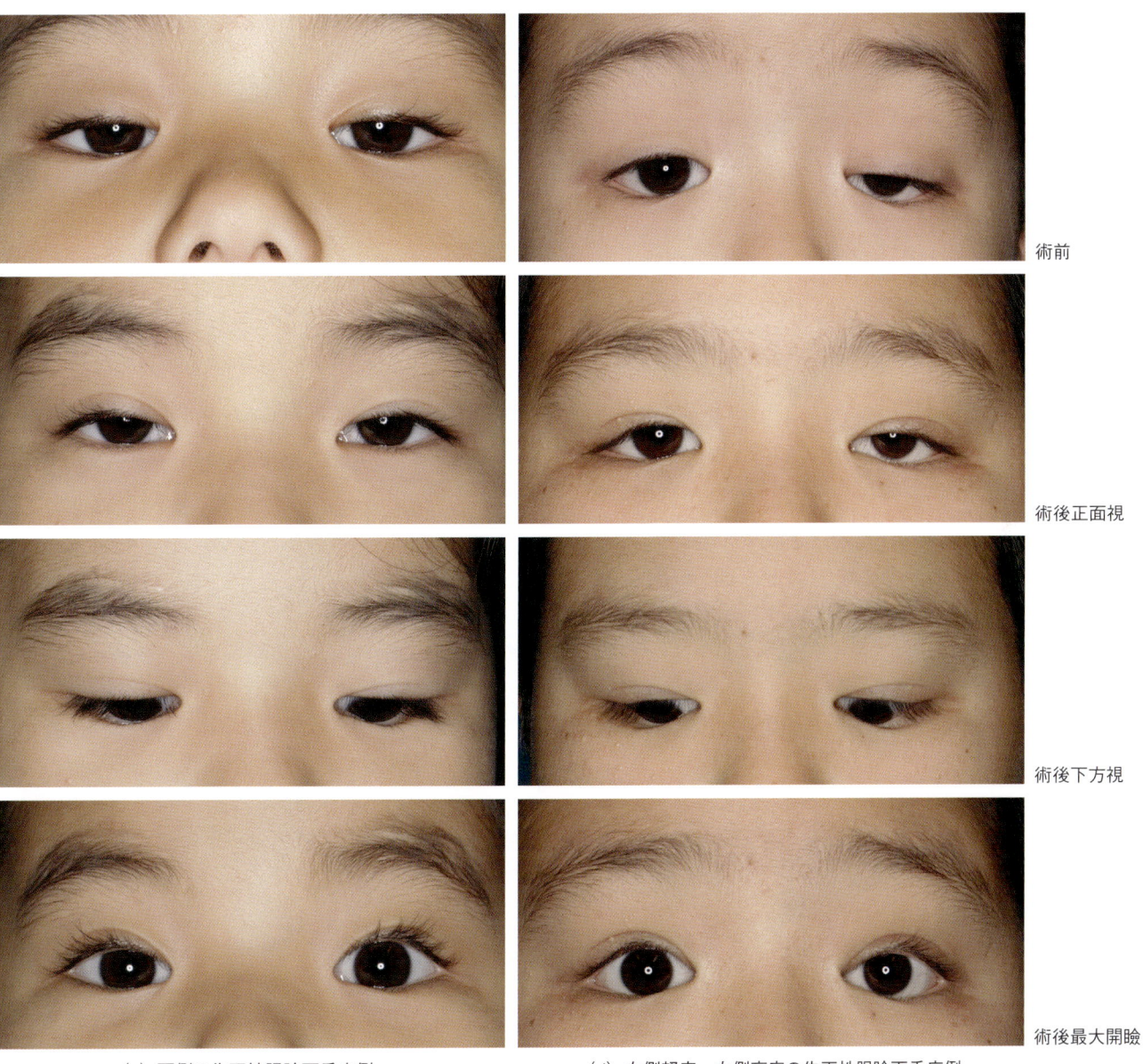

(c) 両側の先天性眼瞼下垂症例
両側吊り上げ術を行った（術後経過期間は下方視のみ1年，ほかは2年）。

(d) 右側軽度，左側高度の先天性眼瞼下垂症例
両側吊り上げ術を行った（術後経過期間は下方視のみ2年，ほかは3年4ヵ月）。

図9

術前
術後正面視
術後下方視
術後最大開瞼

しているのでなければ眼軟膏を中止して，起床時に結膜の充血がなく痛みの訴えがないことを確認する。

術前から眼瞼下垂があるにもかかわらず患側の眉毛が下垂している症例では，術後も患児が患側の眉毛を挙上しようとしないため，意識して眉毛を挙上する訓練を行う必要がある（図8，9-d）。

II 結　果

代表的症例を提示する（図9）。意図的に大きく開瞼した時にも自然な形態が得られたが，下方視では片側症例で患側瞼裂幅が大きくなる傾向があった（lid lag）。

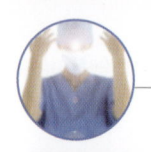

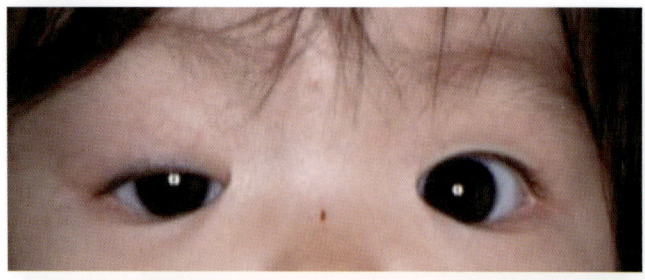

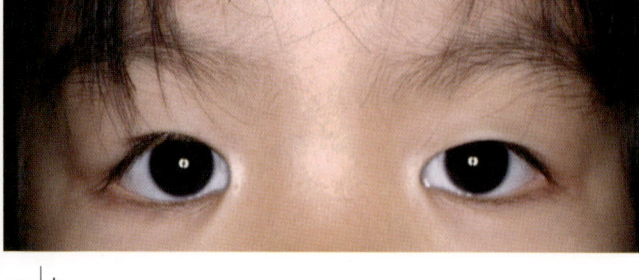

(a) 3歳5カ月時に右先天性眼瞼下垂症に対し挙筋前転術を行ったが，過小矯正となった。
(b) 4歳4カ月時に筋膜移植術を行い過大矯正となった。さらに患側は重瞼に，健側は一重となり非対称性が目立った（修正術後8カ月）。
(c) 5歳10カ月時に過大修正の修復術と同時に健側の重瞼術を行い，対称的な再建ができた。

図10 過大修正，非対称重瞼症例
（図11と同一症例）

両側下垂症例の方が対称性を得やすく，lid lag も目立たない．片側高度下垂，他側軽度下垂症例でも両側吊り上げ術を行うと，片側下垂症例よりも良い対称性が得られた．

14例に対しこの術式を用いたが，過大修正と外側の過小修正のために再手術を行った症例がそれぞれ1例あった．

III 合併症回避のコツ

1 過大修正，過小修正

前頭筋は挙筋機能が不良な眼瞼挙筋よりもはるかに可動域が大きく，多少の上眼瞼縁の高さのずれは自然に矯正されると考えられる．ただし，過大修正は驚いたようなきつい目となるため，過小修正に比べ，かなり目立つ（図10）．したがって，過大修正よりは過小修正の方が好ましい（図9）．

過大修正の修復については眉毛上縁の皮切を開き，縫合糸を外して緩める．手術直後の修正では，緩めた筋膜を眉毛上縁皮膚切開部の真皮に再縫着する．前回手術から長時間経過し移植筋膜と周囲組織が癒着している場合には，移植筋膜と周囲組織の癒着を剥離し，上眼瞼縁から眉毛上縁までの距離を伸ばす必要がある．実際には，筋膜と眉毛上部真皮深層の縫着部を離断した後，上眼瞼を下方に牽引しながら，眉毛上縁の皮切から筋膜と周囲組織の癒着を剥離すると，上眼瞼縁と眉毛上縁の距離が伸びてくる．術前に上眼瞼縁から 5 mm, 10 mm, 15 mm の距離の点をメチレンブルーでマーキングしておき，その距離が修正したい分だけ延長されるまで筋膜と周囲組織の癒着剥離を下方に進める．これにより，比較的簡単に正確な修復が可能である（図11）．筋膜を前頭筋ではなく眉毛上縁の真皮に固定する術式であるから，このような簡単な剥離操作で修正可能と考えられる．

2 非対称な重瞼

筋膜移植による吊り上げ術では，手術側は自然に重瞼となることが多いため，健側が一重の場合は必要に応じて重瞼手術を行う（図10）．また，健側に軽度の下垂がある場合には両側吊り上げ術を行う（図9-d）．

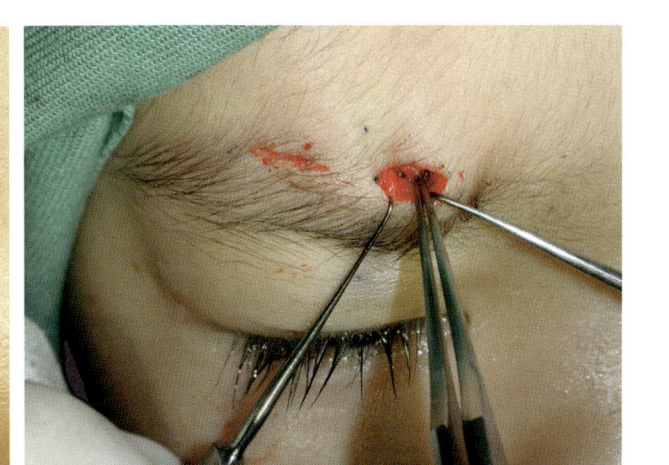

(a) 1.5 mm の過大修正を修復するために，上眼瞼縁から上方に 10 mm，15 mm，20 mm の点をメチレンブルーでマーキングした。

(b) 眉毛上縁の前回手術創を開き，筋膜を真皮に固定した縫合糸を外す。上眼瞼を下方に牽引しながら筋膜と周囲組織との癒着を剥離し，上眼瞼縁から 10 mm の点までの距離を 11.5 mm に延長した時点で剥離操作を終了した。筋膜の再固定は行っていない。術後 1 年 6 カ月と長期間を経過した後でも，筋膜周囲の簡単な剥離操作で正確に 1.5 mm の延長が可能であった。

図 11　過大修正の修復
（図 10 と同一症例）

● 引用文献

1) Chen TH, Yang JY, Chen YR : Refined frontalis fascial sling with proper lid crease formation for blepharoptosis. Plast Reconstr Surg 99 : 34-40, 1997
2) Pearl RM : Improved technique for fascial sling reconstruction of severe congenital ptosis. Plast Reconstr Surg 95 : 920-923, 1995
3) 酒井成身：眼瞼下垂症に対する修正術；筋膜移植術．美容外科基本手術；適応と術式，酒井成身編，pp28-31，南江堂，東京，2008

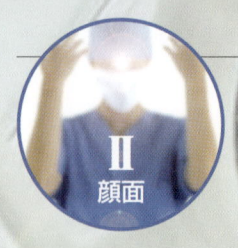

3. 鼻骨骨折の整復手技

上田晃一, 塗 隆志 大阪医科大学形成外科学教室

Key words 鼻骨骨折　斜鼻　顔面骨骨折

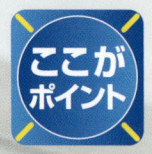

ここがポイント

三次元CTの撮影が一般化してきたため，骨折した骨片の転位の程度や方向がわかりやすく，手術適応が決めやすい。局所麻酔で整復を行う場合，ゆっくり時間をかけ，丁寧に麻酔すれば無痛が得られる。麻酔後は丁寧に鼻鏡で鼻腔内の観察をもう一度行って，整復操作に入る。Asche型整復鉗子は，整復前に必ず鼻の上から長さを確認して絶対に深く入れすぎない。三次元CTを参考にして，整復の方向を決める。また術中エコーをうまく活用することで，骨折整復後の評価をしている。

新鮮例における外固定は熱可塑性樹脂などの簡易な方法が利用できるが，骨切りを行った陳旧例や受傷後長期間経過している例ではギプスを使用する。このような症例では，鼻の形態は術後のギプス固定によって決まるので非常に重要である。術後に内固定を除去した後，腫脹が改善してギプスと鼻の間に隙間が生じるようになった場合，ただちにギプスを作り直し，テープでしっかりと固定を行う。

I 私の手術手技の基本

1 術前の準備と診断

受傷前の状態を聴くことは重要である。鼻の形態，鼻炎の有無，もし顔写真などがあれば参考にする。視診，触診で圧痛の有無や可動性を調べる。局所麻酔後に鼻中隔の骨折，鼻中隔血腫，鼻中隔と前鼻棘突起，鋤骨との脱臼の有無について調べる。

X線撮影には軸位撮影と側面位撮影の2通りあるが，それぞれ斜鼻型骨折と鞍鼻型骨折の診断に適している。軸位撮影の場合，撮影時に鼻の中心軸がずれて撮影されると，診断が難しい。したがって，骨折の詳細や鼻腔内の状態，鼻中隔の情報を知るにはCT撮影が必要で，転位の方向を理解するには3DCTが望ましい。

また，術中に，骨折整復後の評価をするうえでエコー検査は有用である。鼻は立体的に突出しているので，エコーのプローベが一部分しか接触せず，全体像を捉えることが難しい。その点を克服するためにいろいろな接触媒体がある[1)2)]。

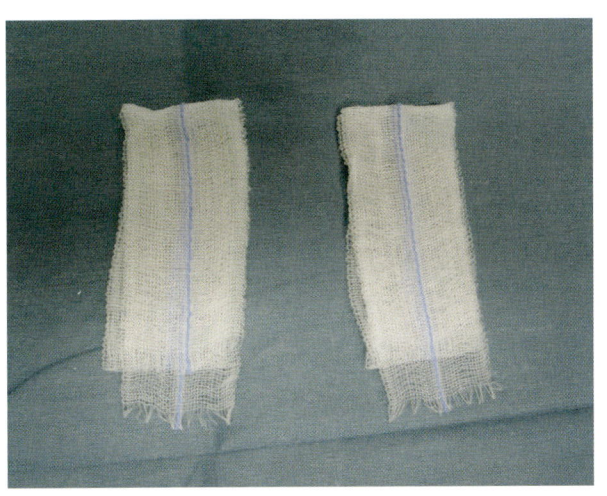

図1 鼻腔内に用いるコメガーゼ
このように折りたたんだ状態で用いると，深く入りすぎることはない。

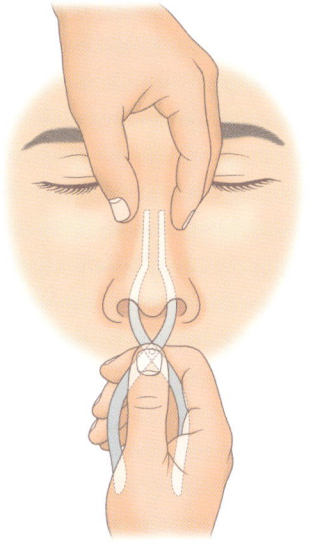

図2 Asche 鉗子による鼻骨骨折の整復

2 手術手技の手順

1) 麻酔操作

ゆっくり時間をかけ丹念に行えば，局所麻酔下で十分な無痛が得られる。

4％キシロカイン®（アストラゼネカ社製，日本），20 ml にボスミン® 1 mg（第一三共社製，日本）を 0.1 ml 加えた溶液にコメガーゼを浸して，鼻鏡を用いて無理なく鼻腔内へ挿入する（図1）。片側に約2枚ずつ挿入する。1枚入れた後，その下へ鼻鏡を入れてさらに挿入すると，最初に入れたガーゼが深く入りすぎることはない。最初の麻酔に約5分かけた後，ガーゼを取り出し，再度麻酔のガーゼを挿入する。この時，後鼻孔から咽頭，喉頭へ流れた麻酔剤を飲み込ませないで，ティッシュを用いて吐き出させるようにする。麻酔剤による誤嚥を防止するためである。さらに5分程度麻酔をかける。最後に1％エピネフリン添加キシロカイン溶液を，Asche 型整復鉗子（以下，Asche 鉗子）で挟む位置に相当する鼻中隔粘膜部に局所注射する。これらの処置をすることによりほぼ無痛状態が得られる。

小児例や受傷後1〜2週間経過している例では全身麻酔を適用する。

2) 整復操作

Asche 鉗子を用いる（図2）。まず鼻の外に鉗子を当て，鼻内に挿入した時に先が到達する距離を推定する。左手で内眼角靭帯の位置を確認し，鉗子の先をそれより深く挿入しない。最初に上顎前歯の歯肉部を手指のテコの支点として Asche 鉗子を少し持ち上げ，転位と逆方向に力を加えて整復する。その際，一度過矯正位まで授動させて正しい位置に戻す。

3) エコーを用いた整復の評価

整復後の評価にエコーの活用は非常に有用である。エコーが利用できない時は，視診や触診によって行われることはいうまでもないが，視診は組織の腫脹がある時は困難である。

また，触診を行う時に骨折部を強く押さえると再転位を来たすことがあるので，注意が必要である。ここではエコーでの骨片整復後の確認が非常に有用であった例を示す（図3）。

4) 固 定

（1）内固定

前述の麻酔に用いたものと同じコメガーゼに抗生剤含有軟膏を塗り使用する。コメガーゼは，約8 cm の長さの二つ折りか三つ折りにしたものを広げずにそのまま使用すると，深く入りすぎることはない（図1）。鼻鏡を用いて，鼻腔内に挿入して鼻背側へ押し上げて詰めていく。約2〜3層のコメガーゼを使用する。ネ

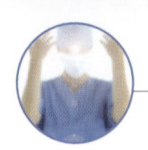

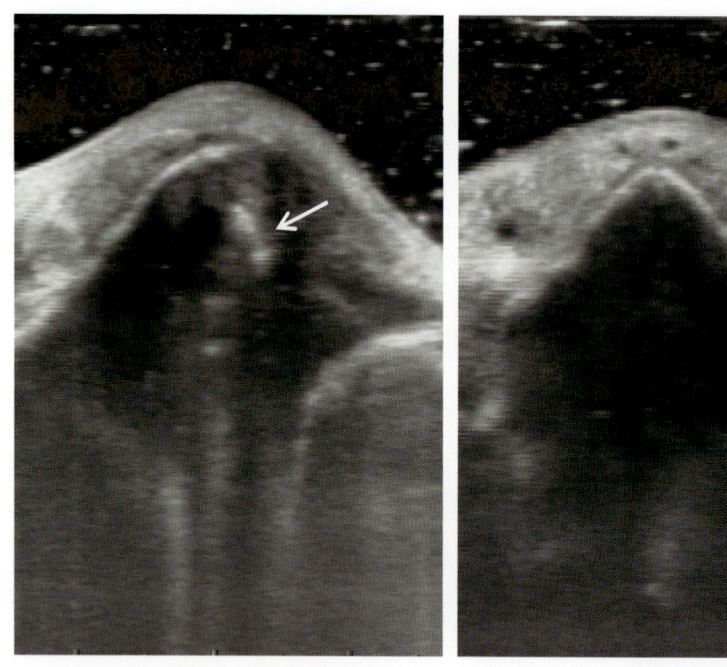

(a) 矢印は骨折した骨片を表わす。　　　　　　　　(b) 整復後の状態
　　　　　　　　　　　　　　　　　　　　　　　　　骨片が整復されている。

図3　エコー検査による整復の評価(患者：13歳，女性，鼻骨骨折)

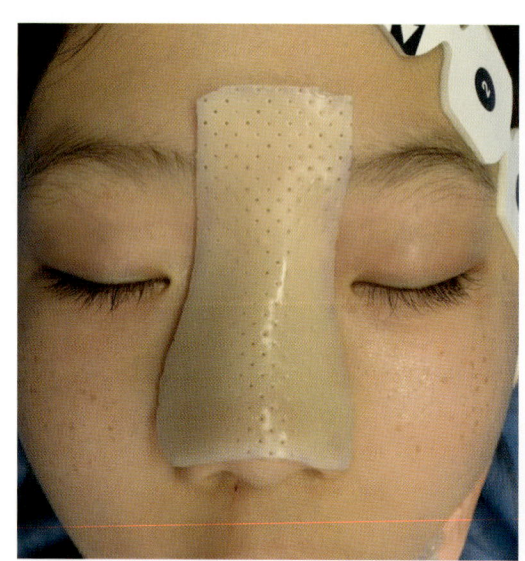

(a) 熱可塑性樹脂による外固定 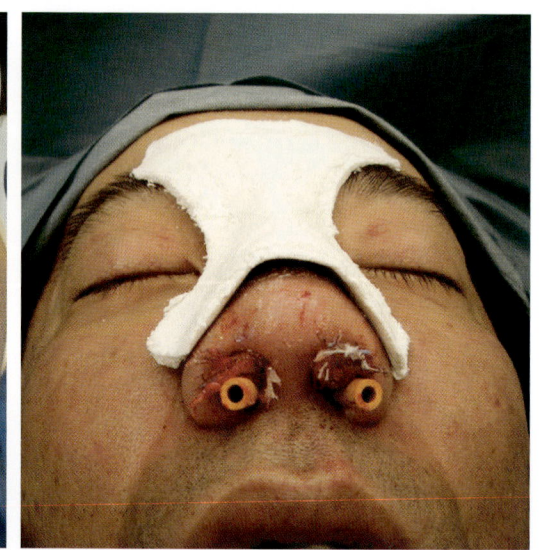　　　　　　　　　　(b) 内固定とギプスによる外固定
　　　　　　　　　　　　　　　　　　　　　　　　　この後テープで固定する。

図4　鼻骨骨折整復後の固定

ラトンに曲がりのクーパーを用いて側孔を開け，ドレナージとする。内固定の期間は4～5日間とする(図4)。

(2) 外固定

熱可塑性樹脂もしくは石膏ギプスを用いる。新鮮鼻骨骨折には熱可塑性樹脂による固定で十分であるが，

3. 鼻骨骨折の整復手技

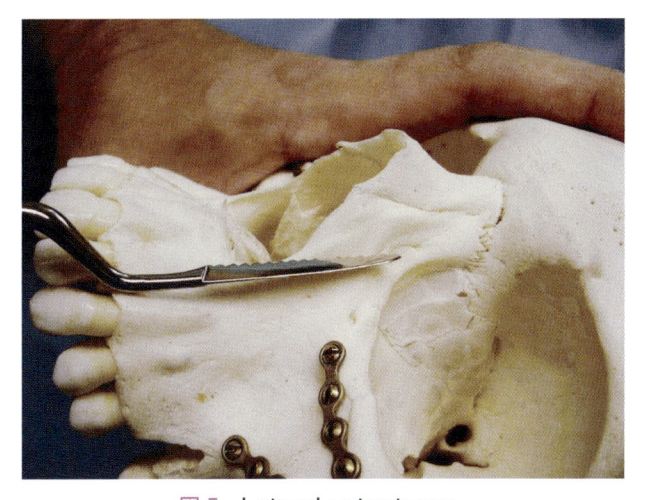

図5 Lateral osteotomy
骨切り用のノコギリをしっかりと上顎骨の前面に水平方向に当てて，骨切りを行う。

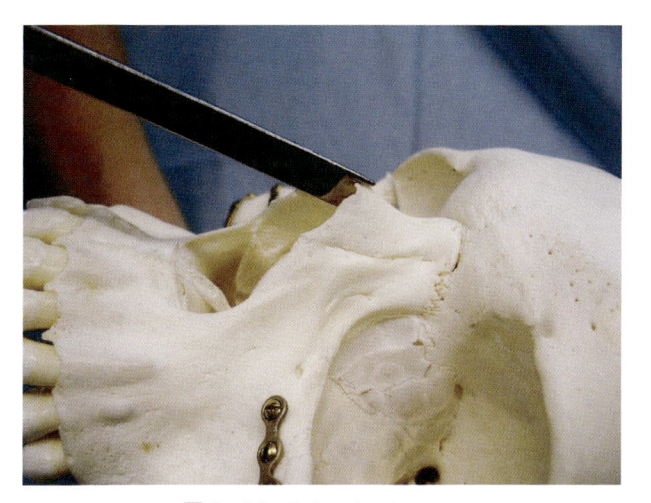

図6 Medial osteotomy
骨切りノミの先端の支えをしっかりと鼻骨に当て，ゆっくりと骨切りを進めていく。

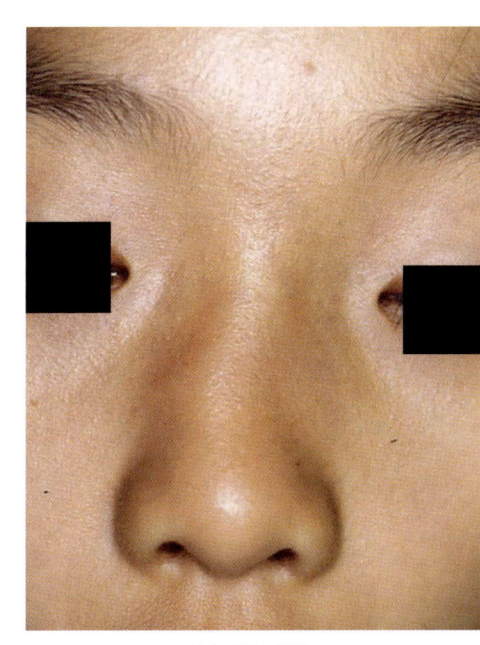

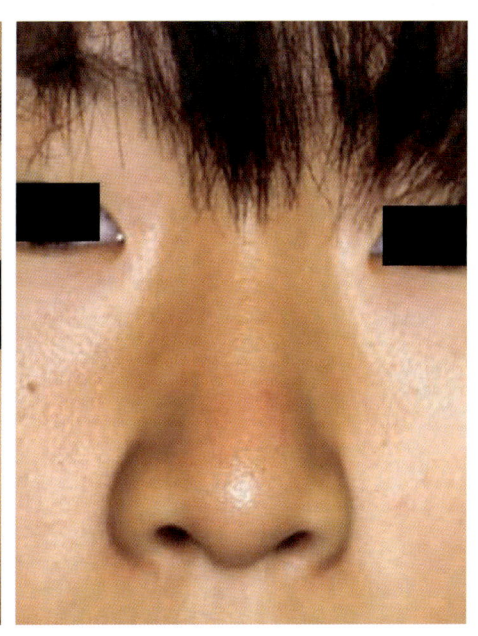

(a) 術前所見
(b) 整復術後4年の所見

図7 【症例❶】9歳，女児，鼻骨骨折による斜鼻

骨切りを要する陳旧例や受傷から2〜3週間経過した例では石膏ギプスを用いる。熱可塑性樹脂はクーパーで縦長の台形に切り，熱湯（約80℃）に浸けるとすぐに柔らかくなる。薄いガーゼを少し温度が下がった状態で鼻に当て，鼻の形に合わせる（図4）。

石膏ギプスは折り返して，クーパーを用いて余分な所を切り取り，H字型にして鼻に当てる。さらに短冊状のギプスの切ったものをX字型に当てて補強とする。ギプスを早く固まらせたい時は生理食塩水を使用する。ある程度ギプスが固まった時点で，11番メスの刃を用いて細形する。ギプスはドライヤーを用いて乾燥させる。固まったかどうかは指の爪を押し当てて

63

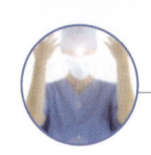

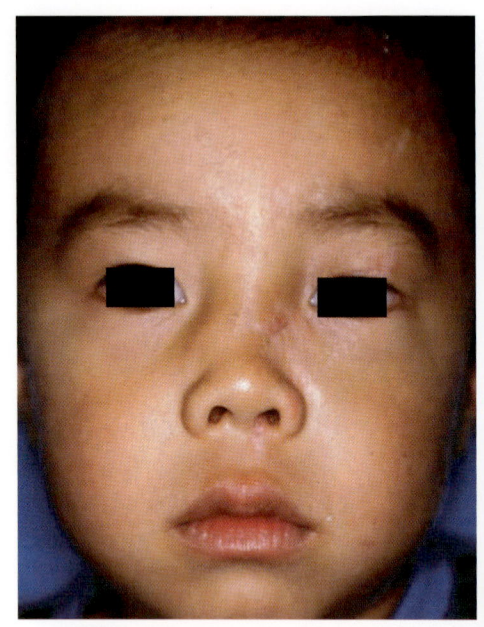

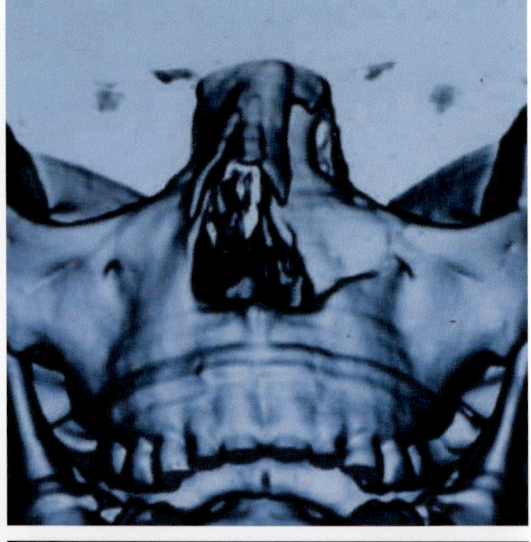

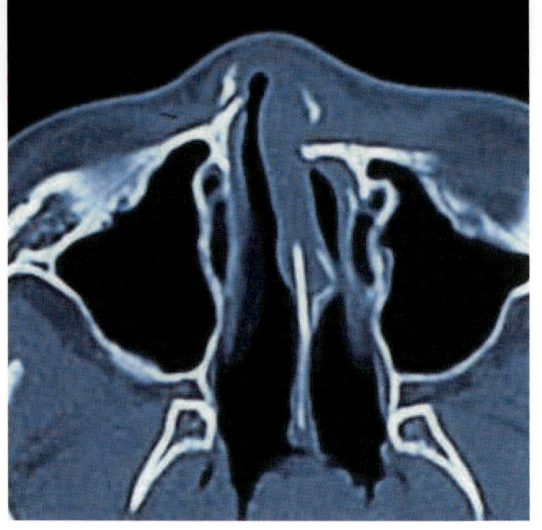

(a) 術前所見
　　一般的な鼻骨骨折による斜鼻変形に見える。
(b) 術前 3DCT 所見
　　上顎骨前頭突起の扁位がよくわかる。
(c) 術前 CT 所見

図8 【症例❷】5歳，男児，左上顎骨前頭突起の陥没骨折

確かめる。ギプスは安息香酸チンキを皮膚に塗布した後に，テープで固定すると強固な固定が得られる。固定期間は2週間とする。熱可塑性樹脂も同様にテープで固定する。

5）陳旧性鼻骨骨折に対する lateral osteotomy

梨状孔縁の下部にあたる鼻粘膜に小切開を行い，エレバトリウムを挿入して，上顎前面と外鼻錐体の移行部を剥離する。剥離の範囲は最小限とする。骨切り用の手動ノコギリを用いて骨切りを行う。この時のコツは，上顎の前面にノコギリを水平に当て，錐体が立ち上がるできるだけ基部のところを切ることである（図5）。その方が授動後の骨切り部の骨の接触面積が大きい。ノコギリの角度を水平に保ったまま，最初にはっきりとした骨切りの溝ができるまで動きを止めないことである。この骨切りには時間と力を要するが，確実に骨切りを行っていく。この時，左手の指で内眼角靱帯を触れて位置を確かめ，靱帯の付着部を損傷しないようにする。同様の操作を反対側にも行う。

6）陳旧性鼻骨骨折に対する medial osteotomy

鼻内でIC切開（intercartilaginious incision：鼻翼・外側鼻軟骨間切開）をなるべく内側部に加え，そこから鼻背部に入り外側鼻軟骨の表面を剥離する。鼻粘膜

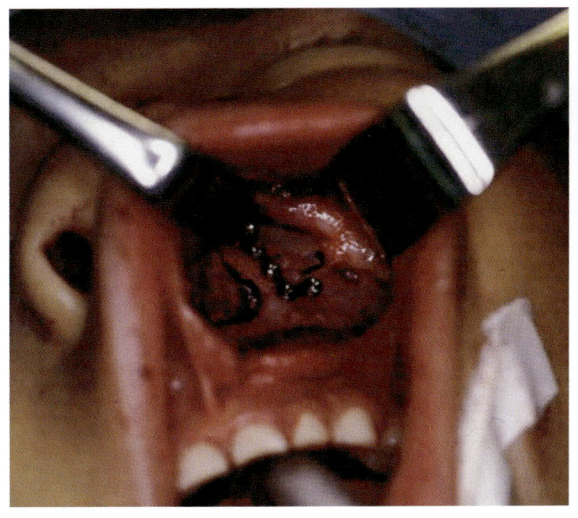

(d) 術中所見
　　骨片を整復しマイクロプレートで固定した。
(e) 術後18年の所見

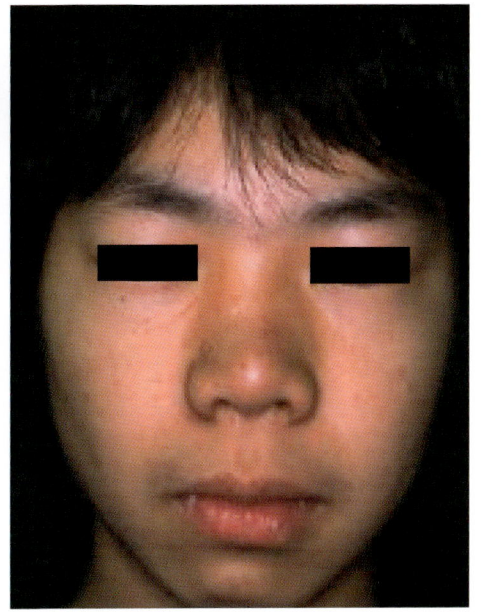

図8 【症例❷】

を傷つけないようにして鼻中隔と外側鼻軟骨の間を剪刀で切離する。内側骨切りを行う鼻骨を骨膜下に剥離する。ノミを鼻中隔と鼻骨の境に当て，鼻根部に向かってゆっくりと慎重に骨切りを行う(図6)。ノミの先が前頭骨鼻骨突起に到達すると，ハンマーの叩く音が共鳴に変化するので止め[3]，外側から指でノミ先を確認する。左手の指で前頭骨鼻骨突起を押さえながら，その位置でノミの先を外旋させ同時に若干外側に開くと，縫合部は離開される。骨切り終了後，Asche鉗子で軽く授動するだけで，完全に遊離骨片の状態になる。したがって，固定によって外鼻の形態が作られるので固定は非常に重要である。

3 術後管理

全身麻酔の場合はsemi-fowler位とし枕は外す。局所麻酔の場合，出血がないならトイレ歩行を許可する。疼痛が続く場合は鎮痛対策を行う。内固定がなされているため，出血が続く場合は咽頭に流れるので，患者に出血の有無を確認する。内固定のネラトンの位置や外固定を留めているテープにずれがないか確認する。外固定にゆるみがある場合，再固定を行う。

II 手術の適応

1 新鮮鼻骨骨折

斜鼻や鞍鼻の状態，X線所見(鼻骨側面，軸位撮影)，触診から適応を決めるのは容易である。受傷前から斜鼻が存在したと訴えた場合は，受傷前の顔写真を参考にする。腫脹が著しくて適応が決めにくい場合には，CTで転位の程度を診断する。4～5日経過した後，腫脹が消退した時点で斜鼻の程度を判断して適応を決めてもよい[4]。ただし，あまり時間が経過すると線維化が強くなり，授動が難しくなる。

【症例❶】9歳，女児

鼻変形を主訴に来院した。5日前に学校で友人の顔が鼻部に当たり受傷した。入院後，全身麻酔下に整復術を施行した。ギプス固定は2週間行い，その後夜間のみ1週間固定した。整復は良好で，術後4年の状態で斜鼻の再発はない(図7)。

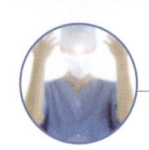

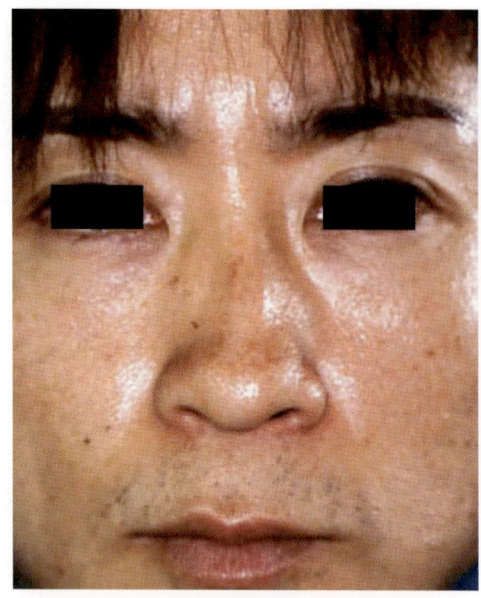

(a) 術前所見

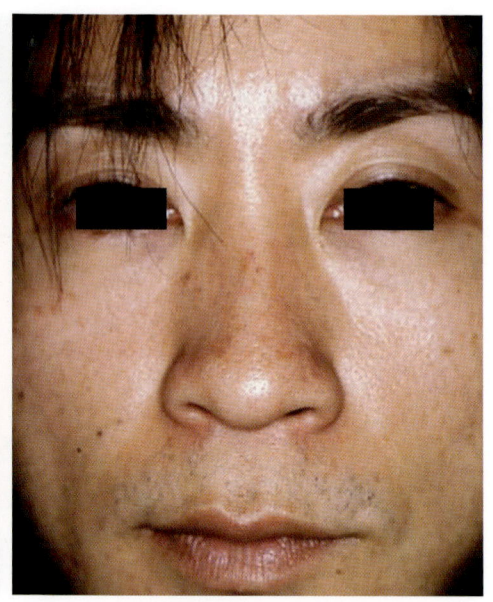

(d) 骨切り術後 6 カ月の所見
斜鼻が改善している。

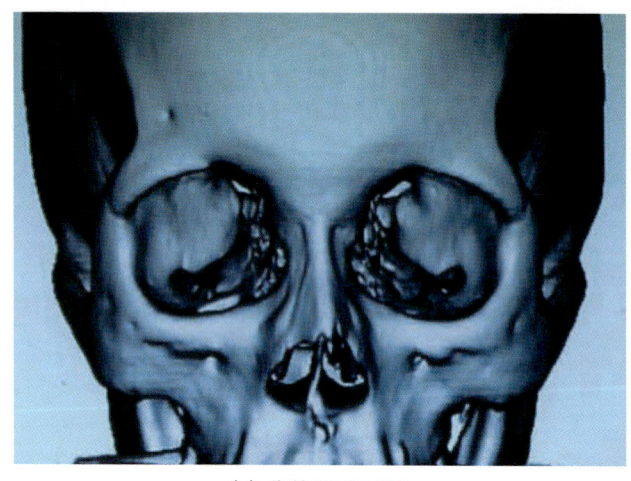

(b) 術前 3DCT 所見
骨性の斜鼻がよくわかる。

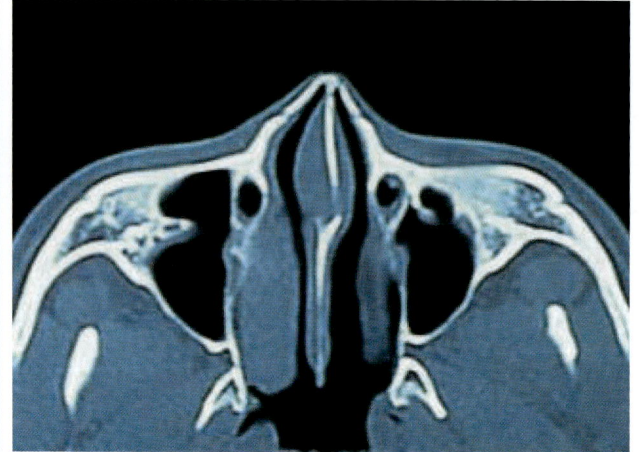

(c) 術前 CT 所見

図9 【症例❸】32 歳, 男性, 陳旧性鼻骨骨折による斜鼻

2 上顎骨前頭突起骨折合併による鼻変形

　視診では鼻骨骨折による斜鼻変形に見えるが，触診とX線撮影で上顎骨前頭突起骨折の合併が確認される。手術は観血整復固定術の適応である。

【症例❷】5 歳, 男児

　自転車走行中，1.5 m下の土手に落下して顔面を強打した。4日後に他病院で全身麻酔下に鼻骨骨折の整復固定術を受けたが，変形が残存していたため，当院に紹介され受診した。CTとX線撮影で，左の上顎骨前頭突起が梨状孔の基部から骨折しており，整復されていないことが確認された。全身麻酔下にアプローチは外傷創痕を利用して，左の内眼角小切開と下眼瞼小切開，口腔内の3カ所より行った。陥没している上顎

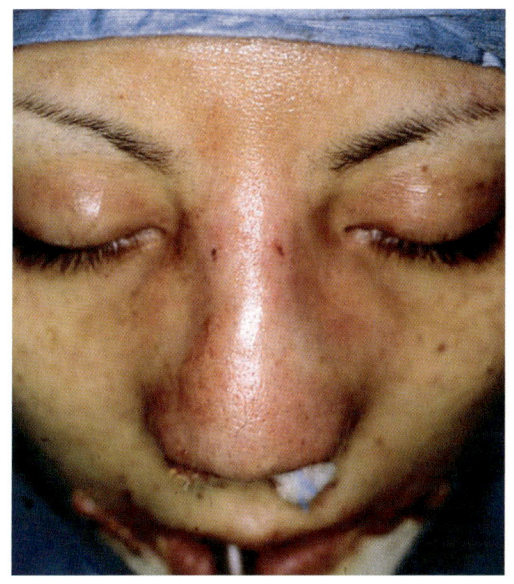

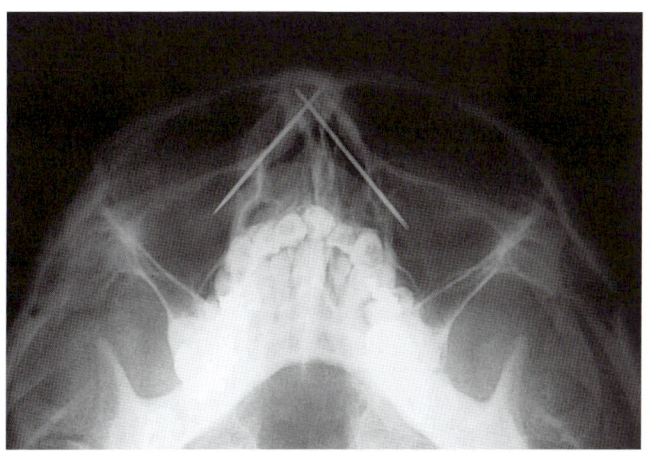

(a) 鋼線の断端を皮下に埋入した状態
(b) X線所見

図10　キルシュナー・鋼線による固定

骨前頭突起を整復した後，1 mm のマイクロプレートで3カ所を固定した。さらにギプスによる外固定と内固定を追加した。両親がプレートの埋入による顔面骨の成長障害を危惧したため，3カ月後にマイクロプレートを抜去した。術後18年の所見では変形の再発はなく，顔面骨の成長障害も来たしていない（図8）。

3 陳旧性鼻骨骨折による斜鼻

骨切り術の適応である。

【症例❸】32歳，男性

約15年前に顔面を殴られて以来，鼻が変形している。CTで陳旧性の鼻骨骨折による斜鼻変形と診断し，内側および外側骨切り術を施行した。術後7日間の内固定と3週間のギプスによる外固定（最後の1週間は夜間のみ固定）を行った。術後6カ月の所見で変形は矯正されており，斜鼻の再発傾向を認めない（図9）。

III 合併症回避のコツ

1 小児の合併症

手術の適応は成人と同じである。小児は創傷治癒能力が旺盛であるため，鼻骨骨折が放置されると骨の過形成，斜鼻変形，ハンプ形成，鞍鼻，気道の狭窄による呼吸障害の原因になり得る[3]。また，鼻中隔や鼻骨と外側鼻軟骨の間に血腫を形成しやすいため，血腫が同様に放置されると呼吸障害，鞍鼻変形の原因になり得る。

鼻内所見は取りにくいので，全身麻酔下で整復時に観察するか，もしくは術前にCTを撮影して精査する。

2 整復不良

整復時に「カチッ」と戻る例はむしろ少ない。実際は「ぐずぐず」と整復されることの方が多い。そのような場合，鉗子を整復位よりもさらに過矯正位まで移動させる。鉗子を外した時点で，整復位が保たれているなら問題ないが，後戻りが生じるようなら，整復が足りない。

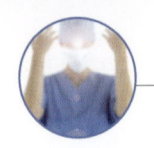

骨片が小さくバラバラの場合，まず Asche 鉗子で鼻中隔を鋏んで，斜鼻や鞍鼻などの大きな転位を修復する．それから 3DCT を参考にしながら，鉗子で鼻腔内と鼻腔外を挟んで，小さな骨片の転位を修復する．前述のように術中エコーを活用するものよい（図3）．コメガーゼによる内固定とギプスによる外固定を確実に行い，内固定の期間を1～2日長くする（図4）．

3 再転位

　骨切りを行った陳旧性症例では，内固定と外固定によって名実ともに鼻の形が決まってしまう．したがって，骨切りの場合，内固定の期間を6～7日程度とする．内固定を除去したころは腫脹が治まり，ギプスと外鼻に隙間が生じてくるので，再度ギプスを作り直す．外固定は2週間とし，次の1週間は夜間のみ固定する．理想的には術後2週間は入院させ，テープの緩みがないか，外鼻の後戻りがないか，入念にチェックする．後戻りがある場合は，薄いレストンスポンジをギプスの内面に貼り付けるなどして，矯正力が働くように工夫する．

　再発例，ギプス固定に理解が得られない症例や短期間しか入院できない症例に対しては，キルシュナー・鋼線を用いて固定を行う（図10）．

●引用文献
1）副島一孝, 北澤義彦, 野﨑幹弘ほか：鼻骨骨折整復時の術中超音波診断の有用性について. 形成外科 46：1059-1054, 2003
2）Shigemura Y, Akamatsu J, Ueda K, et al：Water can make the clearest ultrasonographic image during reduction of nasal fracture. Plast Reconstr Surg Global Open 2：e203-e204, 2014
3）田嶋定夫：鼻骨骨折. 顔面骨骨折の治療（改訂第2版）, pp143-151, 克誠堂出版, 東京, 1999
4）Manson PN：Facial fractures. Plastic Surgery（2nd ed）, edited by Mathes SJ, Vol 3, pp197-201, Saunders Elsevier, Philadelphia, 2006

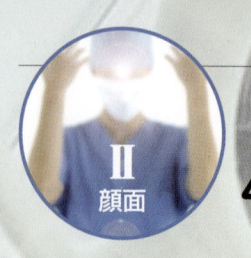

4. Closed approach による外傷性斜鼻の治療

菅原康志 自治医科大学形成外科

Key words 斜鼻　鼻骨骨折　鼻骨骨切り

ここがポイント
　陳旧性鼻骨骨折による外傷性斜鼻の治療で最も重要なことは，軟骨部の変形の程度を評価することにある。ここでの変形が強い場合は，軟骨の偏位や軟部組織の瘢痕を伴っていることが多いので，open approach から spreader graft を用いて修正する方がよい[1)～3)]。そうでない場合にのみ，closed approach から骨切りによる修正の適応となる。修正部分は，骨，軟骨，鼻中隔の3点である。骨切りは，必ずしも骨折部で行う必要はない。変形治癒した骨折では，新生骨によりすでに形態が変化しているため，骨切り後に微修正をして整えることを考える。完全に骨切りをしてしまうと，術後の固定が困難になるため，頭側の一部を若木骨折させ支持性を残すようにする。骨と皮下の剥離は最小限にすることも肝要である。
　軟骨の修正は限局的であり，それ故程度の軽いものにのみ本法が適用される。鼻中隔軟骨の切除を含む鼻中隔の修正は，後戻りの予防のためにも必須となる。鼻中隔の修正時には，篩骨と鼻中隔軟骨との接合部が外れないように注意する。外れると鞍鼻変形となる。術後に鼻腔にガーゼを強く挿入することは避ける。鼻中隔粘膜をキルティング縫合しておくことは，術後血腫の予防に有効である。

I 私の手術手技の基本

1 診断と患者の選択

　まず，外傷性か先天性の斜鼻かを問診から聴取する。先天性の斜鼻は，closed approach で修正することは難しいので除外する。外傷性の申告があっても facial scoliosis が見られる場合や，修正が必要な鞍鼻を合併している場合も，closed approach による骨切りのみでの修正は困難なので除外する。
　外傷性のものであれば受傷の時期や治療の既往の有無を聞く。CT スキャンや三次元 CT は，変形や，鼻中隔の骨折の評価に役立つので可能なら撮影する。単純 X 線は診断と治療にはほとんど役に立たないので，必要ない。鼻閉などの症状がある場合は，あらかじめ耳鼻科を受診させ，程度の評価をしておく。まれに術後に悪化したといったクレームを受けることがあり，その場合に対処できない。
　斜鼻の状態を詳細に記録しておく。鼻骨部や鼻中隔部の鼻梁の曲がりだけでなく，鼻錐体部の傾きや上外側鼻軟骨（upper lateral cartilage：以下，ULC）や鼻翼軟骨〔下外側鼻軟骨（lower lateral cartilage：以下，LLC）〕の歪み，またそれに伴う鼻孔の非対称について

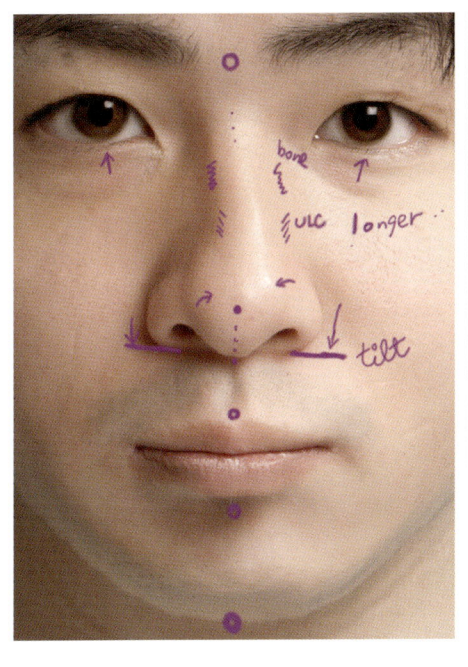

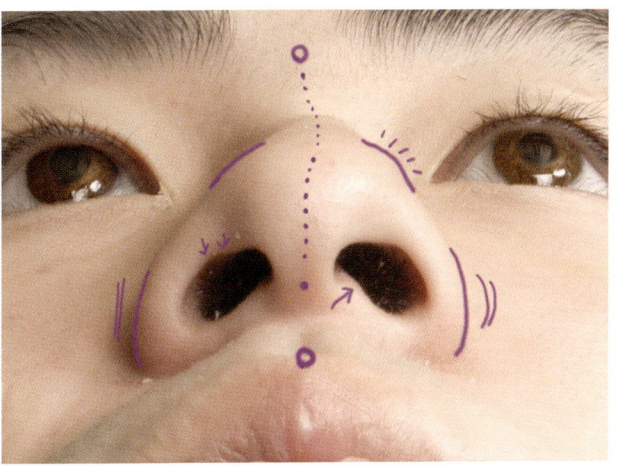

鼻骨部や鼻中隔部の鼻梁の曲がりだけでなく，鼻錐体部の傾きや上外側鼻軟骨や鼻翼軟骨の歪み，それに伴う鼻孔の非対称についても入念に観察し記録しておく。

図1 斜鼻の評価

も入念に観察する必要がある（図1）。写真は正面，下方，両側面，両斜位の6方向を必ず撮影しておく。

2 手術器具

骨切りには鼻鏡（短，中），剥離子，ダブルフック（11 mm幅，3 mm幅），ガイド付き骨切りノミ（4 mm幅），2 mm幅のノミ，ウォルシャム鉗子，ヘッドライトなどを用意する（図2）。このうち鼻中隔の剥離に使う剥離子（ラスパトリウムあるいはエレバトリウム）は，とても重要な道具で，どんなタイプのものにしても自分が慣れた使いやすいものを用意する。

3 麻酔および前処置

骨切りを行うので，全身麻酔が望ましい。
左右内眼角の中点，鼻尖，鼻柱基部，上口唇正中にマーキングをする。10万倍エピネフリン添加1％リドカイン溶液を鼻背，鼻内切開部，鼻中隔粘膜下に局注する。さらに5,000倍エピネフリン・コメガーゼによる鼻腔内パッキングを行う。

4 アプローチ

鼻軟骨間切開（intercartilaginous incision：以下，IC切開）と梨状孔縁切開（piriformic margin incision）からのclosed approachで行う[4]。

1) 鼻軟骨間切開のデザインを置く

ダブルフックで鼻孔縁を翻転し，ULCとLLCの境界を確認する。ULCとLLCは若干重なっており，フックで展開した際にはULCの下端が鼻腔内に突出した形になる（図3）。また，この切開をLLCの上縁（頭側縁）に沿って下げて行くと，鼻中隔の前縁に連続する。鼻孔が小さいと，展開が困難でやや確認しにくい。

2) IC切開を加える

ダブルフックを使い，鼻孔縁を翻転しながらメスで切開する。15番メスでも11番メスでもよいが，深部の切開なので，メスの手前部分で鼻翼を傷つけないように注意する。この部分は粘膜なので，浅い切開ですぐに皮下に達する。

3) 皮下を剥離する

切開部から剪刀を挿入し，下層にあるULCを感じながら鈍的に剥離する。ここはすでにULC上に当たるので，剥離していくとすぐに鼻骨の下端になる。骨切

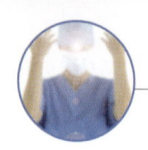

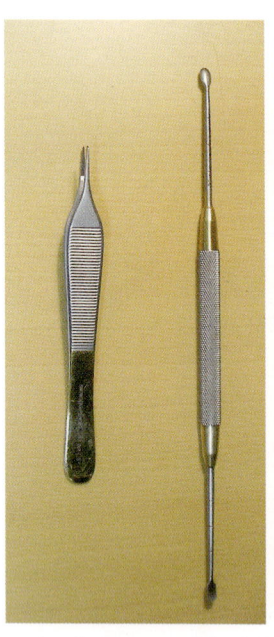

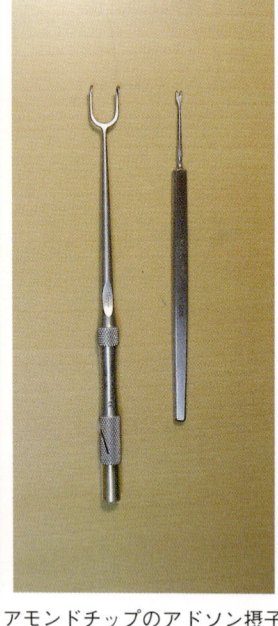

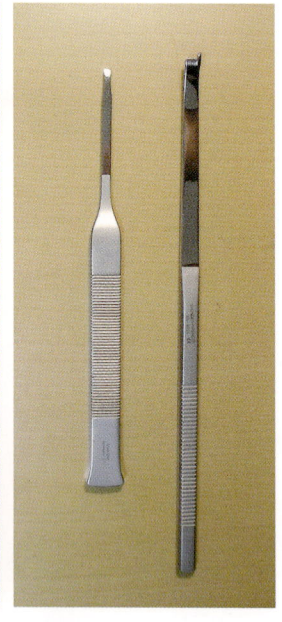

a | b | c
(a) ダイアモンドチップのアドソン摂子，剥離子
(b) ダブルフック(11 mm 幅，3 mm 幅)
(c) 2 mm 幅のノミ，ガイド付きノミ(4 mm 幅)
図2　手術器具(左より)

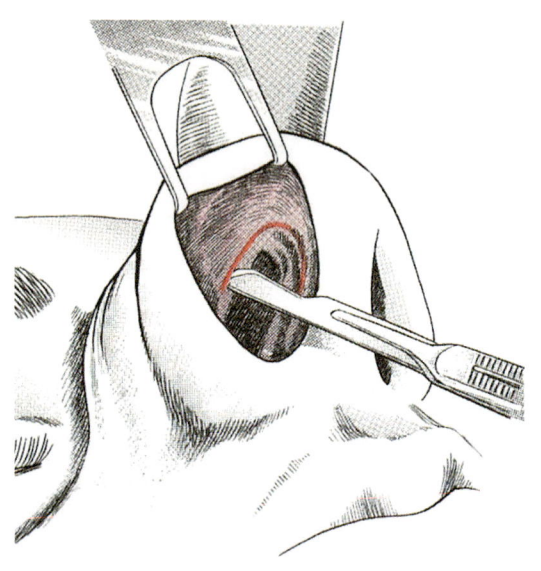

図3　鼻軟骨間切開
ULC と LLC の境界からの鼻軟骨間切開アプローチを示す．正中に近いところを 7〜8 mm 切ればよい．
（セレクト美容塾・鼻．美容塾編著, p17, 克誠堂出版, 東京, 2005 より引用）

りノミが挿入できる幅(約 7〜8 mm)の剥離に留める．

4) 骨膜を剥離する

鼻骨の下端を触れたら，骨膜剥離子で骨膜下の剥離を行う(図4)．偏位した正中を追っていくが，骨折のため凸凹していることも多く，少しやりにくい．剥離範囲は 5 mm 幅で十分であり，それ以上は行わない．

5) 梨状孔縁をメスで切開する

鼻鏡を使って展開し，梨状孔縁上にあたる粘膜を 5 mm ほど切開する．眼角動脈が近くにあるため一気にメスで骨膜まで行かず，粘膜だけ切開した後に剪刀で鈍的に分けて骨膜に達する．

6) 骨膜を剥離する

骨に達したら，骨膜剥離子を用い 5 mm 幅程度で，骨切りラインに当たる骨膜下を剥離する(図5)．この際には必ず左の指を眼窩縁に当て，剥離子が滑って眼球や内眼角靱帯を直撃しないように保護する．骨折線が途中で引っかかる場合もあるので，強く押しすぎないようにして段差を探りながらまたいでいく．剥離操作は，皮膚が骨から完全に剥離されてしまわないように注意深く行う．完全に剥離されると骨切り後の骨固

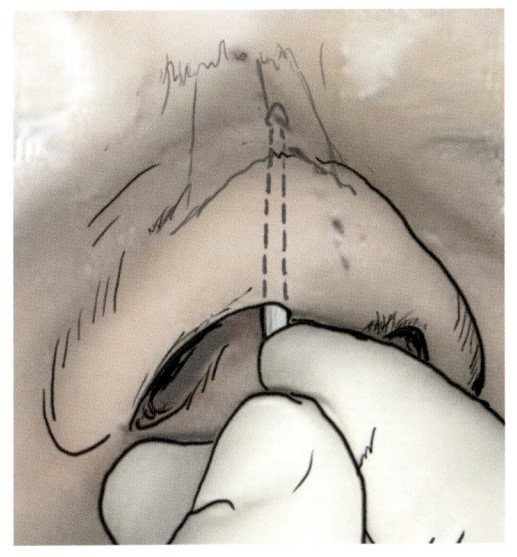

図4　鼻骨の下端正中からの骨膜下剥離
剥離範囲は5mm幅で十分であり，それ以上は行わない。

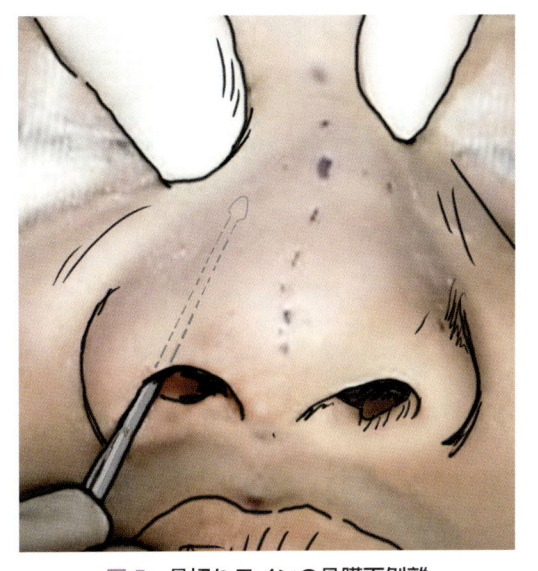

図5　骨切りラインの骨膜下剥離
5mm幅程度で剥離する。骨折のためつっかかりやすいが，不用意に広い剥離とならないように丁寧に行う。必ず左の指を眼窩縁に当て，剥離子が滑って眼球や内眼角靱帯を直撃しないように保護する。

定の調整が困難となり，予定した矯正ができなくなる。鼻腔粘膜の剥離は行った方が骨切り時の出血は少ないが，剥離しすぎると骨切り後の骨片の固定に難渋するので行わない方がよい。いずれの剥離も，外傷後の症例では骨の不整や骨膜の癒着などがあるため，不用意に広い剥離とならないように丁寧に行う。

5 鼻中隔軟骨の切除（submucous resection：SMR）

外傷性の斜鼻の場合，そのほとんどで少なからず鼻中隔軟骨の骨折を合併している。陳旧性となった鼻中隔軟骨骨折は線維性の癒着により変形しており，これを残したまま鼻骨の矯正をしても後戻りを起こしやすい。基本的にはSMRを行って変形による後戻りの傾向を弱めておいた方がよい。

1) メスで粘膜を切る

右利きであれば右の鼻孔からアプローチするが，軟骨の偏位が強ければ突出した側から行う。IC切開より連続させて，メスで粘膜を切った後，剥離子を用いて軟骨膜下に剥離を進める。粘膜はできるだけ前鼻棘に近いところまで切開した方がよい。鼻中隔前縁ではなく，やや後方を切開しアプローチする方法もあるが，この部分の粘膜は薄く弱いので裂けやすく，また展開もやや悪い。

鼻中隔の前縁から5mmほどは線維性の癒着が強いため，メスで軟骨膜上を鋭的に切って分けていく。次いで，メスで軟骨膜にクロスするような浅い割を入れる（図6-a）。剥離子でその部分をスクラッチすると容易に軟骨膜が剥がれ，軟骨膜の"とっかかり"が浮き上がってくる。

2) 粘膜下を剥離する

軟骨膜の"とっかかり"から，確実に軟骨膜下に剥離子を挿入し剥離を行う。いわゆるキーゼルバッハのところは，粘膜が薄くまた剥離しにくい。ここの粘膜は裂けやすいので，丁寧に行う。鼻背寄りと鋤骨寄りは剥離しやすいので，前方を含め上下3方向から少しずつ進めるとよい。ここを越えれば，あとは"すっ"と剥がれていくことが多い。

鼻中隔軟骨の骨折の既往がある場合は，骨折部に粘膜が食い込んでいることがある。こうした部分では粘膜を裂いたり，軟骨を気づかないうちに切って反対側

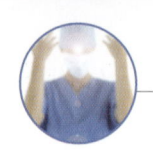

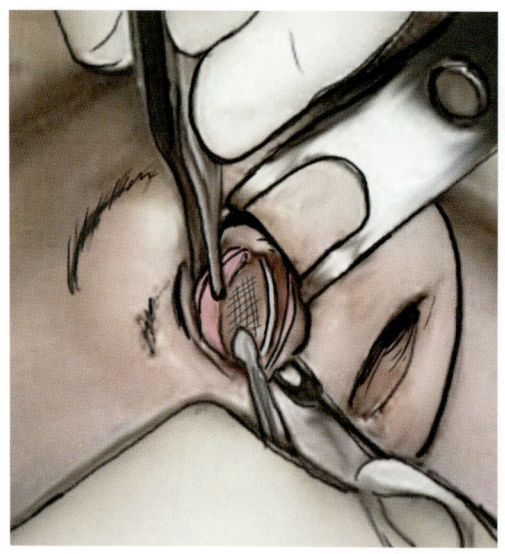

(a) メスで軟骨膜にクロスするような浅い割を入れる。剝離子でその部分をスクラッチすると容易に軟骨膜が剝がれ，軟骨膜の"とっかかり"が浮き上がってくる。

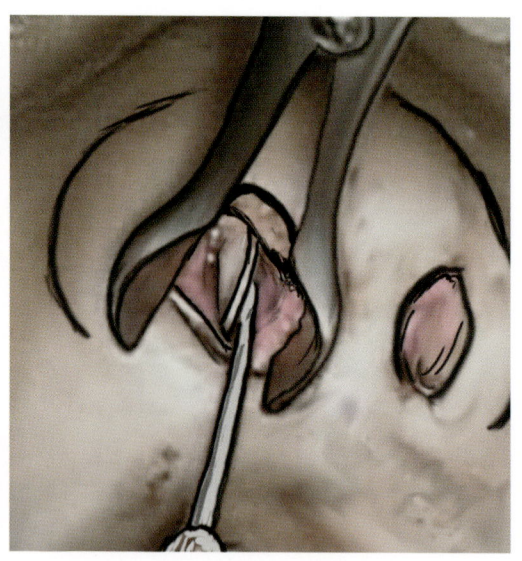

(b) 軟骨膜の"とっかかり"から，確実に軟骨膜下に剝離子を挿入し，剝離を行う。

図6　軟骨膜剝離

に出てしまったりしやすい。剝離子がつっかかる場合は，必ず鼻鏡で直視下に確認しながら行う。

剝離が篩骨垂直板，鋤骨まで達すれば，剝離子が"コリコリ"という感触に変わるので，すぐにわかる。対側も同様に行う（図6-b）。

3）軟骨を切り出す

残す軟骨の支持性を保つため，鼻柱と鼻背に10〜15 mm幅でL型に残るように軟骨をメスで切る（図7-a）。次いで，後方の篩骨と鋤骨との接合部に剝離子をあてがい，反対側から手前に押しながら移動させると，"パキパキ"と容易に外れてくる（図7-b）。もちろんバリンジャーでもよいが，切れの良いものでないと，キーストーンと呼ばれる篩骨との接合部で破断し鞍鼻を引き起こすので注意する。

4）鼻中隔粘膜を縫合する

術後血腫の予防と，パッキングを省略するために，鼻中隔軟骨を切除した部分の粘膜を，吸収糸を用いてキルティング状に連続縫合する。

6 鼻骨骨切り

1）両側内側骨切りを行う

ガイド付き幅4 mmのストレートノミを使う。正中やや外側寄りを骨切りする（図8）。骨が薄い部分なので，軽い力で切れる。鼻腔粘膜の剝離は不要である。

2）外側骨切りを行う

鼻鏡を使い，梨状口縁切開部を開き，梨状口縁にノミをあてがう。ノミの後端を少しずつ外側に回し込むようにしながら，骨切りしていく。ノミの角で斜めに切っていくイメージである（図9）。ノミが内眼角部近くまで来たら，内側骨切りラインと連続させないように，5〜6 mm手前で止める。

次いで，そのまま内側に捻るように倒し込んで，若木骨折させる（図10）。ぐらぐらになるまで完全に授動させると，粘膜が裂け，骨の支持性が弱くなるので，"ぐにゅっ"と動く程度でよい。

3）骨を授動する

正中に当たる鼻梁の曲がりを見ながら，篩板をウォルシャム鉗子を使って前頭鼻骨縫合部を中心にゆっくりと捻るようにし，若木骨折させる（図11）。大きく

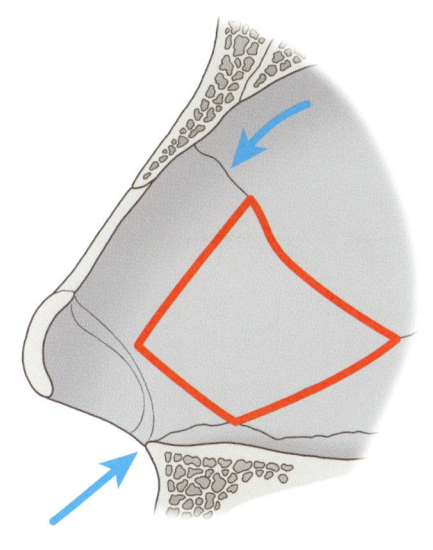

(a) 鼻柱と鼻背部分に，10～15 mm 幅の L 型に軟骨が残るようにメスで切る。

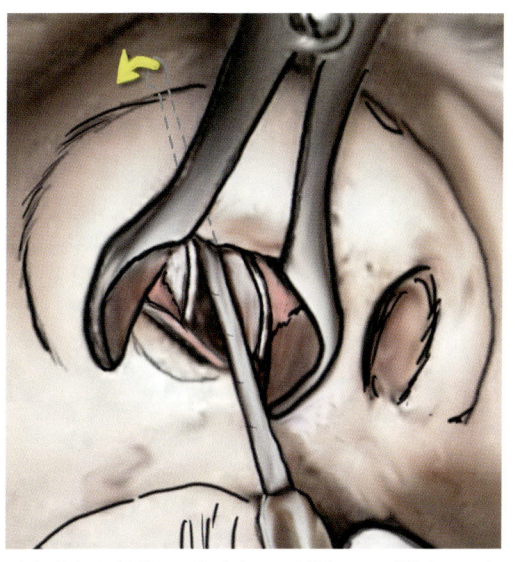

(b) 篩骨と鋤骨との接合部は，剝離子を反対側から手前に押しながら移動させると，"パキパキ"と外れてくる。

図 7　軟骨の切り出し

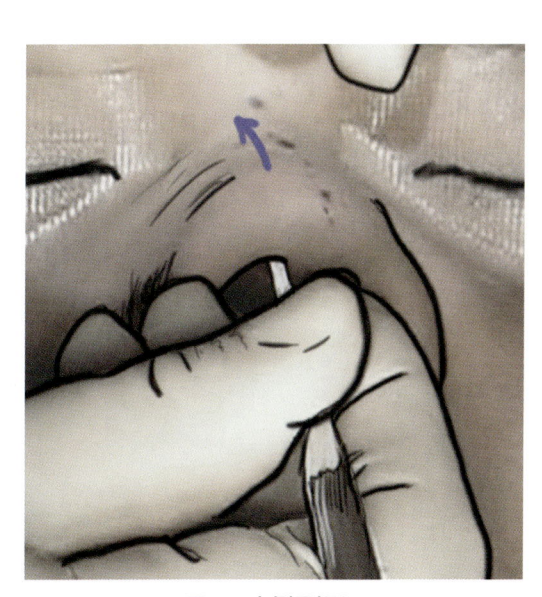

図 8　内側骨切り
ガイド付き幅 4 mm のストレートノミで，正中やや外側寄りを骨切りする。

捻ったりすると支持を失い，陥凹の原因となるので注意する。

骨切りの後も，あと戻りするようであれば，変形治癒した鼻中隔や ULC の線維性の癒着が残っている可能性がある。この時は，剝離子で鼻中隔粘膜下に ULC と鼻中隔の接合部を，頭側から少しずつ鋭的に切離していく（図 12）。ただし，全長で切離すると鼻背中央部分の陥凹変形や呼吸障害を来たすので，尾側の 1/3～1/2 は残す。

4）軽度の左右差が生じた時は

外傷性の斜鼻における骨切りでは，術中に骨切り以外のところ（多くは元々の骨折線）で折れてしまうことがしばしばある。そこが軽度の凹凸を呈するような場合は，2 mm のノミを用いて，皮膚から直接骨の突出部を叩き，切るか崩すようにする。やりすぎると骨片がバラバラになって固定できなくなるので，ほどほどにする。外側骨切りが高い位置でなされ段差が生じた場合も，この方法でならしておく。鼻梁に左右差が生じた場合は，骨やすりを用いて削る。

こういった処置を施しても修正できない場合は，SMR で得た鼻中隔軟骨を陥凹部に移植して修正する。ただし，これはかなり丁寧かつ正確に行わないと，かえって微妙な凹凸を残す結果となりやすいので，注意する。できれば，軟骨をカーティレッジ・クラッシャー（Snowden Pencer 社製，米国）でバラバラにならない程度に砕いてから，挿入した方がよい。また鼻中隔軟

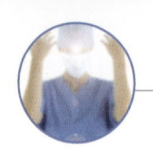

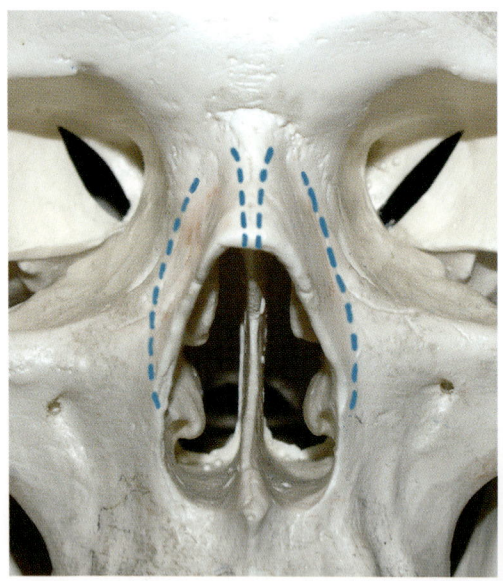

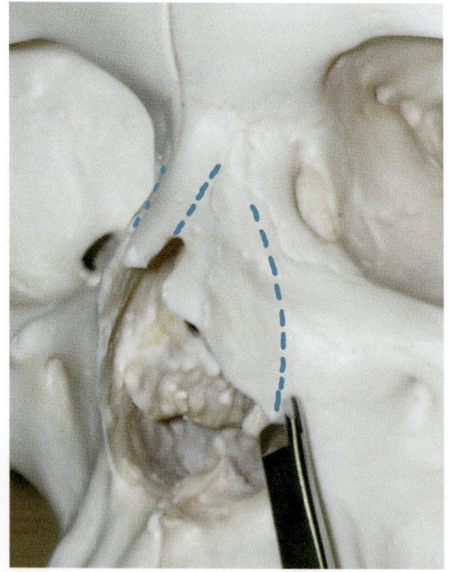

図9 外側骨切り
梨状口縁切開部を開き，ノミを少しずつ外側に回し込むようにしながら，外側骨切りをする．外側骨切りラインを内側骨切りラインと連続させないように，5～6mm手前で止める．

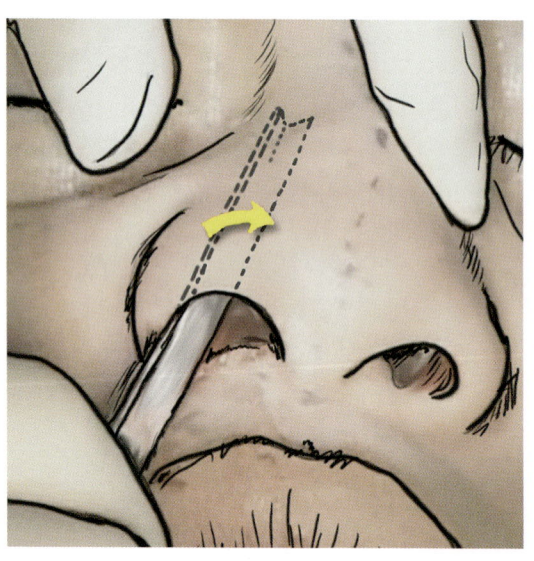

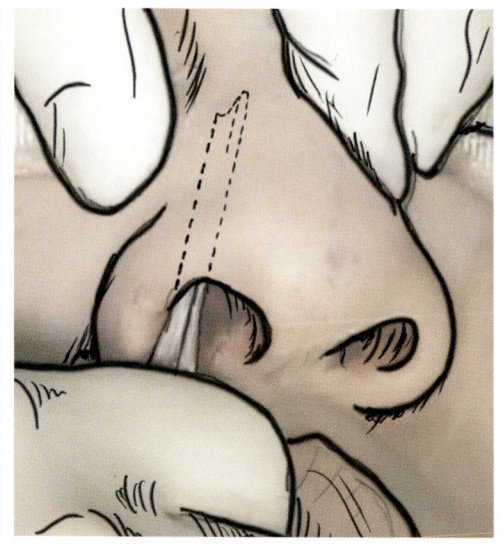

図10 授動
内眼角部近くまで達したら，そのまま内側に捻るように倒し込んで，若木骨折させる．ぐらぐらになるまで完全に授動させると，粘膜が裂け，骨の支持性が弱くなるので，"ぐにゅっ"と動く程度でよい．

骨を鼻梁に長く挿入し，ハイライトをつけるカモフラージュの方法もあるが，極めて精密な細工を要するので避けた方が無難である．

7 創閉鎖

吸収糸で縫合する．細かく縫合する必要はないが，段差が生じないよう正確に創を合わせる．2mm幅のノミで生じた傷は縫合しなくてもよい．

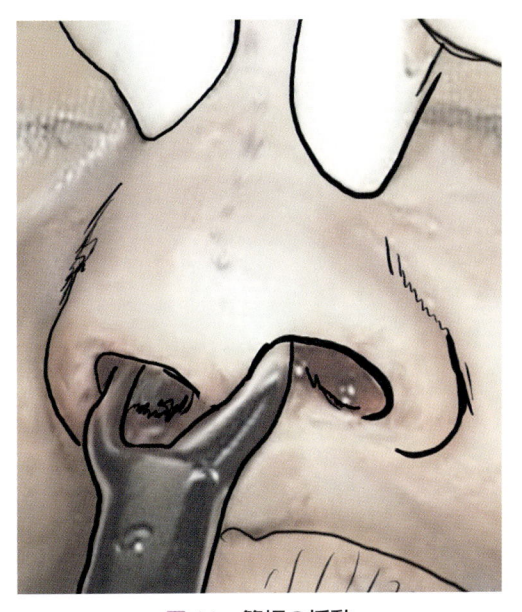

4. Closed approach による外傷性斜鼻の治療

図11　篩板の授動
篩板をウォルシャム鉗子を使って前頭鼻骨縫合部を中心にゆっくりと捻るようにし，若木骨折させる。

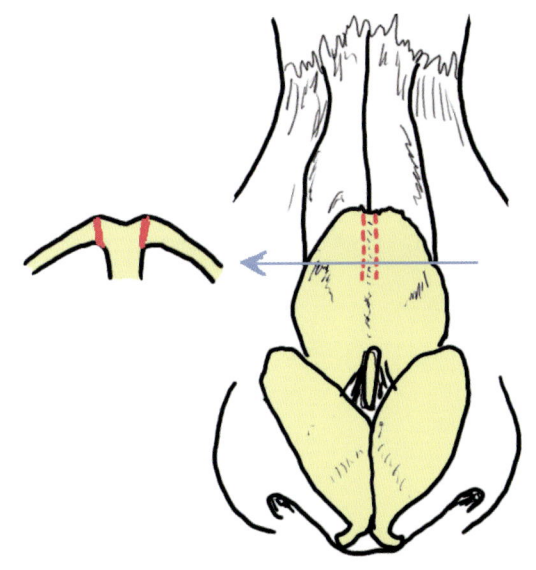

図12　軟骨性斜鼻の修正
鼻中隔軟骨とULCとの接合部を，頭側から少しずつ剥離子で切り離していき，軟骨性の偏位の改善度を確認する。切離は頭側から2/3までとする。

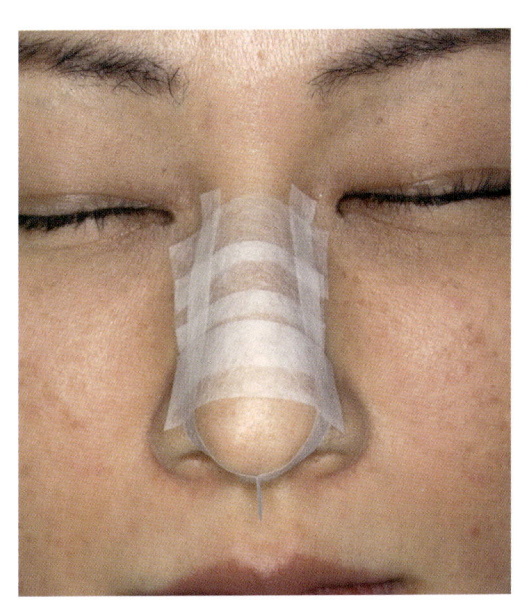

図13　術後テーピング
術後腫脹の防止と皮膚の保護の目的でテーピングをする。
（セレクト美容塾・鼻．美容塾編著，p11，克誠堂出版，東京，2005より引用）

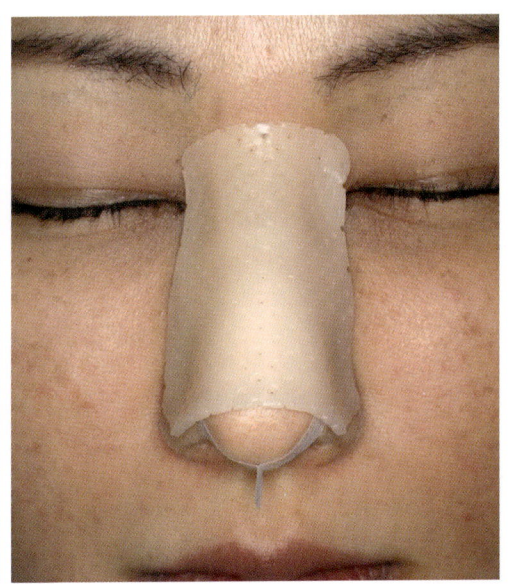

図14　術後スプリント
1〜1.5mm厚のサーモスプリントを用いて外固定をする。スプリントが大きいと，頬や前額の動きの影響を受けてずれやすいので，鼻のみに当てるようにする。
（セレクト美容塾・鼻．美容塾編著，p12，克誠堂出版，東京，2005より引用）

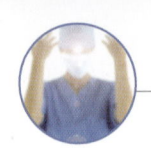

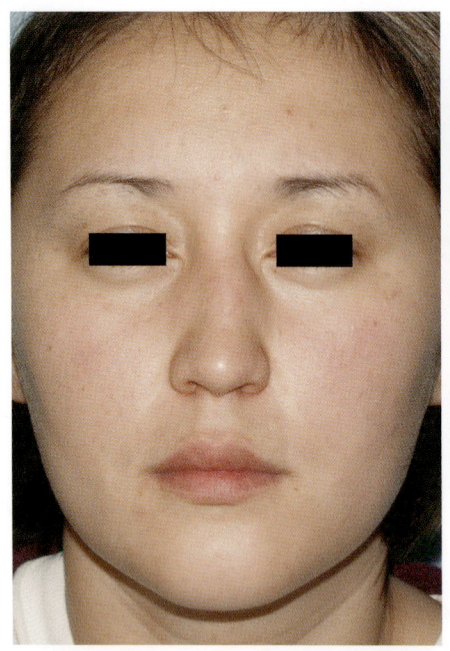

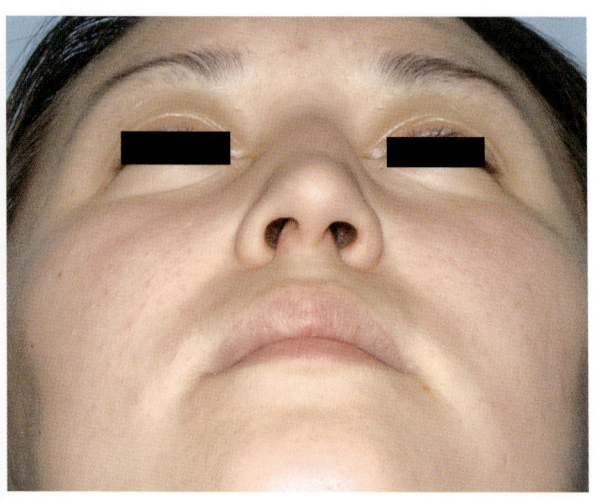

(a) 術前所見
鼻骨および鼻中隔の左方偏位を認める。

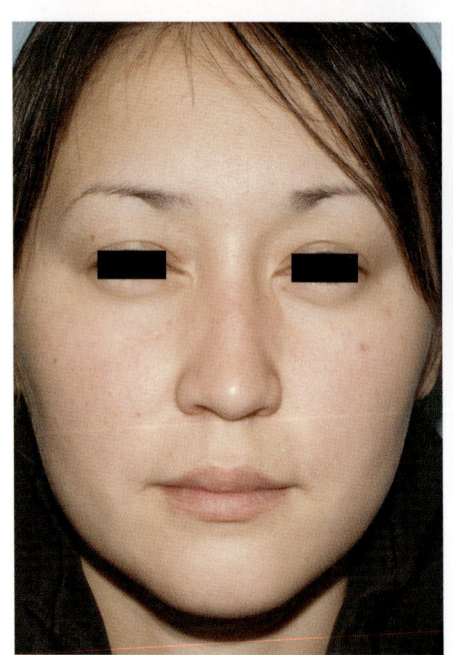

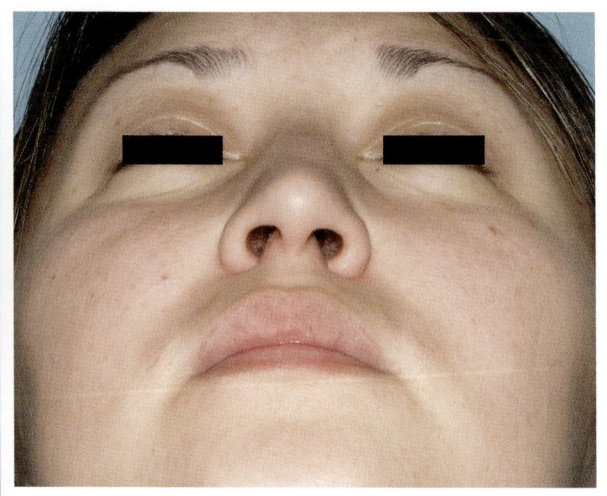

(b) 術後5カ月の所見
良好な結果が得られた。

図15 【症例】26歳，女性，外傷性斜鼻

8 術後ケア

　術後腫脹の防止と皮膚の保護の目的でテーピングを施した後，1〜1.5 mm厚のサーモスプリントを用いて外固定をする。スプリントの形で矯正位が決まるので丁寧に作製する。ポイントは鼻背の圧迫を避け，やや過矯正気味に両側を狭く作ることである。スプリントが大きいと，頬や前額の動きの影響を受けてずれやすいので，鼻のみに当てるようにする（図13，14）。鼻腔パッキングは，ロール状にしたソフラチュールガー

ゼを1枚ずつ程度に留め，決して詰め込むことはしない。上鼻道に多く詰めると幅広い鼻になり，整容的に好ましくない。

　鼻腔パッキングは術後1〜2日目には抜去する。術後7日目にスプリントを除去し，形態をチェックする。もし問題がある場合は，この時点で局所麻酔下に再矯正を行う。問題がなければ日中のスプリントは不要とするが，1週間は強い刺激を与えないよう注意し，夜間のみスプリントを当てるよう指導する。この時点で洗顔と軽い鼻かみは許可する。

II 症　例

【症例】26歳，女性，外傷性斜鼻

　1年前に事故で受傷した。通気障害はないが，変形を気にして来院した。鼻内切開よりSMRおよび骨切りを行い，斜鼻を矯正した。術後5カ月の状態で，良好な結果に満足している(図15)。

III 合併症回避のコツ

　合併症のうち，形態の改善度に関する問題が一番大きいであろう。斜鼻修正は通気障害がなければ，極めて美容的な要素の強い手術になるからである。このためにも重要な点は，以下の3点である。

1 診断と患者の選択を正しく行う

　ここで述べた方法で良い結果が得られるかどうかの見極めをする。先天性斜鼻の症例，外傷性であってもfacial scoliosisが見られる症例，鞍鼻を合併している症例は，本法で改善することは難しいので除外する。またハンプを伴った症例で，ハンプの処置も行う場合は，open approachの適応なので，これも除外する。

2 術前のインフォームドコンセントを真摯に行う

　通常，これだけの手順でよくなることが多いが，鼻中隔の変形が矯正されず，軽度の鼻梁の曲がりが残存したり，ULCの傾きの違いが残りそれが斜鼻の雰囲気を呈することもある。こうした可能性を術前に説明しておく必要がある。

3 カモフラージュの処置はできるだけ行わない

　軟骨移植は，かなり正確に調整して入れないと，思いのほか目立つことがある。特に曲がった鼻梁に対し，軟骨移植を鼻背に行いカモフラージュすることは，基本的には避けた方がよい。

●引用文献
1) Behrbohm H, Tardy ME : Essentials of Septorhinoplasty. pp162-184, Thieme, New York, 2004
2) Azizzadeh B, Murphy MR, Johnson CM, et al : Master Techniques in Rhinoplasty. pp279-292, Elsevier Saunders, Philadelphia, 2011
3) Daniel RK : Rhinoplasty. pp163-206, Springer, New York, 2004
4) Toriumi DM, Becker DG : Rhinoplasty, Dissection Manual. pp34-61, Lippincott Williams & Wilkins, Philadelphia, 1999

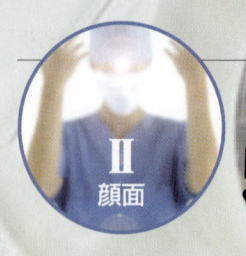

5. 前額皮弁による全外鼻再建

II 顔面

櫻井裕之, 藤原 修　東京女子医科大学形成外科

Key words　前額皮弁　ティッシュ・エキスパンダー法　外鼻再建

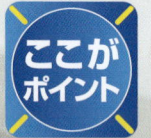

ここがポイント

　鼻は顔面の中央に位置し，その形態は顔全体の整容性に大きなインパクトを与える。特に，腫瘍切除後，熱傷・外傷後の全鼻欠損は社会生活を不可能とするほどの大きな障害である。これらの症例に対して全外鼻再建を行う場合，①cover（外鼻皮膚），②lining（粘膜面裏打ち），③support（支持性フレーム）の3要素に関して，それぞれ適した再建方法を選択するが，外鼻皮膚再建の第一選択は，前額皮弁移植術である。同部は二次元的にデザインされた皮弁を折り畳みながら三次元的に構築する部位であり，皮弁の「薄さ」と「しなやかさ」が求められる部位でもある。一方で，本術式における最大の合併症は，皮弁末梢部分における血流不全である。

　われわれは，ティッシュ・エキスパンダー法を併用した伸展前額皮弁により全外鼻欠損に対する皮膚再建を行っているが，上記合併症を回避するために，①エキスパンダーを挿入するポケットは前頭筋上に作成，②血管茎である滑車上動脈とそれに連続する皮下血管網の走行に十分配慮してエキスパンダーを留置，③皮弁挙上にあたっては，皮弁末梢ではエキスパンダー被膜直上，中央部分においては被膜下，さらに皮弁基部においては前頭筋下に剝離することで問題解決を図っている。

I　私の手術手技の基本

　鼻は顔面の中央に位置し，その形態は顔全体の整容面に大きな影響を与える。したがって，先天異常，腫瘍切除後，熱傷，外傷などにより生じる外鼻欠損に対する再建手術は，「顔面」を扱う形成外科医にとって最も重要なテーマの1つである。

　前額部を利用した外鼻再建は古代インドの造鼻術に端を発する歴史的再建術式である[1]。しかし，現代医学において，詳細な皮膚血管解剖の知見[2]が加わり，また，植皮術[3]，軟骨移植[3~6]，ティッシュ・エキスパンダー法[1,5,6]，顔面の各種局所皮弁[7]，遊離皮弁移植術[4]，などの新たな手術手技が導入されることにより，急速な進化を遂げた。何よりも重要な進歩は，整容性を求めた外鼻再建は，外鼻皮膚のみでなく，粘膜面の裏打ち，支持性フレーム，の3要素が相まって達成し得るとする基本概念の確立である[3]。この，①cover（外鼻皮膚），②lining（粘膜面裏打ち），③support（支持性フレーム）の3要素に関して，実際どのような術式を組み合わせるかに関しては，術者により考え方が異なりいまだ多くの議論がある。また近年，外鼻をいくつかのパーツに分け，それぞれのサブユニットの再建術式に関する報告[8]も見られるが，本稿にお

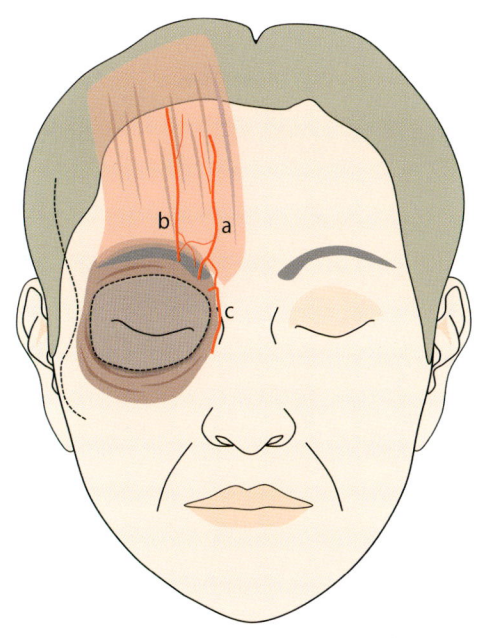

図1 前額皮弁に必要な血管解剖
a：滑車上動脈，b：眼窩上動脈，c：眼角動脈。滑車上動脈と眼窩上動脈間には，皮下および前頭筋内に密な血管網が存在する。

いては全外鼻欠損に焦点を絞り，われわれが行っている伸展前額皮弁を用いた再建術式を，粘膜面再建，支持性組織再建と併せ詳述する。

1 術前の準備と診断

前述の3つの要素，すなわち①外鼻皮膚，②粘膜面裏打ち，③支持性組織の3要素に関して，それぞれ欠損の程度を把握することが術前の準備として不可欠である。また，欠損外鼻の皮膚と粘膜面とは鼻孔縁において連続しているが，同部の連続性が得られてからの経過期間も重要な情報である。

重症顔面熱傷の外鼻欠損例においては，頰部，上口唇，前額部，眼瞼などの隣接するユニットにも障害が及んでいることが圧倒的に多い[9)10)]。このような症例においては，隣接部位の拘縮解除と十分な皮膚の補充が外鼻再建前の準備として不可欠である。

また，腫瘍切除や外傷後の外鼻再建においては，原疾患に対する治療（手術，放射線照射，塞栓術など）や外傷により血管茎が障害されていないかを確認する必

要がある。すなわち，ドップラー聴診器，デュプレックス・スキャンなどにて血管茎となる滑車上動脈の位置・走行・血流を確認しておくことも重要な術前準備である（図1）。

2 手術手技の手順

1）エキスパンダー挿入術

前頭有髪部正中に横切開を加え，前頭部にエキスパンダー挿入のための皮下ポケットを作成する（図2-a）。ポケットを作成する層は，前頭筋上[1)]と前頭筋下[5)6)]の2通りあるが，われわれは原則的には前頭筋上の皮下に作成している（図2-b）。前述の皮膚切開より帽状腱膜を露出し，連続する前頭筋上にポケットを作成する。血管茎となる滑車上動脈は，眼窩上縁1 cm程度のところで前頭筋から皮下に侵入するため[2)]，眼窩内側の上縁まで前頭筋膜上で皮下剝離を行うと血管茎損傷のリスクが高まる。そこで，皮下剝離は眼窩上縁1.5 cm程度の高さまでに留めている。挿入するエキスパンダーの容量は200～350 mlが多く選択され，前額部の皮膚面積に応じてエキスパンダーを選択する。エキスパンダー挿入時には20～40 mlの注入を行い，ポケット内でエキスパンダーの折れ目が生じないように十分広げた状態で留置する。生理食塩水注入ポートは頭皮内に留置する。さらに，剝離した皮下ポケット内に閉鎖ドレーンを挿入し閉創する。

2）エキスパンダー伸展

エキスパンダー注入は，挿入後2週ころより開始する。1回の注入量はエキスパンダー容量の10％程度を目安にし，週1回のインターバルで注入を繰り返す。十分な皮膚伸展が得られた後，約1ヵ月間は待機し，伸展皮膚の成熟化を図る。したがって，合計3～4ヵ月のエキスパンダー挿入期間となる。

3）鼻腔粘膜再建

粘膜面は外面から見える部位ではないが，同部の瘢痕拘縮は外鼻形態に大きく影響するため，十分な伸展性を有する上皮成分で鼻腔粘膜面の裏打ちを行う必要がある。外鼻の皮膚がある程度良好な状態で残存しており，皮膚-粘膜面の連続性が確保されてから6ヵ月

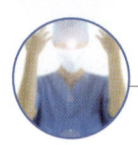

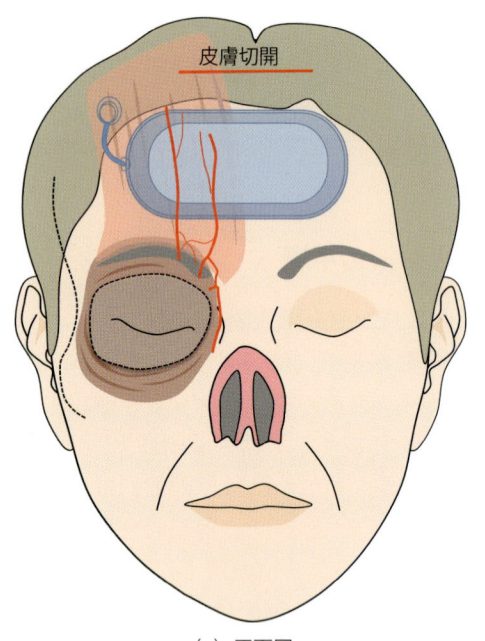

(a) 正面図
前頭有髪部より約5cmの皮膚切開を置き，前頭筋上に皮下剥離を行う。

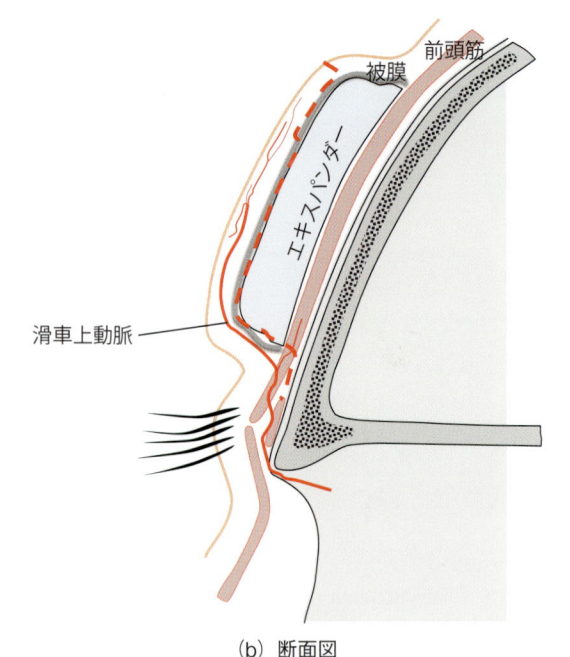

(b) 断面図
前頭筋上でのポケット作成は，滑車上動脈の損傷を回避するため，眼窩上縁より1.5cmまでに留める。皮弁挙上の際は，皮弁末梢においては被膜上で剥離してエキスパンダーを挿入し，下端からは前頭筋下に剥離を行う。

図2 エキスパンダー挿入部位

以上経過している場合は，残存する外鼻皮膚をturn overし，反転皮弁として鼻腔粘膜面の裏打ちに利用する。前額皮弁による外鼻再建は，鼻背〜鼻根部に欠損範囲が広がっても容易に対応できるからである。

一方，切除後の即時再建や外傷による外鼻欠損後間もない時期であれば，鼻腔粘膜面は新たな上皮成分で再建する必要がある。この場合，鼻唇溝皮弁などの顔面における局所皮弁や遊離前腕皮弁などを用いて鼻腔粘膜面裏打ちを行うことが多い。一方で，鼻腔粘膜は非露出部位であり，同部に露出部健常皮膚を用いることに抵抗を感じる向きもある。このような場合，口腔粘膜を用いるのも良い方法である[7]。

4) 肋軟骨による支持性再建

再建外鼻の支持性再建は肋軟骨を用いて行う。通常第7肋軟骨を採取し，鼻背と鼻柱を支持するL字型の軟骨ブロックと鼻翼軟骨のための薄いC字型軟骨スライスを作成する[5]（図3-a）。L字型フレームに関しては，あらかじめシリコンブロックを用いて同形モデルを作成する（図3-b）。これを用いて，鼻柱部分の軟骨挿入ポケットを，粘膜面損傷に留意しながら作成する。L字型軟骨フレームを鼻柱部分に挿入した後，鼻背部分の頭側を鼻骨骨膜にナイロン糸にて固定する。さらに，C字型軟骨スライスを鼻翼部分に配置し，両軟骨間をナイロン糸にて固定する。

5) 前額皮弁移動

エキスパンダー伸展中や伸展後も，滑車上動脈の確認をドップラー聴診器やデュプレックス・スキャンにより確認し，左右いずれの血管を使用するか決定する。

肋軟骨による支持性再建を行った後，前額皮弁による外鼻皮膚再建を行う。皮弁デザインは，従来の前額皮弁と同様に，皮弁基部を片側眉毛内側部分に置き，鼻柱と両鼻翼再建部分を含む三葉状の皮弁とする（図4）。皮膚伸展の程度にもよるが，皮弁の十分な長さを確保できない場合は皮弁の軸を血管茎対側（正中方向）に傾けることで容易に距離を得ることができる[5]。皮弁の幅は，求められる実際の幅よりも1cm程度大

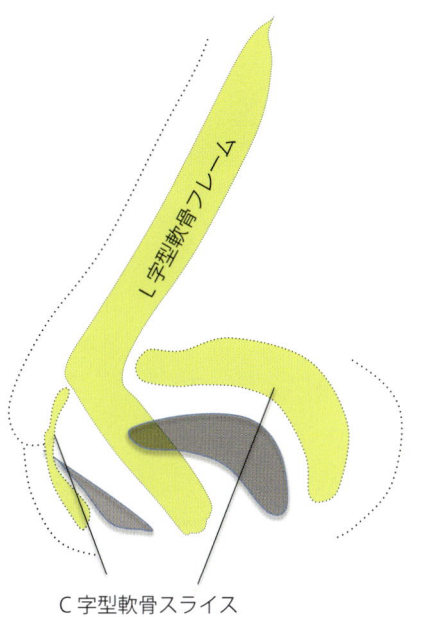

(a) われわれが行っている肋軟骨移植による支持性再建
鼻柱〜鼻背にかけてのL字型軟骨フレームと両側鼻翼再建用のC字型軟骨スライス。

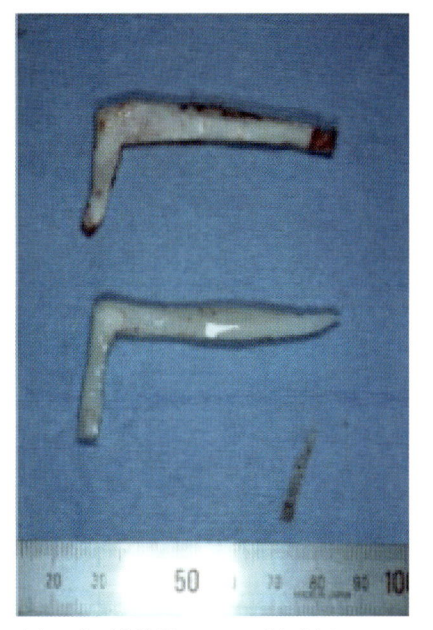

(b) L字型支持性フレーム（上段）とシリコンブロック（下段）

図3　支持性再建

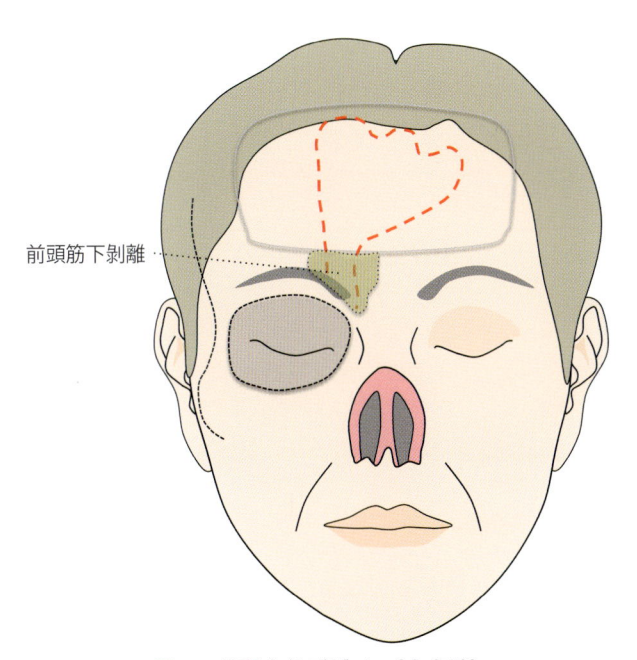

図4　前額皮弁デザイン（赤点線）
エキスパンダー挿入部より尾側における血管茎は，前頭筋下を剥離することにより損傷を回避する（黒点線範囲）。

きめにデザインするが，実際は8〜8.5 cm程度の幅となることが多い。皮弁基部の幅は1.5〜2 cmであるが，皮弁到達範囲をさらに獲得するには，正中寄りの切開は眉毛より尾側まで延長させることが多い。

皮弁は末梢より挙上するが，同部においては注意深く皮下組織の血管網を温存しつつ，かつエキスパンダー周囲の被膜は下層に残した状態で薄い皮弁として挙上する。末梢部分は二次元的な皮弁を折り込みながら三次元的に立ち上げる部分であるため，薄い皮弁が求められる。一方，中央部分は被膜とともに挙上し，さらにエキスパンダー挿入部より尾側においては前頭筋下に骨膜上に至り剥離を進める（図2-b）。

皮弁を180°反転し，外鼻皮膚再建を行う。特に皮弁末梢における再建粘膜組織や鼻翼基部との密着は，皮弁切離の際の大事な血管新生領域となるため重要である。皮弁基部においては，チューブ状にするか裏面を植皮することにより，皮弁切離までの期間の管理が容易になる。皮弁挙上後の前額部は，伸展皮膚により容易に閉鎖可能である。

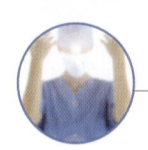

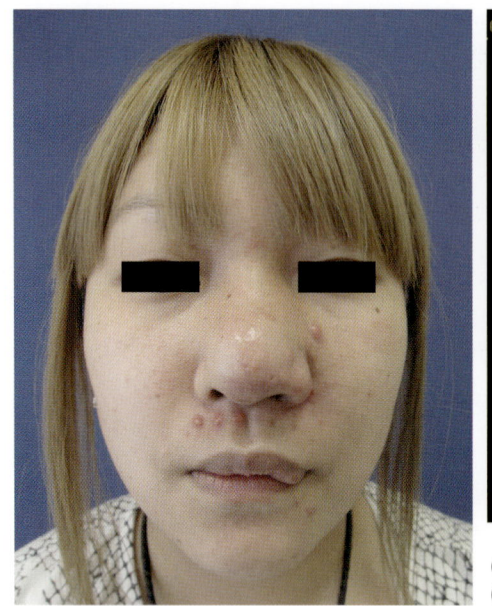

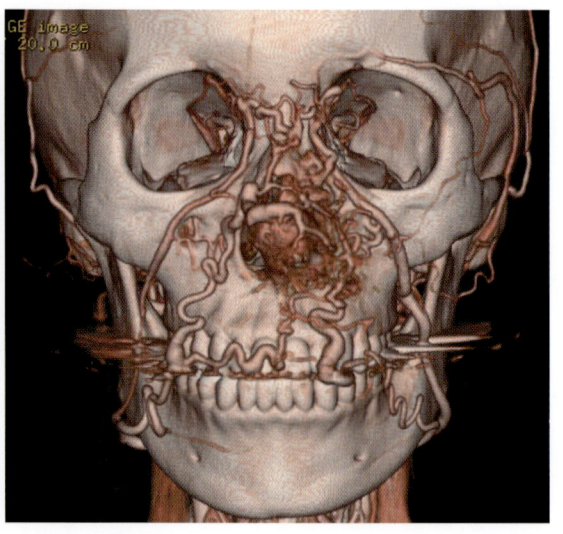

(a) 術前臨床所見
(b) 術前 3D-MDCT 所見

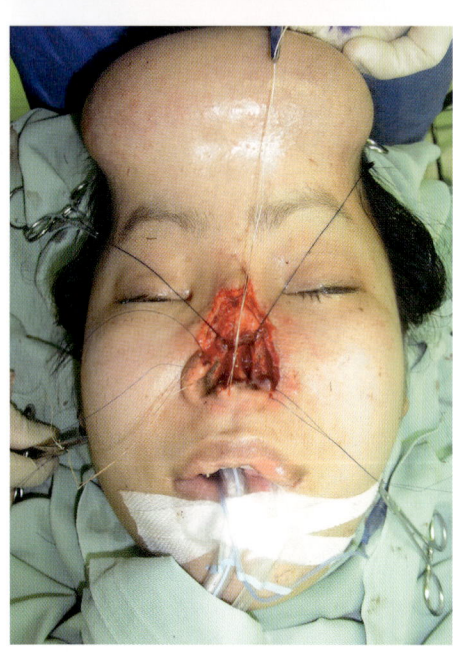

(c) 病変部切除後外鼻全欠損（正面） 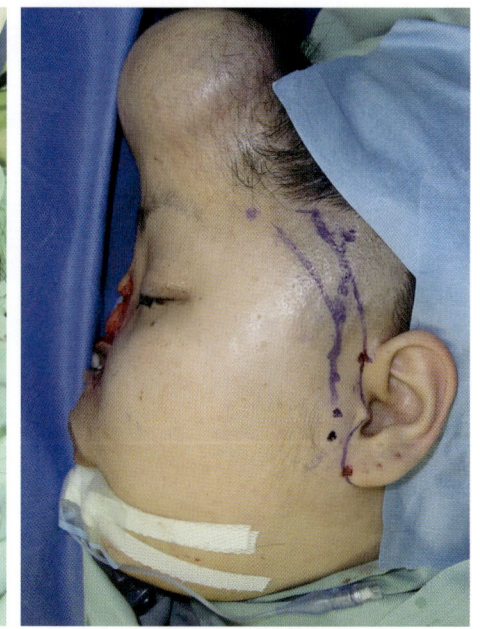　　(d) 病変部切除後外鼻全欠損（側面）

図5 【症例】25歳，女性，鼻部〜左上口唇動静脈奇形

6）皮弁切り離し

皮弁移植3週間後に，皮弁基部の切り離しを行う。眉間部に陥凹変形を伴う瘢痕を残さないように，外鼻再建に不必要な部分は元の位置に戻し，その他の部分は皮弁自体の thinning を行った後，鼻背部皮膚の再建に供する。

3 術後管理

外鼻再建終了後の術後管理としては，鼻孔狭小化を

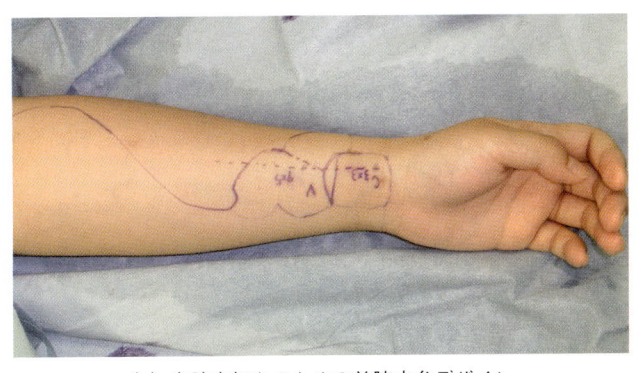

(e) 鼻腔裏打ちのための前腕皮弁デザイン
図5 【症例】

防ぐためにレティナ装着を術後3カ月程度行う。前述のごとく，鼻腔粘膜面再建が十分伸展性のある上皮成分で行われていれば，さほど長期にわたる鼻腔確保のための装着は必要ない。

また，前頭部の有毛部を避けて前額皮弁をデザインしたつもりでも，術後再建外鼻の発毛が生じる場合がある。その場合は，レーザー脱毛などにより毛髪処理を行う。

II 手術の適応

伸展前額皮弁による外鼻再建の手術適応は，先天性外鼻欠損のほかに，腫瘍切除後，熱傷・凍傷や外傷による外鼻欠損例で，滑車上動静脈がintactで，かつ健常な前額皮膚が残っている症例である。以下に代表症例を提示する。

【症例】25歳，女性，鼻部～左上口唇動静脈奇形

幼小児期より鼻部および左上口唇部に発赤・腫脹を認めていたが，20歳を過ぎてから急激に増大し，鼻部全体の腫脹と拍動を認めるようになった。また2～3年前より止血困難な鼻出血が生じるようになり，当科を受診した。触診およびデュプレックス・スキャン，さらには三次元造影CT検査にて，鼻部全体に及ぶ動静脈奇形（AVM）と診断した。

前額部皮下前頭筋上に320 mlのrectangular typeのエキスパンダーを挿入し，その8週後にAVMの完全切除を行った。これにより，右鼻翼の一部を除く外鼻全欠損を生じた。これに対して，左前腕より鼻柱部と鼻翼裏面の2皮島を有する前腕皮弁を，橈骨動静脈を血管茎として挙上した。血管茎は左頬部皮下トンネルより耳前部に誘導し，左浅側頭動静脈に血管吻合することにより鼻腔裏打ちの再建を行った。皮弁の裏面（外鼻皮膚面）は，いったん植皮術により閉鎖した。前腕皮弁移植6週後（エキスパンダー挿入14週後）に，肋軟骨移植による支持性再建および12.5×8 cmの伸展前額皮弁による外鼻皮膚再建を行った。その3週後に，皮弁切離と鼻背部分のthinningを行い，外鼻再建を行った。さらに数回にわたり修正術を行ったが，術後4年を経過し外鼻形態は良好である。また，AVMの再発を認めない（図5）。

III 合併症回避のコツ

前額皮弁による外鼻再建において最も回避すべき合併症は，皮弁遠位部における部分壊死である。前述のごとく，前額皮弁末梢部分は三次元的輪郭を形成するのに極めて重要な部位である。しかし，皮弁末梢の血流確保を重視するあまり，厚い皮弁が移植された場合は，整容性を損なうことになる。

Menickら[3)4)]は，前額部皮下に存在する密な血管網の障害を避けつつ皮弁の三次元的加工を行うためには，エキスパンダーを使用すべきではないと主張している。われわれも外鼻の部分欠損例に対しては，エキスパンダーを用いず前額皮弁を挙上し，その皮弁の薄さやしなやかさを経験している。しかし，全外鼻再建の場合は，これまでの経験では皮弁挙上範囲が限界までに遠位方向へ拡大されることが多い。術後の形状が短鼻とならないためにであり，鼻翼部分の再建に供する組織量の確保のためにもである。

これらの観点から，全外鼻再建において前額皮弁にエキスパンダー法を併用している。まさしく全外鼻再建の合併症回避のコツである。われわれは，Adamsonら[1)]の方法に準じ前頭筋上にエキスパンダーを挿入しているが，挙上の際に滑車上動脈と皮下血管網の

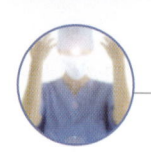

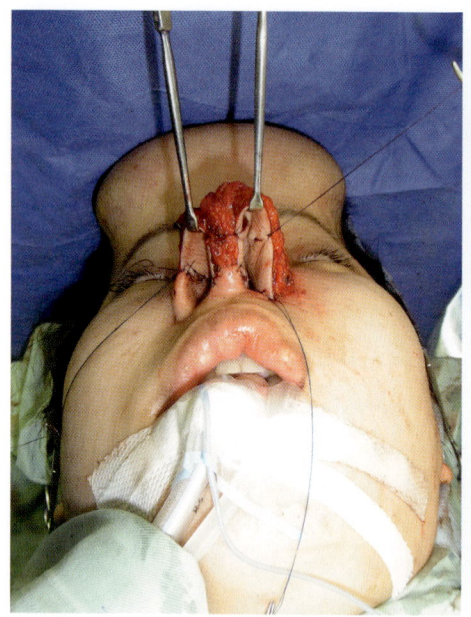

(f) 前腕皮弁による鼻腔裏打ち再建

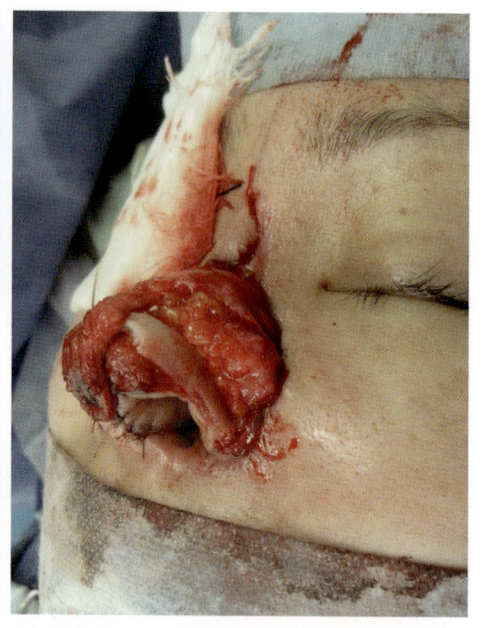

(g) 肋軟骨による支持性再建（C字型軟骨スライスによる左鼻翼再建）

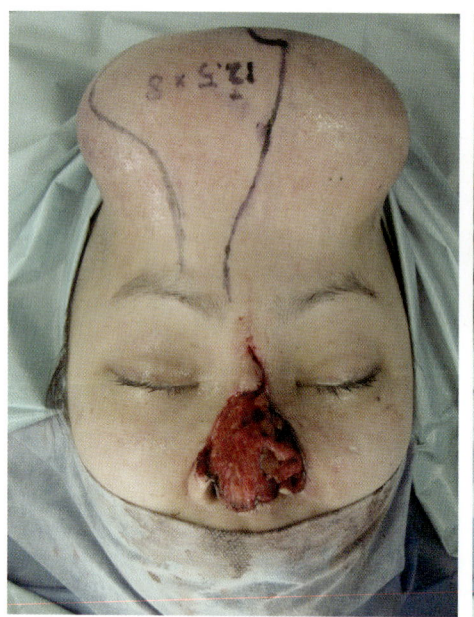

(h) 伸展前額皮弁のデザイン

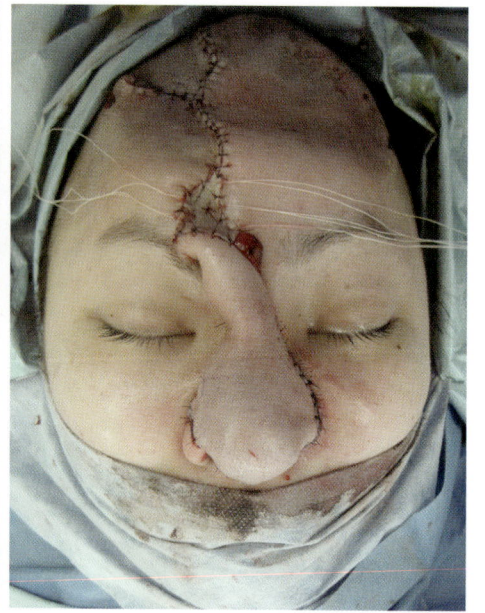

(i) 皮弁移植直後の所見

図5 【症例】

存在部位を十分意識しながら皮弁挙上を行っている（図2）。一方，Wengら[5]は，エキスパンダーの挿入部位を前頭筋下とし，整容的にも優れた全鼻再建を行っている。正中部分の前頭筋は眉毛挙上機能に大きな影響を与えることはなく，伸展皮弁を前頭筋とともに挙上しても機能障害はほとんど認められない。前頭

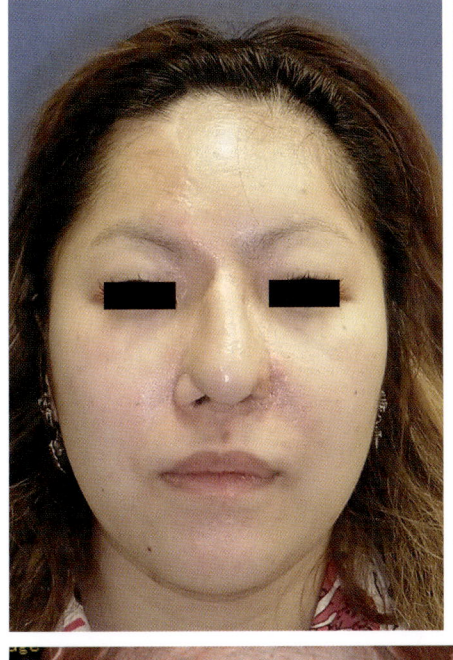

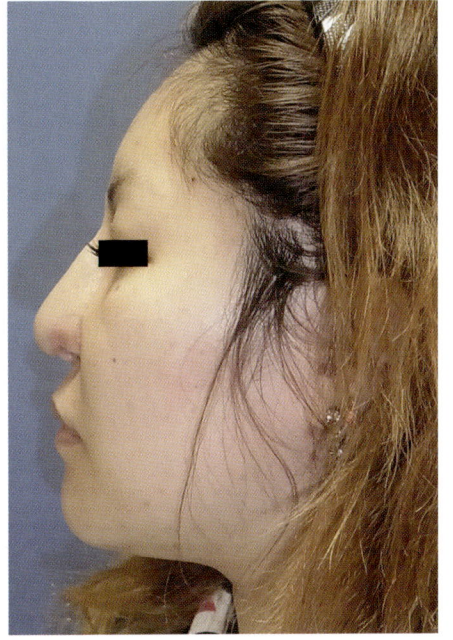

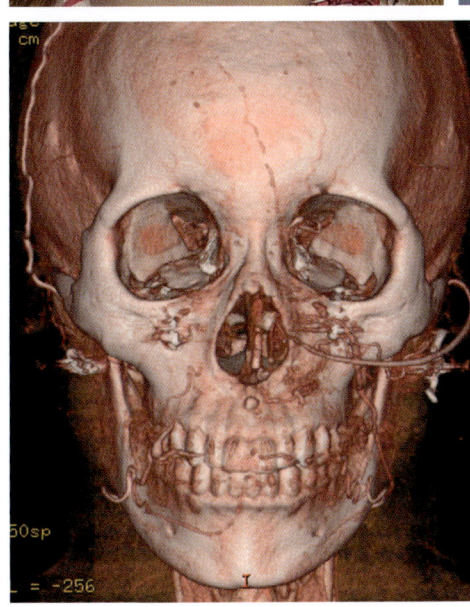

(j) 皮弁移植後4年の所見（正面）
(k) 皮弁移植後4年の所見（側面）
(l) AVM切除後4年の3D-MDCT所見
前腕皮弁の血管茎は認めるが，再発病変を認めない。

図5 【症例】

筋下にエキスパンダーを挿入する利点は，①眼窩上縁により近い高さまでエキスパンダー挿入ができること，②前頭筋内にも，眼窩上動脈や対側の滑車上動脈との間に密な血管網が存在しており，皮弁挙上時にこれらの血管網を利用することで血流が安定すること，③皮弁末梢部分においては，前頭筋上で皮弁を挙上することでintactな皮下血管網を有する薄い皮弁末梢部分が作成できること，などである．特に前額部に熱傷後瘢痕を有する症例においてはその有用性が高いと思われる[6]．

● 引用文献

1) Adamson JE : Nasal reconstruction with the expanded forehead flap. Plast Reconstr Surg 81 : 12-20, 1988
2) Yu D, Weng R, Wang H, et al : Anatomical study of forehead flap with its pedicle based on cutaneous branch of supratrochlear artery and its application in nasal reconstruction. Ann

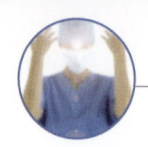

Plast Surg 65 : 183-187, 2010

3) Menick FJ : A 10-year experience in nasal reconstruction with the three-stage forehead flap. Plast Reconstr Surg 109 : 1839-1855, 2002

4) Burget GC, Walton RL : Optimal use of microvascular free flaps, cartilage grafts, and a paramedian forehead flap for aesthetic reconstruction of the nose adjacent facial units. Plast Reconstr Surg 120 : 1171-1207, 2007

5) Weng R, Li Q, Gu B, et al : Extended forehead skin expansion and single-stage nasal subunit plasty for nasal reconstruction. Plast Reconstr Surg 125 : 1119-1128, 2010

6) Chen J, Qian Y, Wang D, et al : Expanded scarred or skin-grafted forehead flap for nasal reconstruction in severe post-burn facial deformity. Ann Plast Surg 61 : 447-451, 2008

7) Kashiwa K, Kobayashi S, Honda T, et al : Orbicularis oris myomucosal island flap transfer to the nose. J Plast Reconstr Aesthet Surg 62 : e341-e344, 2009

8) Burget GC, Menick FJ : The subunit principle in nasal reconstruction. Plast Reconstr Surg 76 : 239-247, 1985

9) Sakurai H, Takeuchi M, Fujiwara O, et al : Total face reconstruction with one expanded free flap. Surg Technol Int 14 : 329-333, 2005

10) Sakurai H, Takeuchi M, Nakamori D, et al : Prefabricated flap for multiple facial units reconstruction using jejunal seromuscular patch as a vascular carrier. Burns 36 : e31-e35, 2010

6. 頬骨骨折の治療

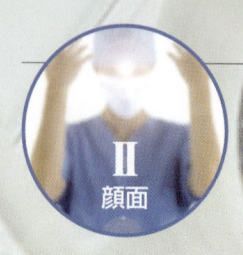

平林慎一　帝京大学医学部形成・口腔顎顔面外科

Key words　頬骨骨折　低侵襲手術　分類

ここがポイント

最も重要なことは，術前CTなどから骨折の形態を正確に把握することである。殴打などの低エネルギーによって生じる骨折と，高所からの転落など高エネルギーによる骨折とでは，通常，その様態が異なる。後者の場合，前頭頬骨縫合部が離開，頬骨体部は外下方へと変位，回旋していることが多い。またしばしば，眼窩底や内側壁，鼻骨・上顎骨などの骨折を合併する。その結果，眼窩は拡大し変形する。このような骨折では整復が不十分となり，眼球陥凹や位置異常などの術後変形を残しやすい。いったん生じた変形は修正が難しい。これらの骨折に対しては，徹底した整復，そして骨欠損部に対する骨移植が必要である。

一方，前者の場合は，前頭頬骨縫合部の離開はないか，あっても軽度で，前頭頬骨縫合部を支点に体部が回転した状態にあることが一般的である。また，頬骨単独骨折がほとんどで，眼窩の拡大，変形も軽度である。このような症例の場合，上口腔前庭切開からのアプローチだけで十分な整復，固定が得られることも多い。むしろ，眉毛外側などに切開を置くと，創痕の方が目立つこともある。骨折の形態を正確に把握し，適当な術式を選択することが重要である。

I 私の手術手技の基本

1 術前の準備

1）診　断

頬骨骨折の診断自体は比較的容易である。ただし，治療を行うにあたっては，視診，触診で得られた所見を参考に，骨折の様態をCTで詳細に分析，把握しておく必要がある。

（1）視診のポイント

頬骨弓が"く"の字型に折れている場合，これに一致して突出を認めることがある。また，前頭頬骨縫合部が離開している場合，外眼角部の下降，眼球の下垂，陥凹などが認められることがある。これらの変形を残すと修正は難しい。見落としのないよう注意する。

（2）触診のポイント

触診では，眼窩下縁，外側縁，頬骨弓，上顎洞壁などにおいて，圧痛，段差や骨の突出の有無を診る。手術の際，眼窩下縁や頬骨弓における段差や突出が適切に矯正されているか否かが，整復確認の1つの目安となる。その他，上口唇の痺れなど，三叉神経第2枝障害の程度を診ておく。

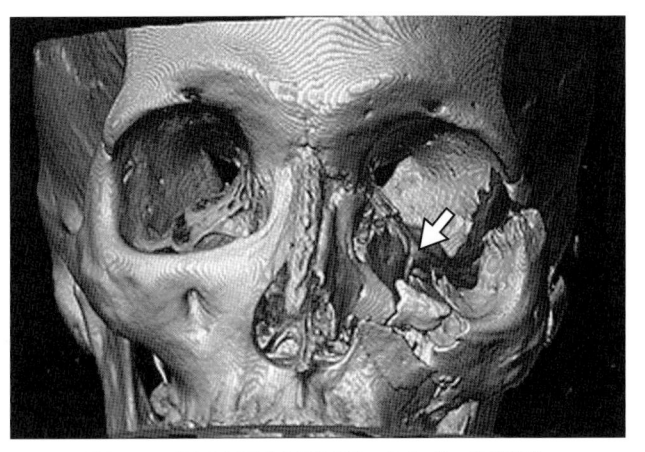

図1 三次元表面表示像(高エネルギー損傷例)
蝶形頬骨・前頭頬骨縫合部が大きく離開し，頬骨体が下方に転位しているが，回転は軽度である。眼窩内側・下壁には骨欠損を認める(⇨)。また，上顎骨前頭突起骨折を合併している。

(3) 画像診断のポイント

治療方針の決定にCTは不可欠である。軸位断，冠状断に加え，三次元表面表示像を作製する。これらを適宜見比べながら，骨折の状態を詳細に把握し，治療方針を決定する。ポイントとなるのは，①頬骨体の転位，回転の方向と程度(蝶形頬骨縫合部，前頭頬骨縫合部における骨の離開具合)，②頬骨弓の骨折形態，③眼窩下壁の骨欠損状態，④合併骨折の有無と様態などである(図1)。

2) 切開・固定部位，固定法の選択

固定は通常，前頭頬骨縫合部，上顎洞前・側壁，眼窩下縁，蝶形頬骨縫合部の中から選択して行われる。これらのうち，眼窩下縁へのアプローチには，瞼縁切開(subcilliary incision)，結膜切開(conjunctival incision)，下眼瞼切開(subtarsal incision)などが用いられるが，いずれも瘢痕，硬結や睫毛外(内)反といった術後合併症の発生が少なくない[1)～3)]。特にプレート抜去などで切開を反復した場合に起こりやすい。また，瘢痕自体は目立たなくても，健側と比較すると左右非対称であると訴える患者は少なくない。さらに，下眼瞼縁に固定したプレートは表面から触知する。このような理由から著者は，眼窩下縁の固定は必要最小限とする方針としている。なお，前頭頬骨縫合部に対しても，以前は，眉毛外側，眉毛下切開が目立つとの理由

で，できるなら固定を行わないという方針としていた。しかし，切開線を重瞼線に一致させ外側に伸ばすようにしてからは瘢痕もほとんどわからなくなり，適応を拡大している。以下，骨折形態別の，著者の切開・固定部位，固定法の選択方針を示す[4)]。

(1) 骨折の分類

まずCT所見から頬骨骨折を5型に分類する(図2)。基準とするのは①体部粉砕骨折の有無，②前頭頬骨縫合部の連続性の有無，そして③頬骨弓の連続性の有無である。

すなわち，①体部粉砕骨折に関しては，体部骨片を一塊として固定できるか否かで分ける。一塊として固定できないものは体部粉砕骨折ありとする。②前頭頬骨縫合部に関しては，冠状断層像で明らかな骨折線の離開を認めず側方変位のないもの，また，3DCTで眼窩縁形態の明らかな左右差を認めないものを連続性ありとし，それ以外を連続性なしとする。③頬骨弓に関しては，軸位断層像で若木状骨折を呈しているもの，もしくは骨折が1カ所だけで離開や側方変位がないものを連続性ありとし，それ以外を連続性なしとする(図3)。

Ⅰ型：体部粉砕骨折がなく，頬骨弓，前頭頬骨縫合部，いずれも連続性ありと判断されるもの。打撲や転倒など，比較的低エネルギーでの外傷に多い。

Ⅱ型：体部粉砕骨折がなく，前頭頬骨縫合部にも連続性があるが，頬骨弓に連続性がないと判断されるもの。これも比較的低エネルギーでの外傷に多い。

Ⅲ型：体部粉砕骨折がなく，頬骨弓にも連続性があるが，前頭頬骨縫合部に連続性がないと判断されるもの。理論上は存在すると思われるが，極めてまれである。

Ⅳ型：体部粉砕骨折がなく，また前頭頬骨縫合部，頬骨弓いずれにも連続性がないと判断されるもの。高エネルギー外傷に多く，しばしばほかの骨折と合併する。

Ⅴ型：前頭頬骨縫合部，頬骨弓の連続性の有無にかかわらず，体部粉砕骨折を認めるもの。これも高エネルギー外傷に多い。

(2) 骨折分類に従った切開部位，固定法の選択

Ⅰ型と分類されたものに対しては，上口腔前庭から

(a) Ⅰ型

(b) Ⅱ型

(c) Ⅲ型

(d) Ⅳ型

(e) Ⅴ型

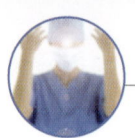

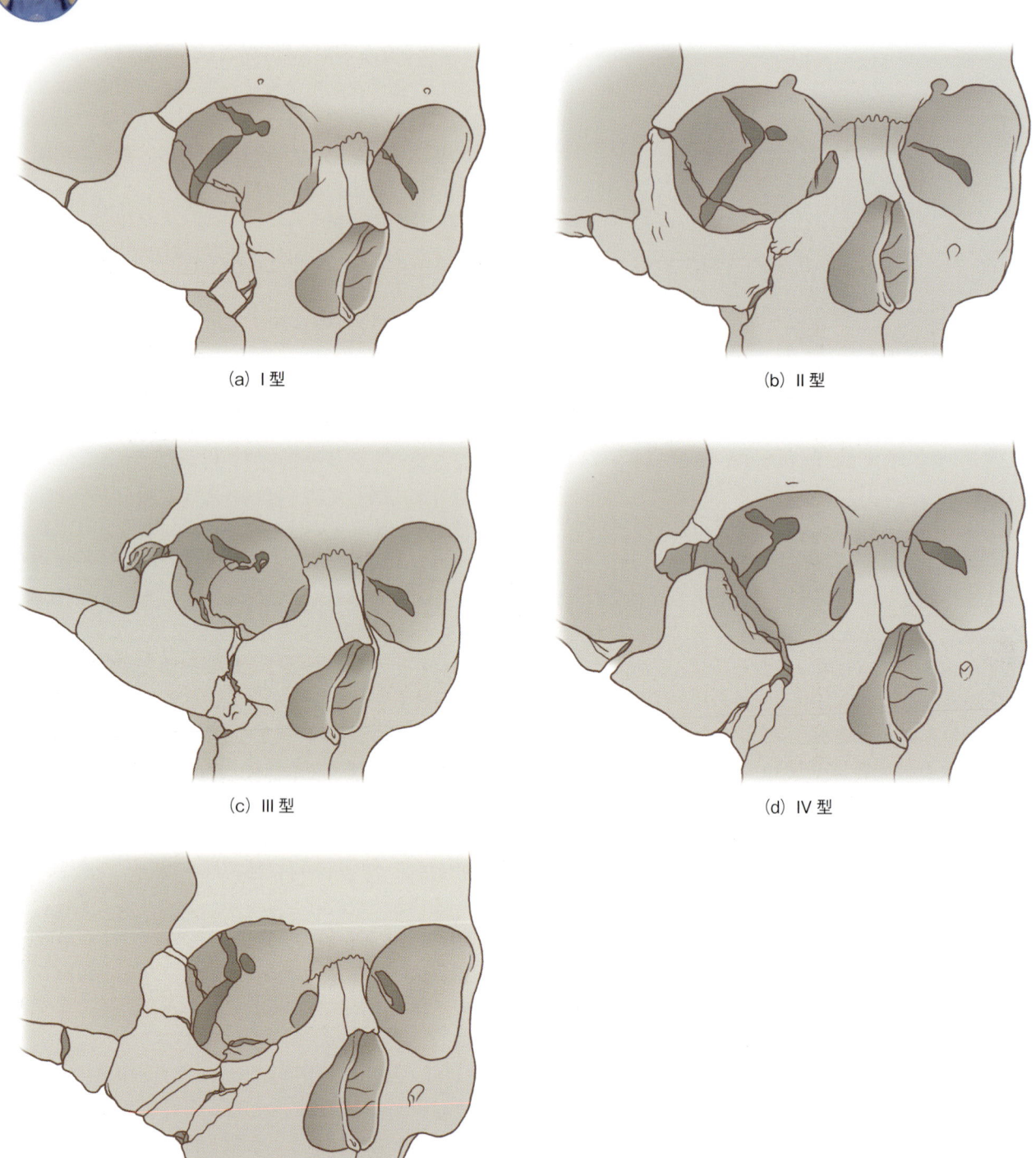

図2 頬骨骨折の分類

のアプローチで整復，上顎洞前・側壁でプレート固定する。Ⅱ型に対しては，上口腔前庭からのアプローチ（症例によってはGilliesの切開を追加する）による整復，上顎洞前・側壁プレート固定に加え，キルシュナー・鋼線による体部固定を行う。症例により，耳前部切開からの整復固定も検討する。Ⅲ型に対しては，上口

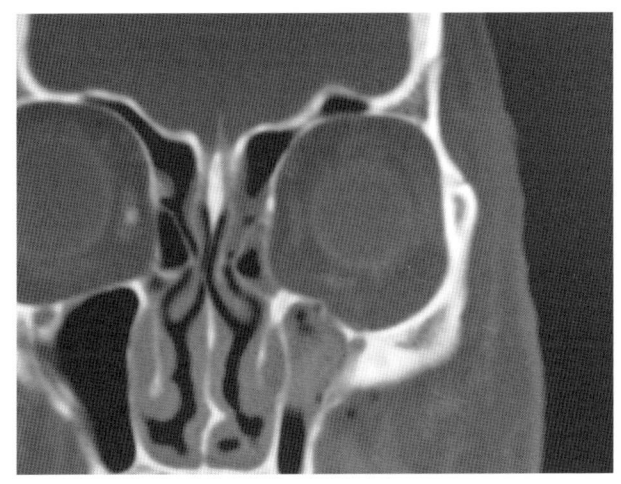

(a) 前頭頬骨縫合部の連続性を有するもの

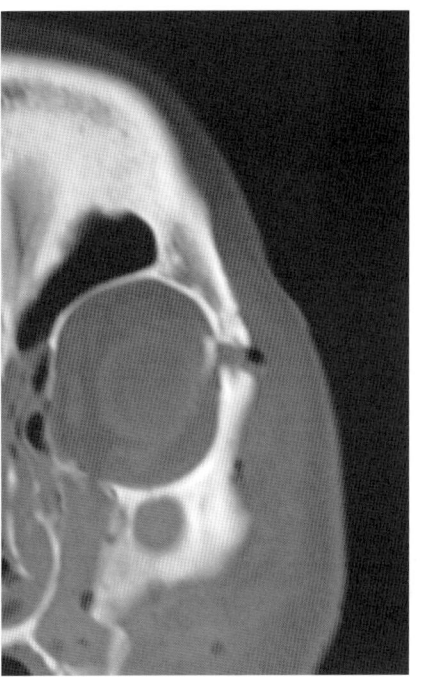

(b) 前頭頬骨縫合部の連続性を欠くもの

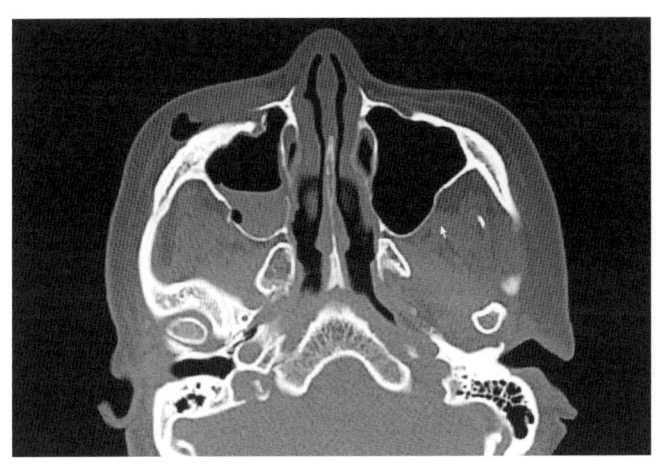

(c) 頬骨弓の連続性を有するもの

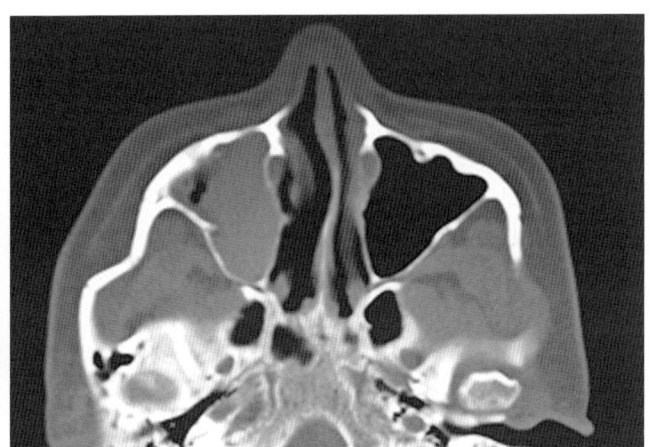

(d) 頬骨弓の連続性を欠くもの

図3 前頭頬骨縫合，頬骨弓における連続性

腔前庭切開および上眼瞼重瞼線切開の2つの切開より整復，上顎洞前・側壁と前頭頬骨縫合部の固定を行う。前頭頬骨縫合部の固定は軟鋼線を原則とする（締め上げる感じになる）。Ⅳ型に対しては，外眼角切開に連ねた結膜切開，上口腔前庭切開の2つの切開よりアプローチして整復，前頭頬骨縫合部，眼窩内，上顎洞前・側壁の固定を行う。また，必要に応じ冠状切開を検討する。Ⅴ型に関しては，症例に応じて適当な整復固定法を検討する。なお，眼窩底の修復を必要とする症例，中顔面の骨折を合併している症例は別途検討する。

3）固定材料の準備

軟鋼線を用いるかプレートを用いるか，プレートとすればチタン製か吸収性材料か，またその厚さをどうするか，それぞれの特質を患者に示しながら選択，準

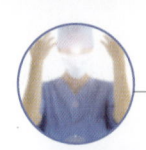

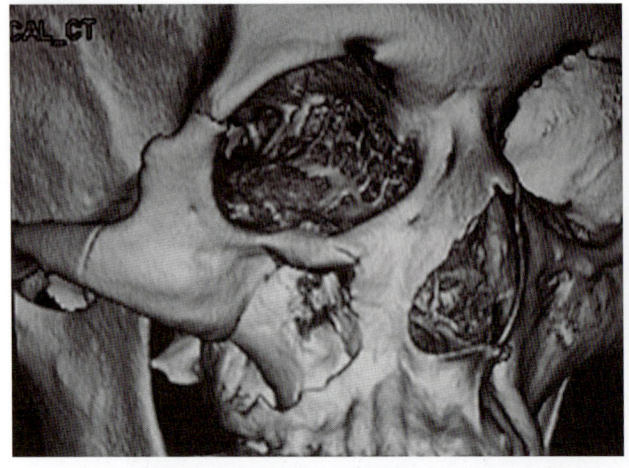

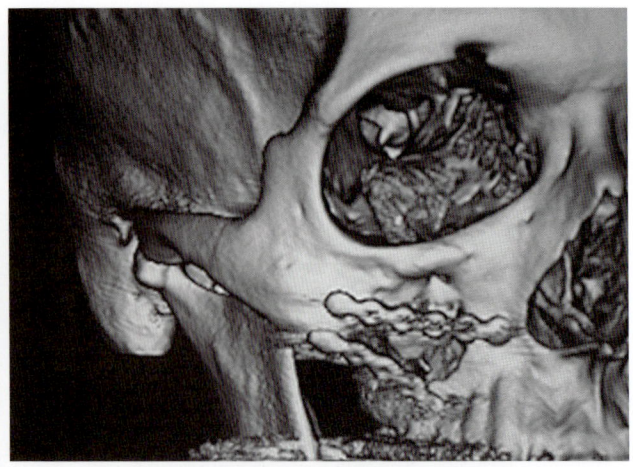

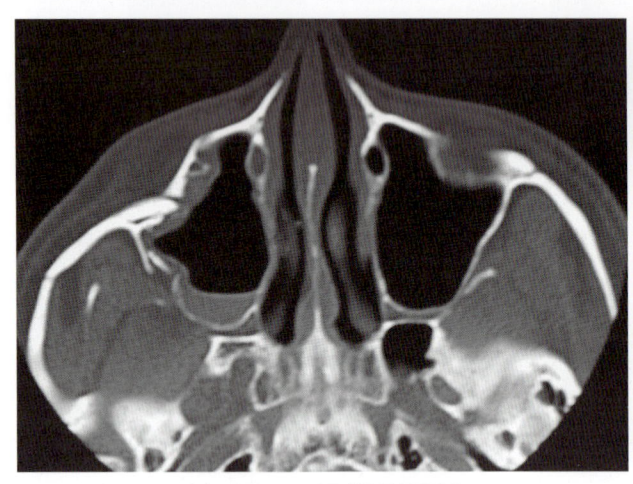

(a) 術前 3DCT 所見　　(b) 術後 3DCT 所見

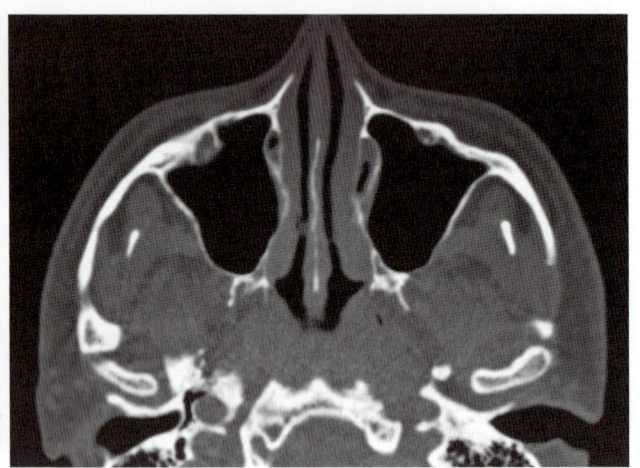

(c) 術前 CT 所見（横断断層像）　　(d) 術後 CT 所見（横断断層像）

図4　I 型骨折（27歳，男性）
上口腔前庭切開でアプローチし，上顎洞前壁を2本のプレートで固定した。

備する。われわれは通常，前頭頬骨縫合部には軟鋼線もしくはマイクロプレート（いずれも原則，術後抜去しない），上顎洞壁には吸収性プレートを第一選択として勧めている。なお，上顎洞壁であっても粉砕骨折などで固定が難しそうな場合，特に高齢者に対しては，これも術後抜去しないことを前提にチタンプレートを勧めている。

2 手術手技

1）体位と麻酔

体位は仰臥位とし，麻酔は原則，全身麻酔，経口挿管とする。チューブは下口唇正中もしくは健側口角に固定し，麻酔器は手術台左側に置いてもらう。術者は頭側および右側から操作する。

2）手術の実際

（1）I 型

手術はもっぱら上口腔前庭切開より行う。上顎洞前壁および側壁を，骨膜下に，眼窩下神経を損傷しない

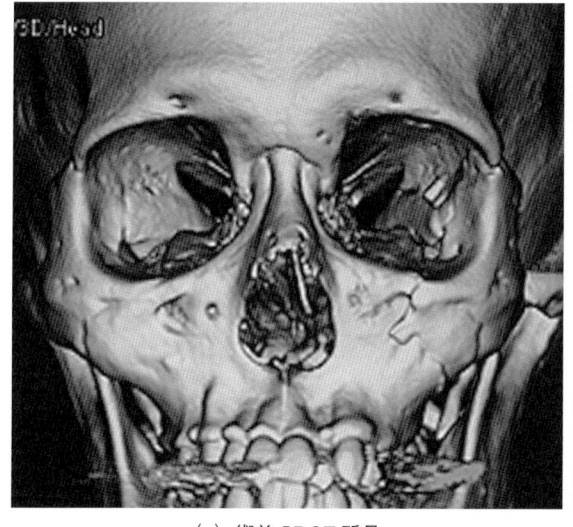

(a) 術前 3DCT 所見 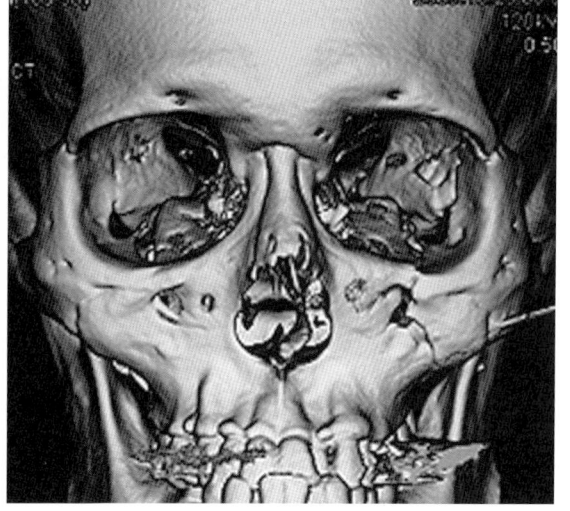　　　　　　　　　　(b) 術後 3DCT 所見

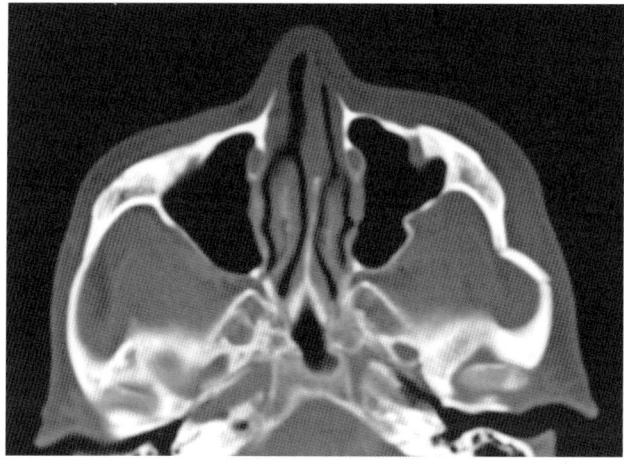

(c) 術前 CT 所見（横断断層像） 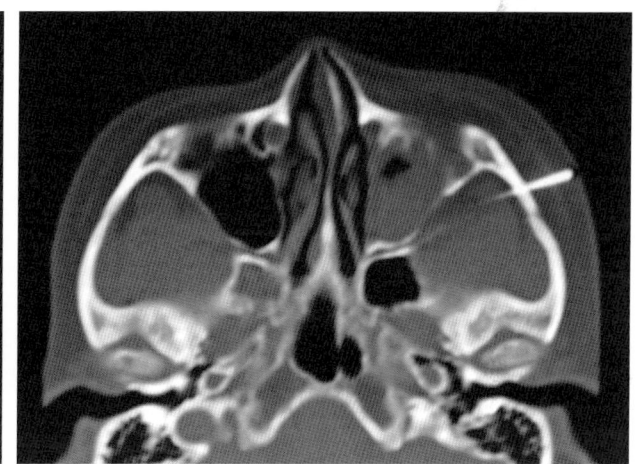　　　　　(d) 術後 CT 所見（横断断層像）

図5　II 型骨折（56 歳，男性）
上口腔前庭切開でアプローチし，上顎洞前壁を吸収性プレート1本で固定した後，頬骨体部にキルシュナー・鋼線を刺入した。前頭頬骨縫合部の軽度離開を認めたが，患者は創痕が残ることを希望せず，前頭頬骨縫合部の整復・固定は行わなかった。3DCT 上，眼窩外側部がやや尾側に転位しているが，外観上の問題はまったく生じていない。

よう気を付けながら，頬骨体部へ向かって剥離する。この際，第3骨片は，なるべくこれを上顎洞粘膜から剥がさないようにする。次いで，U字鈎を頬骨体裏面に挿入し，体部骨片の整復を図る。U字鈎を引く方向は CT 所見から決定するが，通常は前外側方である。骨片が干渉し合って整復を妨げるようであれば，骨片をフックなどで軽く引っ張り移動させながら操作を進める。この時，決して強く引いてはならない。簡単に骨折する。

上顎洞壁骨片の並び具合および眼窩下縁の触診所見，また可能であれば超音波検査所見などから，適当な位置に整復できたと判断したら，上顎洞前壁，側壁にプレートを1，2本置いてスクリューで固定する[5]。プレートの位置は骨折の状況により決定するが，側壁は粉砕されていることが多く，通常は前壁である。まず頬骨体部にスクリューを打ち，次いで歯槽骨側に打

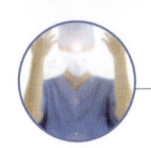

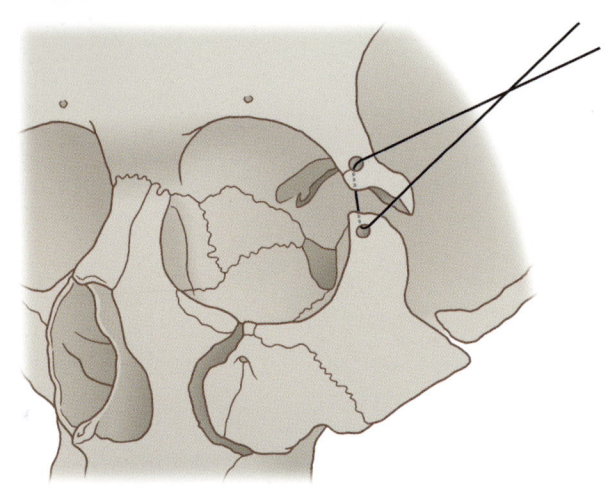

図6 軟鋼線による前頭頬骨縫合骨離断部の引き寄せ
これにより，頬骨体の転位だけでなく，しばしば回転も修正される。

つ．歯槽骨側では歯根を損傷しないよう注意が必要である．第3骨片の固定は必ずしも必要ないが，行う場合は下からフックで軽く支えるようにしてスクリュー用の孔を穿つ．すべてのスクリューはいったん軽くねじ込んでおき，最後に増し締めする（図4）．

（2）II型

I型と同様，主として上口腔前庭切開より操作を行う．剥離を行った後，CT所見を参考に，U字鉤で整復を図る．この際，口腔内からの牽引だけでは整復が難しいようであればGilliesの切開を追加する．十分に整復できたことを確認したら，その位置で，まず上顎洞前壁（側壁）をプレート固定する．受傷後日が浅く，整復の際，頬骨弓部がカチッと戻った感があれば，それだけでも構わない．しかし，後戻りが危惧されるようであれば，さらに1.6 mm径位のキルシュナー・鋼線を体部より斜め後方に刺入する．キルシュナー・鋼線は3週間後に抜去する（図5）．

（3）III型

I型と同様の切開・剥離に，重瞼線切開による前頭頬骨縫合部の剥離を追加する．前頭頬骨縫合離開部に生じた肉芽などを処理した後，U字鉤やエレバトリウムなどを用いて体部骨片の整復を図り，整復できたと判断したら，まず前頭頬骨縫合部の骨端にドリルで孔を穿ち，軟鋼線で引いて軽く固定する．次いで，上顎洞前壁（側壁）をプレートで固定し，最後に整復の状態を確認して，全体を増し締めする．

（4）IV型

最初に1 cm強の外眼角切開を加えた結膜切開を行い，そこから眼窩縁，眼窩外側壁内面を骨膜下に剥離する．前頭頬骨縫合離開部では生じた肉芽を除去する．次いで上口腔前庭からの切開・剥離を加え，U字鉤を用いて整復を図る．この際，前頭頬骨縫合骨離断部の骨断端に軟鋼線を通し，軽く締め上げていくと整復の助けとなる（図6）．前頭頬骨縫合部，上顎洞壁，眼窩下縁，そして眼窩奥の蝶頬骨縫合部の状態から適当に整復されたと判断したら，その位置で骨片を固定する．ただし，この型の骨折は鼻骨・上顎骨の骨折を合併していることが多く，その場合，眼窩下壁は整復の指標とならない．固定は通常，前頭頬骨縫合部の軟鋼線の増し締め，そして上顎洞壁のプレートで十分である．

（5）V型

体部粉砕骨折を有する本型では，症例に合わせて治療方針を決定する．原則として剥離は最小限とし，頬骨隆起を左右対称に再現するよう心がける．上顎洞粘膜を風船として捉え，その上に貼られた骨片を広げる感じで整復し固定する（図7）．

（6）骨移植

広範囲の眼窩底，眼窩内側壁骨折を伴う症例には骨移植が必要となる．術前のCT所見から判断する．なお，I～III型の症例ではまれである．

3）術後管理

術後数日は軟食とする．食後のうがいを励行させ，口腔内の清潔を保つ．歯磨きも早期より許可する．

II 手術の適応

頬骨骨折に見られる機能障害のうち，開口障害は通常，2～3週以内に軽快する．複視も軽度であればほとんどが数週で消失する．眼窩下神経領域の知覚障害に関しては，早期除圧手術が有効との報告がある[6]．しかし反論も多く，われわれもまた，除圧を行っても行わなくても，あまり差はないとの印象をもっており，

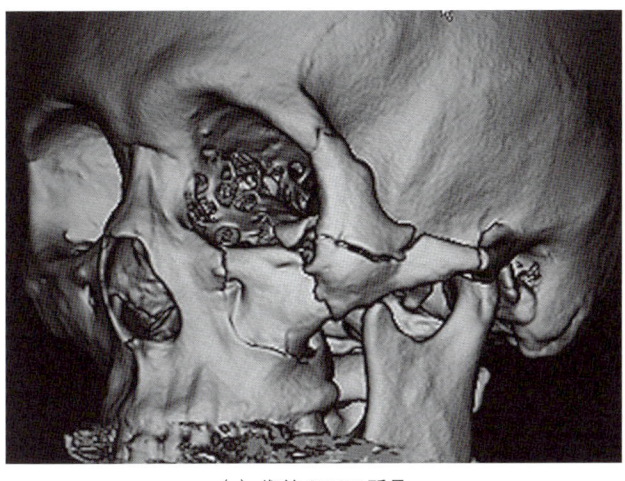

(a) 術前 3DCT 所見

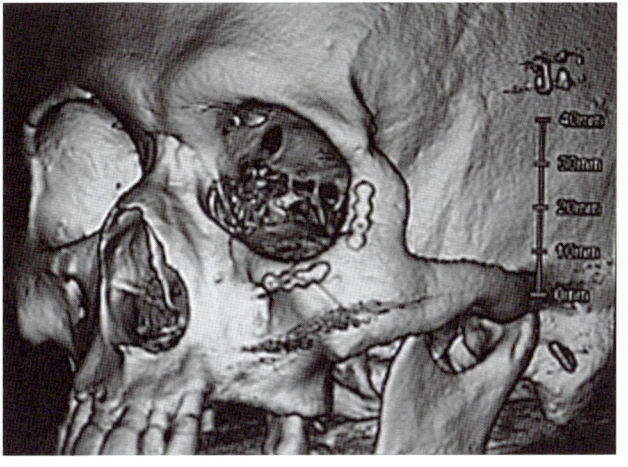

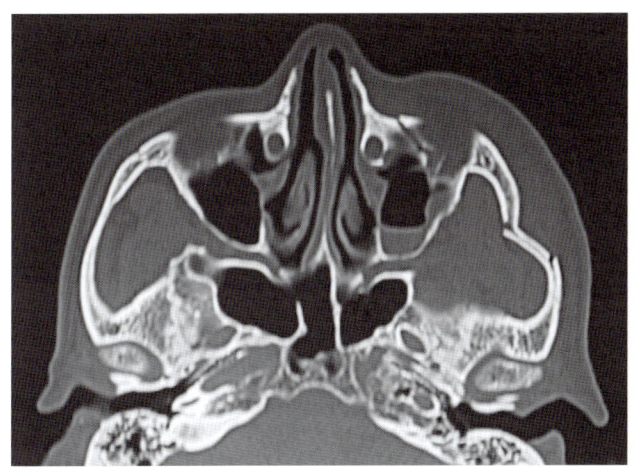

(b) 術後 3DCT 所見

(c) 術前 CT 所見（横断断層像）

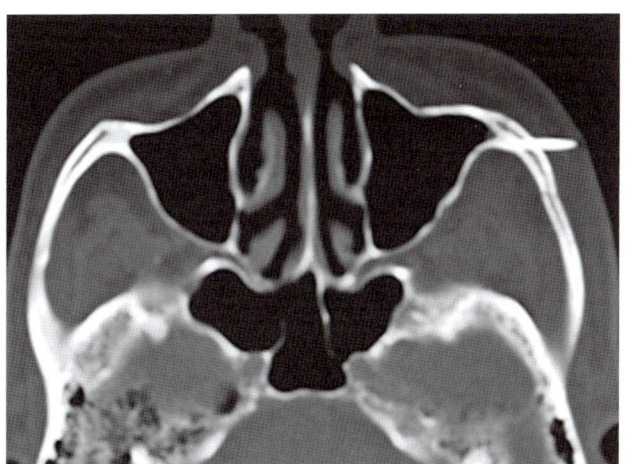

(d) 術後 CT 所見（横断断層像）

図7　V 型骨折（46 歳，男性）

外眼角切開を加えた結膜切開，および上口腔前庭切開でアプローチし，U字鈎とエレバトリウムを用いて整復を図った。前頭頬骨縫合部，蝶形頬骨縫合部の状況から整復を確認し，前頭頬骨縫合部，眼窩下縁をマイクロプレートで固定した。さらにキルシュナー・鋼線を刺入した。

手術の目的はもっぱら整容と考えている。それゆえ，患者の年齢，性別，変形の程度と，前述の分類で示された治療方針の手術侵襲を勘案し，患者と相談しながら手術適応を決定している。

ちなみにわれわれは，若年者であれば比較的軽度の変形であっても手術を勧めている。特に口腔前庭切開だけで可能なI型であれば，段差を触れるだけ程度の症例に対しても手術を勧めることが多い。また，高齢者であっても，侵襲が軽度なI型の場合は，積極的に手術を勧めている。なお，手術時期はなるべく早い方がよく，原則2週間以内に行うべきと考えている。

III 合併症回避のコツ

1 術後変形

眼窩形態が正しく修復，固定されないと，外眼角の下降，眼球の下垂，陥凹などの変形が生じる。特にIV，V型の骨折で生じやすい。これは通常，整復が

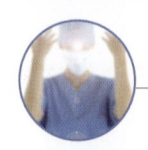

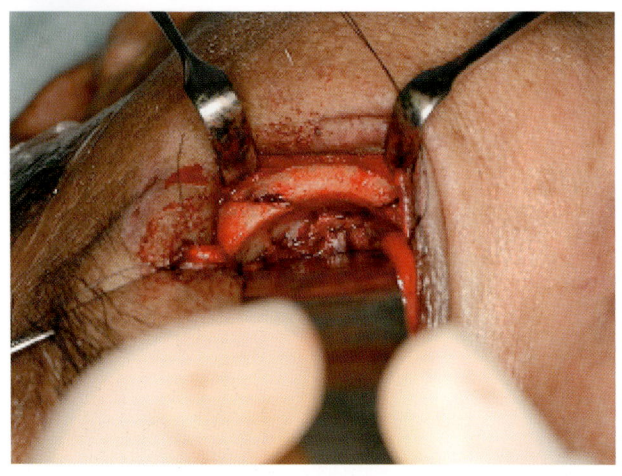

図8　外眼角切開を加えた結膜切開による術野の展開
蝶形頬骨縫合部近傍が確認できる。

不十分なことが原因で，固定の問題ではない。前頭頬骨縫合部，眼窩下縁，上顎洞壁の3点で正しい位置に整復されていれば，理論上は，体部全体も正しい位置に整復されていそうなものである。しかし，実際はそうでないことが多い。無論，鼻骨・上顎骨の合併骨折がある場合は，眼窩下縁は整復の指標にならない。術前のCTにおいて蝶形頬骨縫合部が大きくずれていたり，前頭頬骨縫合部の離開が大きかったりする場合は，外眼角切開を加えた結膜切開，もしくは冠状切開を行って，蝶形頬骨縫合部，頬骨弓の整復を確認する[7]（図8）。また，広範な骨欠損があれば，骨移植を行う。

頬骨弓の突出も，しばしば問題となる。II, IV, V型，特に側頭骨頬骨突起基部で骨折している症例に多い[8]（図9）。われわれも整復にあたり，なるべく頬骨体を前方に引いて頬骨弓を直線化するよう努力している。

また固定も，キルシュナー・鋼線を追加している。しかし，それでも軽度の突出が残ることが多い。術前の診察の際に，患者が突出を強く気にするようであれば，耳前部切開あるいは冠状切開を検討する。

2 歯根部損傷

上顎洞壁にプレート固定をする際，スクリューにより歯根部を損傷することがある。特に犬歯に多い。術中注意を払うだけでなく，必要があれば術前にオルソパントモグラフィーを撮って深さを確認しておく。

3 プレート露出

上口腔前庭切開で，術後，プレートの露出を見ることがある。余裕をもってプレートを覆うことができるよう，切開を粘膜の折れかえりから約1cm頭側に置き，十分な粘膜下組織を残すようにする。

4 その他

皮膚切開部の瘢痕や硬結，睫毛外(内)反などは少なくない。不要な切開を避けるとともに，切開を置く場合はなるべく愛護的な手術を心がける。その他，合併症とはいえないが，骨片を整復した後，上顎洞から湧き出るような出血を見ることがある。時にはこれが覚醒後に起きる。術中であれば圧迫による止血が可能であるが，覚醒後は鼻出血となり止血に難渋する。パッキングで止血できなければ塞栓術を考慮する。

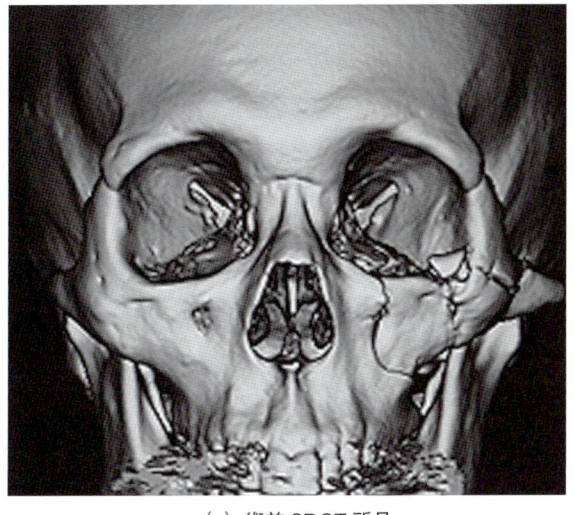

(a) 術前 3DCT 所見 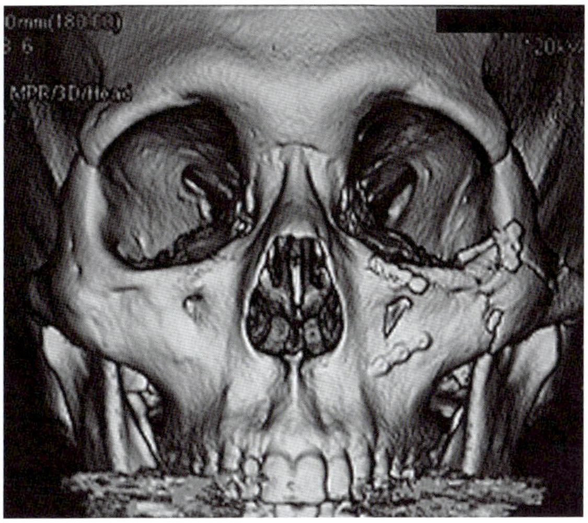　　(b) 術後 3DCT 所見

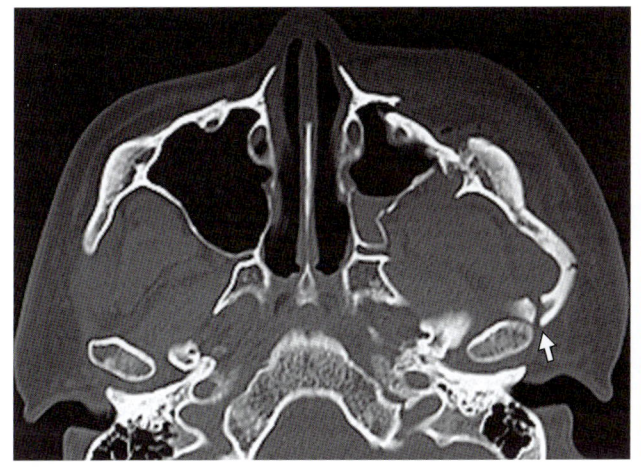

(c) 術前 CT 所見（横断断層像） 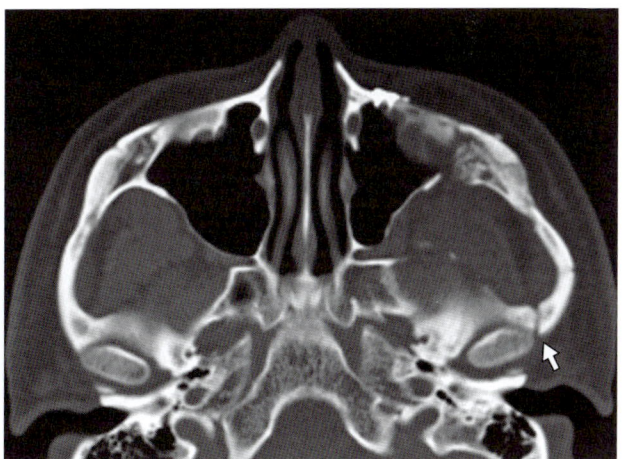　　(d) 術後 CT 所見（横断断層像）

図9　V 型骨折（47 歳，男性）
外眼角切開を加えた結膜切開，および上口腔前庭切開からアプローチして整復，眼窩外側壁と下壁，上顎洞前壁で固定した．さらにキルシュナー・鋼線を追加したが，側頭骨頬骨突起基部の骨折が十分に整復できず（⇨），頬骨弓の突出が残った．

● 引用文献

1) Wray Jr RC, Holtman B, Ribaudo JM, et al : A comparison of conjunctival and subcilliary incisions for orbital fractures. Br J Plast Surg 30 : 142-145, 1977
2) 井砂司, 野﨑幹弘, 本田隆司ほか：頬骨骨折治療のコツと pitfall. PEPARS 18 : 27-34, 2007
3) 石田有宏：睫毛下切開と経結膜切開. 形成外科 49 : 1221-1230, 2006
4) 天方将人, 平林慎一：術式に基づいた新しい分類の試み. 形成外科 49 : 1187-1191, 2006
5) 副島一孝, 本田隆司, 野﨑幹弘ほか：術中超音波診断を利用した頬骨骨折に対する低侵襲手術の試み. 形成外科 47 : 253-260, 2004
6) 田嶋定夫：頬骨骨折. 顔面骨骨折の治療（改訂第2版）, pp118-120, 克誠堂出版, 東京, 1999
7) 大木更一郎, 小池幸子, 江浦重義ほか：Le Fort III 型骨折に対する蝶形骨縫合固定法. 形成外科 50 : 1281-1290, 2007
8) Burns JA, Park SS : The zygomatic-sphenoid fracture line in malar reduction ; A cadaver study. Arch Otolaryngol Head Neck Surg 123 : 1308-1311, 1997

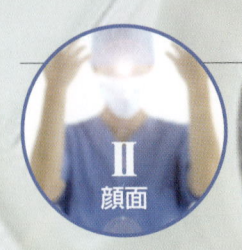

7. 上顎Le Fort I 型骨切り術

奥本隆行　藤田保健衛生大学医学部形成外科

Key words　上顎骨骨切り術　Le Fort I 型骨切り術　手術手技　合併症

ここがポイント

Le Fort I 型骨切り術は，頭蓋顎顔面外科において必要不可欠な基本的手術手技である。しかし，不適切な骨切りによる大量出血や，不十分な離断や授動による後戻りなどの問題点もある。また，術前に行うシミュレーション（移動方向，移動量の決定など）や術後管理も手術手技と同等に重要である。

私の行う手術は特別なやり方ではないが，同一部位を長時間操作することなく，効率よく左右交互に剝離や骨切りを行い，その都度アドレナリン含浸コメガーゼをパッキング留置することで出血を抑制して，クリアな視野を保つように心がけている。またレシプロやノミも十分なガード下に，安全確実な方向にかつ十分な深さまでしっかりと進めるように配慮している。

大量出血などの合併症を防ぐためには上顎の解剖を熟知し，安全確実な手順で手早く骨切りを完了することが重要である。また，down fractureに際しても決して無理することなく，しかし十分な授動をすることで後戻りの少ない安定した結果が得られるようにしなければならない。その一方で，もし予期せぬ出血を生じた場合には，出血量が過度とならないように，あわてずに対処する手段をあらかじめ考えておくことも大切である。同様に術後管理に関しても安全第一に，とりわけ術直後の気道確保に関して十分な配慮が必要である。

I 私の手術手技の基本

1 手術室でのセッティング

全身麻酔は経鼻挿管（経鼻用RAEチューブを使用）で行い，対側の鼻孔から胃管を挿入し，ともに鼻中隔に縫合固定したうえでさらに前額にテープで固定する（図1）。また，Aラインと末梢静脈ルートを2本（1本は自己血輸血用）確保する。麻酔導入が完了したら咽頭パッキングを行い，ポビドンヨードで口腔内をブラッシングする。麻酔器，麻酔科医は患者の左側尾側に位置してもらい，術者は患者の頭側に位置し，助手はその左右に配置する。器械台，電動モーターシステムなどは術者と右側の助手との間に設置する（図2）。手術開始後は筋弛緩薬の投与と十分な除痛を主眼においた麻酔管理（フェンタニルもしくはレミフェンタニル併用）により，低血圧麻酔を行う。

2 手　術

1）切開・剝離

閉創する際の口腔粘膜の縫い代の余裕と耳下腺開口部に注意して，上口腔前庭に左右の第一大臼歯を結ぶ

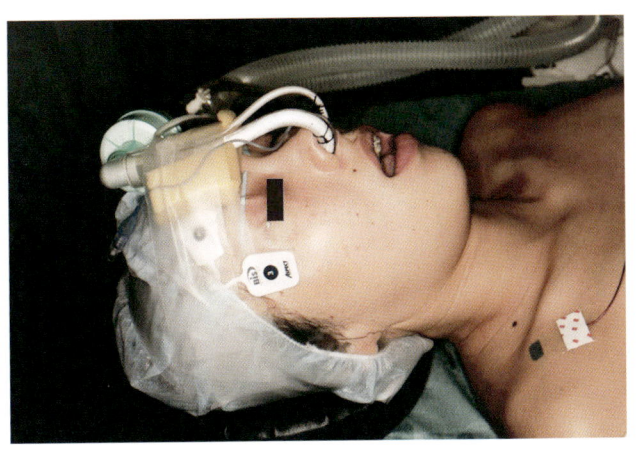

図1 経鼻挿管された RAE チューブと胃管の固定

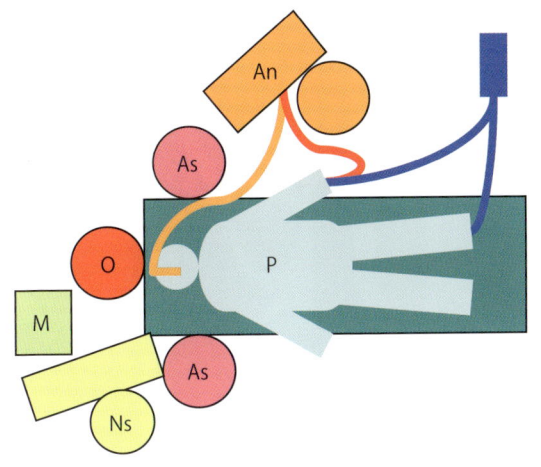

図2 手術室での配置
An：麻酔器，麻酔科医，As：助手，M：電動モーターシステム，Ns：看護師，器械台，O：術者，P：患者

横切開（約7～8 cm）のマーキングを行う。次いでアドレナリン添加 0.5％リドカイン溶液を約 10 ml 局所注射し，5分以上待ってから切開を行う。骨膜まで切開した後，一気に剝離を行うが，この際，適宜5万倍アドレナリン含浸コメガーゼを骨膜下に挿入し，上顎骨前面から翼突上顎接合部（pterygomaxillary junction：以下，PMJ），さらには梨状口底へと効率よく左右交互に剝離を進める。PMJ 部分の剝離は先曲がりの骨膜剝離子を用いると容易である。

2）骨切り

骨切りラインの決定にあたっては犬歯歯根の位置，骨固定部位を考慮し，また削骨を要する（上顎骨を上方移動する）場合はその分も考慮する。マーキングは，消毒しておいた鉛筆を用いて行うと滲むことがなく容易である。

骨切りの手順としては，まず reciprocating saw（以下，レシプロ）を用いて上顎骨前壁を外側から内側方向に向かって開始するが，内壁と外壁は前壁骨切り部分から洞内に差し入れたレシプロで洞内から洞外へ，後方から前方に向かって切り進めるようにするとよい（図3-a，b）。

内壁骨切りに際しては鼻腔粘膜外側に脳ベラを挿入して挿管チューブや胃管を保護し，外壁骨切りに際しては脳ベラの先端を少し曲げて PMJ に差し入れるようにして頰側軟組織を保護する。さらに，翼状突起近傍の上顎洞後端部の骨切りは，先に行った内外壁の骨切り部分から骨ノミを挿入して行うが，PMJ に達した時点で乾いた音からやや鈍い音に変わるので，ノミの打ち込みはそこまでに留める（図3-c）。こうすることでブラインド操作になる部分での不用意な出血を防ぐことができる。なお，ここで用いる骨ノミは，以前は鋭利な角を有する通常の顔面ノミを用いていたが，梨状口の狭小なケースで一度気管チューブを損傷した経験から，現在では鼻骨用のガード付きノミを好んで用いるようにしている。また PMJ の離断に際しては，先曲がりのノミ（Tessier の曲ノミ）を十分 PMJ に押し入れた後，先端をわずかに下方（口腔側）に向けることで翼口蓋窩に誤ってノミが入ることを防ぐことができる（図3-d）。

最後に，鼻中隔の離断を鼻中隔用オステオトーム（U型ノミの両先端に鼻粘膜保護用のガードが付いたもの）を用いて行うが，この際，必ず術者の左手指を後鼻棘にあてがい，ノミが咽頭後壁に突き抜けないようにして，この時だけ助手にハンマーをたたいてもらう。これらいずれの操作も十分なガード下に行い，骨以外に損傷が及ばないように注意することが重要である。上顎を上方に移動する場合には鼻腔通気を確保し，鼻尖が上向きになることを防ぐ目的で梨状口底の削骨を行っておいた方がよい。

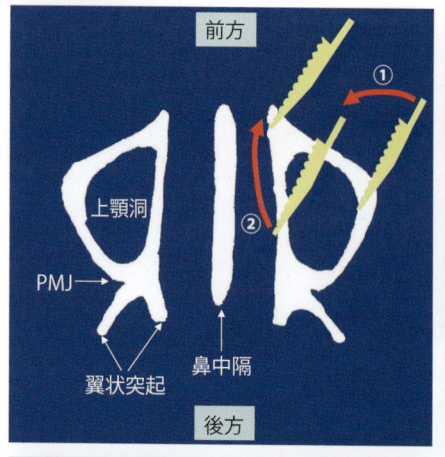

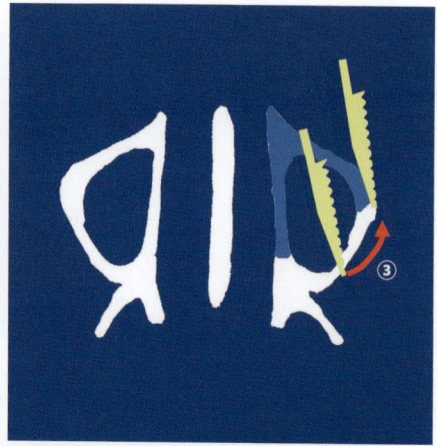

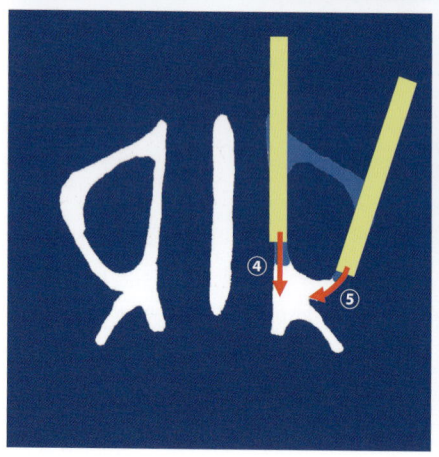

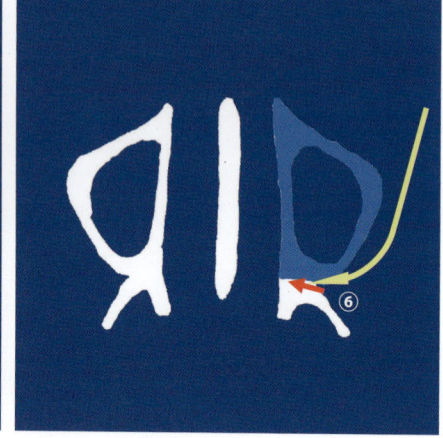

図3 上顎骨切り術の手順（上顎骨水平断面における模式図）

(a) レシプロを用いて①上顎骨前壁を外側から内側に向かって骨切りし、②内壁は洞内から洞外に刃を向けて後方から前方に向かって切ってくる。
(b) ③外壁も内壁と同様に、洞内から洞外に刃を向けて後方から前方に向かって切ってくる。
(c) ④⑤翼状突起近傍の上顎洞後端部は骨ノミを用いて骨切りを行うが、PMJに達した時点で乾いた音からやや鈍い音に変わるので、ノミの打ち込みはそこまでに留める。
(d) PMJの離断は先曲がりのノミ（Tessierの曲ノミ）を十分PMJに押し入れた後、先端をわずかに下方（口腔側）に向けることで翼口蓋窩に誤ってノミが入ることを防ぐことができる。

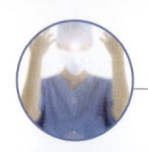

3) 授　動

　Rowe鉗子で梨状口底と口蓋を把持してdown fractureを行うが、骨切りが十分であれば弱い力で容易に離断できる。もし、過剰な力を要するようであれば、骨切りが不十分であると考え、再度骨切りを行う。また、上顎離断後の授動で上顎骨前方部が上下に動くにもかかわらず前方への移動が困難な場合、PMJの離断が不十分で、いわゆるLe Fort I型骨折と同様の状態で離断した上顎骨片に翼状突起や翼突筋群が付着している可能性がある。この場合にも再度PMJの離断を行う必要がある。
　しかし、これらの操作がすべて十分であっても、口蓋裂症例などでは硬口蓋後端での瘢痕形成が強く前方移動が困難な場合もあるので、骨固定前に十分な授動を行い、計画した位置で上顎を無理なく静的な状態で保持できることを確認しておく必要がある。

4) 出血のチェック

　骨切り授動後、骨固定に先立って確認する。もし大口蓋動脈からの出血があっても、上顎を十分前下方に引き下ろした状態にすれば容易に止血できる。また、上顎洞壁が比較的厚く、骨切り面からの出血が多いような場合には、上顎骨をいったん元の位置に戻してしばらく保持することで大抵の出血は止まるので、あわてないことも重要である。

5) 位置決め、顎間固定

　上顎骨の位置決めには、バイトスプリントを用いる場合と、フェイスボウ（頭蓋に対する上顎歯槽部の三次元的位置づけを行うために矯正歯科で用いる装置）トランスファーを用いる場合[1)2)]がある。フェイスボウトランスファーとは、上顎歯列模型を咬合器にマウ

ントする際に，フェイスボウを用いて鼻根部と両側外耳道を支持点として採得した上顎歯槽部の位置を咬合器上に移し替えることであり，また実際の手術で上顎の位置決めに際し，咬合器上でのモデルサージャリーによって決定された上顎の位置を患者に移し替えることを意味する。下顎に対する前後的な位置決めという点では，スプリントを用いて顎間固定した状態で上顎の位置を決定する方が正確だが，垂直方向の位置決め，とりわけ咬合平面傾斜の改善を図る場合などにはフェイスボウを用いて頭蓋に対して位置決めを図る方が優位な場合もある。ただし，後者の場合も最終的に下顎との間で咬合を決定する際にはスプリントを用いて顎間固定を行う方が簡便で確実である。

一方，上下顎骨切り術で前者を用いて位置決めを行う場合には，ダブルスプリント（骨切り前の下顎骨を基準にして第1スプリントで上顎の位置決めを行い，次いで下顎骨切りを行って第2スプリントで下顎の位置決めを行う）が必要となる。

6）骨固定

梨状口縁と頬骨上顎突起部，すなわち垂直方向のbuttress部分において左右2カ所ずつ固定する。吸収性のポリ乳酸プレートを用いることが多いが，三次元的偏位が大きく移動量が大きい場合や，上顎骨を前下方移動して骨移植を要する場合などにはチタン製ミニプレートを用いている。

7）閉 創

上顎を前方移動した場合には鼻翼が広がり，いわゆるあぐらをかいた状態になりやすいので，口腔前庭の縫合に先立って両側鼻翼基部の皮下に糸をかけて引き締めを行っておく方がよい（alar base cinch suture）。ただし，糸そのものによる引き締め効果は恒久的なものではないので，著者は4-0吸収糸を用いている。また，鼻腔底粘膜は梨状口底からいったん剥離されているので，圧着を図る目的で手術終了時に抗生剤添加ワセリンタンポンガーゼを鼻腔に挿入する。

3 術後管理

1）気道確保

術後管理は本来，手術手技とは別であるが，本手術においては術直後の手術室退室から翌日までの管理は非常に重要である。抜管のタイミングや気道確保の方法などに関して施設により方針はかなり異なるものと思われるが，確実な気道確保が絶対条件であることはいうまでもない。著者の施設では，通常の顎形成手術においては顎間固定をした状態で手術を終了するため，手術室内では抜管せず，挿管した状態で病室へ帰室する。術直後は単に口腔内の腫脹があるばかりではなく，上顎からのじわじわとした血液の垂れ込みや分泌物も多く，また痛みなどに伴って血圧が上昇し，予期せぬ後出血を生じる可能性もゼロではない。加えて全身麻酔からの覚醒直後は患者の意識レベルが低いうえに，嘔気や嘔吐（基本的には胃管は開放となっているが，何らかの原因で閉塞する可能性もある）の危険もある。そういった意味でも，術後半日程度は挿管管理を行うと安心である。帰室後はモニター管理を行いつつ，基本的には翌朝，十分な覚醒と嘔気がないことを確認して抜管し，シリコン製の経鼻エアウェイに交換する。たとえ抜管可能な状況であっても，術当日の夕方から夜間において抜管は行わないようにしている。なお，術中にフェンタニルを併用した麻酔を行っているため，帰室後も比較的長時間にわたって鎮痛・鎮静効果が継続する。また近年では，中枢性$α_2$受容体作動薬のデクスメデトミジン（商品名：プレセデックス）という鎮静薬を持続点滴投与することで挿管管理下での鎮静を図っている[3]。本剤は集中治療管理下という制限はあるものの，極めて呼吸抑制が少ないため，人工呼吸離脱後の自発呼吸下での鎮静が可能であり，持続投与中（鎮静下）でも必要に応じて刺激を与えることにより，患者は容易に覚醒し，見当識を保持させることが可能である。これにより患者の苦痛を少なくして，翌朝の抜管までスムーズに管理することができている。

2）抜管後の管理

患者本人に口腔・咽頭吸引を指導し，エアウェイを介して吸引チューブを挿入し，自己吸引させている。

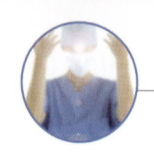

その方が患者本人の苦痛が少なくてよい。また，抜管1時間後より胃管をクランプし，嘔気がなければさらに1時間後に白湯を50 ml程度注入し，問題なければ昼より経管栄養を開始する。嘔気が生じた時点で胃管は開放とし，決して無理はしない。ポビドンヨード含嗽剤でうがいを励行するとともに，経口での飲水も許可して口腔衛生の保持に努める。エアウェイは5日間程度留置し，胃管での栄養管理は1週間行い，その後は経口での流動食とする。在宅での食事や顎間固定に対する不安がないようであれば術後10日程度で退院を許可する。

3）顎間固定

下顎骨切り術を併用している場合には3週間（当院では下顎の骨固定はloose fixationで行っているため），併用していない場合は2週間程度としており，解除は退院後外来で行っている。食事は固定解除後より徐々に軟食へと変更し，術後6週で完全に普通食としている。

II 手術の適応

Le Fort I型骨切り術の適応となるのは主として上顎を前方に移動する必要がある時で，唇顎口蓋裂に代表されるような，いわゆる上顎後退例である。また，著しい下顎前突症例では上顎歯槽部の前後的位置に問題がなくても，適応となる。その多くは咬合平面前後傾斜が小さくbrachyofacial pattern（短顔型）を呈するため，下顎単独の後退術ではその移動量が大きい割には，プロファイルの改善が得られにくい（いわゆる扁平な顔貌になる）。こうした症例では下顎骨切り術に加えてLe Fort I型骨切り術を行い，上顎前方部を前下方へ移動する，もしくは上顎後方臼歯部を上方へ移動することが望ましい。これにより咬合平面前後傾斜が増大し，おとがいは時計方向に回転するため，下顎骨切りによる移動量と併せてさらに後退することとなり，また頰部分の膨らみも得られ，プロファイルは大きく改善する。

そのほか，垂直方向に移動を要する場合として，dolicofacial pattern（長顔型）でいわゆるガミーフェイス（笑った時に歯茎の露出が大きい状態）の症例では上顎骨を上方移動する。さらには上顎骨の前後的，垂直的問題がなくても，咬合平面左右傾斜の修正が必要な顔面非対称症例や下顎骨単独手術では改善困難な骨格性開咬症例なども対象となる。

【症例】24歳，女性，顎偏位を伴う骨格性下顎前突症

顎偏位を伴う骨格性下顎前突症で，正面セファログラムでは上顎前歯正中は顔面正中に対し，わずかに左方に偏位を示しているが，実際の顔貌，口腔内所見では明らかに右方に偏位している（図4-a）。このように非対称例の正面セファログラムでは基準となる外耳道も左右でしばしばズレているため，変形の把握が難しい。こうした症例では二次元セファログラムに基づくペーパーサージャリーだけで手術計画を立てることは不可能であり，咬合模型を用いたモデルサージャリーと3DCTデータを用いた三次元画像シミュレーション〔画像処理ソフトウエアMimics®（マテリアライズ社製，ベルギー）を使用〕が有効であった（図4-b）。

手術は上顎Le Fort I型骨切り術と下顎矢状分割骨切り術を施行し，計画に基づいてあらかじめ咬合器上で作製しておいたダブルスプリントを用いて上下顎骨の位置決めを行った。また，上顎の位置決めが終了した段階で咬合平面板を用いて上顎位置の再確認を行った（図4-c，d）。

術後1年で歯科矯正治療を完了し，顔貌の対称性は良好で，上下前歯の正中は顔面の正中にぴったりと一致している（図4-e）。

III 合併症回避のコツ

1 大量出血

確実で手早い手術操作をこころがける

顎変形症手術において最も危惧される合併症は術中の大量出血である[4,5]。もっとも上顎骨切り術では，ほかの骨切り術，例えば下顎骨切り術などと比較して，特別操作に誤りがなくても出血が多くなってしまうこ

7. 上顎 Le Fort I 型骨切り術

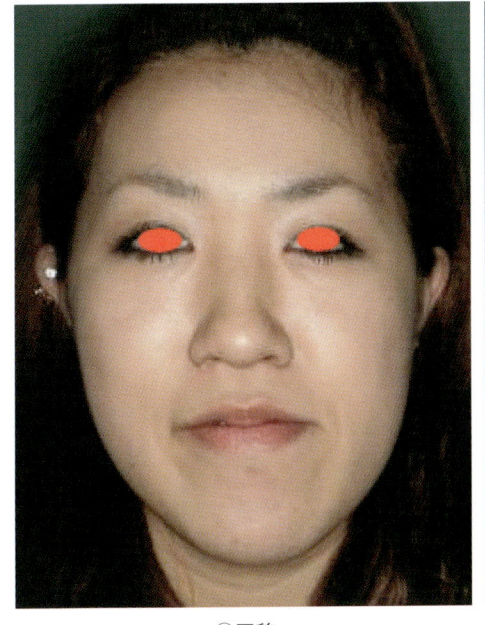

①正貌

②側貌

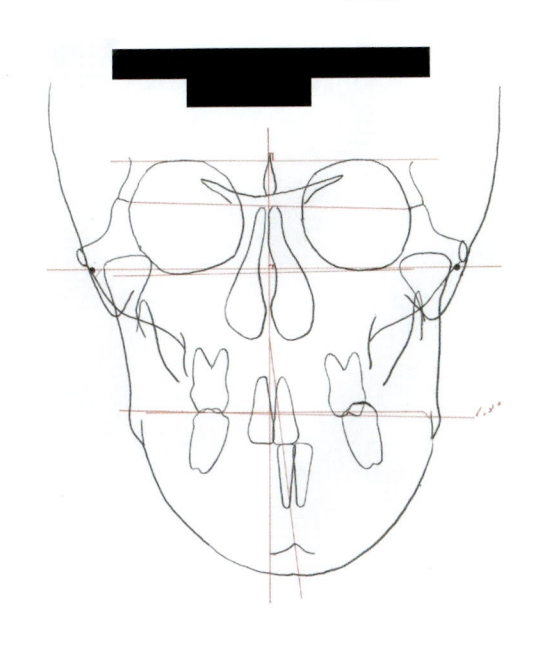

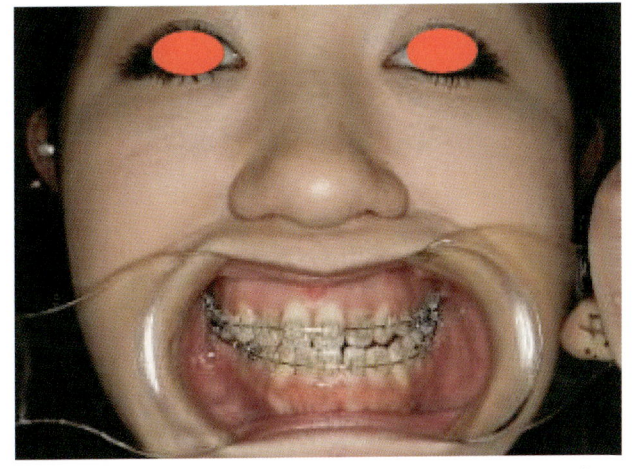

③正面セファログラムのトレース
　上顎前歯正中は顔面正中に対して左方に偏位している。
④咬合
　上顎前歯正中は顔面正中に対して右方に偏位している。

(a) 術前所見

図4 【症例】24歳，女性，顎偏位を伴う骨格性下顎前突症

とがある．これに対しては低血圧麻酔と手術開始前からの十分な鎮痛管理も重要であるが，何にも増して安全確実でかつ手早い手術操作が出血を少なく抑えるコツである．同一部位を長時間にわたって操作し続けると出血は多くなり，また視野が狭いためその出血によ

り操作も難しくなる．特に剝離操作では左右交互に効率よく行い，その都度アドレナリン含浸コメガーゼを剝離部位に挿入しつつ行うとよい．
　骨切りラインの決定や骨切りの手順も不用意な出血を防ぐうえで重要であるが，これについては前述の通

105

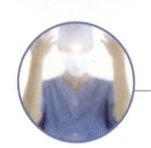

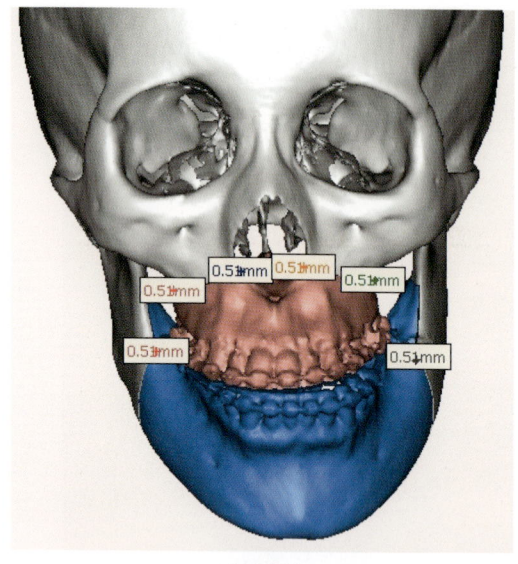

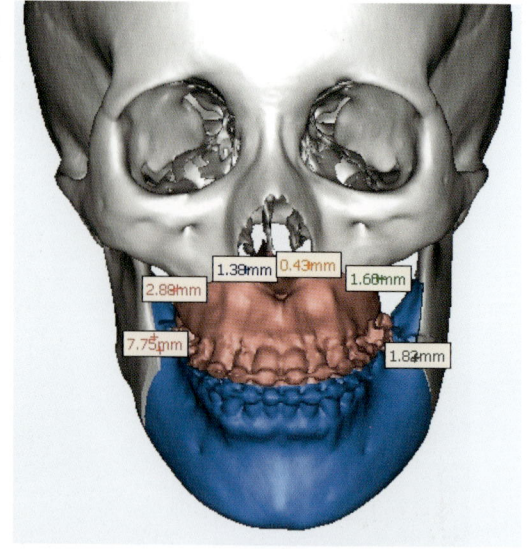

①移動前　　　　　　　　　　　　　　　　②移動後

(b) 三次元画像シミュレーション

上下顎の被蓋関係に注意を払いつつ，三次元的対称性が得られるように移動骨片の位置決めを行う。また移動に無理がないか，各骨片間の接触，干渉についても検討する。

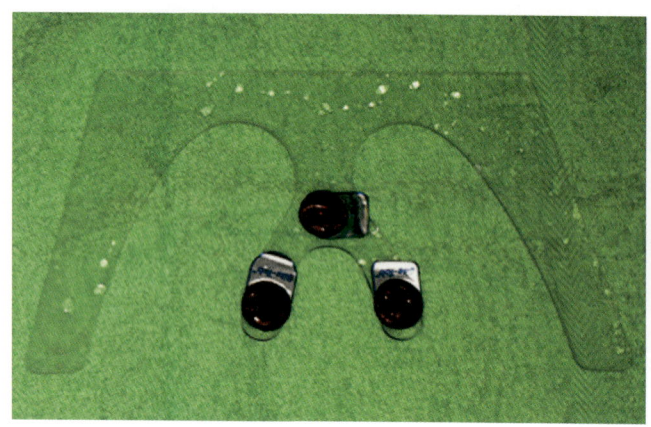

(c) 咬合平面板

上顎の咬合平面左右傾斜，前後傾斜，さらには咬合面における回転に関しても視覚的に確認できる。

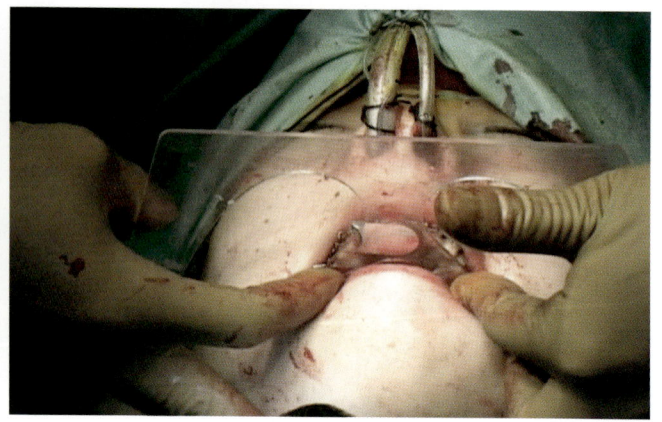

(d) 咬合平面板を上顎に適用してその三次元的位置を確認する。

図4【症例】

りである。操作に誤りがなければ，down fracture 後にいったん上顎を元の位置に保持していればたいていの出血は数分以内で収まってくる。注意しなければならないのは，上顎骨の低形成が顕著な症例で誤って翼口蓋窩に損傷が及んだ場合である。レシプロやノミは前述の方法で行う限り，誤って侵入することは考えにくいが，後方までの骨切りが不十分で down fracture に際して損傷が及び，大量出血となってしまう可能性はある。Down fracture に際して抵抗があればただちに中断して骨切りを確認し直すことはいうまでもないが，骨の低形成が顕著で抵抗が少ないことも十分考え得るので，fracture の最中に湧き上がってくるような出血があれば，やはりただちに中止して止血を行う必要がある。

106

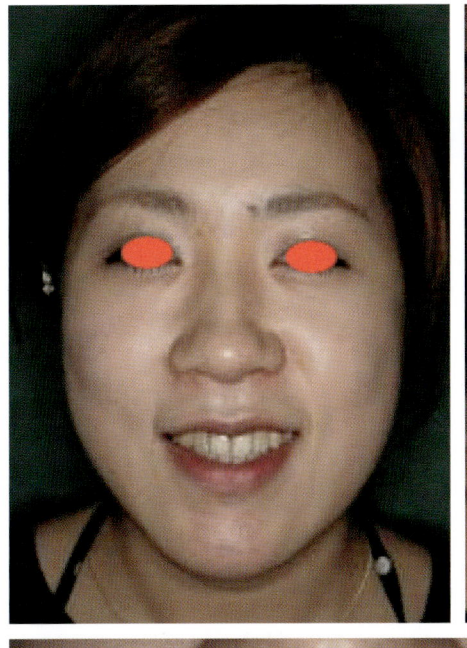

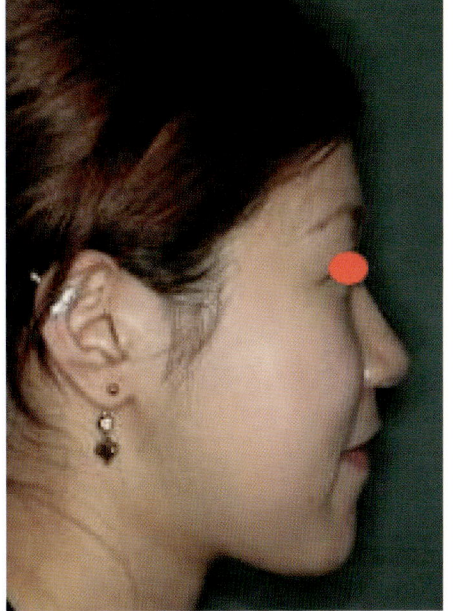

(e) 術後 1 年（歯科矯正治療完了後）の所見
　　顔貌の対称性は良好で，上下顎前歯正中部は顔面の中心にぴったりと一致している。
① 正貌
② 側貌
③ 咬合

図 4 【症例】

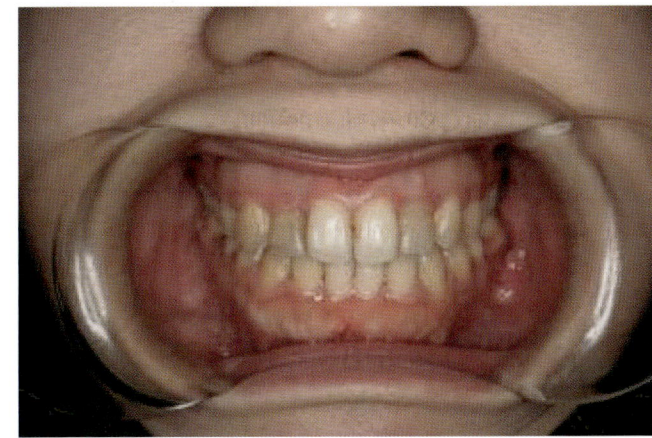

　万が一，顎動脈に損傷が及んだ場合には直視下での止血は困難であると思われる。酸化セルロース貼付剤（含可吸収性充填止血ガーゼ類）などを充填のうえ，アドレナリン含浸ガーゼなどでパッキングして長時間の圧迫止血を試みるなどの処置が必要であろう。著者は術中にこのような大量出血の経験をしたことはないが，なおも止血が困難である場合は，頸部を切開し外頸動脈を直接結紮するか，血管造影下に顎動脈の塞栓術を行うなどの処置を講ずる必要がある（こうした処置は，まれに重度の顎顔面骨折で救命のために行われる）。もしそうなれば，止血用のパッキングガーゼを挿入した状態で最悪手術を中止せざるを得ないことも考慮しなければならない。

　本手術は計画された予定手術であるため，術前に自己血貯血を行っておくのが一般的である[6]。著者は，上顎単独骨切り術では 400 ml，上下顎骨切り術では 800 ml 用意しており，予期せぬ大出血がない限りこれで十分であり，幸い今までこれ以上の輸血を要したことはない。しかし，不測の事態に備え同種血保存血の準備もしておき，術前にその旨を患者，家族に十分説明しておく必要がある。

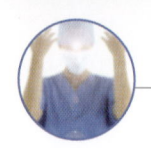

2 骨切りや down fracture に伴う合併症

無理のない必要十分な授動をこころがける

　骨切りや down fracture のコツや注意点は前述したとおりであるが，その基本は直視下に骨切りができない部位ではレシプロは用いず，ノミを用いてその刃先の感触を手で感じながら進めることである．また，down fracture を行うにあたっては決して無理な授動をしないことである．ただ，必要以上に恐れて不十分な授動のまま，位置決めに際して無理な力がかかった状態で骨固定をしないように注意することも重要である．したがって down fracture に際しては，はじめ弱い力でゆっくりと下方に上顎を授動し，その後徐々に大きい動作で上下，左右，さらにはひねりを加えるように多方向に十分授動する．三次元的に大きく移動させる必要がある場合には特に十分な授動に留意する．

　唇顎口蓋裂症例では，さらにさまざまな注意が必要である．本手術に先立ってあらかじめ顎裂部骨移植術がなされていても，口蓋部では骨の裂は残存しているため，down fracture に際して無理をしなくても顎裂部で破折する危険がある．破折すると lesser segment の歯列は口蓋側に転位しやすいので厄介である．これに対してわれわれは，術前にあらかじめ口蓋床（レジンもしくはビニルシリコーン印象材などを使用）を作製しておき，Rowe 鉗子をかける際に上顎口蓋面にこれを留置して fracture に際しての破折を防いでいる．また，これとは別に，硬口蓋後端での軟組織の瘢痕拘縮のために，骨切り術が十分であっても前方移動が困難なこともあり，この場合は授動術だけではなく，骨切り部位より硬口蓋後端を剝離子で直視下に剝離離断することも必要である．

　いずれにせよ十分な授動がなされ，静的な状態で位置決めができれば後戻りの危険は極めて少なくなる．しかし，それでも後戻りの問題がまったくなくなるわけではないため，術前に患者，家族にはその点を十分説明しておかなければならない．著者の経験では，8 mm 程度までの前方移動であれば通常の骨切り術で可能であると思われるが，それを超えるような移動量が要求される場合には RED（rigid external distraction）system[7]のような骨延長術が必要となってくる．

●引用文献

1) 和田昌久, 柴垣光志, 渡辺和也ほか：全上下顎同時移動術における上顎歯槽部の三次元的位置付けに関する臨床的考察. 東京矯歯誌 1：99-109, 1991
2) 奥本隆行, 中嶋英雄, 坂本輝雄ほか：複雑な顎顔面変形に対するシミュレーション手術；3次元実体模型への Face bow transfer の応用. 日形会誌 16：837-851, 1996
3) 泰地和子：集中治療における新しい鎮静薬 塩酸デクスメデトミジン（プレセデックス）の薬理学的特徴と臨床試験成績. 日薬理誌 124：171-179, 2004
4) 鈴木君弘, 泉健次, 本間克彦ほか：顎変形症手術における術中合併症について. 日顎変形誌 7：141-146, 1997
5) Sinclair PM, Thomas PM, Tucker MR：Common complication in orthognathic surgery；Ethiology and management. Modern Practice in Orthognathic and Reconstructive Surgery, edited by Bell WH, Vol.1, pp48-83, WB Saunders Co, Philadelphia, 1992
6) 沖田元一, 井上恵介, 岡田邦子ほか：顎変形症患者に対する外科的矯正術における自己血輸血. 自己血輸血 15：143-147, 2002
7) Polley JW, Figueroa AA：Management of severe maxillary deficiency in childhood and adolescence through distraction osteogenesis with an external adjustable rigid distraction device. J Craniofac Surg 8：181-185, 1997

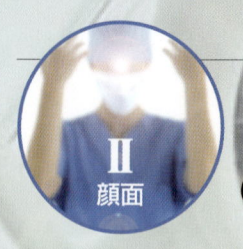

8. 下顎枝矢状分割術

平野明喜　長崎大学医学部形成外科

Key words　下顎枝矢状分割術　合併症　手術手技

ここがポイント

下顎枝矢状分割術を上手に行うためには，まず無理のない手術計画を立てることが重要である。下顎骨の前方移動と上行枝の延長は容易ではなく，術後の後戻りも起こりやすいため，前方移動と上行枝の延長は最小限になるように計画するか，さもなければ骨延長術を考慮する。

上行枝内側では下顎孔の位置をよく確認したうえで皮質骨骨切りを行う。ノミによる分割に先立って皮質骨骨切りを確実に行うことが基本であるが，特に下顎体部外側の下顎骨下縁はやや深く確実に骨切りすることが重要である。ノミによる分割では2本のノミを交互に用いて，楔効果によって骨切り部を徐々に開大させながら，近心（前方）から遠心（後方）に向かって分割を行う。骨片の固定では下顎頭が確実に顎関節内に存在することを確認したうえで，外側骨片が抵抗なく骨切り部に適合するようにトリミングを行うことが必要である。特に，非対称例で左右の下顎枝で移動量が異なる場合は，十分なトリミングを要する。下顎骨前方移動や下顎骨の反時計回転では下顎頭がやや前下方へ偏位しやすいので，関節頭を関節窩内へ押し上げて固定を行う。骨固定後には顎間固定を外し，他動的に大きく開口を繰り返した後で，確実に関節頭を顎関節内に位置させて咬合の確認を行う。

術後血腫と口腔内粘膜の縫合不全は術後感染の原因になるので，十分な止血を行い，粘膜は water tight に縫合する。

I 私の手術手技の基本

1 下顎骨の剥離

下顎骨上行枝の前縁を指で確認し，粘膜切開はこれより5mm頬側に加える。切開の頭側（上方）は上顎歯列の高さまでとし，粘膜切開部からなるべく短距離で骨膜下に至る。下顎骨角部と上行枝の外側面，下顎下縁と後縁，および上行枝の前縁を広く剥離する。関節突起と筋突起の間の下顎切痕を確認して筋突起を把持する。筋突起内側を頭側から尾側へ剥離し，下歯槽神経が上行枝の神経管に侵入する高さを確認する。上行枝内側は骨切りに必要な範囲のみを剥離する。

2 皮質骨の骨切り

皮質骨切りには，著者はレシプロケーティング・ソー（以下，レシプロ・ソー）を用いるが，従来からのドリルやサイドカッティングバーを用いた骨切りも広く行われている。上行枝内側の皮質骨切りに先立って，骨バーを用いて筋突起下部の下顎骨内板を十分に削骨する。内側骨切りの高さは下歯槽神経よりも5mm以上頭側とする。内側皮質骨切りは皮質骨に溝をつける程

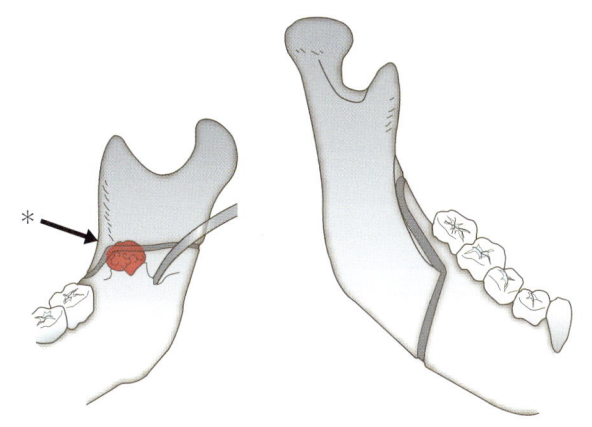

図1　レシプロ・ソーによる皮質骨骨切り術
＊：上行枝前縁はバーで削骨する。

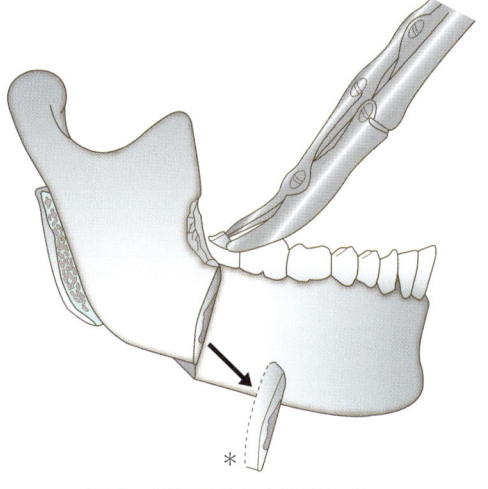

図2　外側骨片のトリミング
動力式鋸や骨ノミ鉗子で余剰骨を切除する。
＊：下顎骨後方移動に伴い切除された余剰骨。

度でよい．次いで，上行枝前縁に沿って骨切りを進め，第2大臼歯付近で体部外板の垂直な皮質骨切りを行う（図1）．下顎縁に近い体部外板の垂直骨切りは深めに確実に骨切りする．

3 矢状分割

　矢状分割には両刃の弱弯ノミと薄刃の弱弯ノミを用いている．最初に両刃のノミを用いて，近心側（前方）から遠心側（後方）へ向かって分割を進める．次第に骨切り部が開大してきたら，薄刃のノミを刃先が外板側へ向かうように挿入する．2本のノミを交互に楔のように利用しながら，分割を進める．下顎保持用のリトラクターは常にノミの延長線上に把持し，貫通したノミによる軟部組織や顔面神経の損傷を防止する．下顎縁の離断も近心から遠心へ向かって行う．関節頭を含む外側の骨片（condylar fragment：以下，外側骨片）と内側の歯列弓を含む骨片（tooth-bearing fragment：以下，内側骨片）に分割される（図2）．

4 外側骨片の位置決めとトリミング

　予定された位置へ下顎骨を移動し，咬合を確認しながら顎間固定を行う．関節頭が正しく顎関節窩内に位置していることを確認したうえで，外側骨片のトリミングを行う．下顎骨後方移動ではトリミングが必要であるが，下顎非対称例などで左右の下顎の移動量が異なる症例では片側の外側骨片が跳ね上がるため，十分なトリミングを要する．下顎骨後方移動では体部骨切り部での余剰部分をサージカル・ソーや骨ノミ鉗子（リューエル）を用いて切除する．さらに，第2大臼歯が外側骨片によって埋没しないように外側骨片の上行枝前縁の突出部も切除し，臼後三角のスペースを確保する（図2）．

　関節頭の位置に留意しながら，骨片の固定を行う．外側骨片の固定にはさまざまな方法があるが，当科では1994年以後はアングルスクリュードライバーを用いて，1枚のミニプレートによる口腔内プレート固定を行っている．

5 咬合の確認と創閉鎖

　顎間固定を外して下顎骨を他動的に2～3回大きく開口させ，関節頭が正しく関節窩に位置していることを確認のうえで，予定通りの咬合状態が達成されているかをチェックする．予定された咬合が獲得されていない場合は再度顎間固定を行い，骨固定をやり直す．

　固定が終わったら創内の洗浄を行い，静脈留置針外筒を利用したドレーンを挿入する．吸収糸で粘膜を

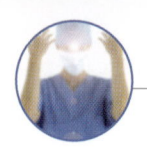

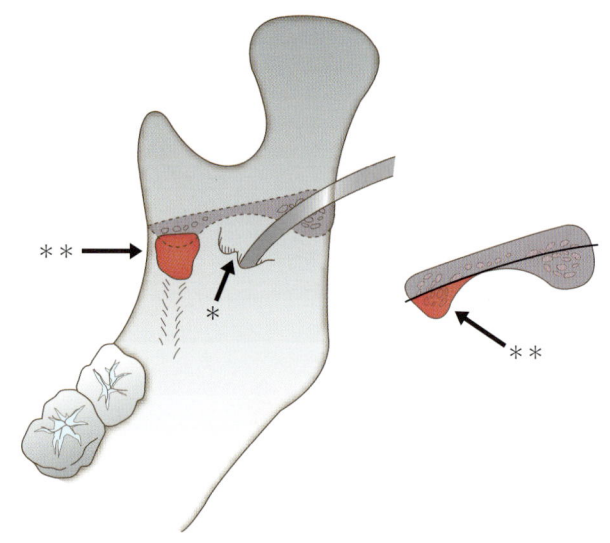

図3 内側骨切りの前のバーによる骨切除
＊：下顎小舌，＊＊：バーによる削骨を行えば深部の視野が得られやすい。

water-tight に縫合する。抜管前にX線撮影を行い，異物の残存などがないことを確認して抜管を行う。

6 術後期間

術後数日間は顎間固定を一切行わず，術後の口腔内への出血や嘔吐，あるいは鼻閉に対処する。術後3～4日での腫脹の軽減を待って，必要に応じて顎間ゴム牽引を開始する。顎間ゴム牽引法を患者に指導し，食事の時にはゴムを除去させ，食後の歯磨きを励行する。患者自身によるゴム牽引の可否を確認のうえ，術後1週間～10日目に退院させる。

II 合併症回避のコツ

1 外側骨片の破折と下歯槽神経損傷

下歯槽神経麻痺は矢状分割術の最大の問題である。下歯槽神経を損傷しないために，外側骨片は可及的に皮質骨だけになるように分割することが望ましい。し かし，十分な皮質骨切りを行わないままで，外板だけになるように分割しようとすると，外側骨片が途中で破折する危険がある。最悪の場合は，外側骨片に関節突起が含まれず，下顎が移動できないという極めて困難な状態に陥る。

また，本法では細心の注意を払っても，一部では下歯槽神経麻痺が避け難い場合もある。しかし，この合併症を最小限に留めることは可能である。前述の外側骨片の破折と下歯槽神経損傷は皮質骨切り術と矢状分割時のトラブルであるので，この合併症を回避するための注意事項と，合併症が出現した場合の処置について述べる。

1）合併症回避のための注意点

(1) 上行枝内側の皮質骨切りでの注意点

外側骨片の破折を防ぐために最も重要なのは，皮質骨切り術を確実に行うことであり，これは下歯槽神経損傷予防にとっても同様に重要である。皮質骨切り術で不十分になりやすいのが，上行枝内側面の骨切り術と，第2大臼歯外側で行う垂直骨切り術である。上行枝内側骨切りを行い得る高さは個人差があるので，下顎切痕と下歯槽神経の下歯槽神経管入口部である下顎小舌を確認して決定する。下歯槽神経は頭側ではより深部に位置しており，下顎枝内側面の剝離は必ず骨膜下に行い，頭側から尾側へ向かって剝離を進める。

上行枝内側骨切りを行う高さにおいては，上行枝の前縁と後縁だけが厚くて骨髄を有し，中央部は必ずしも内外板が分かれてはいない。したがって，下顎枝前縁を骨バーで削ると深部の視野が得られやすく，下顎小舌の後方下部に下歯槽神経が進入するのが認められる(図3)。骨膜下に下顎小舌よりも5mm以上上方を上行枝後端まで剝離し，レトラクターを挿入して神経を保護する。レシプロ・ソーの刃を上行枝後縁まで挿入する。レシプロ・ソーの刃は常に上行枝外板と平行に保ち，刃の向きはやや下方へ斜めに向け，深さが変化しないように留意しながら内板の皮質骨切りを行う。抵抗の減弱(loss of resistance)によって内板が切れたことがわかることも多い。しかし，この変化がわからないこともあるので，ある程度の深さに達したと判断したら内側骨切りをいったん中止する。

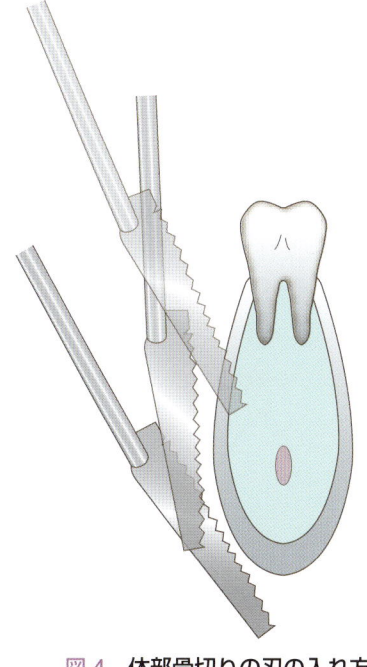

図4　体部骨切りの刃の入れ方

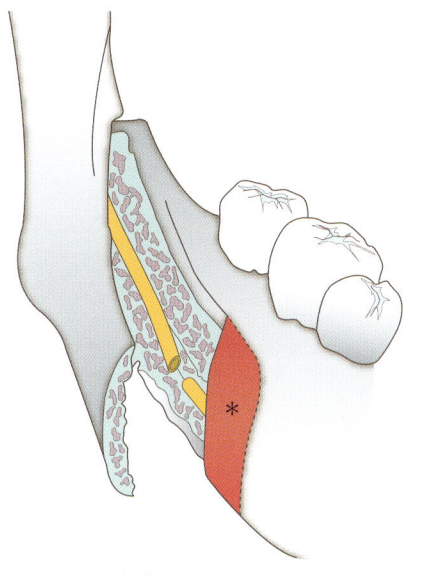

図5　断裂した下歯槽神経の縫合と外板分割の追加
＊：神経の縫い代を確保するための，外板骨切りの追加部を示す．

(2) 体部外板の皮質骨切りでの注意点

体部外板の皮質骨切りを深く行うと神経の損傷を来たし，浅いと外側骨片破折の原因となる．体部外板の形状には個人差があり，頰側に突出した凸面となっている場合と，反対に凹面となっている場合がある．そこで外板の形状に合わせ，下顎縁，中央部，歯槽骨付近に分けて骨切りを行う（図4）．特に，骨切りが不十分になりやすいのは下顎縁である．

(3) 矢状分割での注意点

ノミとハンマーの手応えを感覚として捉えることは重要である．皮質骨切りが正しく行われていればノミは容易に骨髄に刺入されるので，ハンマー音は柔らかく，骨切り部は速やかに開大してくる．逆に，ハンマー音が金属的で，骨切り部の開大が進展しない場合は皮質骨切りが不十分であることを疑わせる．骨切り部が簡単に開大しないか，開大してもすぐに元の状態に戻る場合は，体部の皮質骨切りをやり直す．

通常，弱弯ノミは刃先が外板に向かうように挿入することが多いが，下顎骨外板が凸面であるか凹面であるかによっても対応を変えねばならない．全般的にノミによる分割は慎重に行い，2本のノミを互いに楔を打ち込むように挿入し，前方（近心）から後方（遠心）に向かって分割を進める．

2) 下歯槽神経損傷時の対応

下歯槽神経損傷は容易に確認できる．骨切りが完了したら外側骨片の内面を観察し，神経管の損傷があるか否かを確認する．神経管が開放された場合は神経損傷の可能性がある．神経損傷がある場合はしばしば随伴する下歯槽動脈からの出血を伴うので，分割時の出血が多い時は神経の損傷が疑われる．神経束の部分損傷からの出血はできるだけ愛護的な止血を行い，いたずらに電気凝固を繰り返さない．下歯槽神経の完全断裂は少ないが，断裂した神経は可及的に神経外膜縫合を行う．部分断裂でも一部に離開を生じるような場合は縫合を行う．完全断裂した神経の近心側が神経管内に埋入すると，縫合のための十分な縫い代が確保できなくなる．この時は下顎骨外板の骨切りを追加して，神経断端を露出させたうえで神経縫合を行う（図5）．一般にほかの神経に比べて，損傷された下歯槽神経は骨に囲まれるので再生は良く，知覚もほぼ正常近くまでの回復が起こるが，最終的に痺れ感などの錯感覚が残存することが多い．

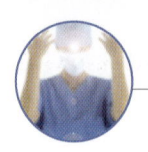

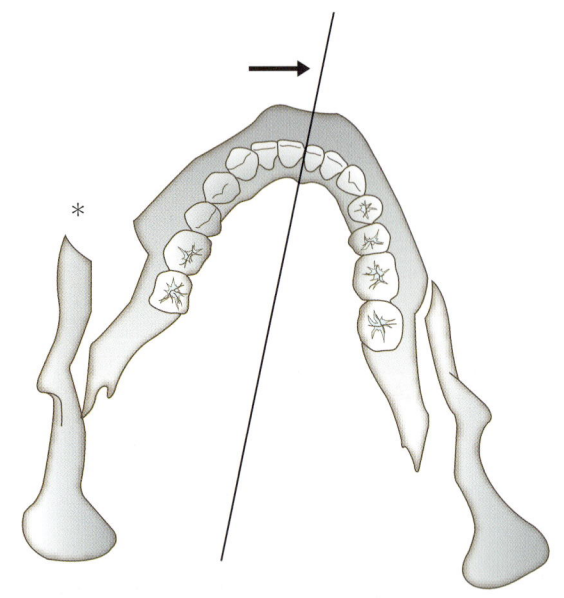

図6 下顎非対称での骨片間のギャップ
左右の移動量が異なる場合には，外側骨片の跳ね上がりが生じる（*）。

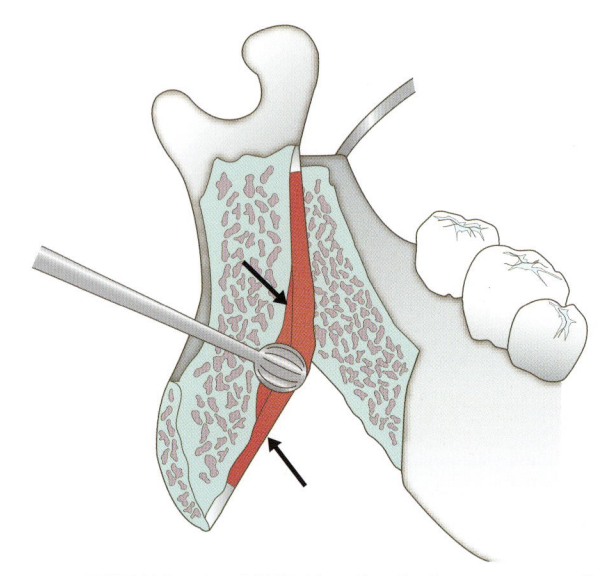

図7 早期接触による外側骨片の跳ね上がりとトリミング
外側骨片の跳ね上がりを修正するために，早期接触した角部後縁を削骨する。

3）予期せぬ骨片破折への対応

最も多いのは，角部や体部の下顎縁が内板と外板に分割されず，全層となることである。多くは外側骨片に全層の下顎縁が付着した状態となるが，これは骨切りの遂行にはまったく影響がない。ただし，下顎骨移動の妨げになるので，分割後に不要部分の切除を行う。

また，下顎体部骨切り線より前方の内側骨片に第3骨片を生じることがある。これはプレート固定に影響を及ぼすので，プレートの固定部位と形状によって対応する。生じた第3骨片もできるだけ固定する。

まれではあるが，矢状分割時に外板だけが破折することがある。破折した骨片には関節突起が含まれず，下顎の移動は不可能である。下顎枝の後縁に十分な外板が残っていれば，そのまま後方部を矢状分割し，第3骨片となった筋突起を含む前方骨片を骨プレートとして使用できる。しかし，通常の矢状分割が継続できない場合は，ほかの手術法を選択しなければならない。この場合の最善の方法は下顎骨垂直骨切りである。口腔内アプローチでの垂直骨切り術の追加が望ましいが，専用の手術器具を必要とする。必要な器具が準備できなければ口腔外法を利用しなければならないが，頸部に皮膚切開を加えるので術中でも家族への説明と同意を要する。遊離骨片となった外板は有茎の骨プレートとして補強に用いることができる。

2 術直後の咬合不正と顎関節症様症状

術後数カ月以上経過して発生する咬合不正には筋力のバランスをはじめとするさまざまな要因が関与するが，ここでは術直後に見られる不正咬合について述べる。これらの合併症は骨固定時の不備によるものであり，これは顎関節の解剖学的な特徴に起因する。つまり，顎関節は関節包が極めて緩く，関節窩は浅く，関節頭の可動性は非常に大きい。このため，骨固定時に下顎関節頭が正しく関節窩内に位置していないことや骨固定による関節頭の捻れなどが原因で起こる。具体例としては，前歯部開咬症例での下顎骨反時計回転や，左右の移動量が異なる下顎骨非対称例での水平面における回転などで生じやすい。

1）回避のための注意点

外側骨片の固定時には関節頭が正しく関節窩内に位置していることを確認しなければならない。下顎骨反時計回転では外側骨片が一緒に下方へ偏位しやすく，

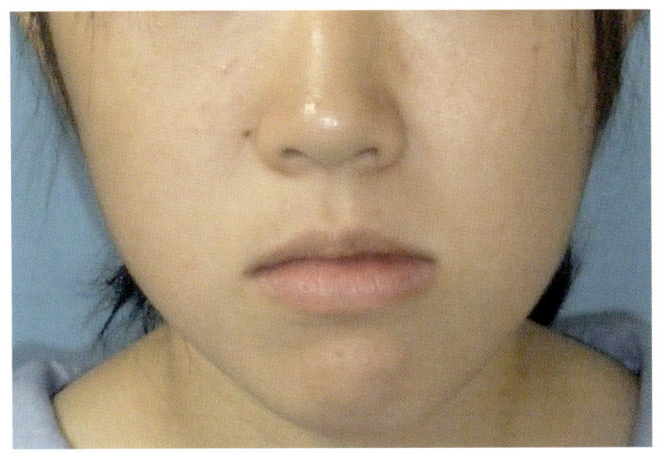

(a) 術前の正面像
下顎の偏位が明らかである。

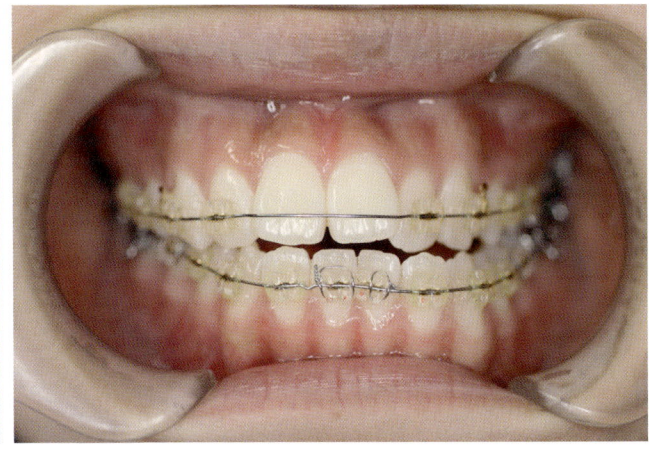

(b) 術前の咬合
上下顎 midline の不一致が見られる。

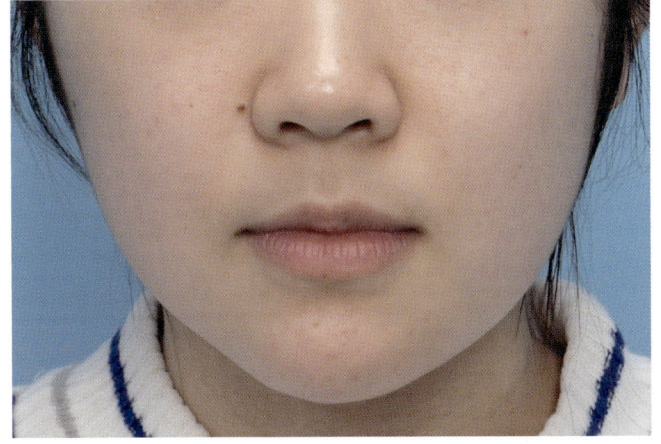

(c) 術後 3 年の正面像

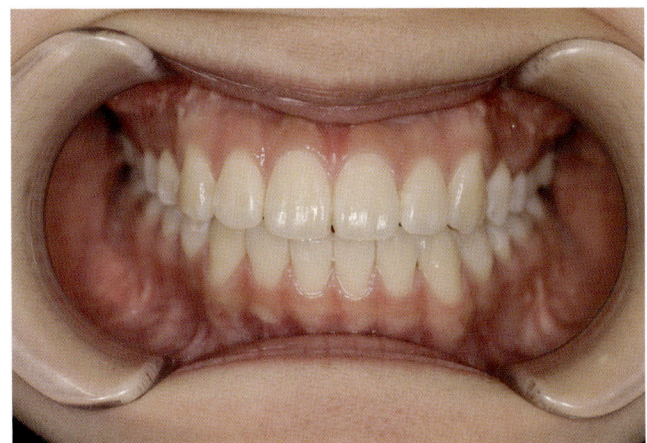

(d) 術後 3 年の咬合

図 8 【症例】16 歳，女性，偏位を伴う下顎前突症例

また，術後には筋力の影響で後戻りも起こりやすい。したがって，開咬患者の下顎骨反時計回転では，過矯正気味に上行枝長を保つように固定を行う。ただし，この操作では誤って下顎が前方突出にならないように注意が必要である。

下顎非対称では左右の移動量が異なり，下顎枝矢状分割術ではプレート固定を行う体部骨切り部に跳ね上がりに伴うギャップを生じる（図 6）。このような状態で無理に外側骨片を押さえつけると，関節頭に捻れと偏位が生じる。これを防止するには，骨切り部で早期接触している部位を十分に切除することが必要である。下顎後縁や下縁が早期接触しやすく，この部をレシプロ・ソーや骨バーを用いて削骨する（図 7，8）。外側骨片の削骨は比較的容易で安全に行えるが，下歯槽神経血管束は損傷しないように十分に保護しておかねばならない。外側骨片が大きな抵抗なしに骨切り部に密着できるまでトリミングを行う（図 7）。削骨によっても外側骨片の密着が得られない時は，骨切り部の段差を残した状態でのプレート固定を行う。

骨固定後に顎間固定を除去し，予定通りの咬合が得られているかどうかを確認する。咬合確認の前には必ず下顎骨を他動的に数回大きく開閉口させる。顎運動によって関節頭は自然に顎関節内に整復されるので，術後の咬合を予測できる。

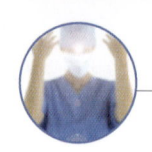

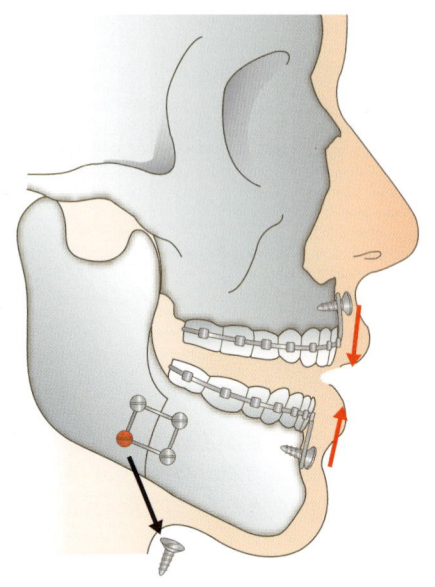

図9 術後の開咬に対するスクリュー1本の抜釘
前歯部に負荷が大きい場合は前歯部にインプラントを挿入して補強する。

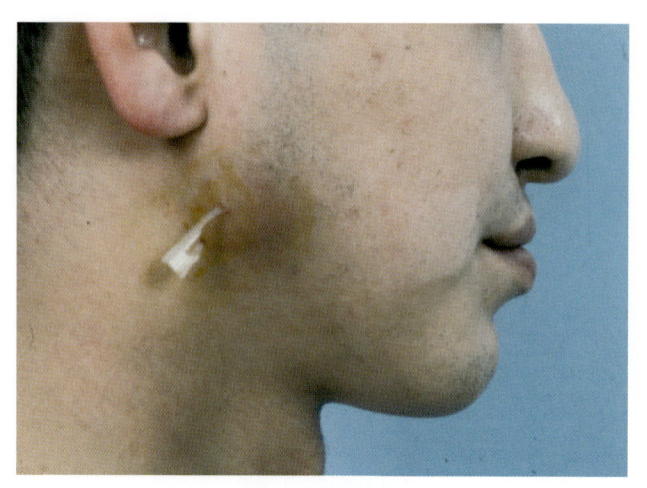

図10 感染症例
下顎角部皮下に膿瘍を形成すると，陥凹瘢痕などを引き起こす。

予定通りの咬合が達成できるまで骨固定をやり直す。万が一，再固定によっても良好な咬合が得られない時は，プレートによる強固な骨固定は諦めなければならない。この際，予定された咬合との差が大きくなければ，プレートの3点固定を行う。どのような形状のプレートでも3カ所の固定ではsemi-rigidとなって遊びが生じるので，術後の比較的早期から顎間ゴム牽引による矯正を図る。ただし，前歯部開咬に対して前歯部に強力なゴム牽引を術後に行う場合は，前歯部歯槽骨にスクリューやインプラントを挿入して補強を図る。

2）術後の不正咬合に対する処置

手術後，咬合の悪化に気付いた場合は，まず，顎間ゴム牽引や矯正歯科的な治療を行う。多くの軽微な偏位はこれらの保存的治療で矯正可能と思われる。しかし，過剰なゴム牽引は歯牙の挺出や脱臼を来たすので，避けるべきである。顎間ゴム牽引によっても咬合の改善が得られない時は，矯正歯科医と相談のうえで固定用プレート抜去の要否を判断しなければならない。4本のスクリューで固定されたプレートでは，スクリュー1本の抜去でもある程度の可動性が得られる。左右スクリュー1本程度の抜釘は局所麻酔あるいは鎮静剤の併用ですぐに行い得る。抜釘は早いほど効果的であるが，術後の出血や腫脹を考慮して術後3〜4日から10日が望ましい（図9）。抜釘後は顎間固定もしくは厳重な顎間ゴム牽引を要する。

3 術後感染

骨切り部は粘膜とわずかな粘膜下組織にしか覆われておらず，常に感染の危険が存在する。しかし，口腔内操作で行われるにもかかわらず，下顎骨骨切り術の術後感染の頻度は高くはない。しかし，400例を超す抜釘例の経験では，プレート周辺の肉芽形成などの不顕性感染例もあり，術後の感染はそれほどまれな合併症ではないと思われる。術後数日から10日ごろに症状が明らかになり，腫脹，疼痛，排膿などが患者を長期間悩ます。排膿は口腔内に向かうものが多いが，下顎角や頸部に膿瘍を形成し皮膚面へ瘻孔を形成するものもある（図10）。幸いに，骨髄炎や骨癒合不全を来たした例は1例も経験しておらず，多くは抜釘と掻爬で治癒するものと思われる。

1）回避のための注意点

縫合不全は感染に直結するため，water-tightに縫合しなければならない。このためには，十分な縫い代を確保するような粘膜切開を加える。上行枝前縁から頰側へ5mm以上，歯肉粘膜移行部からは5mm以上

離して切開を加える。また，下顎枝の暴力的操作によって臼後三角部に粘膜裂傷を来たすと，縫合が困難となり感染の危険が高まる。

　矢状分割によって時に智歯が露出するが，術中の智歯の抜歯は死腔を残し，感染の誘因となる。原則的に骨切りの数カ月前には智歯を抜歯してもらう。また，埋伏智歯が残存していても骨切り部に露出しなければ，あえて抜歯は行わない。さらに，一部でも萌出した智歯には手をつけない。

　骨固定後は創内を洗浄し，出血の確認を行う。血腫が感染の誘因となるので，静脈留置針を用いたドレナージを置く。ドレナージからかなりの量の排液が見られるので，襟巻き状にガーゼとパッド綿を置く。粘膜を縫合する場合は最大開口状態として，創の密着を確認しながら縫合を行う。手術終了後にX線撮影を行い，第3骨片の有無，異物の残存の有無を確認する。術後翌日から経口摂取を開始するが，うがいと歯磨きを励行し口腔内衛生保持に務めさせる。術後に血腫が生じた場合は，ドレナージを行う。

2）術後感染の対応

　不幸にして感染が明らかになった場合は，口腔内の創を一部開放して血腫の除去と排膿を行う。皮膚側への排膿が起こると持続的な創の管理を要し，陥凹性瘢痕や骨との癒着を残すなどの患者の負担が大きい（図10）。口腔内へのドレナージは唾液の侵入などがあって感染の寛解は望みにくいが，うがいだけで創の管理が容易である。しかし，多くは膿瘍の発生部位によってドレナージの位置はおのずと決定される。いったん感染が成立すると，細菌はプレートや遊離骨片にバイオフィルムを産生して付着するため，抜釘や腐骨除去を行わない限り感染が鎮静化することはない。しかし，術後早期の抜釘は骨片の転位と咬合の悪化を招く危険がある。そこで，著者は原則として2カ月程度待機した後で抜釘を行った。抜釘と可及的な肉芽の除去で創は閉鎖し，骨癒合と咬合には影響が見られなかった。ただし，抜釘までに長期間かかった例では，骨吸収の範囲が広くなった。

III 考　察

　下顎枝矢状分割術は下顎骨垂直骨切り術に比べて，骨切り部の接触面積が広く，あらゆる移動に対応でき，関節頭と筋突起の解剖学的な位置関係が不変であり，関節頭の外側への移動もなく，関節頭と関節窩の位置が変化しないなどの利点がある。したがって，下顎変形における本法の適応は広い。非対称例には下顎骨垂直骨切り術の適応があるといわれ，著者も10数年前までは非対称例には1側に口腔内下顎骨垂直骨切り術を行っていたが，現在では非対称のために垂直骨切り術を用いなければならないとは考えていない。

　半世紀前に開発された下顎枝矢状分割術は手術手技も含めて，その有用性と安全性はすでに確立されているが，一歩間違うと今でも大きな合併症を引き起こす可能性もある。定型的手術ではあっても，個々の症例の下顎骨の形状，移動量や移動方向，咬合，上顎骨切りの有無など条件はさまざまであり，1例として同じ手術ではあり得ない。Teltzrowら[1]の1,264例の調査では，2.8％にドレナージを要する感染，2.1％では下歯槽神経の切断，1.4％では骨接合材の破折による再手術を要し，1.2％には大出血，0.9％で予期せぬ骨の破折，0.6％で異物の残存，0.6％で部分的な顔面神経麻痺，0.5％で骨癒合不全，0.2％で骨髄炎などがあったと報告されている。

　下歯槽神経損傷は本法の最大の合併症であり，初期の報告では80％の患者には術後に何らかの麻痺が出現し，次第に回復するものの20〜45％には長期経過後も麻痺が残ったとされる。最近の報告[2]では術後2年6カ月で76％は知覚が正常になるとされているが，自験例でも最近2年間では78.8％が術後6カ月で知覚は正常であり，従来の報告のような高率な知覚障害の発生は見られない。多くの患者では，たとえ術直後に知覚低下や知覚麻痺が見られても，ほとんどの知覚は回復する。しかし，最終的に痺れや違和感と表現する下口唇の錯感覚が残存することがある。機能的な障害は少ないが患者の負担は少なくないので，不注意による下歯槽神経切断を避けるように努めねばならな

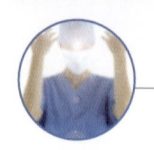

い。さらに，知覚鈍麻の発生と回復には骨固定法と年齢が関与するといわれ，lag screw 固定よりも monocortical fixation が望ましく[3]，手術時年齢が上がると知覚の回復が悪くなるといわれる[2]。最近では，神経を含む軟部組織に障害を与えない超音波振動を利用した piezosurgery によって下歯槽神経麻痺が減少できるとの報告[4]もあり，将来的には手術法や器具の改良でこの下歯槽神経麻痺という合併症が最小限になる可能性がある。

骨切り時の第3骨片の発生はまれではないが，下顎が移動できないような予期せぬ破折は重大な合併症である。このような合併症は Teltzrow ら[1]の報告でも1%に満たないが，矢状分割を継続するか，垂直骨切り術を行うかほかの手術法が行えるか，垂直骨切り術を口腔内法で行うか，口腔外法を行うかなどをただちに判断しなければならない。

下顎枝矢状分割術における術後感染は下歯槽神経ほどには注意されていないが，医師にとっても患者にとっても厄介な問題である。Behrman によれば，600例の手術を行った64人の外科医を調査したところ，12.5%が術後の感染を経験しており，術後の感染はまれな合併症ではない。感染と智歯の術中抜歯には相関が報告されており，智歯の術中抜歯はできるだけ避けるべきである。600例の下顎骨骨切り術後の抜釘の経験では，臨床的に感染の徴候が見られないものでもプレート周囲に肉芽を伴うものもあり，運動器である下顎では可及的に抜釘を行うのが望ましいと考える。

顎骨骨切り術は矯正歯科医が長期間を要して術前矯正を行い，ようやく最終的な手術に至ったものである。多くの患者は若く健康で合併症とは無縁であり，手術後の期間は極めて長い。したがって，形成外科医としては手術がより一層安全で，矯正歯科医が作り上げた咬合関係が正しく再現できるように，細心の注意を払わねばならない。

● 引用文献

1) Teltzrow T, Kramer FJ, Schulze A, et al：Perioperative complications following sagittal split osteotomy of the mandible. J Craniomaxillofac Surg 33：307-313, 2005
2) Nesari S, Kahnberg KE, Rasmusson L：Neurosensory function of the inferior alveolar nerve after bilateral sagittal ramus osteotomy；A retrospective study of 68 patients. Int J Oral Maxillofac Surg 34：495-498, 2005
3) Fujioka M, Fujii T, Hirano A：Comparative study of mandibular stability after sagittal split osteotomies；Biocortical versus monocortical osteosynthesis. Cleft Palate Craniofac J 37：551-555, 2000
4) Geha HJ, Gleizal AM, Nimeskern NJ, et al：Sensitivity of the inferior lip and chin following mandibular bilateral sagittal split osteotomy using Piezosurgery. Plast Reconstr Surg 118：1598-1607, 2006

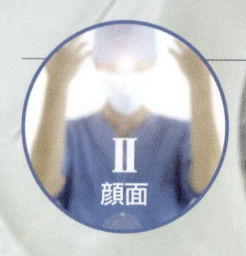

9. 顔面神経麻痺に対する一期的遊離広背筋移植術

上田和毅 福島県立医科大学形成外科

Key words 顔面神経麻痺　血管柄付き遊離筋肉移植術　広背筋

ここがポイント

本術式は，従来，神経移植と筋肉移植に分けて二期的に行われてきた筋肉移植術[1]を，長い神経柄付きの広背筋を用いて一期的に行う術式[2)3)]であり，1990年台後半以降は主流となっている。

①広背筋は最低でも13cmの神経柄を付けて(成人)，筋肉を採取する。ただし，長いだけでは十分ではない。できるだけ神経および神経筋接合部に損傷を与えないよう愛護的に採取する必要がある。神経の周囲にできるだけ疎性結合組織を付着させ，強く牽引したり挟んだりしないように注意する。術者の熟練度によって，移植筋の機能回復の程度に差がでるのは，おそらく採取の際の神経の取り扱い方による。

②移植筋を置くスペースの剥離は鼻唇溝より内側，上下口唇ともに外側1/3程度まで行うべきである。耳前部の皮膚切開からは最も遠い部分であるので，とかく不十分になりやすい。ヘッドランプなどによる明視野の下に，挿入する移植筋の幅より1cm程度広く剥離する。内側まで移植筋を挿入できれば，鼻唇溝の位置が口角から外側にずれにくくなるとともに，神経柄が縫合すべき健側の顔面神経断端に近づく。

③広背筋採取の際には，時々患者の上肢の位置を変え，上肢の外転・挙上位が長時間にわたらないようにする。

④健側の目を閉じなくとも移植筋が収縮するように，motor sourceとしての健側の顔面神経の枝は，頬骨枝ではなく頬枝を選択する。そうすることにより，自然な笑いの表情が獲得される。

⑤移植筋の脱神経性萎縮は，収縮が始まるまでは進行する。しかしその後，移植前の容量にまで回復することはないので，移植筋の厚みはかなり大きめ(15 mm程度)にしておく必要がある。

I 私の手術手技の基本

1 術前準備

術前に下顎縁部において患側の顔面動静脈の拍動を確認しておく。この拍動が触知されないと移植床に適当な血管がなく，手術が複雑になる。浅側頭動静脈を利用することも不可能ではないが，血管吻合部と神経縫合部がまったく逆方向となるので，どちらかが届きにくい事態が生じ得る。顔面動静脈以外(例えば上甲状腺血管など)の血管を用いなければならない場合は，静脈移植の可能性を覚悟して手術に臨んでいる。

2 術中体位

広背筋は麻痺側と同側より採取することが多い。この場合，仰臥位で患側に肩枕を入れた体位が健側顔面の手術操作(後述の健側顔面神経の露出)をしやすい。気管内挿管チューブは健側の口角に固定して外下方に伸ばし，麻酔器は健側の尾側に位置するようにする。

3 手術

1) 移植床の準備

筋肉の移植に必要な頬部皮下剥離範囲の位置を皮膚ペンでマークする(図1)。上下口唇部は，鼻唇溝予定

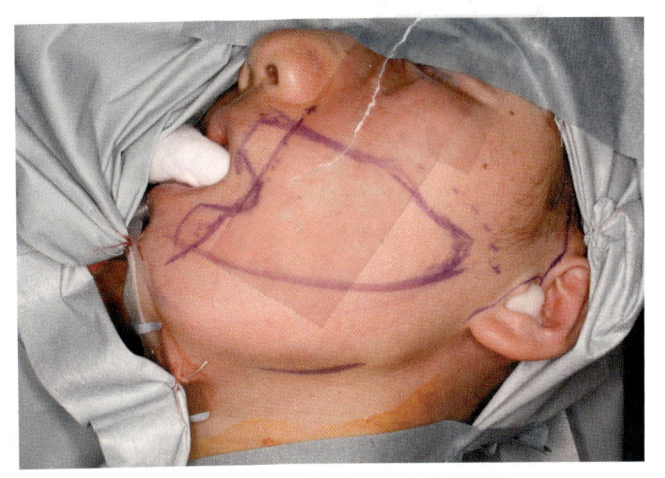

図1　筋肉の移植位置と皮膚切開線

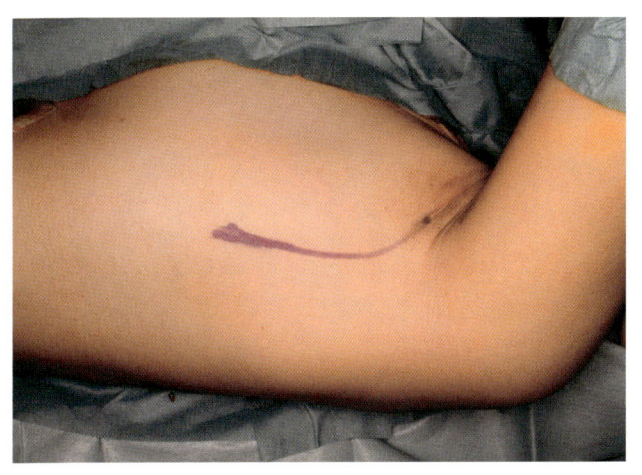

図2　広背筋採取のための皮膚切開

部を越えて1～2cm内側までの範囲としている。内側まで十分に剥離しておくことが，新しい鼻唇溝を自然な位置に作ることを可能にするとともに，神経縫合の緊張を除去することにつながる。耳前部の皮膚切開の尾側は耳垂付着部に留め，顔面動静脈の剥離のための皮膚切開は下顎下縁に別に加えている。耳前部からもみ上げ部にかけての皮膚切開から耳下腺筋膜直上を進み，丹念に止血しながら剥離をSMAS下の内方へ進める。剥離層の深さは顔面表情筋の表層である。剥離が浅くなりすぎると，移植筋と頰部皮膚との間に癒着が生じ，笑った時に予想外の部位にしわができることになる。剪刀の押し開きでブラインド操作をすることは出血が多いので行っていない。ヘッドランプとバイポーラ電気凝固器を使い，バイポーラの鑷子で通電しないまま組織を押し引きして剥離を進め，出血があればただちに電気凝固する。メスや剪刀で少しずつ剥離し，出血すればバイポーラ電気凝固器で止血するという操作よりは格段に早い。組織が硬い時のみメスを用いている。不全麻痺の場合も，この鑷子による剥離操作を用いることによって，患側顔面神経を障害せずに術野を展開していくことができる。鼻唇溝予定部のあたりで顔面動静脈が見えてくるので，これより表層で口唇方向へ剥離を進める。前述のように，この顔面動脈を過ぎて十分口唇内側まで剥離しておくことが，適切な位置に移植筋をおくためには非常に大切である

と考えるので，ここで十分な時間をかけている。

顔面動静脈の剥離層と頰部皮下の剥離層を連絡させると（単に穴を開けるのではなく，指2本が通るくらいの連絡幅を作成する），十分に広い移植スペースが確保される。

2）内側の筋肉固定位置の決定

鼻唇溝直下ではなく，それより1～2cm内側の上下口唇部に固定部を求める。3-0バイクリル®（ジョンソン・エンド・ジョンソン社製，米国）を上口唇，口角，下口唇の3カ所において患側口輪筋外側に通し，さらに口角と下口唇にかけた糸の間にもう1本糸（2-0ナイロン糸）をsuspension sutureとしてかけておく（後述）。口角部と上下口唇にかけるバイクリル®は，患側口輪筋のみでなく真皮にも一部かかるようにしている。一時期，この内側部の固定糸を直針を使っていったん口腔内に出し，また引き戻して確実に口輪筋を把持するような工夫をしたことがあるが，2例続けて感染を起こしてからは中止した。口腔側に通じる外科的操作は極力避けるべきかと考えている。

次いで，頰骨弓下縁より尾側の脂肪組織，耳下腺組織を4×2cm程度の大きさで切除する。移植筋の外側部をそこにはめ込み，この部の膨隆を防ぐためである。咬筋筋膜も一部切除し，できるだけ深いスペースを作成している。不全麻痺の場合は，顔面神経を極力温存する必要性があり，この操作には時間を要する。

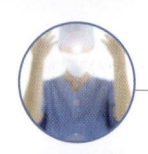

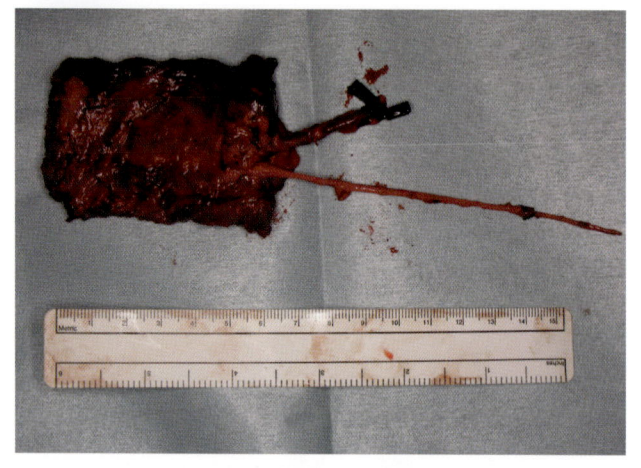

図3 採取した広背筋

3）健側顔面神経の剝離

上口唇中央から外側に水平に引いた線と外眼角から下ろした垂線が交わる位置あたりに，長さ約1.5 cmの皮膚切開を加える。これが頭側に寄ると，頬骨枝を含んだ頬枝しか見つからなくなる。皮膚切開部から顔面神経を剝離展開し，電気刺激装置でその支配領域を調べる。口角だけが挙上され，ほとんど閉瞼運動の生じない枝が見つかるまで探す。神経鉤を押し付けるようにして組織を左右に開いていき，脂肪の合間に白く光る索状のものが見えたら顔面神経である。頬部脂肪が見え出したら深すぎるので，別の所をさがす。以前は太い枝を好んで用いていたため，頬枝と頬骨枝の両方を含んだ枝を移植筋の運動神経に利用することになることが多かった。そうした場合，眼輪筋のみを支配する神経からの再生軸索が主となって移植筋の運動神経内に伸長してしまうことがあり，時として眼を強く閉じないと移植筋が動かないという望ましくない結果が生じた。現在ではより末梢側まで神経の剝離を進め，細い枝であっても支配運動が主に口角挙上運動にかかわるような神経枝をできるだけ選ぶようにしている。

縫合に用いる枝が決定されたら，切離後その断端が皮膚切開部から外へ緊張なく引き出せるように，その枝の近位・遠位をできるだけ剝離しておく。

4）広背筋の採取

上腕は固定しないで，消毒後ストッキネットで包んでおき，自由に移動させられるようにしておく。腋窩から中腋窩線にかけて皮膚切開を加え（図2），広背筋の前縁を剝離露出させて，広背筋の前面へと剝離を進める。この後の手術操作は通常の広背筋皮弁採取法と変わりはないので，要点のみ述べる。

（1）血管柄は腋窩動静脈からの分岐点まで剝離している。肩甲回旋動静脈の分岐点では肩甲回旋動脈を分岐点から5 mmほど末梢に剝離し，血管クリップをかけて切離する。これは後述するように間置型動脈吻合を採用しているからである。

（2）神経柄は，成人アジア人の顔面では最低13 cmは必要であるため，腕神経叢（後神経束）からの分岐点まで剝離を進める。剝離は分岐点からさらに中枢側へ後神経束の中を1 cmほど進めるが，それ以上の剝離は術後に上肢の麻痺を来すので行わない。末梢側，すなわち筋体の方向への剝離も，筋体の中に深く入った部分までは行わない。分枝を過度に犠牲にして移植筋の機能を損なうことを恐れるからである。しかし，それでもいくつかの枝を切離することになる。最近では，大きな枝を切離した時には，その枝の断端を残した神経の側壁に端側縫合する試みを行っている。これは，挙上終了後に顕微鏡下に10-0ナイロン糸を用いて行い，端側型神経縫合による軸索伸張を期待してのことであるが，実際にどれほどの効果があるかは不明である。

以上の操作で得られる神経柄の長さは14 cm程度であり，通常問題なく健側の顔面神経分枝と縫合できるが，時として（短軀で顔面横径の広い人など）それでも緊張のかかることがある。そのような場合には，移植筋の端を上口唇の中央近くまで挿入して，神経血管柄の筋体流入部を内側に寄せることで対処している。

（3）筋体は，採取後神経血管柄の筋体流入部が中央に位置するように，前縁から付着部までの距離と等距離の部分までの幅で，長さは神経血管柄流入部から頭側へ4 cm，尾側へ10 cm，計約14 cmの範囲を採取する（図3）。頭側の切離は，Takushimaら[3]のグループで常用されている方法に準じて，linear cutter®（ジョンソン・エンド・ジョンソン社製）とも呼ばれる自動消化管離断器を用いて行う。金属製のペッツが筋

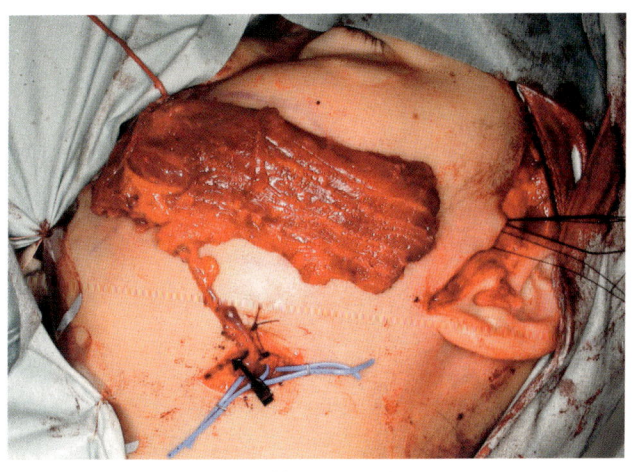

図4 筋肉の移植位置

肉断端に並び，ちょうど腱のように筋肉の支持部を作る．尾側は最終的にトリミングするのでそのまま切離する．神経血管柄のみになったところで，電気刺激装置で神経を刺激し，収縮が見られることを確認する．神経の剝離を乱暴に行ったり，長さを確保しようとして無理に筋肉内へと剝離を進めたりすると筋肉の収縮が見られない．

(4) 筋肉は幅4 cmまで細くする．筋体の両側を神経血管の走行を妨げないように注意深く切り取る．厚みがある場合は，神経血管柄流入部と反対側の面の筋肉を切り取る．方法としては，厚さが1 cm程度になるまで剪刀で筋体を薄くしているが，血管柄を切り離す前に行い，出血に対しては確実に止血を行う．ただし，ペッツのかかった部分にはこの切り取り操作を加えていない．

(5) ペッツのかかった側の筋肉は神経血管柄流入部近くまで二分する．こうして作成したV字型の部分に口角が入り込むような形で移植するが，これにより神経柄が健側に達する距離が最大限まで伸びる．

5) 筋肉の移植

筋肉は鼻唇溝と頬骨弓の間に移植する(図4)．内側の筋肉固定部にかけた糸に，採取した筋の近位部(神経血管柄の付いている側)を通す．下口唇部と口角部の糸を結紮して移植筋を移植床に挿入した後，神経柄を健側に通す作業を行う．4 mmの持続吸引ドレーンを健側の皮膚切開部から患側の移植床まで通し，これに神経を入れて反対側から血液吸引用の嘴管で吸引すると，無理なく移植神経を対側に誘導することができる．成人であれば，通常は14 cmの神経柄で十分である．一般に，身長が高く縦長の顔の人ほど神経の対側への到達が容易である．この段階で神経の断端が健側の皮膚切開部まで届かない場合や，届いても緊張が強い場合は，移植筋の固定をはずして，再び引き出し，神経柄の長さが長くなるように神経と筋肉を分けていかなければならない．この操作は，いったん結紮したバイクリル®を外さなければならず非常に面倒である．しかし，移植床の剝離を十分に内側まで行うこと，移植筋の内側部を神経血管柄流入部ぎりぎりまで二分することを確実に行っていれば届かないということはない．ただ，小児や短軀の成人においては身長に比べて顔の幅が大きい傾向にあるので，若干届きにくい印象がある．

上口唇部の内側の固定糸を結紮し，移植筋の内側の固定をすべて終えたところで血管吻合を始める．最近は，動脈は間置型の動脈端々吻合，静脈は端々吻合(口径差が2倍以上ある時は端側吻合)を行っている(図5)．前者は血栓形成による阻血の予防のためであるが[4)5)]，これが可能であるのは広背筋の栄養血管が適当な部位に太い分枝(肩甲回旋動脈)を有することによるので，広背筋利用の1つの利点かと思う．

血行が再開すると，移植筋は本来の容量を取り戻す．その固定していない一端を頬骨弓下縁の骨膜に3-0バイクリル®で縫合固定する．固定の際の緊張度としては，安静時の健側鼻唇溝の位置と対称的な場所に患側の鼻唇溝が位置するように設定している．余分な筋体は切除し，先に作成した頬骨弓尾側のスペースに筋体を埋め込むようにして固定する(図6，7)．

次いで，健側において神経の縫合を行う．この縫合が成功しなければ，これまでのすべての操作が無駄になる．無理なく神経縫合を行うためには，移植筋からの胸背神経の断端と健側顔面神経の断端がともに皮膚切開部から最低数mm程度はみ出した状態にする必要がある．フィブリン糊を滴下して断端同士を接合させた後，10-0ナイロン糸による神経上膜縫合を加え

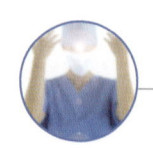

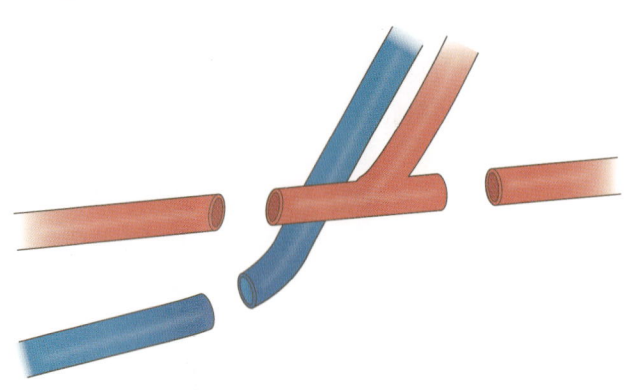

図5　血管吻合部
動脈は間置型端々吻合を採用している。

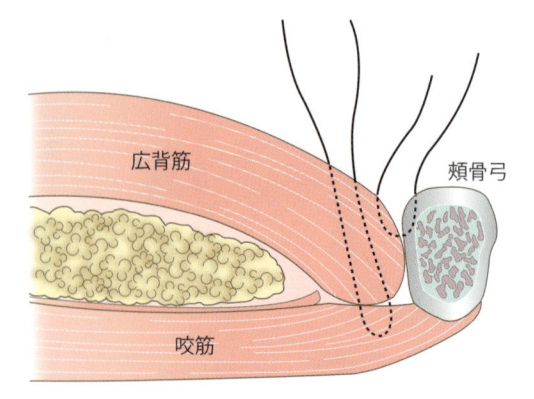

図6　頬骨弓下の筋肉固定
一部咬筋にも接するように固定している。

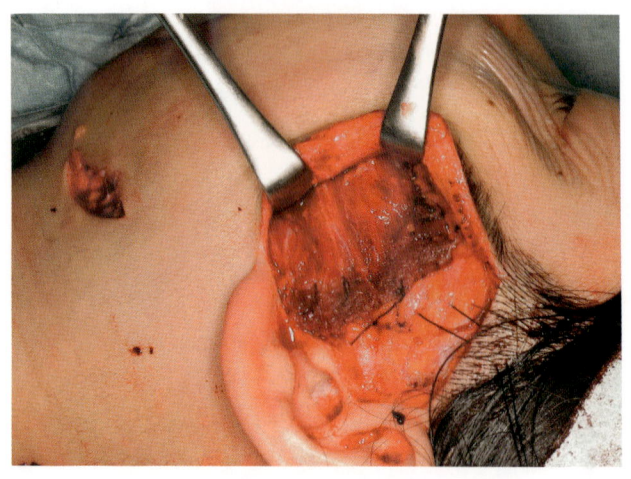

図7　筋肉固定と血管吻合が終了した状態

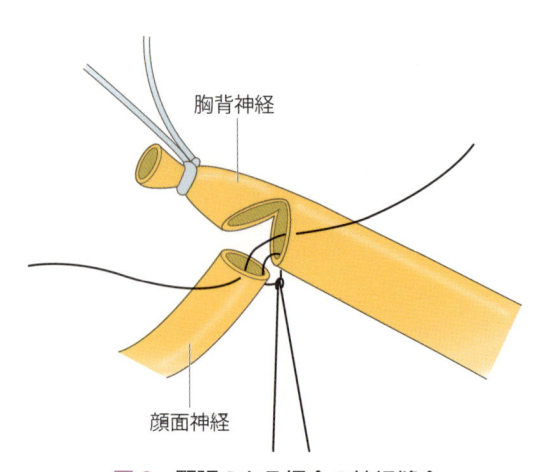

図8　緊張のある場合の神経縫合

ている。緊張が強く胸背神経の断端を十分に視野に引き出せない場合は，図8のような縫合を行うことで何とか対処することができる。

Suspension suture の 2-0 ナイロン糸は移植筋の裏面を通して側頭部へと誘導し，ガーゼでボルスター固定する。これは筋肉の固定部にかかる緊張を軽減させることを目的としたものである。

生理的食塩水 500 ml で術野を洗浄し，ペンローズドレーンを挿入し閉創する（図9）。包帯で患側の目と頬部を覆うようにして患側半顔全体を軽く圧迫する。

4 術　後

移植筋の血行モニターとして，動脈血流に対してはドップラー血流計を用いる。静脈血流の方は，ドレーンからの出血状態と頬部皮膚の色調・緊張により判断している。術後に抗凝固剤は投与しないが，血管拡張剤としてプロスタグランディン製剤を術後5日投与している。

術後3日は頸部の安静を指示する。食事は流動食，三分粥，五分粥と2日ずつ順次変えていき，術後7日からは全粥としている。常食は2週目から許可している

Suspension suture は術後2週に抜去する。術後1カ月に移植筋に針電極を刺入し，脱神経電位を確認している。出現していれば筋肉の血行は良好と判断するが，必ずしも確実性はなく，出現しなくても筋肉が生着していることはある[6]。薬剤としては，術後1年程度，メコバラミン（ビタミン B12）を内服投与している。

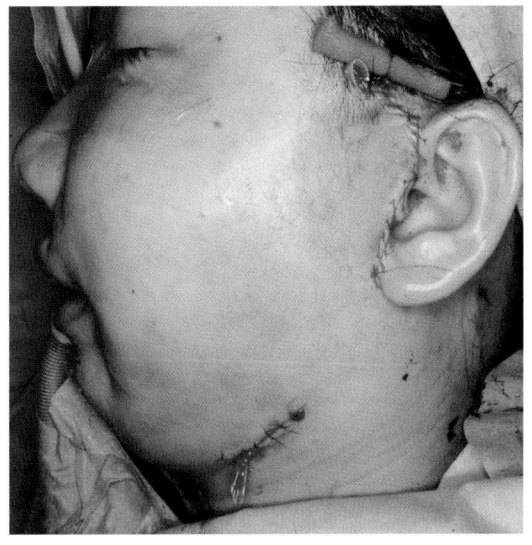

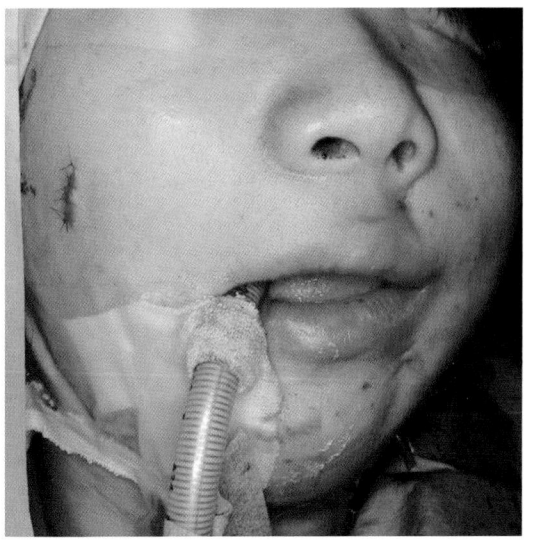

9. 顔面神経麻痺に対する一期的遊離広背筋移植術

図9 手術終了時の所見

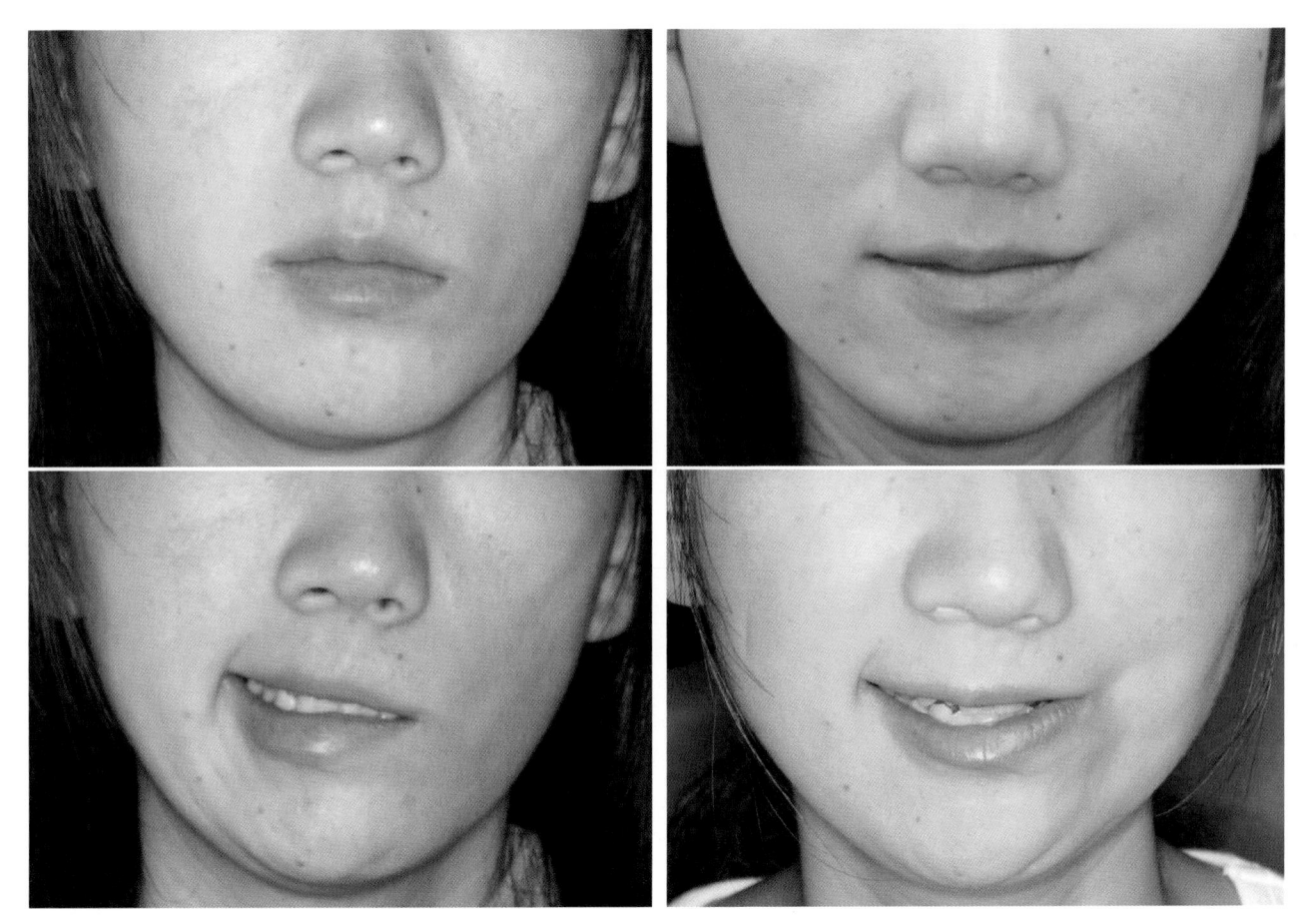

(a) 術前所見 　　　　　　　　　　　　　　　(b) 広背筋移植後5年の所見

図10 【症例】28歳，女性，真珠腫による左完全麻痺（図9と同一症例）

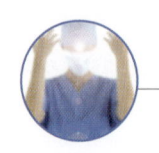

移植筋は術後6～8カ月ごろから収縮を始め，その後約1年でほぼ安定化する[7]（図10）。そのため，移植筋の付着位置や容量の変更を行う場合には術後1年を経てからとしている。移植筋の付着位置の変更は鼻唇溝周辺で行うことがほとんどである。この場合，局所麻酔下に鼻唇溝に皮膚切開を加えて行っている。

II 手術の適応

　本術式の適応は，顔面表情筋に回復の見込みがなく，かつ同側の顔面神経も高度障害に陥っている顔面神経麻痺症例である。すなわち，表情筋が同側の顔面神経とともに損傷されているか，あるいは損傷されていなくとも麻痺発症後長期を経て表情筋が廃用性萎縮に陥っている症例が対象となる。後者は具体的には麻痺発症後1年以上を経ている場合である。しかし近年，神経端側縫合が盛んに行われるようになってきた結果，麻痺発症から2年近くを経ても舌下神経などを用いたnerve cross over法により表情筋の機能が回復したという報告を散見するようになった[8,9]。無論，1年以上を経た症例ではnerve cross over法が無効であった症例も多いわけではあるが，麻痺発症後2年以内であれば一度はnerve cross over法を試み，無効の場合に筋肉移植を行うという方針も選択肢としてあり得る。そのため，筋肉移植の絶対適応は麻痺発症後2年以上を経た症例としている。

　なお，本術式は不全麻痺の症例に対しても適応がある。不全麻痺症例であっても筋肉移植を行うことにより表情運動を増強する効果があり，一段上の結果を得るための方法としても有用である。ただし，その場合は移植床にある患側顔面神経を損傷しないように注意しなければならない。

　年齢的には，4，5歳から70歳代まで広い範囲の患者に施行している。ただし，小児では体幹長に対して顔の幅が大きいので，神経柄を十分に長く採取する必要がある。一般に小児では移植筋の機能回復は良好であるので[10]，積極的に行ってよいと考えている。

III 合併症回避のコツ

　術式の紹介の項で逐次述べたが，要点をまとめてみる。

1 移植床の準備に関して

　1）筋肉を移植するための皮下ポケットの作成範囲は，鼻唇溝予定位置より最低限内側1～2cmまで及ぶようにする（移植筋の収縮により出現する鼻唇溝の位置を適正な位置にするためだけではなく，こうすることによって移植筋を十分内側に引き入れることができるようになるので，神経柄が無理なく健側に届くようになる）。

　2）鼻唇溝予定位置より外側での皮下剝離は表情筋の直上で行う（移植筋と頬部皮下とが接近しすぎると，移植筋が収縮した時に鼻唇溝以外の部分に窪みが生じて不自然な形態となる）。

　3）鼻唇溝周辺を走行する顔面動静脈は温存する（間置型動脈吻合を行うので，末梢からの動脈血流も確保するため）。このためにはヘッドランプあるいはライト付き筋鉤の利用が不可欠である。

2 広背筋の採取に関して

　1）胸背神経の頭側への剝離に際して腕神経叢に極力侵襲を加えないこと。無理な剝離をするより，筋体を内側に極力寄せることで対処した方がよい。また，採取の過程で長い時間にわたって上肢をはなはだしい挙上位に保つことは避けるべきである。しばしば上肢の麻痺を来たす。30分に1回は上肢の位置を変えながら広背筋の採取を行うことが肝要である。

　2）採取する筋体の幅と厚みの調節は血管柄の切離前に行う（確実な止血のためであり，移植後に止血するのは至難に近い）。

3 血管吻合について

われわれの施設では，最近，間置型動脈吻合を用いている．下顎縁の小皮膚切開から血管吻合を行うため術野が狭くなり，血管柄が屈曲する恐れがあるので，血栓防止の予防策として行っているが，その効果を期待して行っているもので，有効性について確固たるエビデンスはない．ただし，移植筋の血液還流を問題なく行うためにこれにも増して重要であるのは，移植床の皮下剝離を十分広く行うことだと考えている．それにより，適正な場所に血管柄を位置させることができる．

4 神経縫合について

神経縫合の手技自体に，この手術だけにあてはまる特殊技術を要することはないが，健側の枝の選択にこの手術の難しさがある．閉瞼運動と連動する頬骨枝を選択すると，患者は目を閉じないと移植筋を動かすことができなくなり，結局，目を閉じなければ笑うことができない．これは極めて不自然であり，しかも訓練によってこれを矯正することは難しい．そのため，かなり細くても主に口角の挙上運動を支配する枝を選ぶようにする．神経束が1本であっても移植筋を動かすことができる．

●引用文献

1) Harii K, Ohmori K, Torii S : Free gracilis muscle transplantation with neurovascular anastomosis for the treatment of facial paralysis. Plast Reconstr Surg 57 : 133-143, 1976
2) Harii K, Asato H, Yoshimura K, et al : One-stage transfer of the latissimus dorsi muscle for reanimation of a paralyzed face ; A new alternative. Plast Reconstr Surg 102 : 942-951, 1998
3) Takushima A, Harii K, Asato H, et al : Fifteen-year survey of one-stage latissimus dorsi muscle transfer for treatment of longstanding facial paralysis. J Plast Reconstr Aesthet Surg 66 : 29-36, 2013
4) Koshima I, Fujitsu M, Ushio S : Flow-through anterior thigh flaps with a short pedicle for reconstruction of lower leg and foot defects. Plast Reconstr Surg 115 : 155-162, 2005
5) Ozkan O, Coskunfirat OK, Ozgentas HE : New experimental flap model in the rat ; Free flow-through epigastric flap. Microsurgery 24 : 454-458, 2004
6) 廣瀬太郎, 上田和毅, 梶川明義ほか：顔面神経麻痺治療における脱神経電位の有用性. 日形会誌 27 : 234-238, 2007
7) Ueda K, Harii K, Yamada A : Electromyographical study of functional recovery of vascularized muscles grafted to the face. Plast Reconstr Surg 95 : 808-817, 1994
8) Hammerschlag PE : Facial reanimation with jump interpositional graft hypoglossal facial anastomosis and hypoglossal facial anastomosis ; Evolution in management of facial paralysis. Laryngoscope 109 : 1-23, 1999
9) Sawamura Y, Abe H : Hypoglossal-facial nerve side-to-end anastomosis for preservation of hypoglossal function ; Results of delayed treatment with a new technique. J Neurosurg 86 : 203-206, 1997
10) Ueda K, Harii K, Asato H, et al : Neurovascular free muscle transfer combined with cross-face nerve grafting for the treatment of facial paralysis in children. Plast Reconstr Srug 101 : 1765-1773, 1998

III 頭頸部

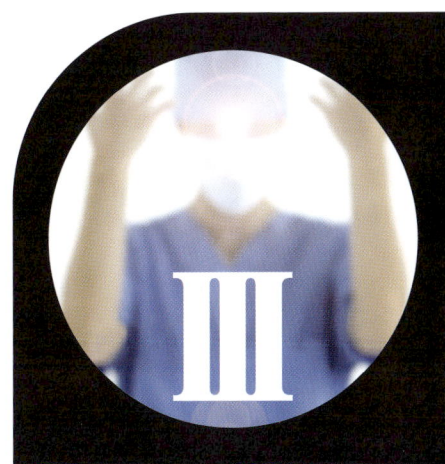

1. 大胸筋皮弁を用いた頭頸部再建術
2. 頭頸部再建における遊離組織移植の血管吻合術
3. 中咽頭・口腔癌切除後の遊離組織移植を用いた再建術
4. 遊離空腸移植術
5. 血管柄付き遊離腓骨移植による下顎再建

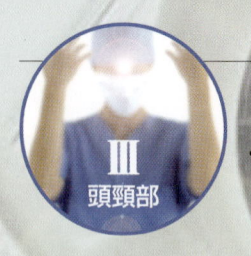

1. 大胸筋皮弁を用いた頭頸部再建術

Ⅲ 頭頸部

清川兼輔，髙橋長弘　久留米大学医学部形成外科・顎顔面外科

Key words　頭頸部再建　大胸筋皮弁　血行形態

ここがポイント

　大胸筋皮弁の問題点として，①皮島の血行の不安定さ，②可動域制限，③採取部である前胸部の変形や目立つ瘢痕などが指摘される。われわれは，これらの問題点に対して基礎研究と手術手技の工夫を重ね，解明してきた。

　①に対して，解剖学的研究結果から，皮島の安全な作成可能範囲は下方が第7肋骨，内側が胸骨外縁，外側が大胸筋外縁から約2〜3cm外側までである。さらに，その皮島に第4肋間で乳頭の約1〜2cm内側にある最も太い穿通枝（Ⅳ-A）を必ず含めることが，皮島の血行を安定させるうえで重要である。②に対しては，血管茎（胸肩峰動静脈）の処理と鎖骨下ルートを用いることにより，その到達距離を従来法より約8cm延長可能となった。このルートは，鎖骨とその下面の骨膜との間に作成することで，鎖骨下動静脈を損傷することはない。③に対しては，大胸筋鎖骨部の温存，側胸部へのV字状の補助切開による術野の展開とV-Y伸展皮弁による採取部の閉鎖を行うことで対処できた。

　このように大胸筋皮弁の多くの問題点は解決されたが，有茎筋皮弁であるがゆえにpivot point（大胸筋皮弁では胸肩峰動脈の起始部）が存在し，その可動域にはやはり限界がある。その上限は上咽頭や中頭蓋底までであり，眼窩や前頭蓋底までの到達は不可能であることを知っておく必要がある。

Ⅰ 私の手術手技の基本

1 大胸筋皮弁の血行形態の特徴

　1979年にAriyan[1]が開発した大胸筋皮弁を完全に生着させるうえで最も重要な点は，血行が皮弁の先端まで確実に到達することである。そのためには，主栄養血管である胸肩峰動脈の血流がどのような経路をたどって皮弁の末端にまで至るかを三次元的に理解し，皮弁のデザインと挙上を行うことが必要である。

1）大胸筋の血行形態

　大胸筋には，第4肋軟骨のレベルを境にその頭側と尾側に2つの解剖学的血行領域が存在する。頭側は筋体裏面を縦走する胸肩峰動脈と筋体内を横走する内胸動脈よりの第1,2,3肋間穿通枝の筋枝が直接吻合して血管網を形成する領域，尾側は第4,5,6肋間の内胸動脈およびその前肋間枝から出る穿通枝が筋体内で直接吻合して血管網を形成する領域である。そしてこれら2つの血行領域は，第4肋軟骨上の筋体内でchoke吻合血管を介して連結している（図1）[2]。

2）大胸筋から皮島に至る血行形態

　つまり胸肩峰動脈の血流は，まず大胸筋皮弁の挙上

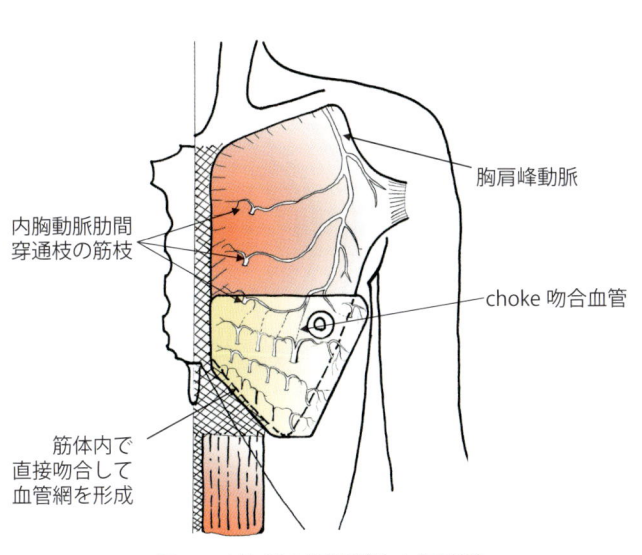

図1 大胸筋の解剖学的血行形態

図2 胸肩峰動脈の血流

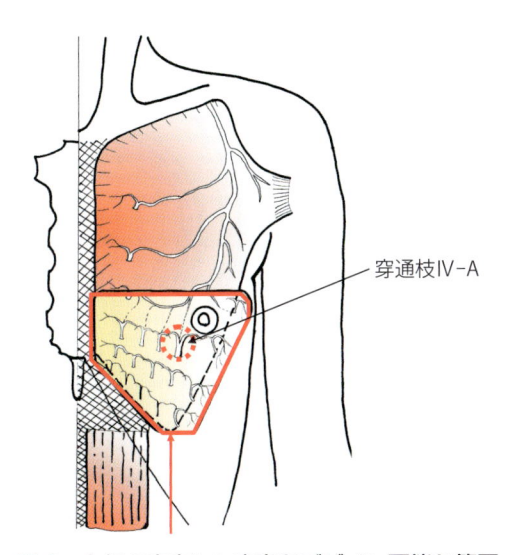

図3 血行の安定した皮島をデザイン可能な範囲

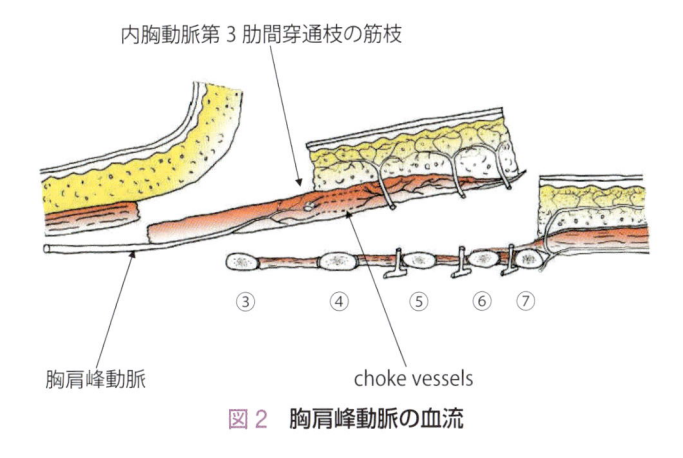

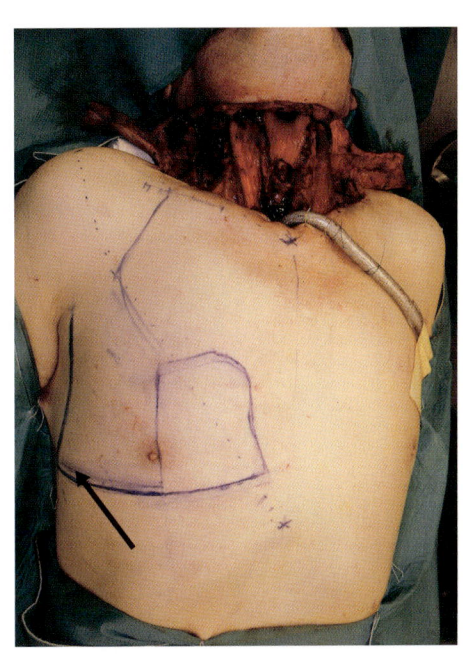

図4 大胸筋皮弁と補助切開のデザイン
皮島の外側に側胸部に及ぶV字状の切開線（➡）をデザインする．

後に開大したchoke吻合血管を通り第4肋間の穿通枝に流入する．第4肋間に存在する穿通枝の中でも乳頭乳輪の1〜2cm内側にある穿通枝（以下，穿通枝IV-A）が最も太い．その後，第4, 5, 6肋間の穿通枝によって筋体と皮下の両方に三次元的に形成される吻合血管網を通じて皮島の末端に至る（図2）．なお，これらの吻合血管網が存在する範囲は，下方が第7肋骨縁，内側が胸骨外縁，外側が大胸筋外縁約2〜3cm外側までである[2)3)]．

2 皮島および切開線のデザイン

前述した乳頭乳輪の1〜2cm内側にある最も太い穿通枝IV-Aを皮島内に含めることが，皮島の血行を安定させるための重要なポイントである．そして，上方は皮島の到達距離の関係から第4肋軟骨，下方，内側，外側は血行が安全に到達する第7肋軟骨，胸骨正中線，大胸筋外縁より2〜3cm外側までの範囲内に皮島をデザインする（図3）．また，皮島の外側に側胸

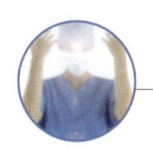

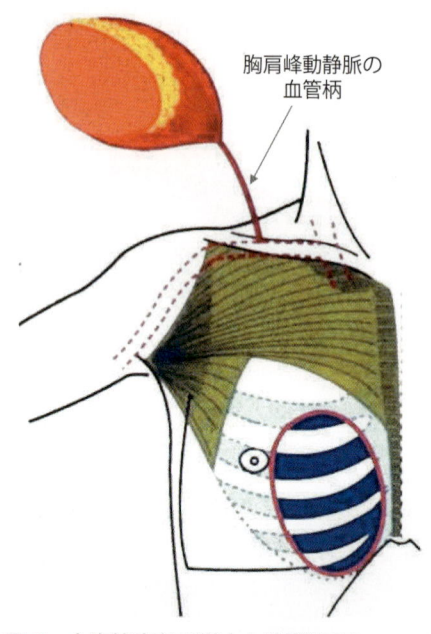

図5 大胸筋皮弁の挙上と移動法のシェーマ
大胸筋間溝の高さで筋体を横方向に切断し，胸肩峰動静脈を鎖骨下動静脈の分岐部まで遊離する。

図6 実際に挙上した大胸筋皮弁

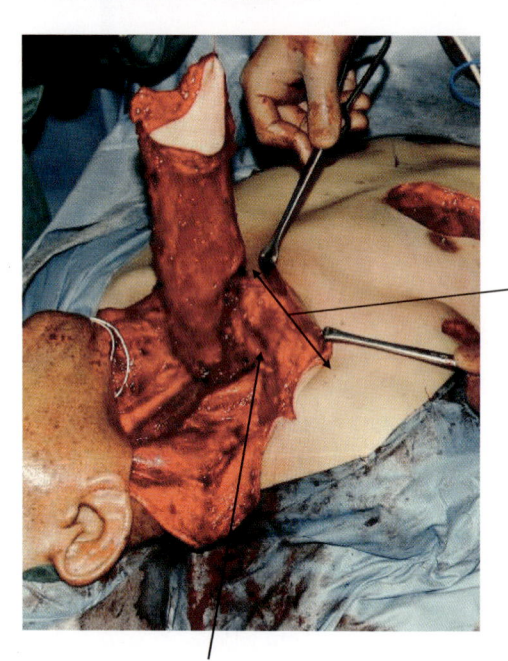

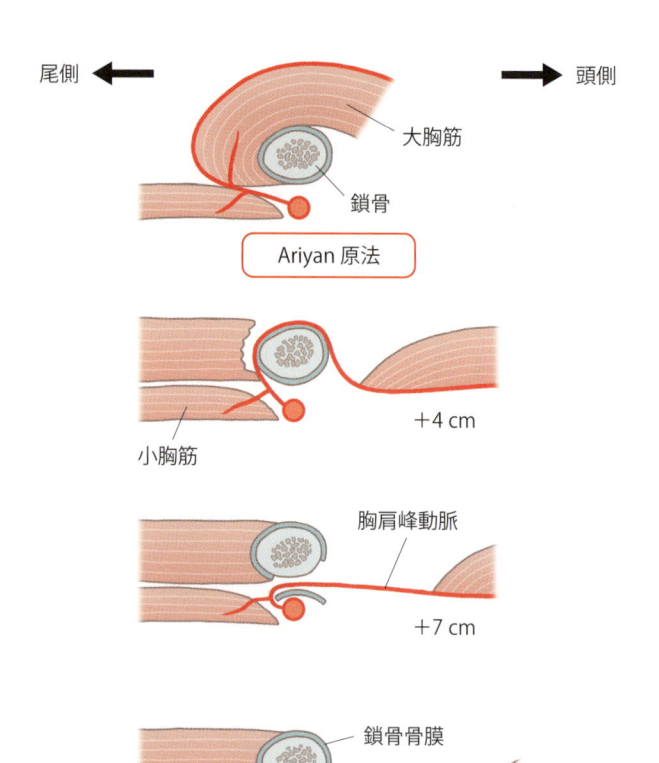

図7 鎖骨下のルートを通した大胸筋皮弁の移動法のシェーマ
鎖骨下のルートを通すことで，到達距離が原法より約8cm延長される。

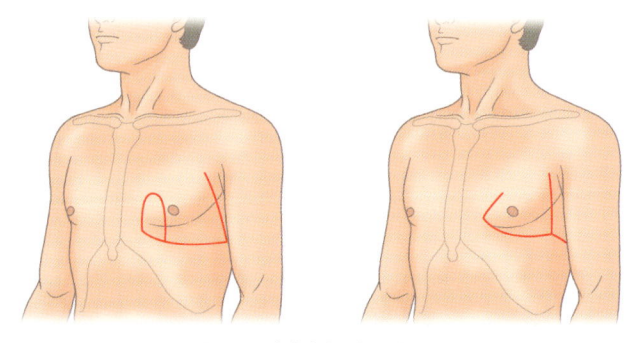

図8 皮弁採取部の処理

部に及ぶV字状の切開線をデザインする。この切開線は，大胸筋皮弁を挙上する際の術野の展開と皮弁採取部の閉鎖を行うためのものである（図4）[3)～6)]。

3 大胸筋皮弁の挙上と移動

1）胸壁からの挙上法

デザインに沿って切開を行い，まず側胸部のV字状の部分を筋膜皮弁として挙上し，大胸筋の外側縁を明視下におく。その外側縁から第4肋骨より上方の大

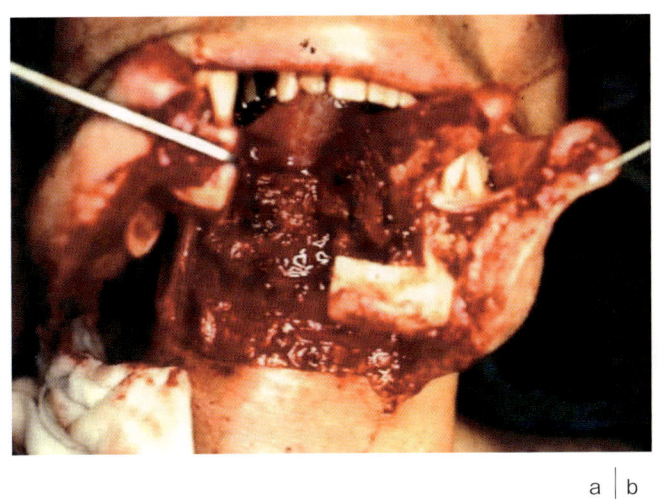

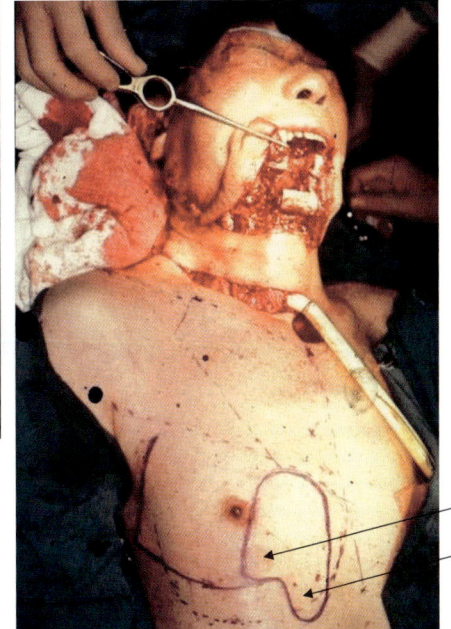

1. 大胸筋皮弁を用いた頭頸部再建術

a | b

(a) 癌切除後の所見
(b) 大胸筋皮弁のデザイン

図9 【症例❶】64歳，男性，舌癌，舌半切後の再建

口腔底 ┐ 二葉弁の
       ├ 形状をし
舌尖部 ┘ た皮島

胸筋下面を用手的に剝離し，胸肩峰動脈の存在を確認する。第4肋骨より下方の大胸筋下面の剝離は鋭的に行う。この剝離操作は，大胸筋皮弁を挙上する際に最も注意すべき点の1つである。第4～6肋間の穿通枝の血管系は，大胸筋皮弁の皮島の血行を安定させるための生命線であり，その血管系を損傷することによって血流は容易に低下する。したがって，筋体内の血管系を損傷しないよう大胸筋をできるだけ胸壁側で剝離し，穿通枝は結紮するかバイポーラを用いて1つ1つ丁寧に胸壁側で止血して切離する。また，第6，7軟骨レベルでは腹直筋前鞘を皮弁側に付けて挙上する。第6，7肋間レベルでは，大胸筋は非常に薄くなっているため，腹直筋の前鞘を含めて挙上することでその損傷を防ぐことができる。また，強靭な組織である腹直筋前鞘は縫合時に縫い代となり，皮弁先端の薄い筋体の損傷を予防するうえでも重要である。

2) 筋体の処理と血管柄の作成

次に，胸肩峰動脈が確実に確認できる高さ（大胸筋の鎖骨部と胸肋部の境である大胸筋間溝付近）で大胸筋筋体を横方向に切断する。その切断部より上方の胸肩峰動脈を大胸筋下面から剝離し，pedicleを血管柄のみとする。この剝離操作は指で簡単に行える。この際，胸肩峰動脈から筋体へ立ち上がる数本の穿通枝をヘモクリップなどを用いて結紮切断し，血管柄を鎖骨下動脈の分岐部まで遊離する（図5）。

3) 鎖骨下ルートの作成と移動

皮弁の頭側への移動はその再建部位にもよるが，口腔，中咽頭の下縁より頭側の再建を行う場合，われわれは通常鎖骨下のルートを通して行う。鎖骨の骨膜を約12～13 cm幅で頸部と胸部の両側より切開し，その部より剝離子を挿入して鎖骨下面の骨膜を剝離し，その骨膜とともに鎖骨下動静脈を下方へ圧排する。この操作により鎖骨下動脈を損傷することなく安全に鎖骨下のルートが作成され，このルートを通して皮弁を頭側へ移動し，欠損部に移植する（図5，6）。鎖骨下のルートを通すことで，その到達距離がAriyan[1]の原法より約8 cm延長される[3)4)]。このことにより，皮弁は余裕をもって口腔や咽頭の欠損部に到達し，皮島やpedicleに生じる過緊張や捻れを回避することができる（図7）。

4) 採取部の処理

皮弁採取部の処理は，縫縮可能な部分は縫縮し，残

133

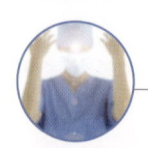

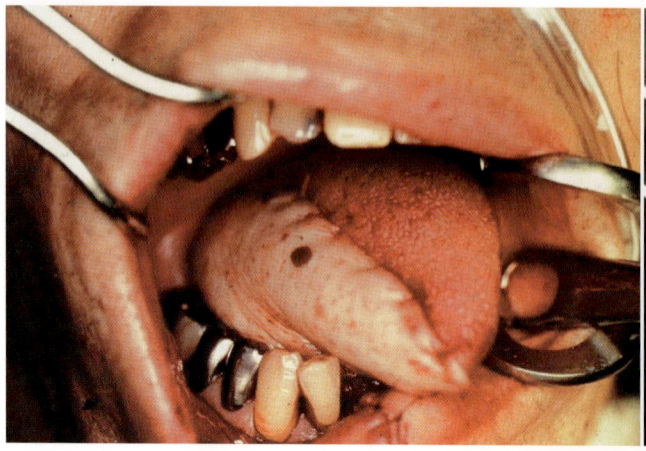

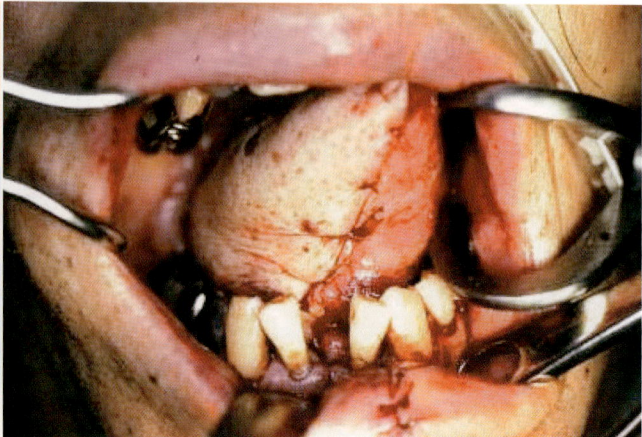

(c) 再建直後の所見

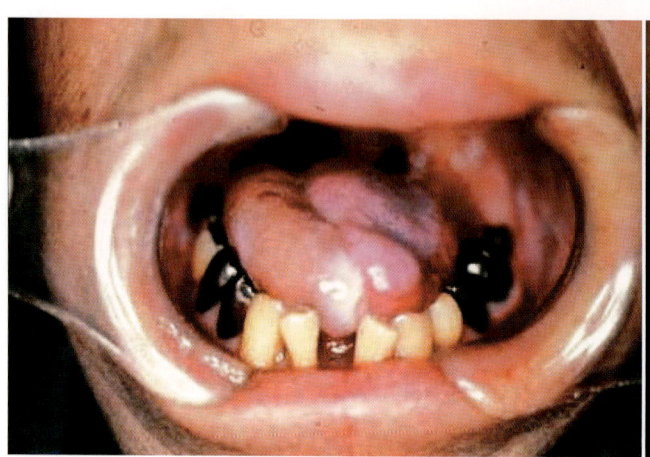

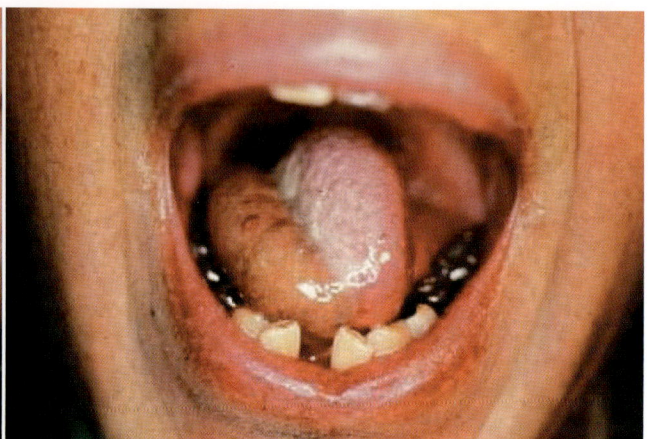

(d) 術後1年2カ月の所見

図9 【症例❶】

存した欠損部は側胸部に作成したV字状の筋膜皮弁で閉鎖する(図8)。これによって，前胸部の目立つ瘢痕を最小限に留め，肋軟骨の露出による肋軟骨炎の発生を予防することができる。

II 手術の適応

われわれの方法により，大胸筋皮弁の適応範囲は格段に拡大した。通常の舌口腔咽頭再建のみならず，到達距離の延長を可能としたことで，上方では耳下腺上縁，上咽頭，中頭蓋底までの再建が可能となった。また，大胸筋皮弁の血行形態の解明により，舌根から中咽頭側壁さらに軟口蓋に及ぶような三次元的な広範囲欠損に対しても1つの大胸筋皮弁で安全に再建が行えるようになった[4]。

【症例❶】64歳，男性，舌癌，舌半切後の再建

舌癌で舌半切，頸部郭清術後の再建症例である。舌半切の再建では，残存舌の動きを阻害せずかつ機能を最大限に引き出すために，できるだけ元の形とボリュームを再現する。皮島のデザインは舌，および口腔底をおのおの分けてデザインした二葉弁の形となる。大胸筋皮弁は，舌半切程度の症例において適度のボリュームとしなやかさを有している。皮弁は完全生着し，1年2カ月経過後の所見でも舌のボリュームと可動性は良好で，構音，嚥下に特に問題はない(図9)。

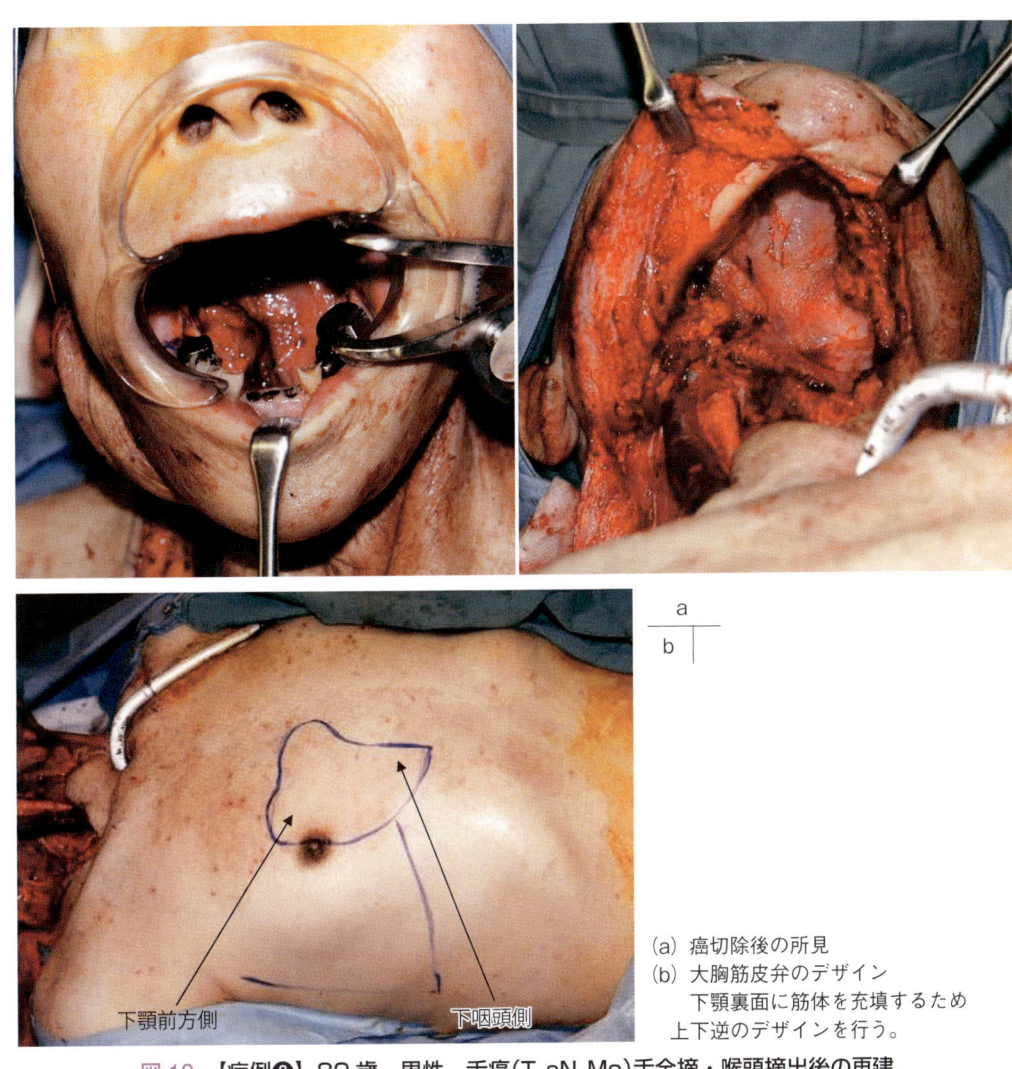

(a) 癌切除後の所見
(b) 大胸筋皮弁のデザイン
　　下顎裏面に筋体を充填するため
　　上下逆のデザインを行う。

下顎前方側　　　下咽頭側

図10 【症例❷】80歳，男性，舌癌(T_4aN_1Mo)舌全摘・喉頭摘出後の再建

【症例❷】80歳，男性，舌癌(T_4aN_1Mo)舌全摘・喉頭摘出後の再建

　舌全摘，喉頭摘出後のような広範な欠損に対しても大胸筋皮弁は十分に適応がある。喉頭摘出により嚥下，構音機能の再建は必要ないため，下咽頭に向かって下がる滑り台状の口腔底の再建を行う。通常の皮弁のデザインでは，皮弁先端部の筋体は薄いため下顎正中裏面に十分に筋体を充填することができず，死腔を生じやすくなり瘻孔の原因となる。この場合は皮島を上下逆にデザインし，筋体の厚い部分で下顎裏面を充填するように挙上した。

　下顎正中裏面に筋体が十分に充填され，皮弁は完全生着し，まったく問題なく経過し，嚥下機能も良好である(図10)。

【症例❸】62歳，男性，下咽頭癌前側壁再建

　下咽頭癌で術前に40 Gyの放射線照射を行った後に咽頭喉頭食道摘出術を施行した。術後照射を20 Gy行い，合計60 Gyの照射が終了した後に下咽頭前壁の二期的再建を行った。

　咽頭孔と食道孔を含めた頸部皮膚に島状の切開を加えてこれを後壁とし，大胸筋皮弁で前側壁の再建を行った。皮島のデザインは，作成した後壁よりさらに1回り大きめにする。挙上後，皮島を後壁皮膚に縫合し，筒状の咽頭腔を再建後，縫合部をさらに筋体で被

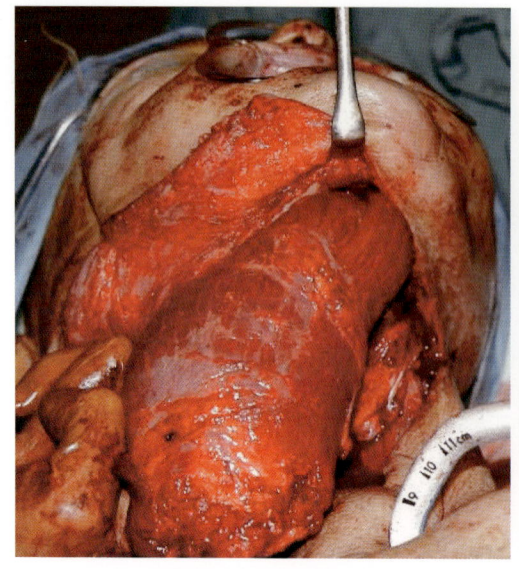

(c) 下顎裏面に筋体を充填した状態 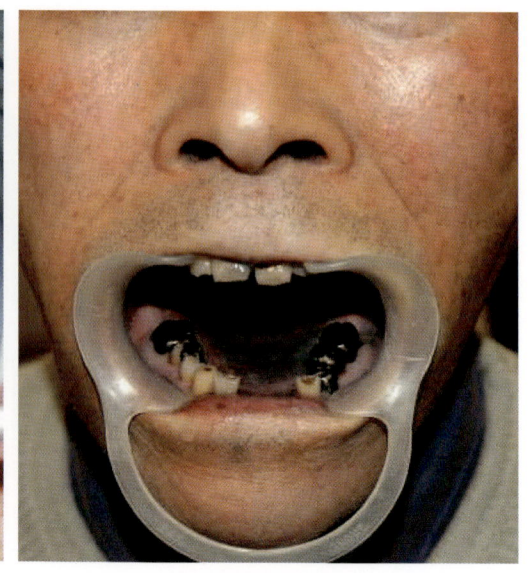　　　　　　　(d) 術後6カ月の所見

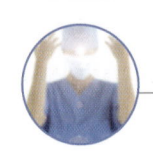

図10 【症例❷】

覆し瘻孔を防止した．筋体上には網状分層植皮を行った[7]．皮弁は完全生着し，術前後の60 Gyの放射線照射が当たっていたにもかかわらずまったく問題なく，普通食の摂取が可能となった（図11）．

III 合併症回避のコツ

　大胸筋皮弁による頭頸部再建術における合併症回避のためのコツを，前述したことも含め列記する．

1）デザインはやや大きめに行う（約2割増）．仰臥位により胸部が伸展されており，皮切を行った際，実際より皮弁が縮小するためである．

2）皮島内に第4肋間で乳頭の内側約1～2 cmに存在する穿通枝IV-Aを必ず含めてデザインする．

3）皮島は，上方は第4肋軟骨，下方は第7肋軟骨，内側は胸骨正中線，外側は大胸筋より2～3 cm外側までの範囲にデザインする．

4）いきなり皮島の全周に切開を加えず，V字状の側胸部の補助切開部分より切開を行い，大胸筋の外側縁から胸肩峰動脈の存在を確認した後に皮島の切開を行う．

5）第4肋軟骨より尾側で大胸筋と胸壁が強固に癒着している部分を丁寧に剝離すること．大胸筋をできるだけ胸壁寄りで剝離し，穿通枝は結紮するかバイポーラを用いて1つ1つ丁寧に胸壁側で止血して切離する．

6）第6～7肋軟骨レベルでは，筋体の裏面に腹直筋前鞘を含めて挙上する．実際には皮島の切開線からそのまま腹直筋前鞘までメスで切開を加え，前鞘下を下方から上方へ向かうように剝離すると容易に挙上できる．

7）Pedicleを血管柄のみとする操作の際，胸肩峰動脈の基部付近から筋体へ立ち上がる数本の穿通枝をヘモクリップなどを用いて丁寧に結紮切離する．

8）鎖骨下のルートを通して皮弁を頭側へ移動する際は，鎖骨の骨膜の切開を左右方向に十分に行い剝離する．筋体の厚さ，皮島の大きさ，脂肪の量にもよるが，最低3～4本の指が入る程度スペースをあける．

9）縫合は皮島に緊張がかからないように，また強く折り曲げたりしないように行う．大胸筋皮弁の皮島は，主に第2の血行領域の部分を使用しているため，主に第1の血行領域を用いる遊離皮弁に比べ無理な縫合によって壊死に陥りやすい．

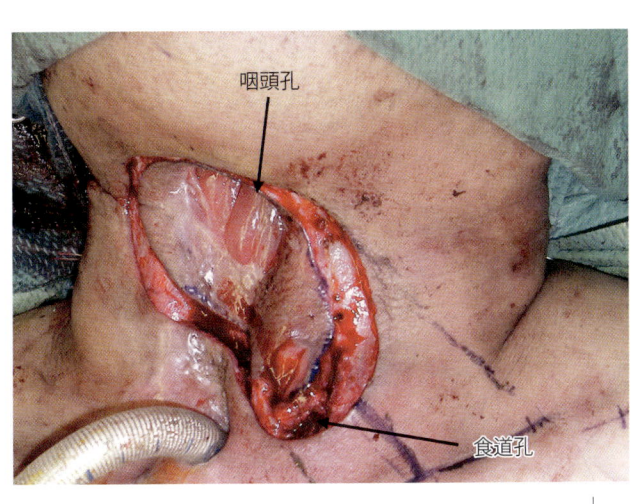

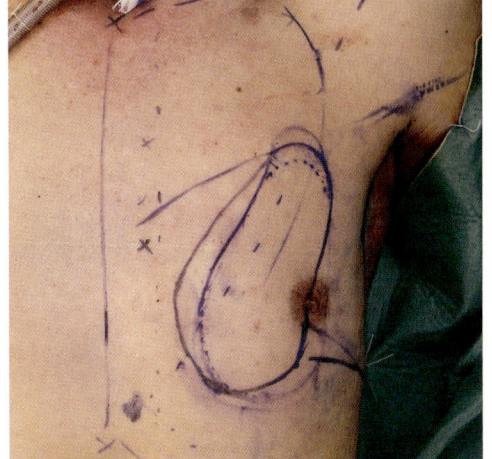

(a) 頸部皮膚を後壁とする島状の切開線
(b) 大胸筋皮弁のデザイン

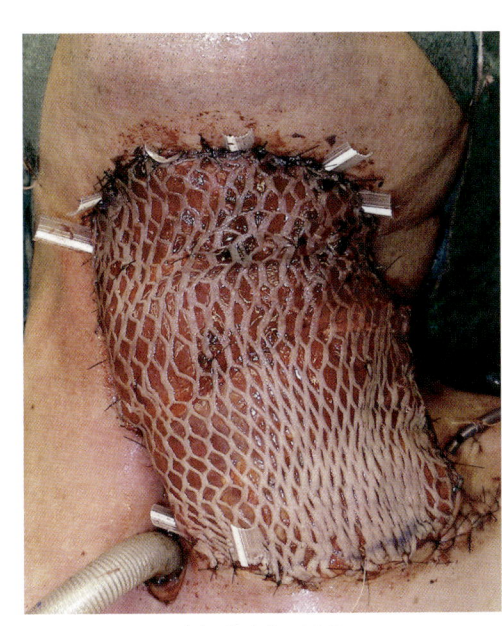

(c) 術直後の所見
筋体上に網状分層植皮を行っている。

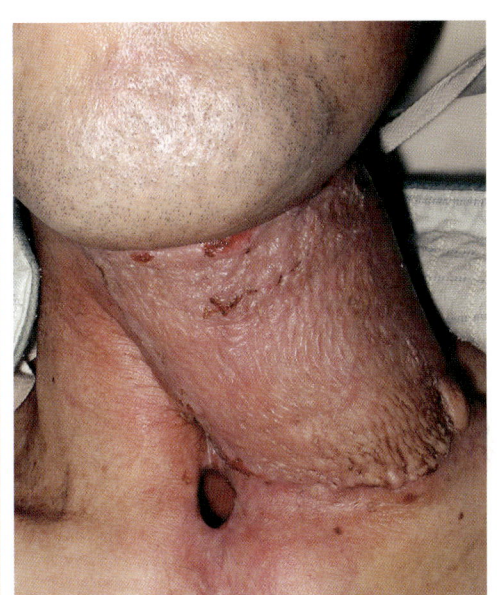

(d) 術後2カ月の所見

図11 【症例❸】62歳，男性，下咽頭癌前側壁再建

10) 皮島を縫合した後は筋体の部分で，下顎骨裏面から顎下部の死腔の充填と頸動脈の被覆を行う。これによって，術後感染を予防でき，また感染や瘻孔が生じた場合でもそれが頸動脈に波及することはない。

11) 陰圧吸引ドレーンを皮弁の下面と両側および死腔の生じやすい顎下部に最低4本留置する。頸部の陰圧ドレーンの留置は，血腫の予防だけでなく，術後感染の原因となる死腔をなくすうえでも極めて重要である。

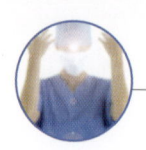

● 引用文献

1) Ariyan S : The pectoralis major myocutaneous flap ; A versatile flap for reconstruction in the head and neck. Plast Reconstr Surg 63 : 73-81, 1979
2) Rikimaru H, Kiyokawa K, Inoue Y, et al : Three-dimensional anatomical vascular distribution in the pectoralis major myocutaneous flap. Plast Reconstr Surg 115 : 1342-1352, 2005
3) Kiyokawa K, Tai Y, Yanaga H, et al : A method that preserved circulation during preparation of the pectoralis major myocutaneous flap in the head and neck reconstruction. Plast Reconstr Surg 102 : 2336-2345, 1998
4) Kiyokawa K, Tai Y, Inoue Y, et al : Minimally invasive functional reconstruction after extended oropharyngeal resection including soft palate and base of tongue using a pectoralis major myocutaneous flap. Scand J Plast Reconstr Surg Hand Surg 36 : 71-79, 2002
5) 清川兼輔, 田井良明：有茎皮弁・筋皮弁による頭頸部再建（大胸筋皮弁・D-P皮弁）．皮弁・筋皮弁実践マニュアル，波利井清紀編，pp85-92, 全日本病院出版会, 東京, 2002
6) 清川兼輔, 田井良明：外側への拡大大胸筋皮弁による頭頸部広範囲欠損の再建．頭頸部再建外科 最近の進歩（改訂第2版），波利井清紀編, pp221-225, 克誠堂出版, 東京, 2002
7) 清川兼輔, 西由起子, 田井良明：有茎皮弁・筋皮弁による下咽頭頸部食道再建．手術 57 : 1117-1120, 2003

III 頭頸部

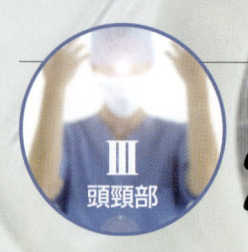

2. 頭頸部再建における遊離組織移植の血管吻合術

木股敬裕 岡山大学大学院医歯薬学総合研究科形成再建外科

Key words 血管吻合　遊離組織移植　合併症

ここがポイント

頭頸部再建時の血管吻合トラブルを回避するための要点について，移植床血管の選択と剥離，実際の吻合手技，吻合直後の注意点，トラブル時の対処に分けて記述する。

移植床血管の選択と剥離：①頭頸部から胸部における動静脈の解剖の熟知と剥離手技の習得，そして吻合部の予想位置の把握，②術前に可能であれば第三選択まで移植床血管を考慮，③既手術例や放射線照射例では術前の MDCT が有効，④瘢痕内血管は鋭的で最小限の剥離に留める，⑤静脈移植を回避するような皮弁の選択，が重要である。

実際の吻合手技：①手術が簡単に見えるような吻合部位の設営，②静脈の上に動脈が交差しないように設営，③上腕の力を抜く，④操作しにくい部位から吻合開始，⑤動脈の内腔をしっかり捕えて縫合，⑥静脈内血栓が吻合前にないことを確認，⑦端々，端側，back-wall technique すべての縫合法の習得，⑧口径差がある場合には，断端を斜めに切断して口径を合わせ乱流を防ぐ，などがポイントである。

吻合直後の注意点：① Patency test は吻合部より下流で施行，②動脈は触診で拍動を確認，が挙げられる。

トラブル時の対処：①早期発見・早期対処が基本，② Pin prick test で赤い鮮血以外は要注意，③ Pin prick test の経時的変化を見逃すな，④不安であれば迷わず創部開放で確認，が重要である。

I　移植床血管の選択と皮弁の選択

頭頸部における移植床動脈としては，直径1mm以下の血管を除けば，浅側頭，顔面，舌，上甲状腺，外頸，浅頸，甲状頸，内胸，後頭，胸肩峰などが挙げられ，静脈としてはそれらの伴走静脈と総顔面静脈，前頸静脈，内頸静脈，橈側皮静脈などが挙げられる（図1）。これらすべての解剖学的位置の把握と剥離技術の獲得はもちろんのこと，これらの血管の末梢部を切離して翻転した場合に，どこまで到達するかも考慮しておく。例えば，胸肩峰動静脈であれば乳頭の頭側3cm程度のところまで血管吻合が可能で，それを翻転することで鎖骨上2〜3cm程度まで到達可能である。橈側皮静脈であれば，肘レベルまで採取し鎖骨下静脈分岐部で翻転すれば，足方は第3〜4肋間まで，頭側は顎下部程度まで到達する（図2）。もちろん前腕まで採取すれば到達距離は延長する。これらのことを念頭におき，術前に移植床血管として第一，第二選択までは考え，可能であれば第三選択まで考慮する。その中には，対側の血管の利用や静脈移植なども当然含まれる。

しかし，過去に手術や放射線治療，動注化学療法などの既往がある場合の状況はまったく異なる。この状

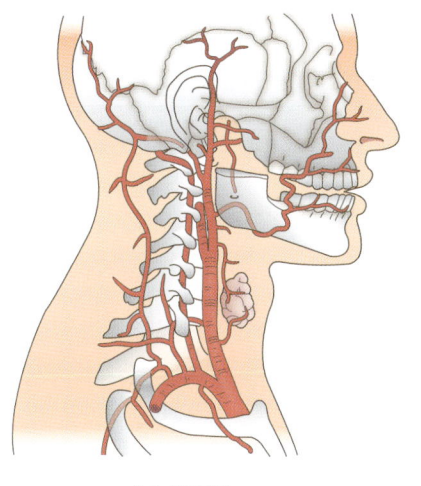

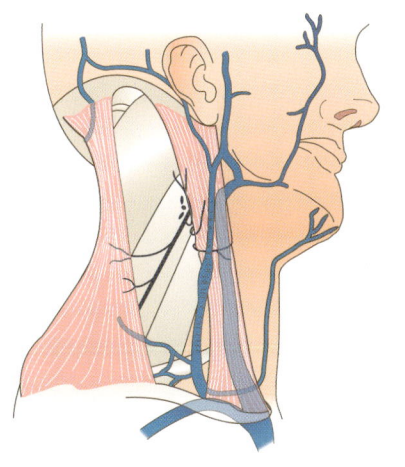

(a) 動脈系　　(b) 静脈系

図1　顔面頸部領域の血管
主たる血管解剖の熟知と剥離技術が必要である。

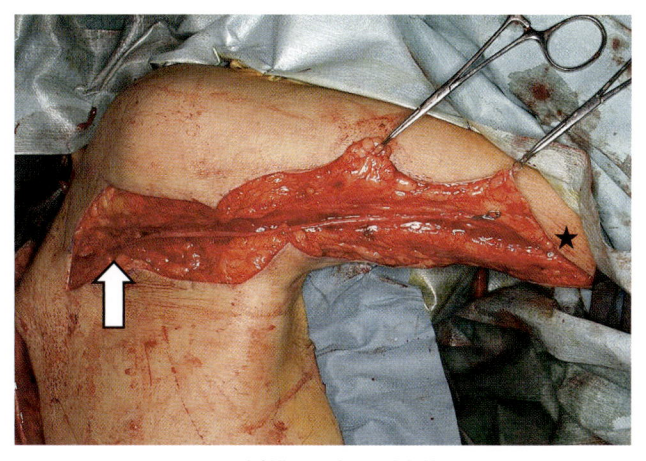

図2　剥離した左橈側皮静脈
翻転部位（⇨）と肘レベル（★）。

況こそ，術前の第一，第二選択の血管を決めておくことがトラブルを防ぐ意味で重要になる．当たり前だが，基本的には治療が及んでいない血管を第一選択としたい．しかし，実際の臨床では治療歴がある血管を選択せざるを得ないことも多い．そこで，悪い状況における動脈と静脈の選択方法や血管の剥離方法について，著者の考えを述べる．

1 移植床動脈

1）手術のみの既往の場合，創部の瘢痕が成熟し始める6カ月を経過した後に，その血管を使用するのが基本的には望ましい．そして，実際に剥離して血管周囲の瘢痕が強い場合，動脈の周囲をモスキートなどで鈍的に剥離すると攣縮や内膜剥離につながる．使用したい動脈の末梢で，血管テープをかけた後に持ち上げ，そこから中枢に向かってなるべく尖刀などによる鋭的な剥離を勧める．

2）放射線治療のみの既往の場合，放射線終了後の早期炎症時期の3週間を過ぎれば，照射野内の血管も吻合候補として選択してよいと考えている．瘢痕や癒着が少なければ鈍的な剥離でよいが，瘢痕や癒着が強い場合にはやはり鋭的な剥離を勧める．しかし，晩期放射線障害[1]が強いほど，血管内皮細胞の変性は高度で剥離が困難であり，使用できる可能性が低い．

3）動注化学療法で使用した動脈は利用不可能である．また，手術と放射線治療の両方が加わっている動脈の剥離は極めて困難で，使用は不可能なことが多い（図3）．術前の評価方法として，MDCT-angiography（multidetector-row CT血管造影）が有効であり，石灰化が存在する血管は第一選択とはならない（図4）．

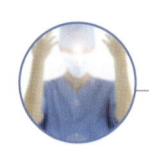

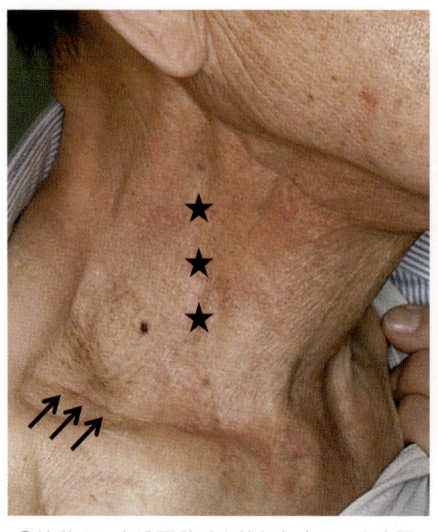

①拍動する右浅頸動脈末梢部(→)と，右内頸静脈(★)の位置

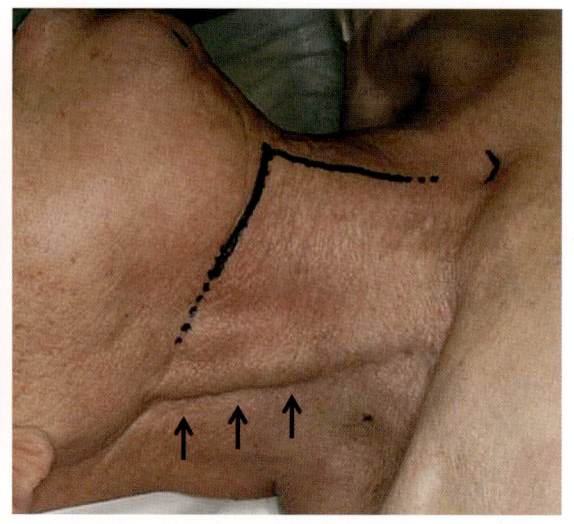

②仰向位にて内頸静脈(→)が怒張している。

(a) 右全頸部郭清と放射線治療(60 Gy)後4年の頸部

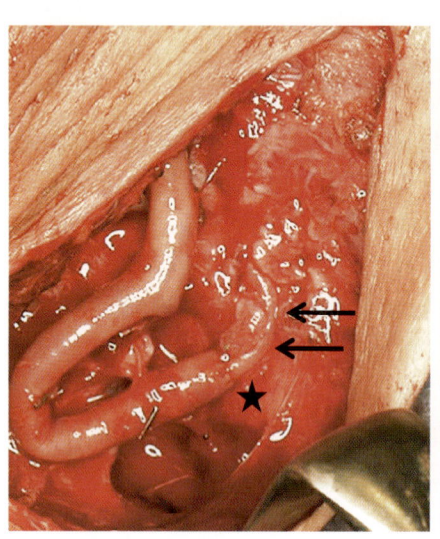

①浅頸動脈末梢部は攣縮が強いため，中枢側の瘢痕内まで鋭的に剥離する(→)。良好な拍動で皮弁の動脈と吻合する(★)。

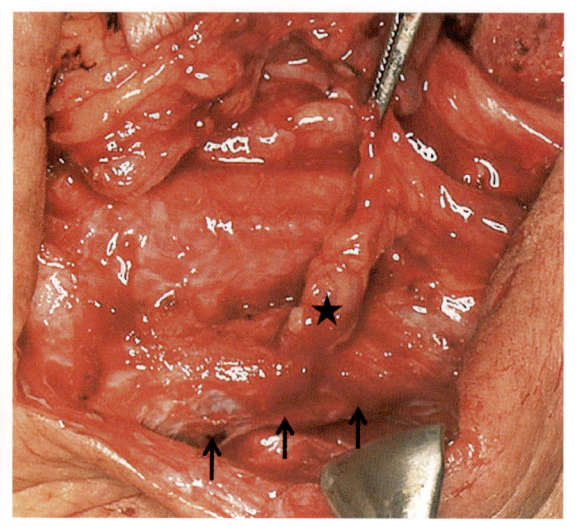

②内頸静脈を周囲に瘢痕をつけ鋭的に剥離し(→)，皮弁の静脈と端側吻合する(★)。

(b) 剥離後の浅頸動脈と内頸静脈の状態

図3 手術と放射線治療の症例

4) 手術や放射線治療の既往がある症例の動脈の剥離に関して，あまり長い距離を剥離すると動脈の攣縮につながる。血管吻合に必要な長さの最小限に留めるようにしたい。一方，剥離は可能でも使用できるかどうかの最終的な判断は，やはり術中所見に頼らざるを得ない。これは，正常の動脈でも同様であるが，十分な拍動と切離した血管断端より噴き出す血流量や圧がよければ使用可能と考えている。しかし，内腔の狭小化や攣縮などで流量が非常に少ない動脈は，その使用を断念しほかの動脈に変更する。

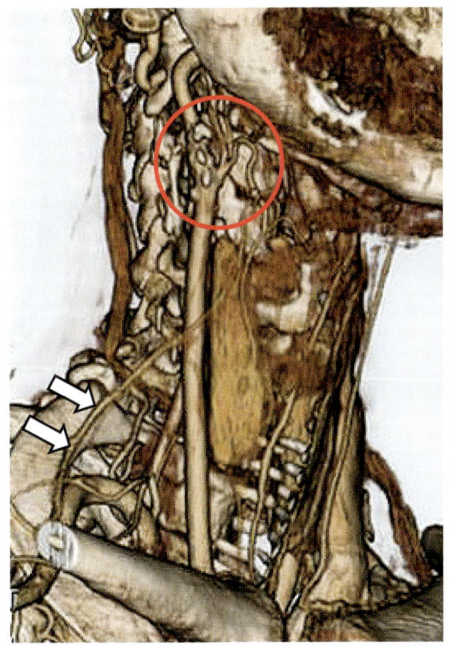

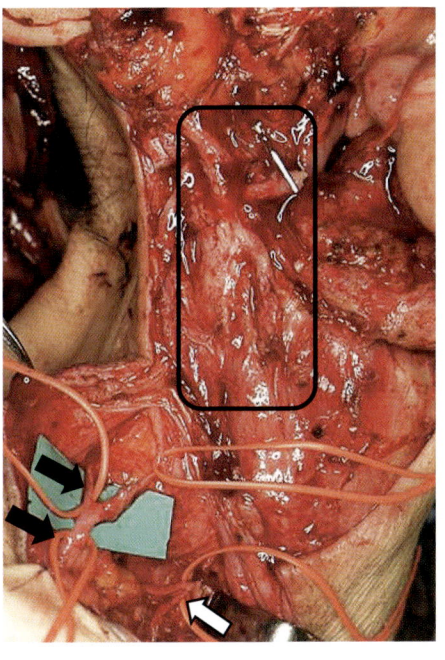

2. 頭頸部再建における遊離組織移植の血管吻合術

(a) MDCT-angiography
　外頸動脈分岐部（円枠内）に多数の石灰化部位を認める。外頸・内頸静脈は切除され，無名静脈の発達（⇨）を認める。
(b) 瘢痕は頸部全体（枠内）に及び，舌動脈（血管クリップ）の血流は極めて弱い。血管吻合は，第一選択とした無名静脈（➡）と，甲状頸動脈（⇨）を使用した。

図4　根治的頸部郭清後の右頸部

2 移植床静脈

　一方，静脈に関しては動脈と異なり，術前の身体所見とMDCT-angiographyの信頼度は高い。たとえ手術や放射線治療の既往があっても，膨らみが良好な静脈は十分に使用可能である（図3-a②）。使用可能な外頸静脈や内頸静脈は，鎖骨上を指で押さえるとその怒張が視診で確認できる。また，MDCT-angiographyで造影されていれば使用可能と考えられる。一方，外頸静脈や内頸静脈のような主たる血管が切除されていても，側副血行の発達による無名静脈や，外頸静脈の鎖骨下静脈に流入する部分は使用可能なことが多い（図4-b）。

　これらの血管状況と欠損部位の情報から，術前に移植床動静脈の第一，第二選択，可能であれば第三選択まで決めておきたい。

3 皮弁の選択

　移植床動静脈の第一，第二選択に届く血管柄を有するもの，そしてより遠い移植床動静脈に到達可能な血管柄を有するものを選択する。最初から静脈移植を有する計画は，血栓の可能性が高くなり回避すべきである[2]。ただ，静脈移植の可能性がある場合に考慮すべき点は，その採取部位である。高血圧や煙草，抗癌剤の点滴などの既往のある患者では，主たる表在静脈の内膜肥厚が強く，静脈の拡張が不十分で吻合しても流れない場合がある。術前に下肢の表在静脈が硬く触れる場合には，その可能性が高い。小切開で静脈を確認後に，白くて硬く拡張が弱いと考えられる場合は採取せず，比較的変性が少ない上腕や前腕などの静脈に速やかに変更することを考慮する。

II 実際の血管吻合手技のコツ

1 吻合の準備と順番

　1) 一番大事なことは，吻合方法よりも，いかに吻合しやすいように準備するかにある。すなわち水平かつ横方向に血管が位置するような準備が，容易に吻合ができ，内腔の確認が確実で，器具の能力が最大限に活かされ，結果的に短時間で確実な手術を可能にする。また，第三者にも手術が容易に映る。そのために，ク

143

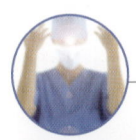

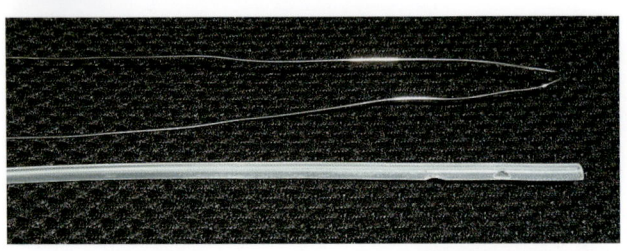

(a) 2～3 mm 程度のシリコンドレーンと 0.2 mm 程度のワイヤー
　　ワイヤーは二つ折りし，二つ折りした先端は組織に刺入しないよ
　　うに丸くする。

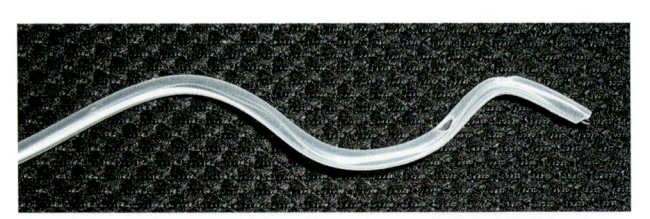

(b) シリコンドレーン内に曲げたワイヤーを挿入したところ
　　このドレーンは自由自在に曲げることが可能である。

図5　吻合部のマイクロドレーン

リップを小切した濡れガーゼで押さえたり，クリップを組織にかけたり，時にはダブルクリップを使用したりする。吻合部の位置が深く浸出液が溜まりやすい場合は，濡れガーゼを吻合部位の下に入れて高台にしたり，最深部に特製の吸引チューブなどを留置するとよい（図5）。吻合部の下には，見やすさの点から緑や青のラバーなどを敷く。

前腕から手の位置も重要で，上腕に力が入ると指先のふるえにつながる。敷布などを術野に置き，その上に緊張なく手関節部から前腕までを乗せられるようにする。血管吻合部位の周囲には，マイクロ糸が絡まないように広めに生理食塩水で濡らしたガーゼを置く。

基本的に1人でできるような準備をすることが重要で，2人で血管吻合をせざるを得ない状況や難しく映る吻合は，その前段階の準備の仕方が不十分なことが多い。手術が簡単に映る準備を常に心がけるべきである。

2）理想的な準備ができない場合にも当然ながら頻繁に遭遇する。その場合，どの血管を先に吻合するかの順番が大事である。すべての手術操作に共通しているが，基本的に操作しにくい部分を最初に行う。血管吻合も同じであり，深いところや，吻合部位が水平になりにくい場合の血管吻合を優先する。そして，絶対的に回避すべき血管吻合の準備は，顕微鏡に向かって垂直方向に血管を吻合する場合で，顕微鏡に近い側の血管の内腔が確認できないため吻合直後の血栓を引き起こす確率が高くなる。

3）動脈と静脈が立体交差する場合に，どちらを上にするか下にするかも重要で，血管壁が厚い動脈を静脈の上にすると，創閉鎖後に静脈が圧迫されることがある。基本的には，動脈の上に静脈を配置する。吻合に際しては，生理食塩水 100 ml に対し，1,000～2,000 単位（1～2 ml）のヘパリンナトリウムを溶解した液と，0.4％塩酸パパベリンを用いている。

2 動脈の剝離と吻合方法

1）剝離操作

動脈の剝離操作は，通常は血管テープ，剝離用モスキートなどを用いて行い，また小さい枝の結紮は本幹から離して行う。一方，前述したように瘢痕が存在する場合はできる限り鋭的な剝離を行うように努めることや，場合によっては顕微鏡下での操作を行う。血管の切断は，血管直径に合わせた大きな薄刃の切れ味が良い尖刀で行う。切れない尖刀で切断すると，動脈硬化などの変性がある症例では内膜と外膜が剝がれやすい。その後，外膜周囲に付着した組織の切除と，血管の切断端よりはみ出た内膜は丁寧に切除する。若い医師達がこの外膜周囲組織の切除に，広い範囲で時間をかけているのを見るが，その目的は吻合部位に入ることを予防することであり，必要最小限でよい。

端側吻合時の動脈窓の開け方は結構難しい。理想的には専用のパンチを使用したいが，尖刀で行う場合は1カ所穴を開けて，そこから尖刀の先を入れて丁寧に紡錘状に内膜まで切除する。これが難しくどうしても内膜がギザギザになり，さらに尖刀でスムースにするようにトリミングすることが多い。ただ，あまり神経質になると穴が大きくなってしまう。後述するように，しっかりと内腔壁を捉えて縫合することが重要で，また流出血管側の操作なので，完璧は求めずほどほどでよい。

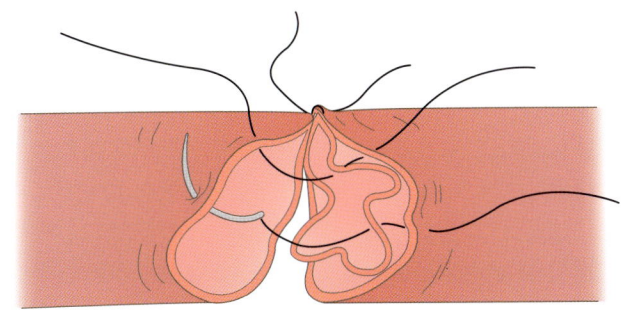

図6　内膜が剥がれている場合の吻合
右血管の内膜が剥がれている部分に，糸をかけるように心掛ける。

　選択した移植床動脈の血流状態を確認するため，必ずクリップを外して流量と血管の捻れの確認を行う。攣縮などが原因で流量が少ない場合は，少し中枢側の直径が太い部位で血管を切離してその圧を確認する。それでも流量が少ない場合に，ほかの血管に変更するかの判断に非常に迷う。著者は，攣縮は時間が経てば取れることを念頭に，弱い血流でも1回はそのまま吻合することにしている。そして，血流再開後に最低30分程度攣縮が解除されるのを待つ。それでも血流量が増えずに血栓などが生じた場合は，後述するトラブル時の対処方法の項を参照していただきたい。

2）吻合方法

　動脈の吻合方法は，端々，端側，また後壁から縫合する back-wall technique などがあり，すべての習得が必要である。この点については，ほかの文献を参照していただきたい[3)4)]。使用する針糸の目安は，著者はなるべく太くて長い針を用いて縫合数を少なくしている。口径が2 mm程度の血管なら8-0，4 mm針で6～8縫合，直径1 mm程度であれば10-0で6縫合程度である。縫合の順番に関してはあまり問わないが，大事なことは，一番縫合しにくいところからスタートすること，内膜をしっかりかけること，縫合の最後の方は untied-suture を用いることである。

　外膜のみをかけて内膜をかけていないと，内膜が内腔に入り必ず血栓を引き起こす。一方，外膜をかけないで内膜のみにすると，動脈圧に負けてその部分が裂けることや，動脈圧で漏れた時に外膜下に血腫を生じる。必ず，外内膜の両方を捕まえること，そして内膜を外反させるために針を垂直気味に刺入させることが重要である。内膜が切れている場合は，潔く縫合し直す。

　結紮の仕方は外科結びと単結紮の2回か，単結紮を3回のどちらかで十分で，著者は前者を用いており，今まで動脈圧で外れたことはない。結紮の際に，用意周到に強く緊張をかけて結ぶと，動脈硬化が強い場合や逆に血管が脆弱な場合は内膜が裂けることがあるため，適度な緊張が重要である。針を抜く際に，針のお尻で血管が裂けることがある。持針器で針の真ん中近くを把持し，針の弯曲に合わせて針を刺入し抜くイメージをつくる。針先を持つと針先端が曲がるので，原則として針先は持たない。

3）血管状況が悪い場合

　ここからは，血管状況が悪い場合について述べる。まず動脈硬化などで内膜が剥がれ，その内膜が内腔に落ち込んでいる部位で吻合しなければならない場合がある。この時には，内膜が剥がれている部分を狙って糸がかかるように心掛ける(図6)。

　動脈の口径差がある場合，経験上1：2まで吻合が可能である。その際，口径差をなるべく少なくするために，マイクロサージャリー用の5a摂子や剝離モスキートなどを細い方の血管に入れて内腔を拡張したり，血管を少し斜めに切開したりする。流出血管（移植床動脈）より流入血管（皮弁側動脈）が太い場合には，流れが自然で血栓を起こすことは少ない。しかし，流入血管内に流出血管が入り込まないようにしたい。その理由は，流出血管が攣縮していた場合に，流入血管の中では拡張しにくいからである。経験上，血流が安定し流量が増加すればするほど，吻合部も広がり拍動が強くなる。しかし，血管内に血管が入り込むと拡張しにくいことは想像できる。口径差が強い場合には，どうしても吻合後に流出血管が入りやすいが，縫合数と縫い代を工夫することである程度予防できる。通常のように，太い血管口径に合わせた縫い代をとると流出血管が入り込んでしまう。したがって，太い血管の縫い代を少なくするのがポイントで，その結果より細い糸の選択と縫合数を増やすことになる。そのため，細い血管に合わせた9-0や10-0のマイクロ糸を選択

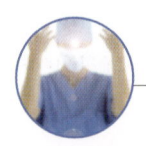

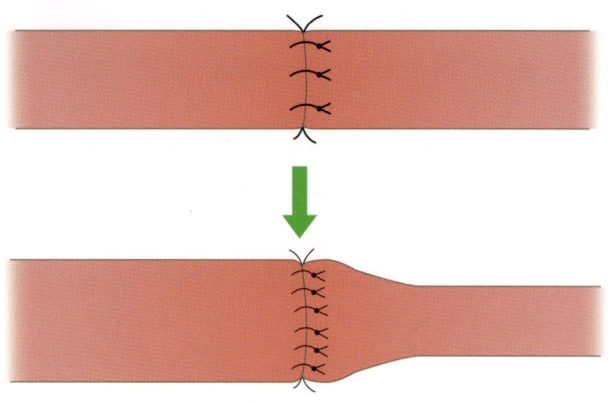

図7　口径差のある場合の動脈吻合
上図の針糸より細い糸を選択し，縫い代を小さく，縫合数を増やす．

する．縫合数は，細い血管同士を吻合するより2〜4針多く縫合することになる(図7)．

　一方，逆に流出血管より流入血管が細い場合は，吻合部の流出血管内腔に血流がぶつかり血栓を引き起こしやすい．基本的な縫合法は前述と同じであるが，太い血管の内壁と細い血管の内外壁を合わせるイメージで行う．また，一見口径差が同じでも血管壁に厚みの差がある場合(下肢からの皮弁を移植した場合など)には，内腔での口径差が生じる．この際も，同様な縫合を行う．

3　静脈の剝離と吻合方法

1) 剝離操作

　静脈の剝離は動脈と同じであるが，部位によって非常に壁が薄い場合がある．例えば内胸静脈，浅側頭静脈などは非常に薄く破れやすい．小枝は愛護的な操作と丁寧な処理が必要である．一方，瘢痕内で静脈を出すのは非常に難しい．最初は剝離操作で静脈壁の青いところを確認するが，それ以降は動脈同様に尖刀やメスによる鋭的な剝離がよい．鈍的な剝離操作で静脈に穴があくと，壁がぼろぼろになりほぼ利用は不可能になる．しかし，尖刀で生じた穴は血管外科が使用する糸やマイクロ糸などで容易に修復できる．内頸静脈などに端側吻合する場合には，端側用クリップなどがしっかりかかる程度まで剝離する．とにかく破れても慌てないことである．

　使用する移植床静脈の中枢側で，枝の結紮の糸が静脈本幹の壁にかかり，巾着状になっていることがある．術後に血栓を生じることがあるので，丁寧に結紮の糸をほどいて結紮し直す．一方，内頸静脈などすでに内部に血栓ができていることがある．どの静脈にも内腔に血栓がないことを確認し，少しでも血栓がある場合にはそれを除去する．また，動脈と同じように吻合前に必ずクリップを外してある程度の逆流と血管の捻れの確認を必ず行う．弁の近くで吻合すると血栓ができやすいかどうかは不明であるが，針糸が弁にかかる可能性があるために，やはり避けたい．

　吻合前に，吻合部周囲の外膜に付着している組織のみ切除する．瘢痕内の静脈は，静脈壁自体も肥厚しているので，必要であれば肥厚した静脈外壁そのものを尖刀で薄くすることがある．

2) 吻合方法

　端々吻合と端側吻合の基本的な操作の習得と，動脈と同じで一番縫合しにくいところからスタートすることや，最後に untied-suture を用いることが大事である．口径が2mm程度の血管なら，8-0で6〜8針，1mm程度であれば9-0や10-0で6針程度が目安である．壁が薄いために縫い代を多くとると，静脈壁が内腔に折れ込むことがあり血栓の原因となる．動脈の半分くらいの縫い代でよい．また，動脈と異なり圧が弱いため単純結紮2回で十分である．

　口径差は，流出流入静脈に関係なく経験上1：3まで，そのまま吻合可能である．しかし，移植床側静脈がこれ以上太い場合は，太い静脈の側面を緩やかに斜めに切除して連続縫合し，細い静脈に口径差を合わせて吻合する(図8)．内頸静脈と端々吻合する場合などが相当し，無理に吻合すると吻合部よりすぐ下流に乱流を生じて血栓になる確率が高い．一方，逆に移植床側静脈が非常に細い場合は，ほかの移植床側静脈に変更する．

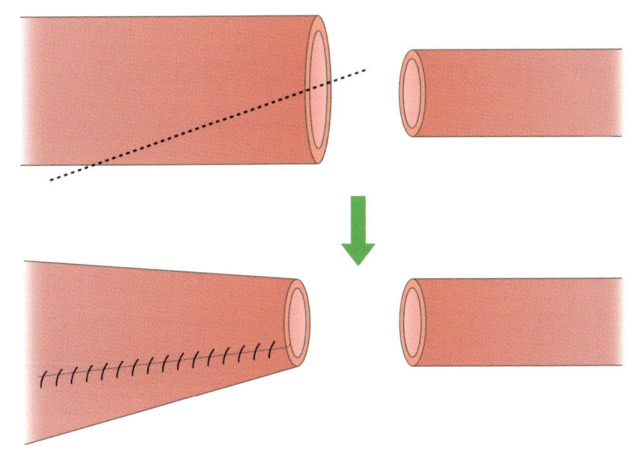

図8 口径差のある場合の静脈吻合
細い静脈の口径に合わせ，太い静脈を緩やかに斜めに切除する。切除した部位は連続縫合して閉鎖する。

III 血管吻合終了後の血流の確認

　動静脈の吻合を終了後に，塩酸パパベリン溶液やリドカイン溶液を散布してから血管クリップを静脈，動脈の順に開放する。開放後の吻合部からの血流の漏れに関しては，自然に止まることが多い。しかし，漏れの量が多い場合には，縫合を追加する。動脈の漏れの場合に，外膜だけかけて瘻孔部を閉鎖しようとすると外膜下に血腫を形成してしまう。しっかりと内腔までかけるようにする。

1 吻合部の血流の確認

　動静脈ともに吻合部より下流の部位で patency test を行う。吻合部位で行うと，血栓ができていた場合に下流に血栓を飛ばす可能性があるため決して行ってはならない。著者は，触診で血流を確認している。動脈の場合は外観上拍動していても，実際の流れが弱い場合がある。指で皮弁側の動脈をつかみ，しっかりとした拍動が感じられればまず問題ないと言ってよい。一方，静脈に関しては，皮弁側の静脈が怒張せず触診でも柔らかい状態であれば問題ない。

2 動脈の口径，血管の硬さに差がある場合

　動脈の口径差が大きく，また血管の硬さに差がある場合は吻合部で折れる傾向がある。血流が安定すれば，自然なループを描くようになるが，それでも折れる場合にはフィブリン糊などを使用する。ただ，折れやすいのは，血流が弱いことを示唆していることを常に念頭におく。これは，静脈に関しても同じである。

IV トラブル時の対処方法

　経験上，吻合部血栓や攣縮が原因の血流低下は，吻合後30分以内に起こっている。完全血栓ではなく少量の流れがある動脈は判断しにくいが，前述した触診や末梢部での patency test で発見できる。そして血栓の可能性が高い場合は，ただちに顕微鏡下の血管再吻合の準備を行う。血栓の可能性がある時は，吻合部での patency test は絶対禁忌である。

　トラブル時に次の手を考えるうえで，最も大事なことはその原因の追求である。吻合方法なのか，皮弁自体の問題なのか，内膜の損傷によるものなどを見極めないと，次の手が打ちにくく同じ失敗を繰り返す。原因が解明できれば，適切な対処方法を判断することができる。しかし原因の中で釈然としないものがあり，この点について著者の対処方法を述べる。

1 動脈血栓の判断に迷う原因

　移植床血管の攣縮や中枢側での内膜損傷，皮弁血管柄の攣縮がある。しかし著者は，非常に弱い血流でなければ，とにかく一度は吻合するようにしている。1回目吻合後に血栓が確認され移植床血管の攣縮が予想された場合は，術中に血管拡張剤の投与と細いカテーテルを移植床血管内に通し，中枢側血栓の有無を確認する。内膜損傷がある場合は，さらに中枢まで血管を剝離し切除する。以上の操作でも，動脈断端からの血流が改善しなければその使用は断念する。しかし，ある程度の圧が改善したら2回目吻合を行う。2回目吻

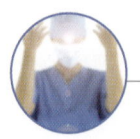

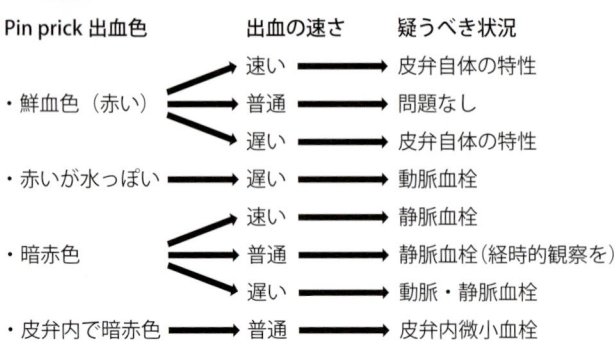

Pin prick 出血色	出血の速さ	疑うべき状況
・鮮血色（赤い）	速い	皮弁自体の特性
	普通	問題なし
	遅い	皮弁自体の特性
・赤いが水っぽい	遅い	動脈血栓
・暗赤色	速い	静脈血栓
	普通	静脈血栓（経時的観察を）
	遅い	動脈・静脈血栓
・皮弁内で暗赤色	普通	皮弁内微小血栓

図9 皮弁 pin prick による出血の色と速さによる状況判断

合でも，流れが弱い場合には30分〜1時間待つ．2回目吻合で血栓が生じた場合には，移植床血管を変更する．皮弁血管柄の攣縮の場合でも，2回目吻合を試みる．攣縮範囲が顕微鏡下で確認される場合は，積極的にその血管を切除し静脈移植に変更する．一方，全身状態が不良であったり，血管内容量が不足していたりすると，当然血管の虚脱に結びつく．麻酔科と常に相談しながら，それらが疑われた場合には輸血などの対処も考える．

2 静脈血栓の判断に迷う原因

吻合部より下流の移植床静脈内での血栓がある．この部分は，吻合部からは見えないことが多く問題である．2回吻合しても良好な流れが獲得できない場合は，移植床血管を変更するしかない．一方，吻合部血栓が皮弁血管柄側に長い距離に及ぶ場合がある．この場合は，丁寧に血栓を除去するが，血栓の除去が難しい場合は動脈吻合部位を開放し，さらに血栓溶解剤を点滴から流しながら，良好な静脈血の流れが得られるところまで静脈を切除し，静脈移植に変更する．

トラブルを繰り返して皮弁の救済が不可能になるのは，皮弁内に微小血栓が広範囲に生じた場合である．しかし，吻合部に生じた血栓を皮弁側に飛ばさないように，また速やかに原因を解明し対処すれば，血管吻合によるトラブルはほとんど回避できるものと思われる．虚血時間との戦いになるが，決して焦らず冷静な判断が要求される．

V 術後の管理方法と皮弁チェック

頭頸部再建では扱う血管の口径が大きいため，術後の血管拡張剤や抗凝固剤の必要性はない．ただ，術中に原因不明の血栓または攣縮などによるトラブルがあった場合は血管拡張剤を，皮弁内の微小血栓が予想された場合は血栓溶解剤と抗凝固剤を投与するようにしている．

皮弁血流のチェック方法は，従来通り針による pin prick と視診で行っている（図9）．ドップラー血流計は吻合部周辺ではあてにならない．Pin prick で赤い鮮血が出れば，その速度は速くても非常に遅くても大丈夫である．これらは皮弁内の血流動態の問題であり，時間とともに改善し，壊死になることは極めて少ない．前腕皮弁などは速いことが多いし，鼠径皮弁などは遅い傾向にある．しかし，水っぽい鮮血が少量しか出ない場合は動脈血栓を疑い，すぐに創部を開けて吻合部を確認する．明らかにうっ血を疑うような暗赤色で早い出血は静脈血栓であり，すぐに創部を開放し再手術を考慮する．吻合部血栓でない場合は，皮弁から吻合部までの圧迫状態をチェックし，その原因を除去する処置を行う．場合によってはステロイドを全身投与することもある．

出血はゆっくりでしかも暗赤色なことがある．この場合は，静脈血栓の可能性はあるものの，動脈血栓によりさらに血流量が減少している可能性もあり，すなわち動静脈の両方の血栓を疑い創部を開放する．

悩むのが，暗赤色だが通常の出血の速さの時である．この時も，当然静脈血栓を疑い創部を開けることを勧める．また，どうしても創部を開けることが躊躇される場合は，pin prick した場所を1時間おきに観察するとよい．静脈血栓が起きても完全閉塞に至るのに時間がかかる場合もあり，この時は pin prick した部位の皮下出血の範囲が広がってくる．これが確認されたらただちに創部を開ける．一方，術後の pin prick で皮弁の中央からは鮮血が認められるが，皮弁辺縁は暗赤色の出血のことがある．皮弁自体の血流動態に起因することもあるが，この場合も経時的な変化の観察が

最も大事である。暗赤色の出血の範囲が皮弁中心部方向に広がっていく場合は，徐々に静脈閉塞が進行している可能性があり，すぐに創部を開放すべきである。

皮弁内で赤い出血や暗赤色の出血がまばらに確認できる時は，すでに術中に何らかのトラブルで皮弁内に微小血栓が生じている可能性が高い。創部を開放して吻合部血流の開存を随時確認しながら，血栓溶解剤と抗凝固剤を投与する。経時的な改善傾向が認められれば，まず救済できる。とにかく，早期発見と早期の適切な処置が最も重要で，それが高い成功率につながっていく。

● 引用文献

1) Lin CH, Mardini S, Kin YT, et al : Sixty-five clinical cases of free tissue transfer using long arteriovenous fistulas or vein grafts. J Trauma 56 : 1107-1117, 2004
2) Serafin D, Deland M : Reconstruction with vascularized composite tissue in patients with excessive injury following surgery and irradiation. Ann Plast Surg 8 : 35-54, 1982
3) 長谷川健二郎, 木股敬裕：マイクロサージャリー；血管吻合 a) 手術器具を含めた手技の要点について，特に通常の端々吻合. PEPARS 14 : 100-106, 2007
4) 上村哲司, 巣瀬忠之：マイクロサージャリー；血管吻合 b) 血管端々吻合, 端側吻合の手技の要点について，特に back wall technique を用いた方法. PEPARS 14 : 107-112, 2007

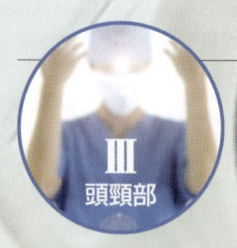

3. 中咽頭・口腔癌切除後の遊離組織移植を用いた再建術

岡崎 睦　東京医科歯科大学大学院形成・再建外科学分野

Key words　遊離組織移植　舌癌　中咽頭癌　舌の拘縮位

ここがポイント

中咽頭・口腔癌切除後の遊離組織移植を用いた再建のポイントは非常に多いが，特に重要と思われる点について箇条書きに述べる。

①遊離皮弁を用いた体表の再建と中咽頭・口腔の再建との決定的違いは，前者では許容される数mm程度の創縁の壊死が，後者では明らかな縫合不全となり重篤な合併症になり得ることである。これを念頭において，血流の安定した皮弁領域を用いて再建を行う。また，術野は圧倒的な汚染創であるので，十分量の生理食塩水を用いた術野の洗浄は，オプションではなく必須事項である。

②頭頸部再建においても，再建外科医である前に形成外科医としての基本に忠実に再建することが大切である。すなわち，欠損を確実に埋めて合併症のない再建を行うことに加えて，術後のQOLの向上を目的として，整容性や術後拘縮予防に対する配慮を行う。実際の客観的機能評価で有意差が出るほどの効果が出ることは少ないが，中咽頭・口腔癌切除後の再建では，術後に"touch up surgery"を行う機会が少ないがゆえに，即時再建においての形成外科的配慮は特に重要であると考える。

③頭頸部癌患者では，その疫学的理由や術前に行った放射線・化学療法の影響から，移植床血管の状態は一般的に不良である。特に移植床動脈の選択や閉創には細心の注意が必要である。また，直接吻合可能な移植床動脈がない場合は，静脈移植を行うより，外頸動脈に直接端側吻合を行うのが有力な選択肢になる。

I 私の手術手技の基本

1 術前の準備と診断

1) 皮弁の選択

用いる皮弁は，主として前腕皮弁，前外側大腿皮弁，腹直筋皮弁であり，それぞれ，しなやかさ，厚さ，毛の量，皮弁への血流，解剖学的変異の多寡，採取部の犠牲などの点で相反する特徴をもっている。どの皮弁を用いるかについては，それぞれの皮弁の特徴を知り，全身状態，予後，欠損の部位と大きさ，皮弁採取部の状態などを評価し，患者の希望にも配慮しながら，症例ごとに決めている。

2) 欠損の評価

欠損の評価は，体積，粘膜の面積ばかりではなく，粘膜面の周囲長や立体的な位置関係，残存組織の運動ベクトル（運動の方向と大きさ）に対する意識が必要である。おおよその体積と面積を合わせて挙上した皮弁を縫着しながら「結果的に帳尻を合わせる」のでは，shortcutや位置関係の不合理が生じ，術後に拘縮や運動制限を生じやすい。四肢関節部への皮膚移植と同じように，口腔内についても「拘縮」という意識をもつ必要がある。また，移植組織が，ほとんど筋肉を含ま

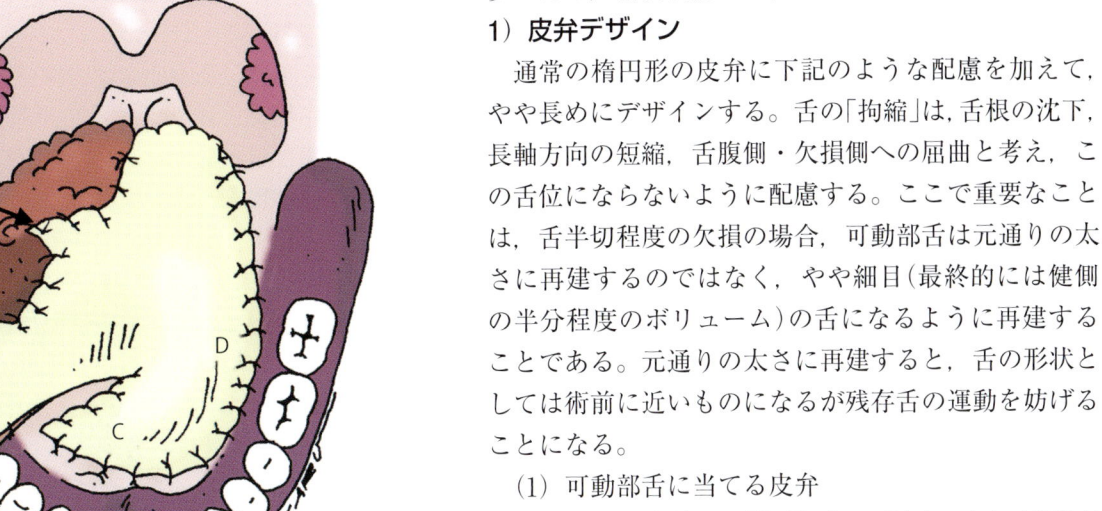

図1 舌半切術に対する再建のシェーマ
A：可動部舌切除断端に当てる皮弁，B：舌背にZ形成術を行うための皮弁，C：口腔底に挿入する三角弁，D：下顎裏面の死腔を埋めるための真皮脂肪弁。

い皮膚・脂肪弁であっても，長期経過では挙上時の10～30％の萎縮は考慮すべきである。この萎縮の原因としては，食事時間の延長やストレスなどによる痩せの進行も含まれ，術後照射療法の有無も考慮する。

3）再建部位と移植床血管の準備

腫瘍切除後の欠損は，同腫瘍に対する同一の切除術式でも，腫瘍切除担当医の特徴が顕著に現れ，千差万別である。したがって，切除担当医ごとの特徴を覚え，皮弁の栄養血管を切離する前に，欠損全体を見ながら皮弁縫着をイメージし，皮弁の移植床を修復しながら移植床血管の自由度を確保しておく。

2 手術手技の手順

舌の切除範囲については，6通りの分類が頻用されている[1)2)]。どのような欠損であっても，基本となるコンセプトは共通点が多いので，ここでは舌半切程度の欠損と中咽頭側壁の欠損例の再建手技を述べる。これらの患者では，良好な長期予後が期待される場合も多いため，術後機能を重視した再建法を考慮する。

1）皮弁デザイン

通常の楕円形の皮弁に下記のような配慮を加えて，やや長めにデザインする。舌の「拘縮」は，舌根の沈下，長軸方向の短縮，舌腹側・欠損側への屈曲と考え，この舌位にならないように配慮する。ここで重要なことは，舌半切程度の欠損の場合，可動部舌は元通りの太さに再建するのではなく，やや細目（最終的には健側の半分程度のボリューム）の舌になるように再建することである。元通りの太さに再建すると，舌の形状としては術前に近いものになるが残存舌の運動を妨げることになる。

(1) 可動部舌に当てる皮弁

この皮弁の意義は，「切除舌の再建」ではなく「残存舌の長軸方向の短縮および拘縮の予防」にあるので，あくまで真皮下血管網を含む薄くて細い皮弁（5～8 cm）とする。前突させた状態での舌長は喉頭蓋谷から約15～16 cmあるが，皮弁が短いと，術後に舌は短縮または拘縮を生じ，口腔内に固定された状態になる。最初から皮弁を長くデザインしないと，皮弁挙上後に「cut as you go」(Dr. Ralph Millardが好んで用いた表現)というわけにはいかない。一方で，舌根部については，ある程度のボリュームを確保する（図1，4-b）。

(2) 舌背に挿入する三角弁

舌と皮弁との縫合部のいわゆる「桃尻型」術後拘縮を予防する目的で，1辺が1～1.5 cm程度の三角弁を2～3カ所挿入する。症例では，皮弁デザイン時から三角弁を作成しているが，皮弁を大きめにデザインして縫着中にZ形成術を行ってもよい（図1，4-b）。

(3) 口腔底に挿入する三角弁

舌を引き出した状態で，舌の立ち上がり基部の口腔底に割を入れ，三角弁を挿入して舌の腹屈拘縮を予防する（図1，4-b）。

(4) 下顎裏面の死腔を埋めるための真皮脂肪弁

下顎裏面の死腔は，筋肉ではなく真皮・脂肪弁で再建する。脂肪層の厚みによりdenude部分の幅を変える。脂肪が極めて薄い場合は別の一葉を加える場合もある。縫合不全の予防の意味から，幅1 cm程度は必

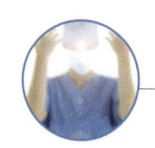

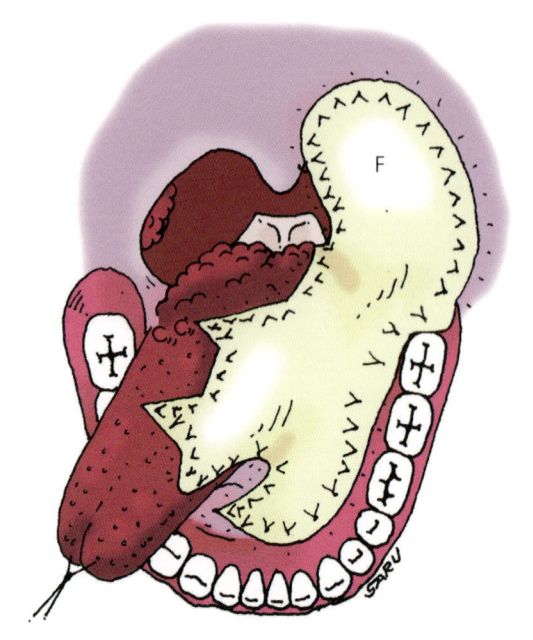

図2　中咽頭側壁癌切除後の欠損に対する再建のシェーマ
F：中咽頭側壁から軟口蓋の欠損を再建するための皮弁。

ず採る（図1，3，4-b）。

（5）大血管を保護するための筋肉弁

前外側大腿皮弁，腹直筋皮弁の場合は，皮弁に少量の筋肉を付ける。皮弁と離して自由度の高い形で挙上すると使いやすい（図4-b）。ここで大事なことは，この筋肉弁は下顎裏面や顎下部の死腔を埋めることが目的ではなく，大血管の上に置いて，感染などの合併症が生じた場合にも大血管を保護する目的に作成するということである。

（6）中咽頭側壁から軟口蓋再建のための皮弁（Gehanno法の場合）

咽頭後壁は意外に厚く，また皮弁縫着時に周囲の組織が寄ってこないため，この部分の皮弁は大きめで十分な厚さがあることが望ましい（図2，5-c）。術後経過中に皮弁が萎縮すると，術後6カ月〜2年で咽頭後壁の後退によると考えられる嚥下障害の訴えが出ることがある。その予防のためには，"面積の広い皮弁で咽頭を広く作る"のではなく，"残存粘膜を生かしながら，十分なボリュームで咽頭側壁を前方にショート

カットさせる"イメージがよいと考えている。

2）皮弁の縫着

皮弁の縫着は，基本的には舌根部（喉頭蓋谷付近）から開始し，舌側と中咽頭側壁を平行して縫い上がり，最後に舌尖付近の縫合を残して血管吻合に移る。

（1）皮弁と残存組織の位置関係

舌を前方に引き出した位置関係で皮弁を縫着していくことが重要である。全身麻酔下では，「半切された舌は，長軸方向に縮んだ拘縮位で，舌根が後下方に落ち込んだ状態」である。「舌が長軸方向に縮まないための"添え木"をする」というイメージで再建する。また，前頸筋群が半分以上残っている症例では，特別な喉頭挙上は必要ないが，「舌を前方に引き出した状態で，皮弁を介して下顎裏面に固定する」イメージで再建すれば，結果として舌根は落ち込まず，喉頭は下がりにくい状態になる。

（2）臼後部から下顎骨裏面の縫合

斜めマットレス縫合[3]（oblique mattress suture）と単結節縫合を適宜変えながら行う。細かく縫う必要はなく，「denudeした真皮を下顎骨裏面に当てながら，粘膜面と皮弁を寄せる」イメージで縫合する。縫合不全を恐れすぎて多く縫合しすぎると，かえって粘膜の血流不全や粘膜が裂ける原因になり得る。

（3）舌背への皮弁の縫着

舌背側は縫合不全が生じることはまれである。2〜3カ所三角弁を挿入し，舌最先端の欠損創（1cm程度）は，一次縫合して舌尖形成をする（図1）。

（4）中咽頭側壁から軟口蓋に欠損がある場合

軟口蓋の切除部はGehanno法で閉鎖し，その上に皮弁を縫着する。鼻咽腔閉鎖不全の防止のために，鼻腔との交通は16Frの胃管が余裕をもって通る広さ（幅1cm強程度）を目安にしている。この方法は「軟口蓋を固定する」もので，形成外科医には心理的抵抗があるが，皮弁で軟口蓋を再建し「可動性を生かした」再建より鼻咽腔閉鎖機能が良好であるというのが現在のところのコンセンサス事項である。舌を前方に引き出した位置関係で皮弁を縫着するのは中咽頭欠損の場合も同様である。

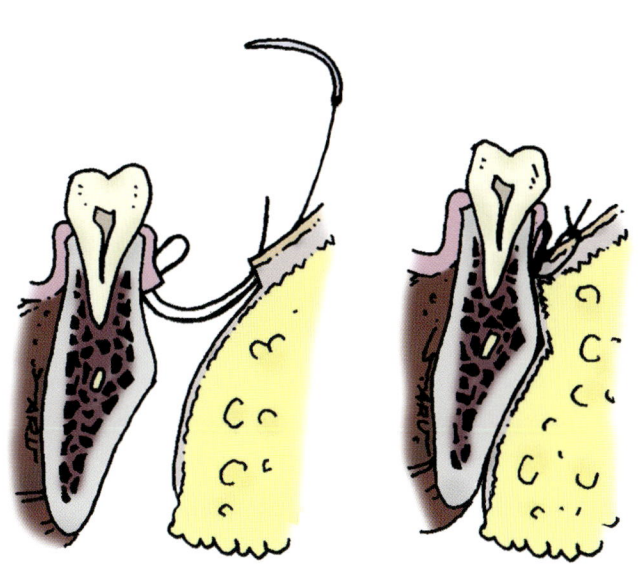

図3　下顎裏面の de-epithelialized flap overlapping method

3）血管吻合

(1) 動脈吻合

移植床動脈としては，外頸動脈や鎖骨下動脈の枝の中から，皮弁の位置関係や内膜の状態の良いものを選んで端々吻合を行う．吻合に関しては，原則的に back-wall-first 法で行っている[4)5)]．それは，以下の理由による．

①最後の数針を除いて，内膜の合い具合を顕微鏡下に確認しながら縫合できる．

②運針の自由度が高いので，状況に応じた針の進め方ができる．

③上甲状腺動脈などで，外頸動脈分岐部から距離が短い場合にも，クリップを 180°回転させて動脈を捻ることによって起こり得る内膜損傷を避けることができる．口腔咽頭癌の患者では，動脈硬化が重度であること多く，術前放射線療法によりさらに動脈内膜が障害されている場合もあるので，動脈クリップの 180°回転による内膜損傷の可能性には注意を要する．

④半周縫った時点でのクリップ反転が不要で，リズミカルに血管吻合が進む．

(2) 静脈吻合

移植床静脈は，内頸，総顔面，外頸静脈を用いる．皮弁の伴走静脈，皮静脈（前腕皮弁）の中から2本を，できる限り，1本は内頸系（内頸静脈，総顔面静脈），もう1本は外頸系に端側吻合する（図4-d）．端側吻合は，後壁連続，前壁結節縫合を行っている．端々吻合の場合でも，静脈の場合は back-wall-first 法を用いない．静脈は血管壁が薄いため，back-wall-first 法を用いると，運針ごとの縫合間隔を合わせにくいのがその理由である．

1組の動静脈吻合が終了した時点で，動静脈のクランプを解除し，皮弁の血行を再開する．皮弁への血行が問題なく，静脈還流が良好なのを確認して，もう1本の静脈吻合を行う．

4）皮弁の血行再開通〜閉創

血管吻合完了後に，皮弁の遠位部の縫着を行う．遠位部を適宜トリミングしながら，皮弁遠位部まで血流が良好なことを確認する．

十分な量（2,000〜3,000 ml）の加温生理食塩水で，口腔内と術野を洗浄する．

頸部は圧迫ができない（閉創・圧迫して術後出血を生じた場合は，血腫が外に向かって膨らまずに深部を圧迫することになる）ので，ペンローズではなく吸引ドレーン〔J-VAC*ドレナージシステム（ジョンソン・エンド・ジョンソン社製，日本）の 19 Fr（6.3 mm）〕を用いる．顎下部のドレーンは，口腔内の唾液を吸い込む危険性がないように，縫合部から離して皮下に留置する．皮弁に付けて採取しておいた少量の筋肉を顎下部の大血管上に設置し，万が一感染や縫合不全が生じた時に大血管の保護となるようにする．

吻合血管とドレーン，筋肉その他の構造物との位置関係を確認しながら，吻合血管の圧迫や屈曲を避けるように慎重に閉創する．

3 術後管理

術後管理については，成書の通りである[1)2)6)]．吻合部血栓のうち，静脈血栓はわかりやすいが，動脈血栓形成の初期はわかりにくく，判断が遅れるうちに皮弁血管内血栓が進行しやすい．疑われる場合は，ためらわず開創して血管の開通状態を調べる．

II 手術の適応

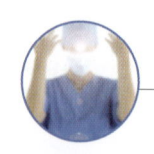

　切除側の諸科との連携により，術前にある程度の欠損の大きさを予想し，主として前腕皮弁，前外側大腿皮弁，腹直筋皮弁の中から適応を決める（骨性再建が必要な場合は，それらの皮弁も候補に含める）。欠損の大きさが未確定な場合は念のため 2 種類の皮弁の説明をしておく。

III 症例

【症例❶】 50 歳，男性，左舌癌（$T_3N_0M_0$ Stage III）の舌半切術例

　舌尖から 1 cm 程度は患側舌が残っているが，舌根部は半切となっている。大腿のデザイン上で 15×6 cm の前外側大腿皮弁を挙上し，欠損部を再建した。皮弁の動脈は上甲状腺動脈に，2 本の伴走静脈は内頸静脈と外頸静脈にそれぞれ端側吻合した。術後 6 カ月を経過し，摂食・構語機能ともに良好である。舌尖が残っている症例ではあるが，舌の「短縮，腹側，切除側拘縮」は少なく，良好な機能を示している（図 4）。

【症例❷】 56 歳，女性，左中咽頭側壁癌（$T_3N_0M_0$ Stage III）

　（実際は右中咽頭癌の症例だが，イラストと対照として見やすいように，左右を反転してある）

　舌根の一部から中咽頭側壁・後壁に欠損を生じた。まず，Gehanno 法により咽頭後壁と軟口蓋を縫合した。1 辺が 12 cm のブーメラン型の筋肉温存型腹直筋皮弁を挙上した。皮弁全体のボリューム（体積）は，欠損より 3 割程度大きく採取して再建した。術後 1 年を経過し，摂食・構語機能ともに良好である。舌の「短縮，切除側への拘縮」は，極めて少ない。咽頭後壁は十分な厚みをもつ脂肪弁で再建したので，「術後 1 年経過時の嚥下機能の悪化」の訴えはない（図 5）。

IV 合併症回避のコツ

1 縫合不全

　縫合不全は，下記の 2 つが好発部位である。

1）下顎骨裏面・臼後部付近

　皮弁との適合を良くする目的での骨からの粘膜の剥離は行わない方がよい。この部分の粘膜は血流良好とはいい難く，また，剥離された粘膜は裂けやすい。真皮脂肪弁を面で下顎骨に当てるようにして，モノフィラメント吸収糸（4-0PDS）で，斜めマットレス[3]と結節縫合を適宜組み合わせて縫合する（図 3）。臼後部などで粘膜の縫い代がない場合には，幅の広めの de-nude 部分を作成し，その真皮面を骨に当てるように寄せておけば，無理に縫合しなくても創は治癒する[7]。真皮・真皮下血管網コンプレックスは血流が良いので，早期に骨と癒着して縫合不全を生じにくい。

2）照射療法後の再発例における中咽頭後壁

　中咽頭側壁癌は放射線照射後の再発例が多く，粘膜の放射線障害から，皮弁縫着の縫合糸が外れやすい。十分なボリュームと大きさをもった皮弁をデザインし，縫合部に緊張がかからないように縫合する。粘膜側について，創縁から針の刺入（出）部位までの距離をやや大きめにとり，愛護的に寄せる。

2 栄養血管の血栓

　動脈の場合，移植床と皮弁の血管の状態が良く攣縮傾向がなければ，基本的に吻合部血栓は生じない。動脈血栓は，内膜の状態が悪いか，不用意な閉創による屈曲や圧迫に起因する場合がほとんどである。

1）吻合部血栓

（1）動　脈

　一番重要なのは移植床動脈の選択である。「照射野にある動脈は使わない」のが原則であるが，現実的には使わざるを得ない場合も多々ある。吻合予定血管に内膜傷害があれば，ほかの候補を探してみる。内膜の剥離がある血管を使わざるを得ない場合は，back-wall-

3. 中咽頭・口腔癌切除後の遊離組織移植を用いた再建術

(a) 腫瘍切除後の欠損
(b) 挙上した皮弁
　　可動部舌に縫着する部分は極めて薄く、大血管保護用に少量の外側広筋(E)を、皮弁とは分かれた形で付けている。
(c) 術直後の所見
　　舌背に三角弁があり、舌尖に当てられている皮弁は極めて薄い。
(d) 頸部の所見
　　右の筋鉤で脱転している筋肉は、閉創時に下顎下面に当てた。皮弁の2本の静脈は、1本ずつそれぞれ内頸、外頸静脈に端側吻合している。
(e) 術後6カ月の所見
　　舌の拘縮や口腔底の陥凹もない。

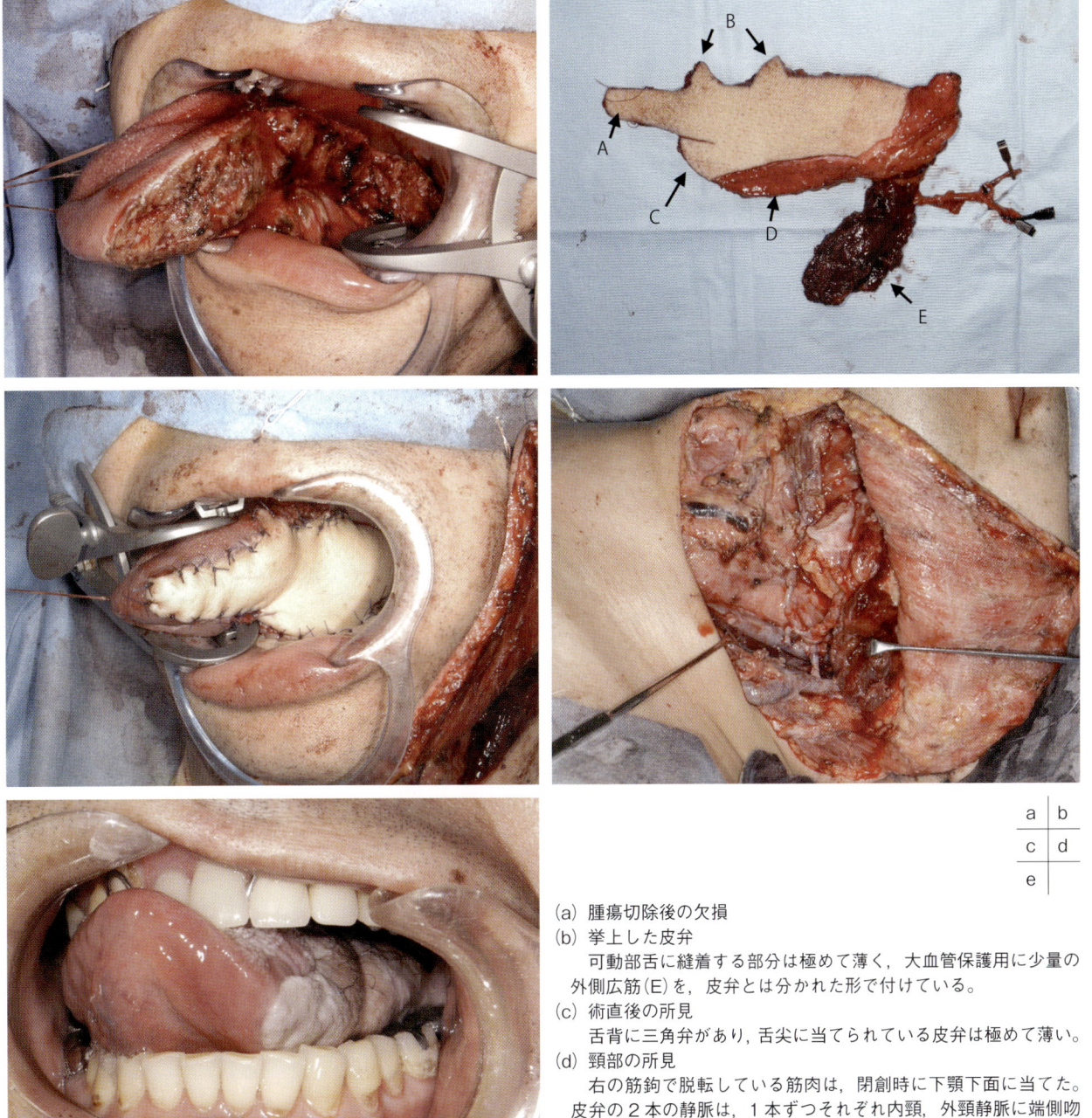

図4 【症例❶】50歳、男性、左舌癌(T₃N₀M₀ Stage III)の舌半切除例

first法を用いて、内膜が剥離していない血管から剥離している血管の方向で針を進め、内膜が合っていることを確認しながら吻合する[3][4]。必要に応じて両端針を用いる[3][4]。動脈の攣縮傾向が強い場合は、可能な限り中枢で吻合する。開存が疑われる場合は、気軽に縫い直す。内膜に「ネトネトした」印象がある場合、

155

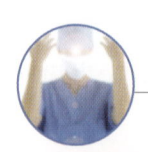

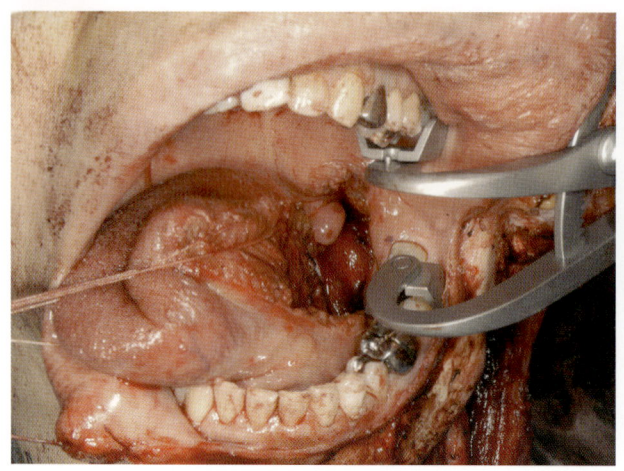

(a) 腫瘍切除後の欠損

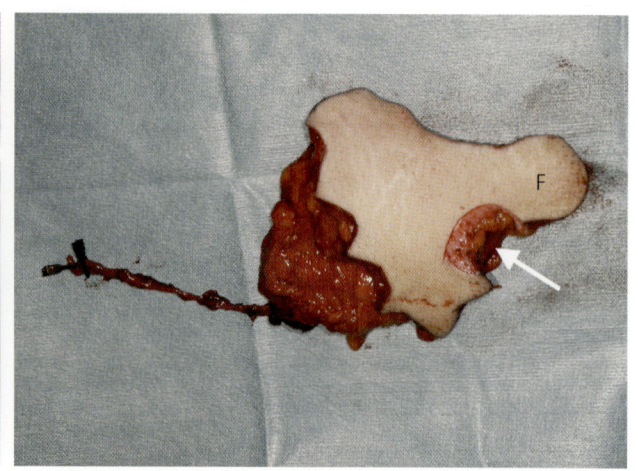

(b) 挙上した皮弁
中咽頭後壁を再建する皮弁(F)。臼後部に当てる部分は真皮脂肪弁を作成している(矢印)。

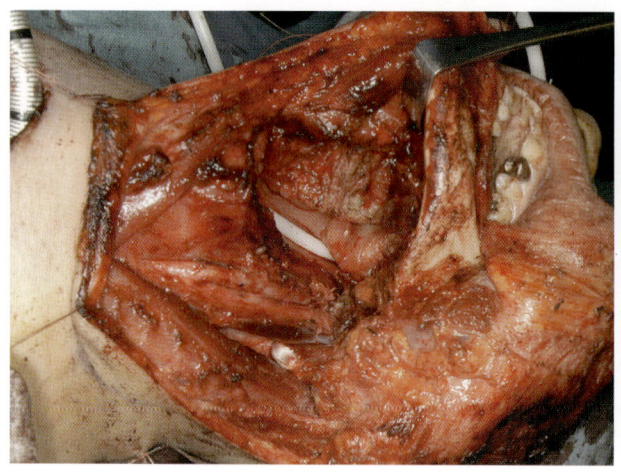

(c) Gehanno 法で処理したところ

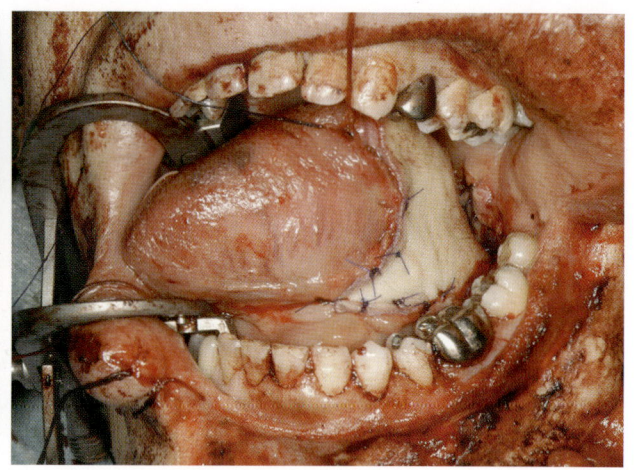

(d) 皮弁縫着時の所見
口腔底と舌背に三角弁が入っている。

図5 【症例❷】56歳,女性,左中咽頭側壁癌（$T_3N_0M_0$ Stage III）

内膜に細かい白色血栓が付着している場合は，結果不良を予兆させる所見なので，その血管に固執しない。放射線照射後や再発症例，二次再建例で，移植床動脈（外頸もしくは鎖骨下動脈の枝）がいずれも吻合に不適切と判断された場合，遠方の動脈と皮弁動脈との間に静脈移植をするより，外頸動脈との端側吻合を適用する方が成功率は高い[4)8)9]（図6）。正確な統計を取ったわけではないが，ある種の不整脈（心房細動など）を基礎疾患にもつ患者では，動脈血栓が生じやすい印象がある。これは，心房で形成された血栓が吻合部に詰まるというより，心拍ごとの血圧と拍間隔の違いによる乱流が原因と考えている。コントロール不良の心房細動を基礎疾患にもつ症例における遊離組織移植の適応は，慎重に判断した方がよい。

(2) 静　脈

移植床血管が内頸，総顔面，外頸静脈のいずれであっても，原則的に端側吻合を行う。外頸静脈については，腫瘍切除時にも，実は切離する必要がない場合も多いので，切除医との連携により，温存可能な場合はこれを切離せずに温存してもらい，皮弁の静脈を端側吻合

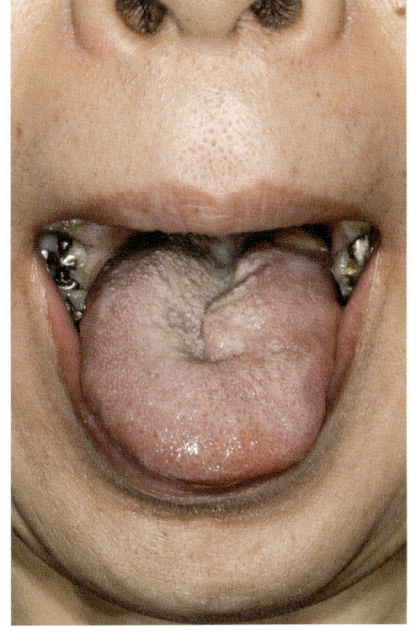

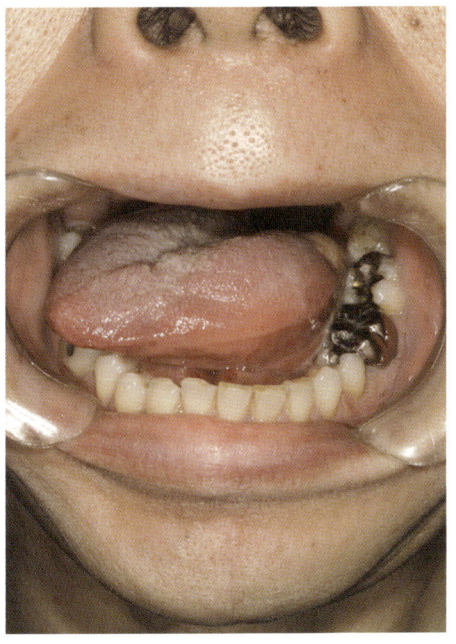

3. 中咽頭・口腔癌切除後の遊離組織移植を用いた再建術

(e) 術後 1 年の所見
患側に屈曲する拘縮もなく(左)，健側への舌の動きも円滑である(右)。

図5【症例❷】

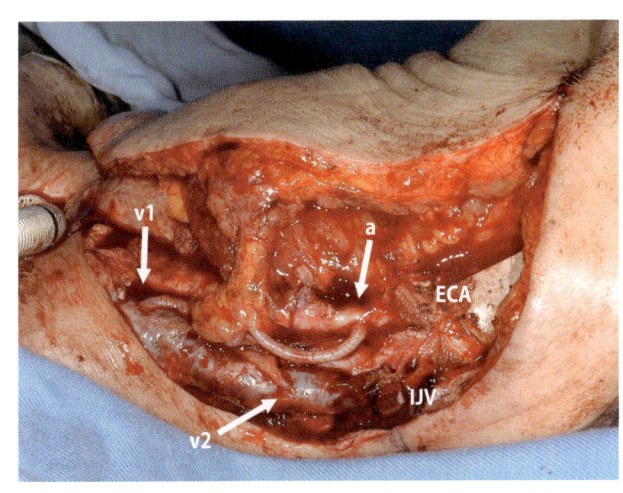

図6 外頸動脈端側吻合(77歳，男性，再発を繰り返した舌根部癌の症例)
頸部に広がる瘢痕によって，動脈吻合に適した外頸・鎖骨下動脈の枝がなかったため，再建に用いた腹直筋皮弁の深下腹壁動脈を外頸動脈に端側吻合した(a)。また，2本の深下腹壁静脈は内頸静脈の2カ所に吻合した(v1, v2。外頸静脈が残っていれば，1本は外頸静脈に吻合する)。この症例では，この後，皮弁遠位を栄養する肋間動脈穿通枝を腹直筋皮弁内の血管に吻合し(ほかに移植床血管が得られず，巨大な欠損に対して2つ目の遊離皮弁が移植不能であったため)，およそ乳輪下縁までの長さの皮弁は完全生着した(IJV：internal jugular vein, ECA：external carotid artery)。

するのに用いる。内頸静脈の信頼性は高いが，頸部郭清自体により血栓を生じることがあるので，2本の皮弁静脈を内頸，外頸の2系統に分けて吻合する。

2) 栄養血管の屈曲，圧迫

吸引ドレーンの留置の際に，ドレーン先端付近を血管・皮弁栄養血管から離れた安全な場所に吸収糸で軽く固定する。閉創時には，肩枕を外し病棟で寝ている自然な状態にして，血管の配置を見ながら形成外科医が閉創する。動脈でも静脈でも端側吻合を行った場合は，自由度が小さいので屈曲や捻れに注意が必要である。

3 術後頸部の感染・皮下膿瘍，大血管からの出血

重要なのは，大量の加温生理食塩水で術野をよく洗うことである。部屋の掃除と同じように，高い場所(そこを洗った水が下方の術野に流れる)から順に丁寧に洗浄する。

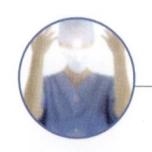

4 術後長期経過における，摂食，構語，その他の機能の問題

1) 口腔底の陥凹

薄い皮弁で再建した場合や下顎裏面を筋肉で充填した場合は，術後長期では口腔底が陥凹し，食物が滞留するとの訴えがでる。下顎裏面の死腔は，原則的に真皮脂肪弁で充填する。

2) 中咽頭後壁の後退

中咽頭後壁を薄い皮弁で再建すると，術後1年ほど経った時に「術後すぐより飲み込みにくくなった」と訴える患者がいる。これは，中咽頭後壁に移植した皮弁の萎縮により咽頭後壁が後方に移動することによる嚥下圧の低下が原因と考えている。これを防止するには，術後の萎縮も考慮して，中咽頭側壁から後壁が後退しないように十分なボリュームの脂肪弁を入れる。

3) 残存舌可動部の処理と舌全体の位置設定

可動部舌創面の一次縫縮による舌尖形成を広範囲に行うと，術後に長軸方向の「短縮拘縮」を生じ，舌が口腔内で固定された状態になりやすい。また，こうして形成された細い舌の動きは爬虫類の舌を連想させ，周囲の人に良い印象を与えない可能性があると考えている。一方で，切除舌と同等の大きさの皮弁で再建すると，皮弁の重みにより舌の動きが悪くなる。いわゆる舌尖形成をした症例と，皮弁を舌の側面に当てた症例とで術後の機能を比較した論文では，機能に有意差がないことが報告されているので[10]，機能に差がなければ，整容的に優れている皮弁を舌側面に当てる方法がよいと考えている。

●引用文献

1) 木股敬裕：口腔・咽頭癌切除後の標準的再建法. 形成外科 50：S197-S202, 2007
2) 櫻庭実, 浅野隆之, 宮本慎平：口腔・咽頭再建での合併症回避と良好な機能再建のコツ. 形成外科 52：143-150, 2009
3) Okazaki M, Asato H, Sarukawa S, et al：A revised method for pharyngeal reconstruction using free jejunal transfer. Ann Plast Surg 55：643-647, 2005
4) Okazaki M, Asato H, Sarukawa S, et al：Availability of end-to-side arterial anastomosis to the external carotid artery using short-thread double-needle micro-suture in free-flap transfer for head and neck reconstruction. Ann Plast Surg 56：171-175, 2006
5) Okazaki M, Asato H, Takushima A, et al：Hepatic artery reconstruction with double-needle micro-suture in living donor liver transplantation. Liver Transpl 12：46-50, 2006
6) 中塚貴志, 横川秀樹, 百澤明：悪性腫瘍切除後の再建（口腔）. 形成外科 52：S193-S201, 2009
7) Okazaki M, Asato H, Takushima A, et al：Reconstruction with rectus abdominis myocutaneous flap for total glossectomy with laryngectomy. J Reconstr Microsurg 23：243-249, 2007
8) Okazaki M, Asato H, Takushima A, et al：Analysis of salvage treatments following failure of the free flap transfer due to vascular thrombosis in reconstruction for head and neck cancer. Plast Reconstr Surg 119：1223-1232, 2007
9) Okazaki M, Asato H, Okochi M, et al：Shortcut vascular augmented long rectus abdominis musculocutaneous flap transfer using intercostal perforator for complex oro-pharyngo-cutaneous defects. Plast Reconstr Surg 121：220e-221e, 2008
10) 宮本慎平, 櫻庭実：舌半切除例における機能的再建法. 形成外科 55：31-37, 2012

III 頭頸部

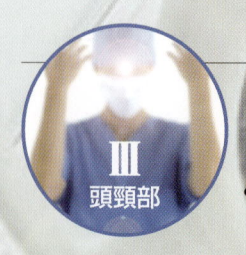

4. 遊離空腸移植術

中塚貴志　埼玉医科大学形成外科

Key words　遊離空腸　マイクロサージャリー　下咽頭・頸部食道再建

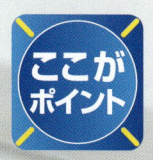

ここがポイント

遊離空腸移植では，通常の皮弁移植時と異なり，粘膜という脆弱な組織を扱うためにより愛護的操作が必要となる。そして，いったん縫合不全により瘻孔が生じると，特に食道側では致命的な合併症を来たす可能性があるので，丁寧かつ確実な縫合技術が必要となる。さらに，良好な嚥下機能を得るためには，移植空腸にある程度の緊張を与えて縫合固定することも必要であり，血管吻合に準じた入念さも必要となる。

これらを考慮して，われわれは血管吻合の前に，まず腸管吻合を行っている。なぜなら，阻血の状態であれば，粘膜・漿膜を正確に見分けながら吻合することが可能となるからである。そして，より重要な下方：食道側の腸管吻合から開始し，全周の縫合状態を肉眼で確認後，咽頭側の大半の縫合を行い，その後に血管吻合を行っている。

一方，もし移植空腸の全壊死を生じると，空腸再移植ができない限り，ほかの救済手術では嚥下機能が大幅に低下するため，全壊死は極力避けたい合併症である。血管吻合を的確に行うこともちろん重要であるが，ドレーンの留置位置，頸部閉創時の残存組織による圧迫などにも留意する必要がある。さらに，術後のモニタリングでは，通常のごとくドップラーなどによる定期的チェックは行うが，術後1週間を過ぎても瘻孔形成や感染などによる二次的な血管閉塞もあり得るので，血管吻合部周囲の持続的創部観察も怠ってはならない。

I 私の手術手技の基本

1 術前の準備

空腸採取の術前準備としては，通常の上部消化管の術前処置に準じ，手術前夜の夕食以降は禁食とし，手術当日の朝にGE浣腸を施行する。

2 手術手技

1）空腸の採取

空腸の採取にあたっては，通常まず消化器外科医により上腹部正中切開で開腹が行われ，Treitz靱帯が確認される。次いで空腸を持ち上げ，腸間膜内の空腸動静脈の走行を確認する。

この際，腸間膜内の脂肪の量が少ない症例では，動静脈の走行は容易に確認できる。しかし，脂肪の量が多い症例では，肉眼での確認は難しく，腸間膜を広げ透過光の下で見るようにすると容易に観察することができる（図1）。

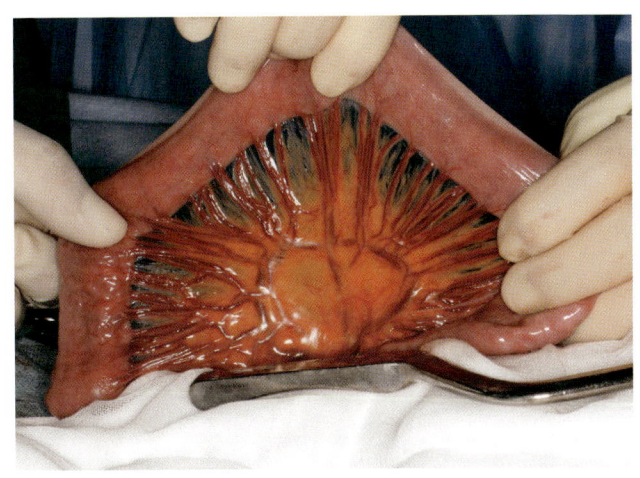

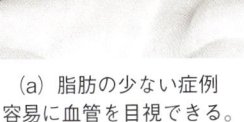

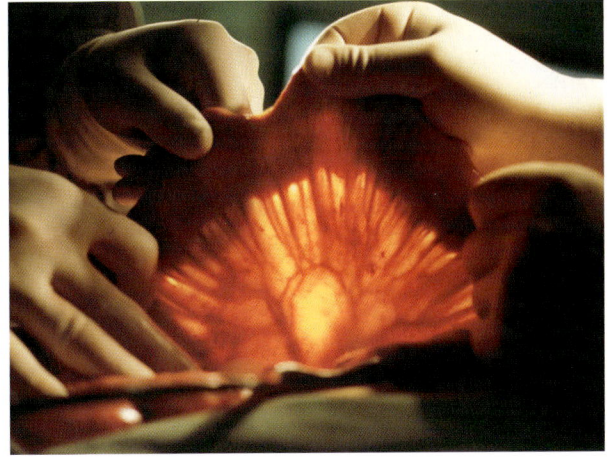

(a) 脂肪の少ない症例
容易に血管を目視できる。

(b) 脂肪が厚い症例
透過光の下で観察する。

図1　腸間膜内の血管走行状態

　上腸間膜動静脈より派生する空腸動静脈のうち，口径が太く，長い血管柄として採取できる部位を栄養血管として選択するが，一般には第2ないし第3空腸動静脈がこの条件に適合する。栄養動静脈を決定すると，咽頭食道の欠損に合わせて採取すべき腸管の位置と長さを決める。

　空腸は腸間膜に弧状に付着しており，腸管を直線状に長く移植すると栄養血管の可動性にはある程度の制限が生じる。その点を考慮して，腸管の弛みが少なく，かつ血管吻合部に過剰な緊張がかからないように採取しておく。つまり，移植床血管が頸部上方にある場合には栄養血管を中心として口側に短く肛門側に長く採取し，頸部下方の場合は口側に長く肛門側に短くなるようにする(図2)。

　しかし，あらかじめ空腸を実際の欠損長よりかなり長めに採取しておけば，欠損部に移植した時に，後述するようにトリミングで調整することも十分可能である。

　採取する空腸の部位が決定したら，栄養血管の剝離を行う。動静脈の走行位置を確認後，腸間膜を電気メスなどで浅く切り開き，細かい枝は丁寧に順次結紮しながら，基部で動静脈を露出させる。剝離する血管の長さはできるだけ長い方がよいことはいうまでもないが，特に頸部の移植床動静脈が近接していない時には，腹腔内操作のこの段階で動静脈間を十分に分離しておくことが必要である。

　次いで，腸鉗子をかけ空腸を切離するが，移植する空腸の阻血時間をできるだけ少なくするために，頸部操作が終了しただちに空腸を移植できる状態になるまで血管柄は切断しないようにする。また，空腸を逆蠕動方向に移植しないように，空腸片の口側か肛門側かがわかるように糸などで目印を付けておく。

2) 頸部移植床の準備

　頸部では，吻合に適した1対の移植床動静脈の存在を確認しておく。静脈では，内頸静脈への端側吻合を頻用しているので，頸部郭清後の捻れや枝の結紮による狭窄がないかを確かめておく。動脈に関しては，ほとんどの場合，上甲状腺動脈か頸横動脈が候補となり，口径や拍動の良いものを選んでおく。

　なお，これらの血管が攣縮や乾燥をしないよう，生理食塩水や塩酸パパベリン(5〜10倍希釈)を含んだガーゼを当てておく。

3) 空腸片の頸部への移植・固定

　採取した空腸を頸部に移植する際，われわれは通常まず腸管吻合から始め，粘膜縫合がほぼ終了した時点で血管吻合を行っている。血管吻合から始める方法もあるが，血管吻合を先に行うと，粘膜断端面からの出血や粘液の産出が腸管吻合の妨げとなる。さらに，虚血時の方が，粘膜面・漿膜面の見極めが容易で確実な

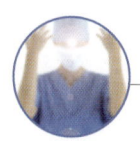

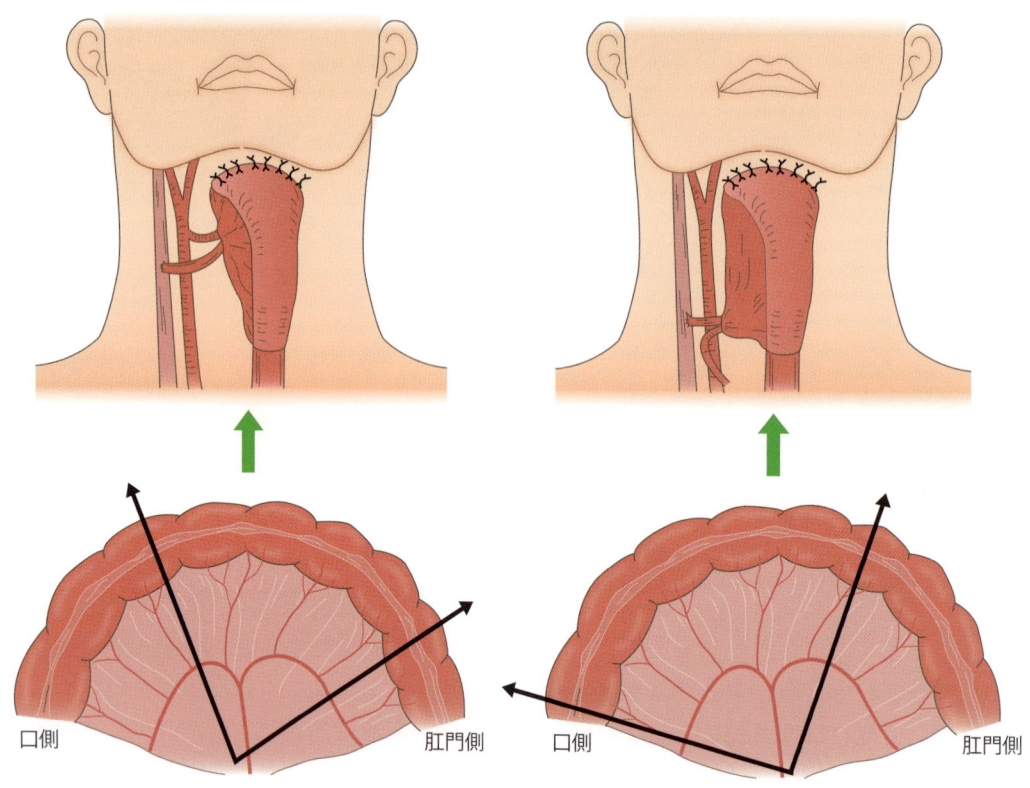

図2 空腸の採取部位の決定
頸部の吻合血管の位置に合わせ，採取する空腸片の部位を決める。

粘膜縫合が可能となると考えている．腸管吻合を先に行っても，空腸自体の阻血時間が2時間半を超えることはないので，阻血再灌流障害などの問題を生じたことはない．

腸管吻合の実際であるが，まず血管吻合部に過剰な緊張がかからないように空腸のトリミングの位置を決める．この際，空腸はできるだけ伸展させた状態で上下端の吻合位置を決めている（図3-a）．

われわれは，最初に頸部食道側の吻合から開始している．その理由は，縫合不全による瘻孔が重篤な縦隔炎につながりかねない食道側の吻合を，十分な視野の下で最初に確実に行いたいからである．

腸管吻合に先立ち，空腸の切断面からはみ出した余剰の粘膜を切除し，粘膜下層断端を適宜電気凝固しておく．次いで，微小血管吻合と同様，まず頸部食道断端の左右端180°の位置を縫合し，それを支持糸として横方向に十分広げた状態で，後壁を順次縫合する．後壁は全層一層縫合を基本とし，随時垂直マットレス縫合を加える（図3-b，c）．後壁の縫合終了後，移植空腸を下方に翻転し，裏面から縫合部の状態を確認して，必要があれば漿膜縫合を追加する（図3-d）．

前壁の縫合は，Gambee縫合で行っている．なお，いうまでもないが，腸管吻合の基本は，粘膜が漿膜側にはみ出さないよう，つまり内腔面がinvertするように縫合することである．

次いで咽頭側断端の縫合に移るが，前述のようにできるだけ空腸に緊張をかけた状態で移植されるようトリミングを行う．移植空腸が弛んでいると決して良好な嚥下機能が得られず，できるだけ直線状の再建食道を作成することが必要と考え，著者は1980年代後半からかなり緊張をかけた状態で移植している[1]．阻血時には咽頭食道欠損長の半分以下の空腸移植となる

4. 遊離空腸移植術

a	c
b	

(a) 血管吻合部位を合わせながら、移植空腸をできるだけ伸展させた状態で、上下の切断位置を決定する。
(b) 食道側の吻合
　　まず180°離れた左右両端を縫合し、それを支持糸として左右に広げ、さらに前壁中央にかけた糸で上下に牽引し、十分な視野を得て後壁の縫合を行う。
(c) 後壁の縫合終了時の所見

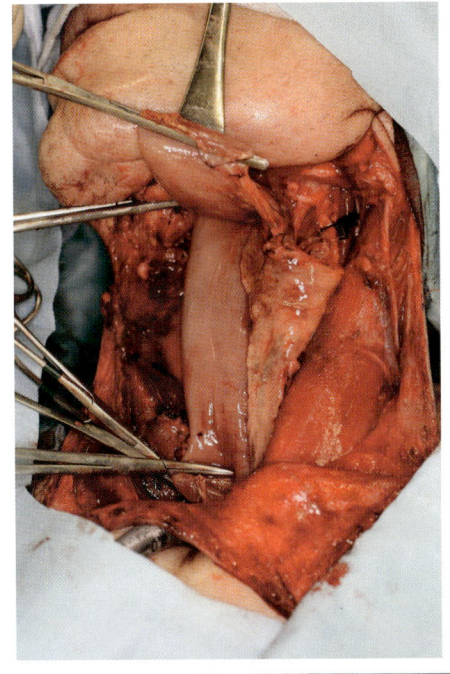

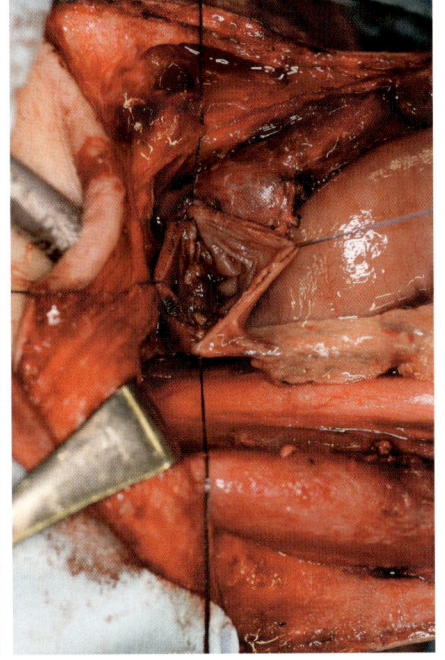

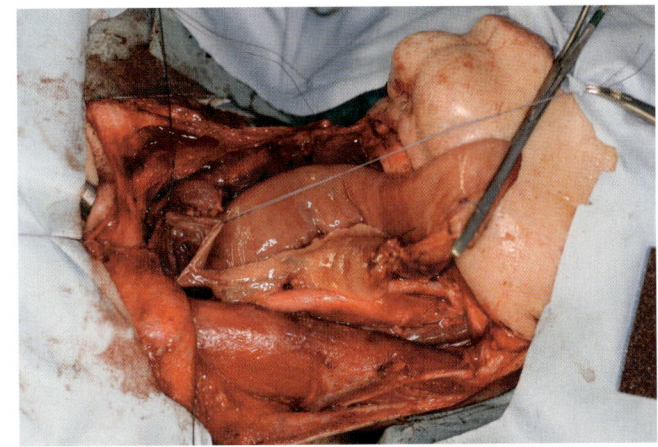

図3　空腸片の移植固定方法

が、血流再開後は長さの余裕が生じ、術後はさらに頸部の伸展位が解除されるので、結果として弛みのない再建食道が形成される（図3-e～h）。

なお、咽頭側断端の口径は空腸の口径よりかなり大きいため、空腸を斜めに切開することにより口径差を調整するようにする（図3-i）。

咽頭側も食道側と同様に、後壁は全層一層を基本とし、裏面からも縫合を確認後、前壁の縫合を行う（図3-j）。前壁の最後の3～4針はかけずにおき、この状態で鼻腔から経鼻チューブを挿入し固定しておく。

4）血管吻合

血管吻合に関しては、特別なことはなく、通常の遊離皮弁と同様である。しかし、空腸は非常に血流の豊富な組織であるので、特に血管吻合後に断端などから出血がないかを確認しておく。外表ばかりでなく、縫合せずにおいた咽頭側前壁から内腔をも観察して、粘膜側からの出血がないことを確かめた後、開存する前壁面を縫合して固定を終了する（図4）。

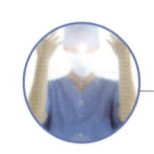

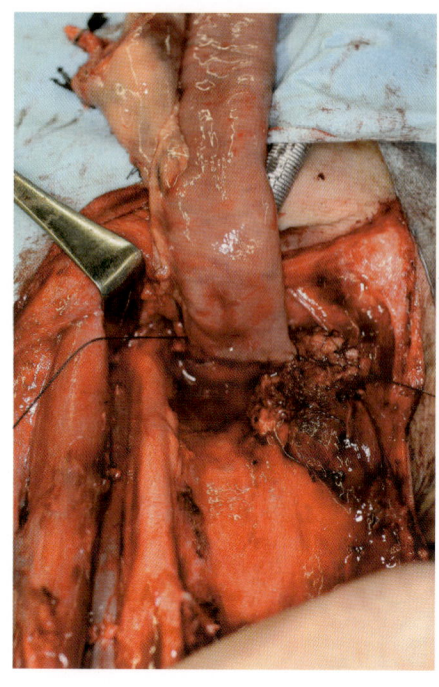

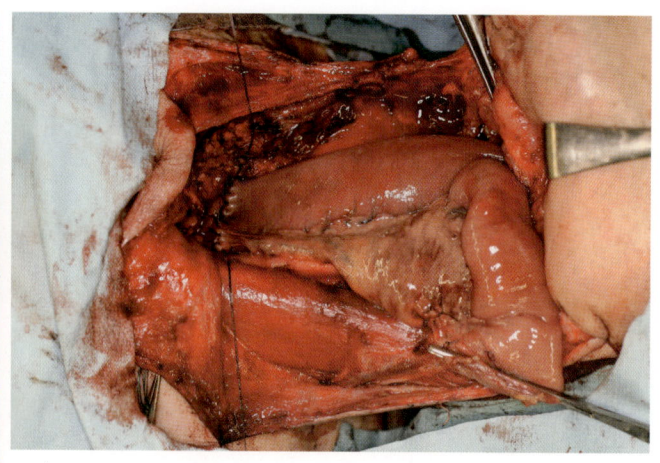

(d) 空腸を下方に翻転し，後壁縫合部を裏面から確認する。
(e) 食道側吻合が終了した状態

図3

3 術後管理

移植空腸の術後モニタリングに関しては，腸間膜に島状に付着させた空腸の一部をあらかじめ頸部創から出しておき血行を確認する方法[2]や，頸部に空けた小切開創から空腸漿膜面を観察する方法[3]などが報告されている。しかし，前者ではモニター空腸片からの粘液流出や二次的な切離処置が煩わしく，後者では小切開では頸部浮腫の進行とともに判定が難しくなり，大きく開創すると感染や再縫合の必要が生じるなどの欠点がある。

われわれは，もっぱら頸部皮膚面から当てたドップラー血流計でモニターしている。この場合，主に動脈血の開存の判定を行うわけであるが，静脈の閉塞に関しては移植空腸の緊満や口腔内からの出血で容易にかつ比較的早期に判断できる。

安静に関しては，特に頸部の血管吻合部に緊張がかかる場合を除き，術後3日を過ぎれば歩行を許可し早期離床を促していく。

経口摂取は，術後10日〜2週で食道透視を行い，瘻孔などがないことを確認後に開始する(図5)。

II 手術の適応

遊離空腸移植術が適応となるのは，下咽頭癌に対する咽喉食摘後や，胃管や結腸挙上による食道再建後の腸管部分壊死症例など，咽頭・食道の全周性欠損が代表例である[4]。また，喉頭温存を要するような限局性の下咽頭癌では，パッチ状に開いた空腸片の移植も適応となる[5,6]。さらには，空腸管を利用した音声再建の報告もある[7]。

逆に上記のような症例でも適応とならないのは，複数回の開腹手術の既往があり，腸管の高度な癒着が危惧される場合が考えられるが，そのような症例は一般に極めてまれといえる。

III 合併症回避のコツ

合併症としては，術後の瘻孔形成および吻合血管の閉塞による移植組織の全壊死が問題となる。

4. 遊離空腸移植術

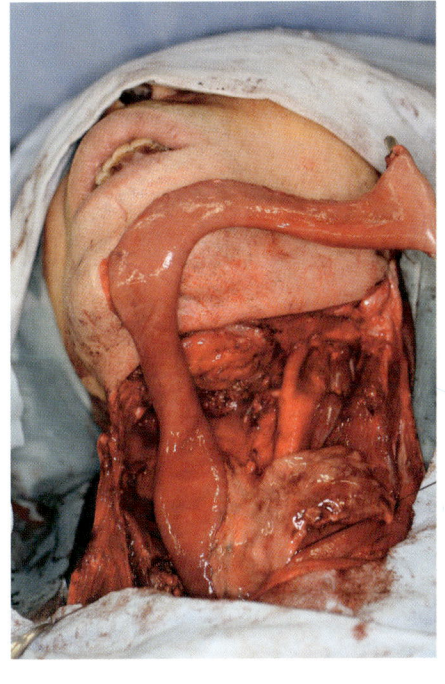

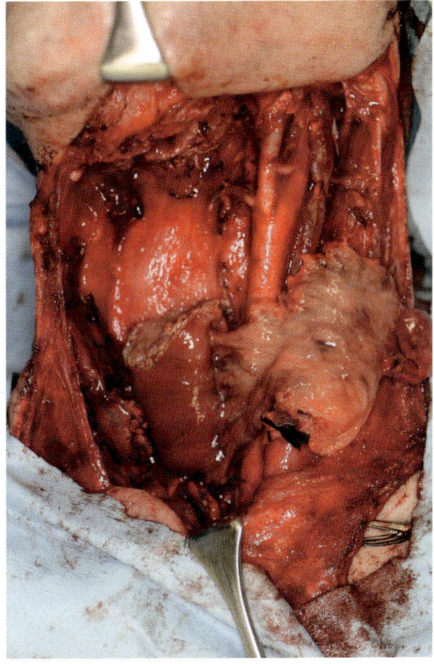

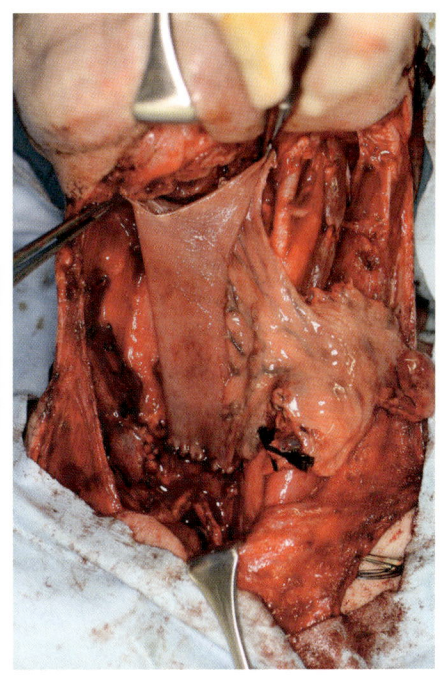

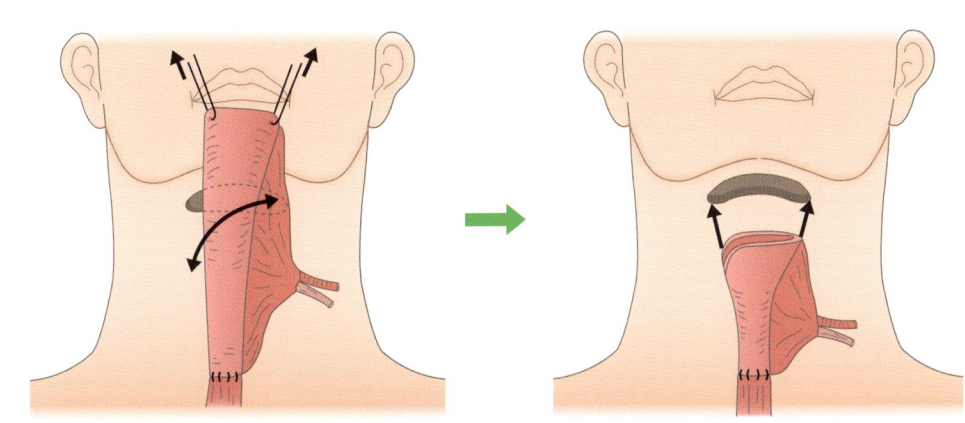

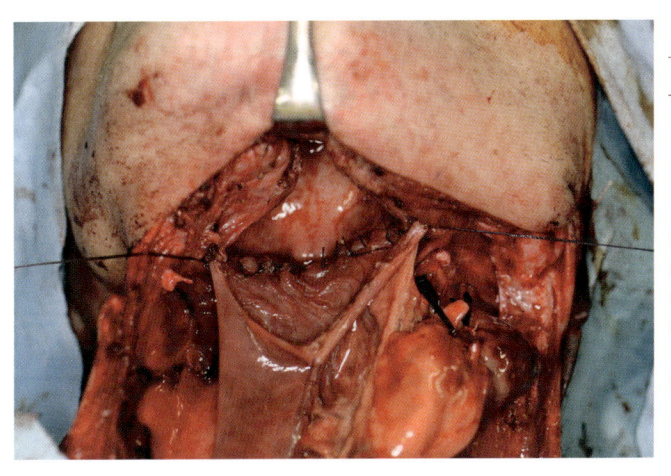

(f) 余剰な空腸片の腸間膜を切離した状態
(g) 移植空腸は阻血状態で欠損長の半分ほどとなっている。
(h) 伸展した状態で空腸の咽頭側吻合を行う。
(i) 咽頭側の口径と合わせるため，空腸には斜め切開を加える。通常の咽喉食摘後の欠損であれば，この切開で十分対応できる。
(j) 咽頭側の後壁縫合が終了した状態
　　支持糸により十分な視野を確保して縫合を行う。

図3

165

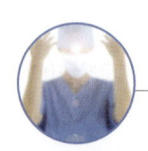

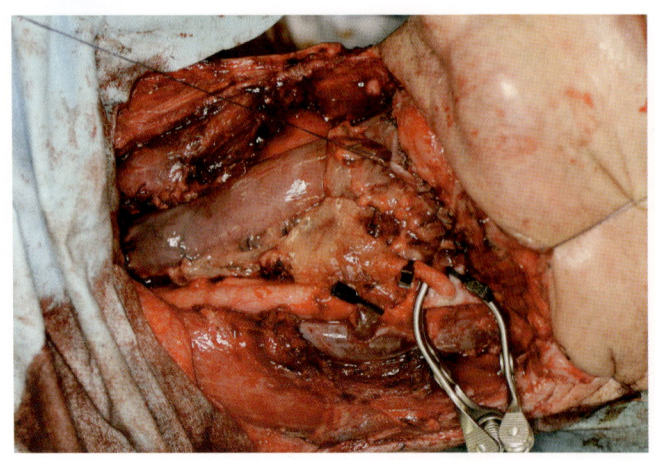

(a) 血管吻合終了後，血流再開前の所見

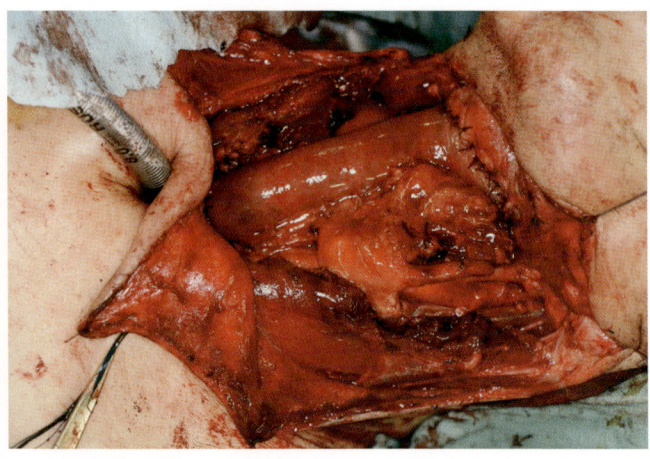

(b) 血流再開後も移植空腸に弛みはなく，直線状の食道が再建されている。

図4　血流再開前後の所見

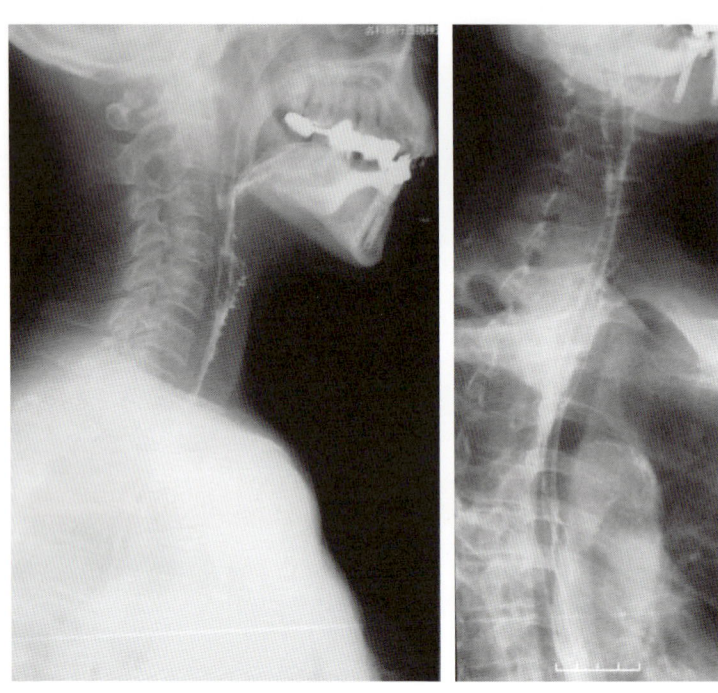

(a) 側面

(b) 斜位

図5　術後透視像
術後の透視像でも空腸には弛みがなく，良好な造影剤の通過を認める。

1 粘膜縫合の留意点

　空腸移植とほかの皮弁・筋皮弁との縫合における最大の違いは，空腸壁が薄い組織であり，かつ血流に富む組織であるためより丁寧な縫合固定が必要な点である。特に，粘膜断端面が内腔側に向くよう，つまりinvertするように正確に縫うことが瘻孔形成を防止する。われわれは4-0バイクリルを使用し，前壁ではGambee縫合を多用している（図6）。

　さらに実際の縫合では，血管吻合時と同じように切

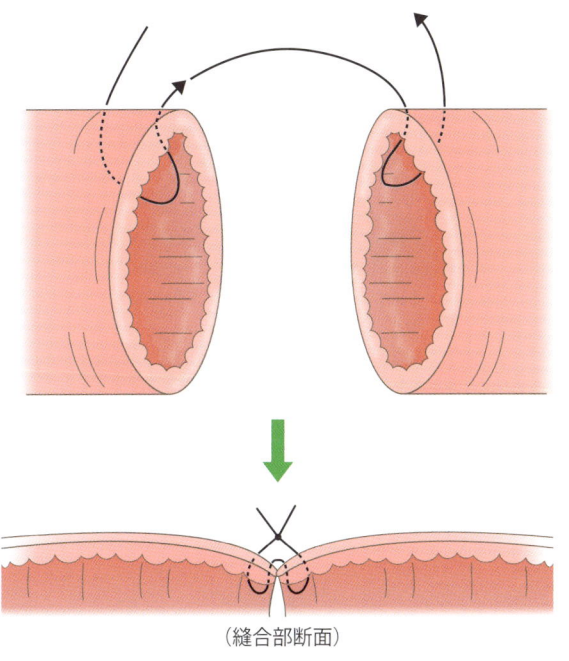

図6 腸管縫合のシェーマ
粘膜面が内腔側に invert するように Gambee 縫合を行う。

断端両サイドに支持糸をかけ内腔がよく見える状況を作り出し，正確に粘膜・漿膜面を確認しながら糸をかけるようにしている。

なお，術式の項で説明したように，われわれは採取空腸にかなりの緊張をかけた状態で移植しているが，阻血状態で丁寧・確実な吻合を行うことにより瘻孔形成は極めてまれである。正確なデータはないが，緊張をかけた吻合を行うことにより可及的に直線状の食道が再建され，嚥下機能も良好である印象を受けている。

なお，食道側の吻合に関しては，簡便な手段として自動吻合器を用いる方法もあるが，手縫いに比べ狭窄発生率が高いことを経験しており，諸家によってもすでに報告されている[8)9)]。

2 血管閉塞の防止

血管閉塞にかかわる因子として，血管柄の緊張やkinking などが挙げられるが，われわれの術式では，最初のトリミング（位置決め）の段階で十分な配慮を行っている。ただ，胸鎖乳突筋が温存されている症例

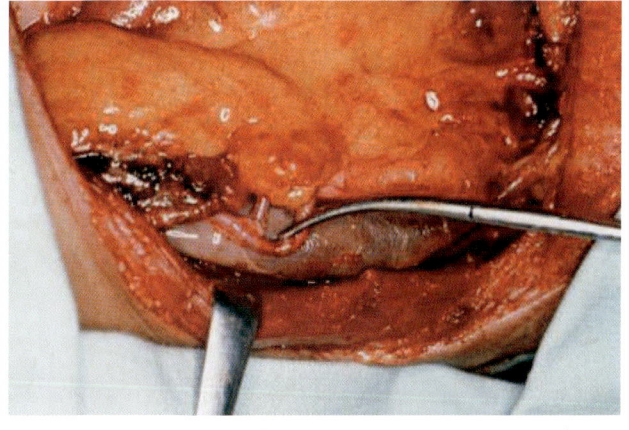

(a) 血管吻合部の所見（移植床血管は頸横動脈と内頸静脈）

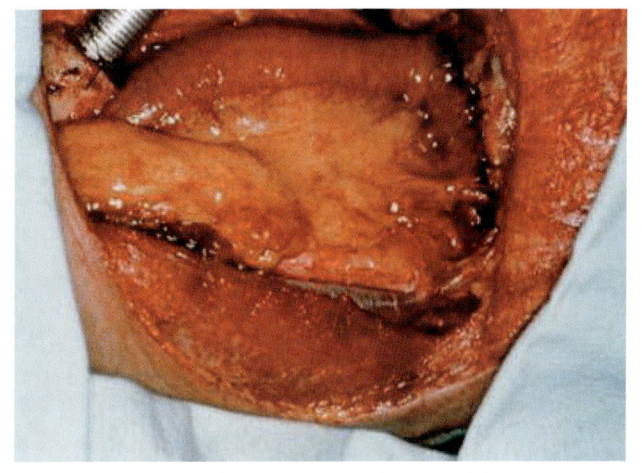

(b) このまま頸部を閉創すると胸鎖乳突筋により圧迫を受け，血栓を生じる可能性がある。

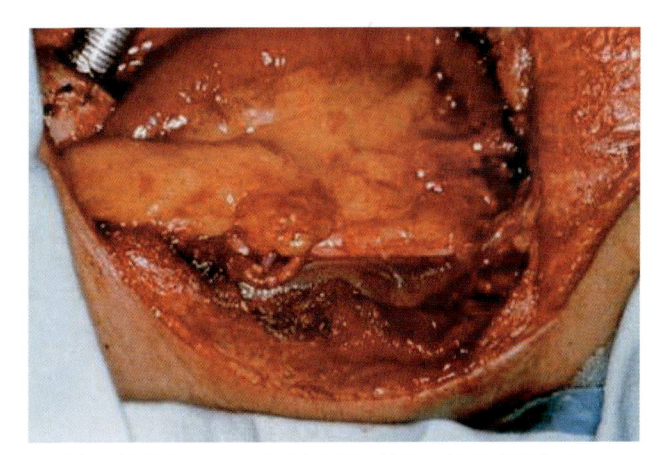

(c) 圧迫予防のため，吻合部周囲の筋体に水平切開を加える。
図7 胸鎖乳突筋の処理

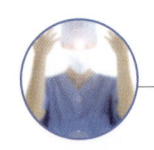

では，頸部皮膚の閉鎖によりちょうど筋体が血管吻合部を圧迫することがある．特に，上甲状腺動脈への端々吻合と内頸静脈への端側吻合を施行した場合には，その危険性が高いので，筋体内側縁に切開を加えておく（図7）．

ドレーンの固定場所も吻合血管に影響を与えないよう注意が必要である．特に，血管吻合側では頸部外下側にドレーンを置き，体位交換などでずれないように糸で緩く留めておく．副神経や頸神経が温存されている時は，その下をかいくぐるようにドレーンを留置しておく．

遊離皮弁時の血管閉塞は，これまで著者が報告してきたように術後3日以内に発生することが80％と大多数の症例を占める[10]．しかし，術後1週以上経っても瘻孔などによる感染・炎症から二次的に閉塞することもあり得るので，血管吻合部周囲の局所感染には十分な注意が必要である．

●引用文献

1）中塚貴志，波利井清紀，朝戸裕貴：下咽頭頸部食道再建における遊離腸管移植の実際．頭頸部腫瘍 23：542-546, 1997
2）Cho BC, Shin DP, Byun JS, et al：Monitoring flap for buried free tissue transfer；Its importance and reliability. Plast Reconstr Surg 110：1249-1258, 2002
3）Bafitis H, Stallings JO, Ban J：A reliable method for monitoring the microvascular patency of free jejunal transfers in reconstructing the pharynx and cervical esophagus. Plast Reconstr Surg 83：896-898, 1989
4）Disa JJ, Pusic AL, Mehrara BJ：Reconstruction of the hypopharynx with the free jejunum transfer. J Surg Oncol 94：466-470, 2006
5）Nakatsuka T, Harii K, Ueda K, et al：Preservation of the larynx after resection of a carcinoma of the posterior wall of the hypopharynx；Versatility of a free flap patch graft. Head Neck 19：137-142, 1997
6）Miyamoto S, Sakuraba M, Asano T, et al：Free jejunal patch graft for reconstruction after partial hypopharyngectomy with laryngeal preservation. Arch Otolaryngol Head Neck Surg 137：181-186, 2011
7）Nozaki M, Sakurai H, Takeuchi M, et al：Use of an 'elephant trunk' shunt for voice restoration；A decade of experience in voice restoration using a free jejunal graft in patients who have undergone laryngopharyngoesophagectomy. J Plast Reconstr Aesthet Surg 60：217-222, 2007
8）Schustermann MA, Shestak K, deVries EJ, et al：Reconstruction of the cervical esophagus；Free jejunal transfer versus gastric pull-up. Plast Reconstr Surg 85：16-21, 1990
9）Schneider DS, Gross ND, Sheppard BC, et al：Reconstruction of the jejunoesophageal anastomosis with a circular mechanical stapler in total laryngopharyngectomy defects. Head Neck 34：721-726, 2012
10）Nakatsuka T, Harii K, Asato H, et al：Analytic review of 2372 free flap transfers for head and neck reconstruction following cancer resection. J Reconstr Microsurg 19：363-368, 2003

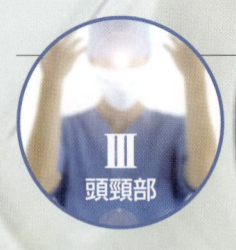

5. 血管柄付き遊離腓骨移植による下顎再建

多久嶋亮彦, 成田圭吾 杏林大学医学部形成外科

Key words 下顎　再建　血管柄付き遊離骨移植　マイクロサージャリー　腓骨

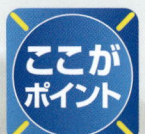

ここがポイント

　腓骨・骨皮弁は, 血行の豊富な長い骨を頭頸部手術と同時進行で挙上でき, 数カ所で骨切りすることも可能なため, 下顎再建の第一選択として用いられることが多い。しかし, 腓骨に付けた皮弁は薄く, 血行が不安定なこともあり, 口腔粘膜再建に用いた場合には瘻孔の発生が懸念される。皮弁の挙上においては, 穿通枝を確実に含むように切開線を設定し, 筋膜下で剝離を行い, 筋間中隔を含めて採取する。皮弁の血行が不良であれば, 骨弁のみとし, 前腕皮弁などのほかの皮弁を連合する。腓骨は骨欠損の大きさにかかわらず上下端 5 cm を残して採取し, 腓骨周囲の死腔を減らすために, 長母趾屈筋の一部を付着させる。骨・骨皮弁の採取後, 必要な骨の長さと移植床血管の位置を確認し, 主に中枢側で余剰な骨を切除して血管柄をできるだけ長く確保する。下顎欠損の弯曲に合わせて骨切りする際, 通常, 内弯側を楔形に切除するが, 血管柄を損傷する危険があれば外弯側を骨切りし, 楔形の骨をはめこむ。皮弁の口腔内への縫着にはできるだけ皮弁の筋膜を含めたマットレス縫合を用い, 瘻孔を予防する。顎間固定や腫瘍切除前に仮固定した reconstruction plate を利用して顎位, 咬合を保持し, 残存下顎と移植骨をプレート固定する。血管吻合は基本的に骨固定後に行い, 死腔を生じやすい顎下部には必ず吸引ドレーンを留置する。術後は早期に運動療法を行い, 第 I 趾の屈曲拘縮を予防する。

I　私の手術手技の基本

1　術前の準備

1）下顎部

　腫瘍切除に伴う一期的下顎再建の際には, 残存下顎をできるだけ元の位置に保持したまま, 下顎骨の連続性を回復する必要がある。このことは下顎切除後の残存歯が多い場合に特に重要であり, われわれは予想される残存歯に術前にブラケットを装着し, 術中にこれを利用して顎間固定を行い, それに合わせて骨移植を行ってきた[1]。矯正歯科の協力が得られれば, 術後の咬合のわずかなずれもブラケットをそのまま利用して矯正できるため, 正確な咬合を獲得することが可能である。しかし, この方法では, 残存する 2 つの下顎片の両者に残存歯がなければ顎関節の位置を正しく保持することができない。また, 矯正歯科がない施設では施行することは困難である。このようなことから, 最近われわれは, 術中に reconstruction plate を用いて咬合の保持を行う簡便な方法を使うことの方が多いが[2,3], これに関しては後述する。

2）腓骨部

　腓骨・骨皮弁を選択した場合, 術前に必ずドップラー

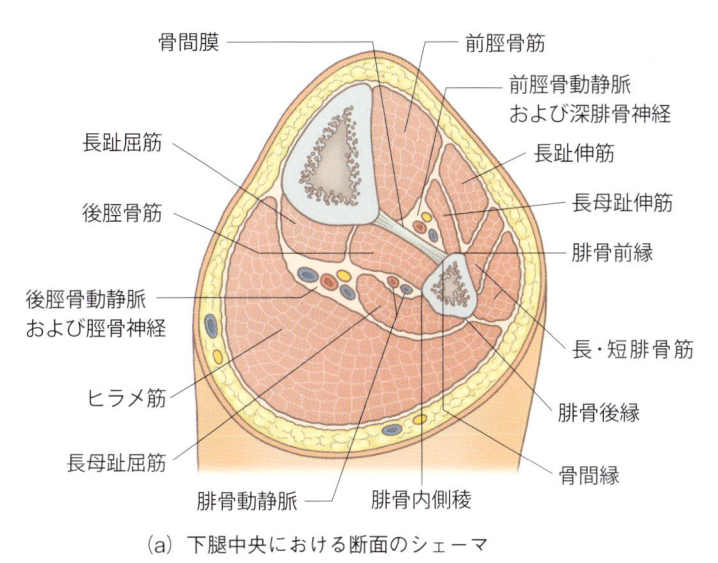

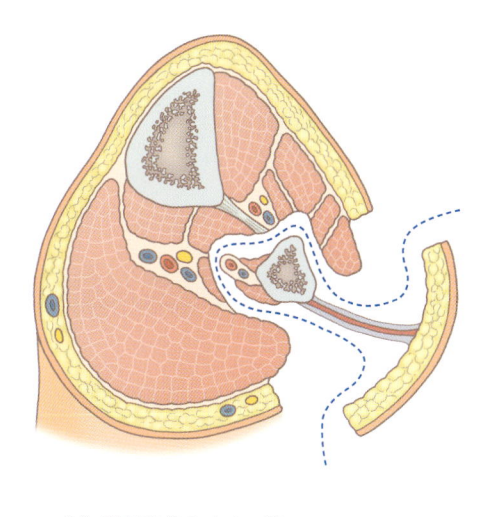

(a) 下腿中央における断面のシェーマ
(b) 腓骨皮弁のイメージ

図1 下腿中央部での断面

血流計を用いて腓骨動静脈からの皮膚穿通枝の部位を確認し，マーキングしておく．穿通枝が確認されない場合は，皮弁への良好な血行が得られないことがあるため，前腕皮弁などとの併用，あるいは肩甲骨皮弁などへの変更を考えた方がよい．最近では，カラードップラーエコーで穿通枝を確認し，その太さや走行を評価している．腓骨後縁においてドップラー血流計で聴取される穿通枝の中には，ヒラメ筋内を走行する穿通枝や後脛骨動静脈から分岐する穿通枝も含まれる．より良い穿通枝を確実に皮弁に含めることで，皮弁の血行に問題を生じることは少なくなっている．

2 手術手技

1) 腓骨・骨皮弁採取部の準備

腓骨・骨皮弁の利点の1つに，皮弁の挙上を仰臥位で，下顎の手術と同時進行に行えるという点が挙げられる．このため，下顎の術野の準備と同時に下腿の準備も行う．腓骨動静脈の皮膚穿通枝は，腓骨の内後方から腓骨後方を回って皮膚に向かって筋間中隔を穿通してくるので，腓骨の後面を見やすい体位を確保する．具体的には，まず，腰部に枕を置き，少し体幹を傾かせ，ターニケットを装着したうえで，下肢全体の消毒を行う．次に，股関節を内転させ，膝関節に滅菌布を挟み，屈曲させる．

皮弁の挙上は，皮膚，軟部組織，骨の欠損量が大体把握できれば，腫瘍切除の終了を待たずに開始する．そして，腫瘍切除が終了した段階で移植床側の準備を行う．

2) 移植床の準備

まず，移植床血管の準備を行うが，腓骨・骨皮弁の血管柄は短いため，上甲状腺動脈，舌動脈など頸部上方の動脈を用いることがほとんどである．腓骨動脈はこれらの血管と比較して太いことが多いので，それに見合う血管を選択する．放射線照射後の二次再建などで，瘢痕組織により候補となる移植床血管が細くなっているような場合は，外頸動脈へ直接，端側吻合することも考慮する．静脈に関しては，われわれは内頸静脈に端側吻合する方法を好んで行っている[4]．

次に，皮弁を縫着する予定の粘膜部分の縫い代を確保する．切除の際に粘膜が大きく裂けている場合は，裂けた部分を先に縫合しておくが，裂けている部分が小さい場合はトリミングを行い，皮弁を差し込んで，できるだけ3点縫合を避けるようにした方がよい．また，残存する歯肉粘膜と皮弁との縫合部（特に前歯部）は，一番瘻孔を形成しやすい部位であるので，皮弁を縫着できるしっかりとした歯肉粘膜を確保しておく．

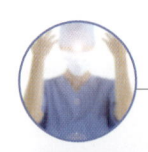

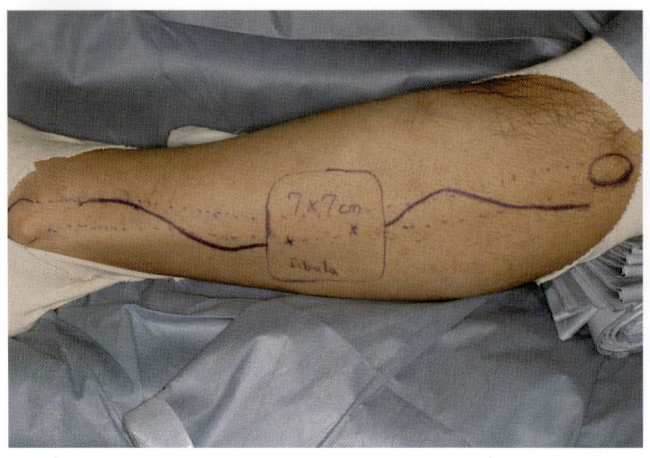

(a)このデザインのまま皮弁部分の切開を行うと，穿通枝の位置がずれていた場合に対応できない。

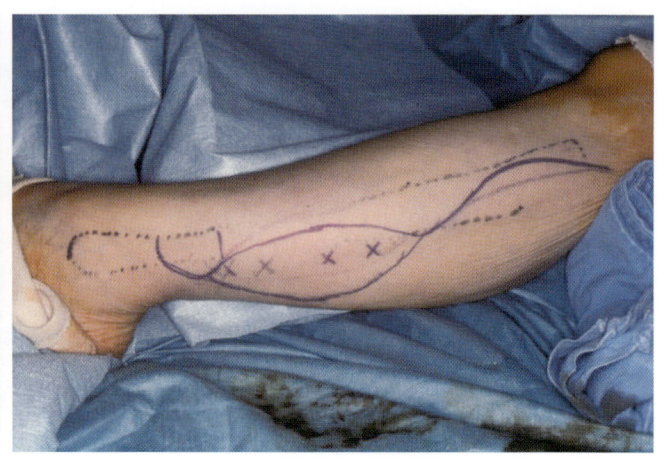

(b)このようにデザインすれば，穿通枝の位置がずれていても対応できる。

図2　腓骨皮弁のデザイン

3）腓骨・骨皮弁の挙上

　皮弁挙上に際しては，腓骨周囲の神経，血管，筋肉組織などを含めた断面図をイメージすることがまず重要である（図1）。腓骨体の断面は，前縁，後縁，内側稜を頂点とする三角形をなしているので，それぞれの頂点の間に存在する組織を分けて覚えておけばイメージしやすい。また，どの皮膚穿通枝を取り込んで皮弁を作成するかも重要である。近位の腓骨頭から，腓骨長の1/2より遠位で2/3より近位に比較的太い穿通枝があることが多く，腓骨との位置関係も良いため，われわれはこの穿通枝を利用するようにしている。

　皮弁の挙上は，まず，穿通枝のマーキングポイントを中心に，欠損範囲に合わせて皮弁部分のデザインを行うことから始める。下顎の高さと腓骨の径はかなり違うため，皮弁が口腔内で少し沈み込んで腓骨に接着する方が死腔の形成が少ない。このため皮弁の大きさは，欠損部より少し大きめにデザインすることが大切である。この際，ドップラーによる穿通枝のマーキングポイントがずれていることも考慮に入れて，腓骨を採取するためのデザインを，皮弁部分のカーブをそのまま緩やかな波形に頭側，尾側に延長して行う（図2）。

　皮弁の皮切の始まりは，前方からでも後方からでもよいが，皮切が筋膜に達したら，筋膜下に下腿後筋間中隔に向かって剝離を進める。筋間中隔に達するまでは筋膜上を剝離するとの報告も多いが[5]，筋膜下で剝離した方が筋膜上の血管網を確保できるため皮弁の血行はより安定すると思われる。筋間中隔付近で穿通枝が確認できたら，それに合わせて皮島のデザインをもう一度見直す。皮弁の全周を切開，剝離し，腓骨に向かってヒラメ筋と長・短腓骨筋の間で穿通枝を含めた筋間中隔をできるだけ皮弁に取り込むようにして剝離を進める（図3）。また，穿通枝がヒラメ筋などの筋体内を通っている時は，少量の筋体を付けたまま剝離する方が安全である。穿通枝が腓骨後縁の後方から立ち上がってくるところまで剝離できたら腓骨の処理に移る。

　腓骨の上下端に向けてゆるやかなS字状に皮切を伸ばすが，腓骨頭近くでは総腓骨神経を損傷しないように注意する。腓骨は，まず後縁から前縁にかけて長・短腓骨筋の剝離を行う。重要組織はないため電気メスを用いてもよい。次に，前縁を乗り越えて骨間縁にかけて腓骨骨膜上を剝離するが，ここは視野が狭く，前脛骨動静脈，深腓骨神経を損傷する可能性があるので，剝離子，剪刀を用いて注意深く剝離を行う。骨間縁までの剝離を終了後，骨切りを行う。骨切りを行う場所は骨の必要量とは関係なく，腓骨と腓骨動静脈の間が少し離れている上下端より5cmほどの位置とする。腓骨頭，および腓骨の下端を栄養しているのは腓骨動脈ではなく，骨端動脈であるとされており[6]，また，

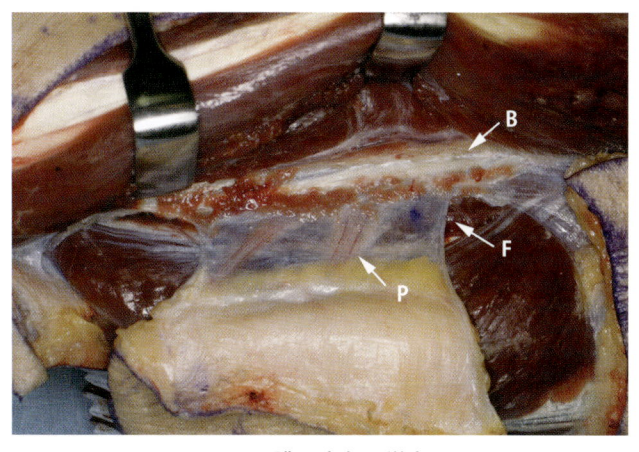

5. 血管柄付き遊離腓骨移植による下顎再建

図3 腓骨皮弁の挙上
穿通枝を含めた筋間中隔を皮弁に取り込んで挙上する（B：腓骨，F：筋間中隔，P：穿通枝）。

上端の脛腓関節，および下端の脛腓靱帯結合を損傷しないために，上下端から約5cmは腓骨を温存することが必要である。骨切りは，骨膜下に腓骨を全周性に剝離後，細い腸ベラなどを後面に置いてサージカルソーを用いて行えば，腓骨動静脈を損傷する危険性はない。

骨切り後，切断した腓骨の末梢端に単鈎をかけて外側に引っ張りながら，末梢側より骨間膜の切離を進める。骨間膜を少し切離したところで腓骨動静脈の末梢側が確認できるので，ここで結紮を行う。骨間膜の切離が終了したら，腓骨に沿って走行する腓骨動静脈が確認できるので，これを損傷しないように後脛骨筋と長母趾屈筋を切離する。この際，下顎の軟部組織欠損量に応じて，長母趾屈筋の一部を腓骨に付着させることにより，死腔の形成を減らすことができる[7]。

最後に腓骨動静脈を中枢側に剝離するが，腓骨動静脈は必ずしも後脛骨動静脈から分岐しているとは限らず，前脛骨動静脈から分岐する場合などがあるため，それらの主要動静脈を損傷しないように注意する。皮弁挙上が終了したらターニケットを解除し，骨断端および皮弁よりの出血を確認する。この段階で皮弁部分の血行が不安定であると認められるようであれば，迷わず前腕皮弁などほかの皮弁との連合を考える。われわれは術前のインフォームドコンセントで，ほかの皮弁を利用する可能性があることを必ず説明している。

4）移植骨の成形（弯曲）

骨・骨皮弁の虚血時間が延長しないように，血管柄を切断する前に下腿で骨の弯曲を行う方法が過去より報告されてきた[8]。この方法は経験豊かな術者がテンプレートを用いて行えば有用であるが，血管柄との関係が必ずしも予想通りにいかないことも多いため，最近では，われわれは移植骨の成形は骨・骨皮弁の採取後に行っている。再建の際には，まず，採取した腓骨・骨皮弁を下顎にあてがい，必要な骨の長さ，血管柄と移植床血管の位置を確認する。余剰な骨は切除するが，血管柄をできるだけ長く確保するために，腓骨動静脈を中枢側より剝離した後に，腓骨中枢側を切除する。

次に，欠損部の弯曲に合わせて骨切りを行うが，過去の報告では，腓骨の一部を楔形に切除して弯曲させてミニプレート固定をする方法が一般的である[9)10]。理想的にはこの方法が望ましいが，骨切りを行う内弯側に丁度血管柄が走行している場合は，血管柄を損傷する可能性がある。このような場合，われわれは，反対側である外弯側を骨切りし，ここに楔形の遊離骨をはめ込んで弯曲させ，ミニプレート固定をする方法を取っている（図4）[11]。この方法であれば骨切り時にほとんど骨膜を骨から剝離する必要もなく，遊離骨を介在させることによる骨癒合の遷延なども経験していない。なお，ミニプレート固定は骨膜を剝離せず，骨膜上から行っている。

5）残存下顎への固定と血管吻合

腓骨による下顎の成形が終了後，口腔内の欠損がある場合には，骨を固定する前にまず皮弁を口腔内に縫着する。皮弁は唾液の貯留が多い口腔底や歯肉部に縫着することが多いため，できるだけマットレス縫合を行い，water tightになるようにする。その際，腓骨皮弁の筋膜に縫合糸をかけることが瘻孔予防につながると考えている（図5）。また，口腔の奥から前方に向けて縫合を行うが，瘻孔を形成しやすい前方に少し皮弁を余らせるようにしながら縫合を行う。皮弁に余裕がなくなり，前方の3点縫合になる部分や，歯肉粘膜との間に緊張をかけた縫合を行うと瘻孔形成の原因となる。残存下顎と腓骨には高さの差があるため，皮弁は口腔前庭側と口腔粘膜側の間で下顎骨の断面を覆う

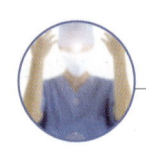

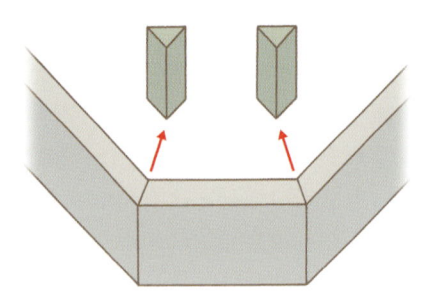

(a) 腓骨の一部を楔形に切除して弯曲させる方法　　(b) 骨切り部に楔形の遊離骨をはめ込んで弯曲させる方法

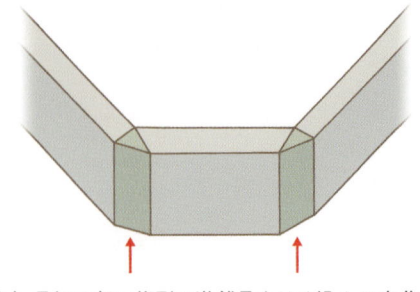

図4　下顎成形の方法

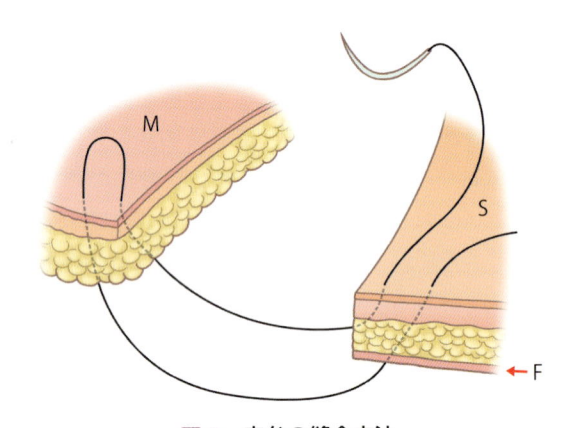

図5　皮弁の縫合方法
マットレス縫合の際に腓骨皮弁の筋膜に縫合糸をかける
（S：皮弁，M：粘膜，F：筋膜）。

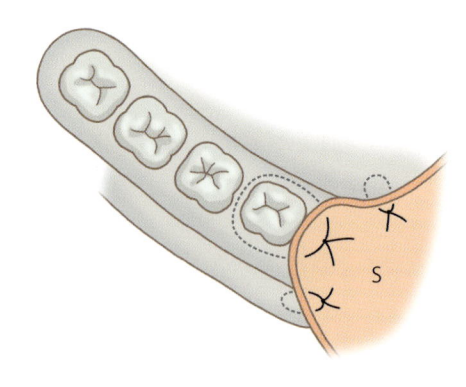

図6　皮弁の歯肉部への縫合方法
歯にループさせてマットレス縫合を行う（S：皮弁）。

形となる。この部分の縫合はマットレス縫合とし，しっかりとした歯が残っていればここにループさせて縫合を行う（図6）。

次に，移植骨の残存下顎への固定を行う。顎関節の位置，咬合を正確に再現するためには，reconstruction plate を用いるのがよい。まず，手術開始後，腫瘍切除前に残存予定の下顎片に reconstruction plate の固定を行っておく。腫瘍切除時にいったんこのプレートを外して，再建時にこのプレートを再固定し，これを指標として移植骨の固定を行う。最近はプレートを固定するスクリューのヘッドのみ外すことができるタイプも発売されている。しかし，reconstruction plate を用いる方法は，かなり手術が煩雑になることも事実であり，ほとんど無歯顎の場合や，二次再建などですでに咬合がずれている場合は必要ないと思われる。実際の移植骨の固定はミニプレートを用いて行う。Reconstruction plate をそのまま利用する方法もあるが[2)3)]，大きな異物であることに違いはなく，特におとがい部を再建する場合はプレートと移植骨の間に隙間ができる。そのため，われわれはミニプレートによる固定後，reconstruction plate を外している。移植骨の固定後，移植骨と皮弁の位置によって皮膚穿通枝に緊張や，ねじれがないことを確認する。血管吻合は基本的には骨の固定が終了した後に行うが，骨固定により血管吻合が困難になると予想される場合はこの限りではない。

6）閉　創

下顎を含めた硬組織の再建と，頭頸部における軟部組織だけの再建との大きな違いは，死腔の充塡が困難なことである。死腔を残すことは，瘻孔や，感染の危

険性，ひいては血管吻合部のトラブルにまでかかわってくる問題である．特に顎下部，おとがい部に死腔を生じることが多いので，これらの場所にはドレーンを必ず留置する．この際，water tight になっていなければドレーンが口腔内の唾液を吸い込み，かえって感染の原因となるので注意する．

3 術後の管理

　皮弁のモニタリングに関しては，通常の遊離組織移植と同様であるが，前述したように移植骨周辺に死腔を残しやすいので，ドレーンの有効性，血腫の形成の有無などに注意する．経管栄養を併用しつつ術後1～2週間で経口摂取を開始する．顎間固定を行う場合，術後5日目ごろよりゴム牽引を行い，食事開始後は夜間のみの牽引を1カ月ほど行う．

　腓骨・骨皮弁採取部の合併症は小児を除き，ほとんどないとされており[12]，以前いわれていた第Ⅰ趾の屈曲拘縮は術後早期の運動訓練によって防止できると考えられている[13]．われわれは，皮弁採取部に植皮をしなかった場合は，術後副子固定などせず，1週間後程度より運動療法を開始しており，植皮をした場合でも足関節を副子固定した状態で1週間以内に第Ⅰ趾の自・他動運動を励行し，植皮の生着の確認後早期に歩行訓練を行っている．

Ⅱ 手術の適応

　骨・骨皮弁による下顎再建を行う際に，下顎欠損の部位，範囲，皮膚・軟部組織の欠損範囲によって最適な移植骨を選択すべきであることをわれわれは報告してきた[14)15)]．腓骨・骨皮弁は，その骨性状と皮弁部分の特徴から，軟部組織欠損の比較的小さい側方欠損，および骨切りを少なくとも2カ所必要とする下顎前方欠損，さらに下顎前方を中心に12 cm 以上の欠損に対して第一選択であると考えている．そして，前方欠損において軟部組織欠損量が多い場合は，軟部組織の欠損量に応じて，前腕皮弁，前外側大腿皮弁，腹直筋皮弁との併用を行うのが安全であると考えている．

【症例】70歳，男性，右下歯肉癌($T_4N_2M_0$)

　他病院の歯科で動揺していた歯の抜歯後，潰瘍が治癒しないため生検を行ったところ，扁平上皮癌と診断され，当科に紹介され受診した．手術では，まず右頸部郭清，およびおとがい部を含めた下顎前方区域切除が行われた．次いで，腓骨皮弁を挙上したところ，皮弁の穿通枝は細く，皮弁部分の血行に問題があると判断されたため，腓骨弁のみ利用することとし，口腔内の粘膜欠損に対しては前腕皮弁による修復を行った．下顎再建では，下顎欠損部の形態に合わせて2カ所で骨切りを行った腓骨を，ミニプレートで残存下顎に固定した．ほとんど無歯顎であるため reconstruction plate は用いていない．術後19日より経口摂取が可能となり，術後30日に退院した．術後1年4カ月の再診時，軟食を経口摂取しており，電話での会話も可能である．整容的にも良好な下顎の形態が再建されている(図7)．

Ⅲ 合併症回避のコツ

　腓骨・骨皮弁による下顎再建術における合併症回避のコツを，前述してきたことも含めて列記する．

　①移植床における粘膜欠損のトリミング，特に歯肉粘膜の処理に注意する．できれば腫瘍切除時に立ち会って，粘膜の保存を検討するのがよい．

　②腓骨・骨皮弁の血管茎は短いので移植床血管の選択は限られる．口径差が大きい場合は，外頸動脈への端側吻合も考慮する．なお，静脈は内頸静脈が温存されていれば，端側吻合を行うのを原則としている．

　③皮弁採取の切開線は，穿通枝の位置に合わせて皮弁を採取できるように行う．ドップラーによる穿通枝同定の信用度は決して高くない．

　④皮弁の剥離は筋膜下で行う．

　⑤穿通枝を含めた筋間中隔はできるだけ温存し，穿通枝のみとしない．

　⑥穿通枝がヒラメ筋などの筋体内を通っている時は，少量の筋体を付けたまま剥離する．

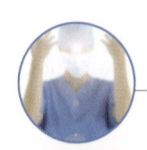

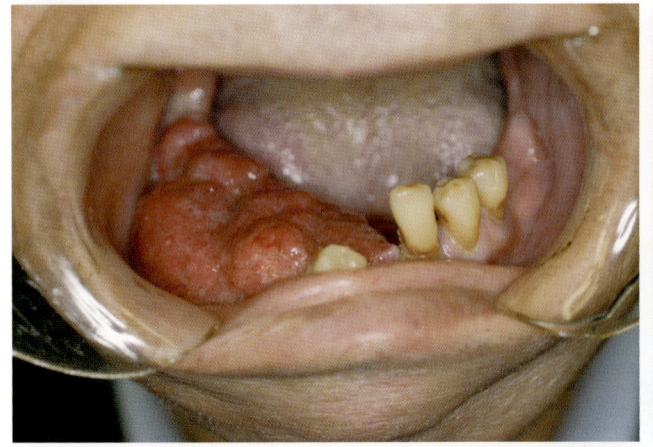

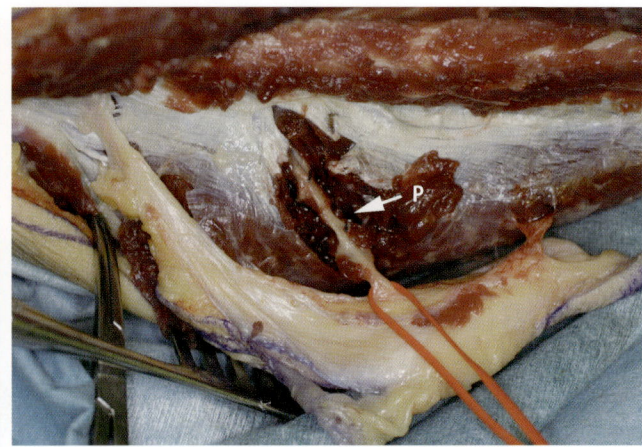

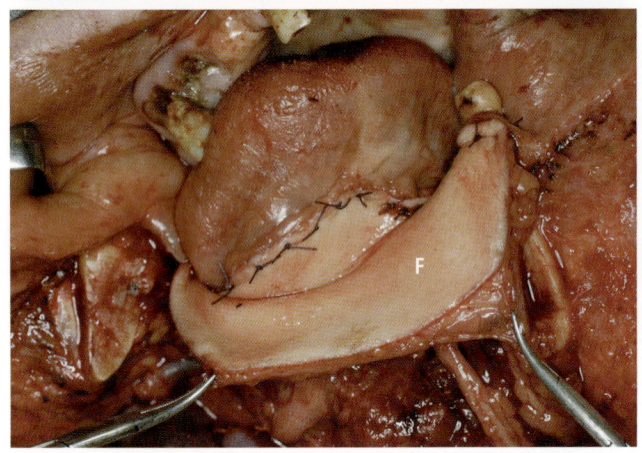

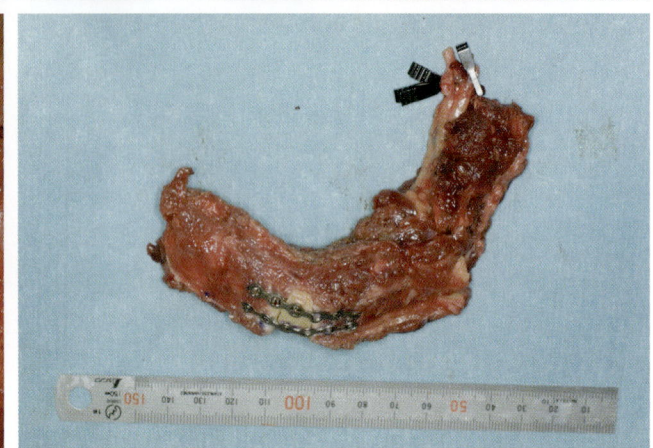

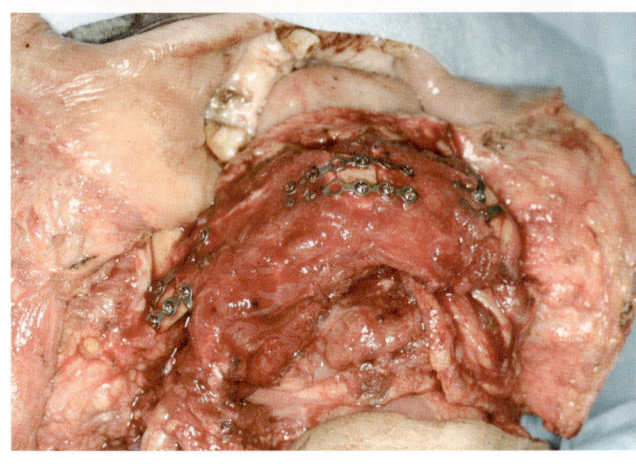

(a) 術前の口腔内所見
(b) 腓骨皮弁の穿通枝(P)は細く，ヒラメ筋を貫通していたため，皮弁の血行は不安定であると考えられた。
(c) 口腔内の粘膜欠損に対しては，前腕皮弁(F)を用いた。
(d) 腓骨は下顎欠損部の形態に合わせて2カ所で骨切りを行った。
(e) 腓骨はミニプレートで残存下顎に固定した。

図7 【症例】70歳，男性，右下歯肉癌($T_4N_2M_0$)

⑦腓骨採取時，腓骨頭付近での皮膚切開や，筋鈎による総腓骨神経の損傷に注意する。

⑧腓骨前縁から骨間縁にかけては視野が狭いため，前脛骨動静脈，深腓骨神経の損傷に注意する。

⑨腓骨は，上下端から約5cmは必ず温存する。

⑩骨切りは骨膜下に行えば腓骨動静脈の損傷はない。

⑪腓骨周囲の死腔を減らすため，長母趾屈筋の一部を腓骨に付着させる。

⑫腓骨動静脈の長さを確保するためには，腓骨の骨膜下を剥離し，腓骨の中枢側を破棄する。

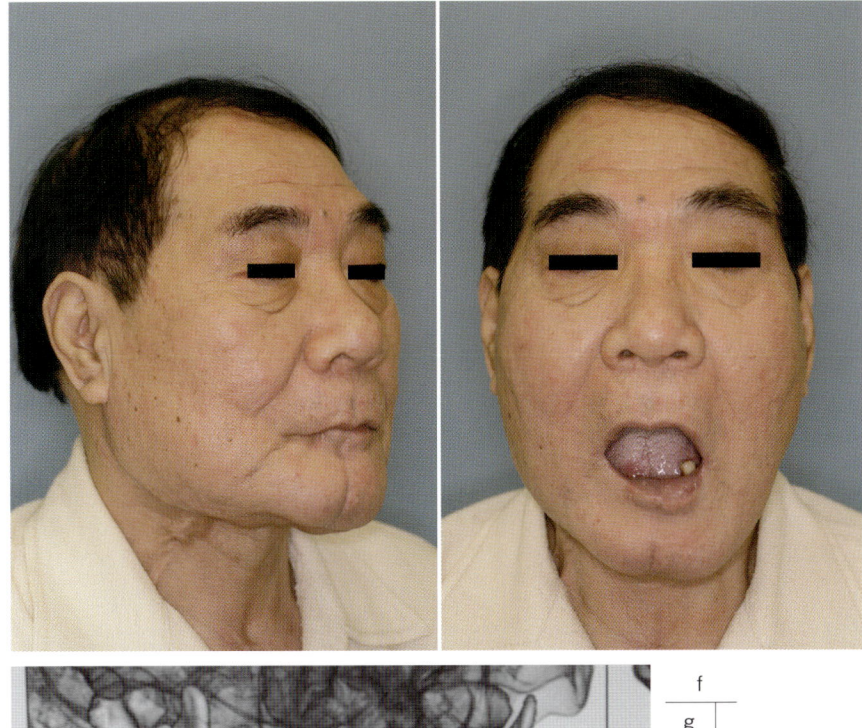

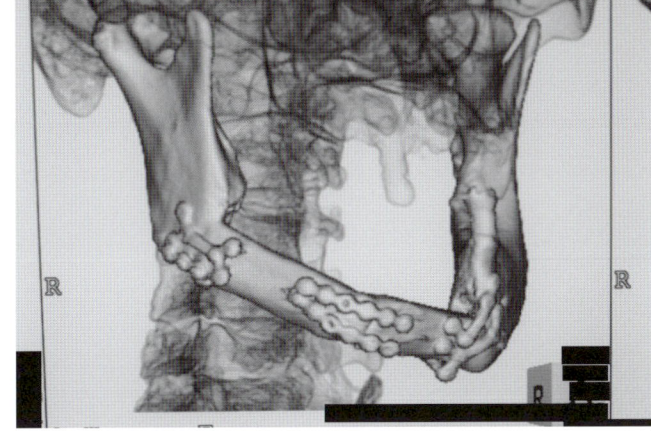

(f) 術後1年4カ月の所見
　　十分な開口が可能である．
(g) 術後1年の3DCT所見
図7 【症例】

⑬欠損の弯曲に合わせて骨切りを行う際には骨把持鉗子を用いる．手で骨を握りしめると血管茎を損傷する可能性があるので注意する．

⑭骨切りは，弯曲の内側を楔形に切除する方法が理想であるが，血管柄を損傷する可能性がある場合は，外側を骨切りして，楔形の骨をはめ込む方法を選択する．

⑮皮弁の口腔内への縫着は，骨を固定する前に行う．また，筋膜を含めたマットレス縫合を行う．

⑯口腔の奥から皮弁の縫合を行う際，瘻孔を形成しやすい前方の3点縫合になる部分や，歯肉粘膜との縫合を行う部分で，少し皮弁に余裕をもたせて縫合できるようにしながら全体の縫合を行う．

⑰骨固定は繁雑な作業なので，基本的には血管吻合は骨固定終了後に行う．

⑱死腔を形成しやすい顎下部，おとがい部にドレーンを挿入し，唾液を引き込んでいないことを確認する．

●引用文献
1）Takushima A, Susami T, Nakatsuka T, et al : Multi-bracket appliance in management of mandibular reconstruction with vascularized bone graft. Jpn J Clin Oncol 29 : 119-126, 1999
2）Boyd JB, Mulholland RS : Fixation of the vascularized bone

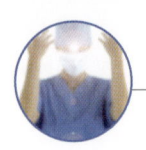

graft in mandibular reconstruction. Plast Reconstr Surg 91 : 274-282, 1993
3) Marchetti C, Bianchi A, Mazzoni S, et al : Oromandibular reconstruction using a fibula osteocutaneous free flap ; Four different "preplating" techniques. Plast Reconstr Surg 118 : 643-651, 2006
4) Ueda K, Harii K, Nakatsuka T, et al : Comparison of end-to-end and end-to-side venous anastomosis in free-tissue transfer following resection of head and neck tumors. Microsurgery 17 : 146-149, 1996
5) Wallace CG, Chang YM, Tsai CY, et al : Harnessing the potential of the free fibula osteoseptocutaneous flap in mandible reconstruction. Plast Reconstr Surg 125 : 305-314, 2010
6) Restrepo J, Katz D, Gilbert A : Arterial vascularization of the proximal epiphysis and the diaphysis of the fibula. Int J Microsurg 2 : 49-55, 1980
7) Hidalgo DA : Fibula free flap mandibular reconstruction. Clin Plast Surg 21 : 25-35, 1994
8) Hidalgo DA : Aesthetic improvements in free-flap mandible reconstruction. Plast Reconstr Surg 88 : 574-585, 1991
9) Wei FC, Seah CS, Tsai YC, et al : Fibula osteoseptocutaneous flap for reconstruction of composite mandibular defects. Plast Reconstr Surg 93 : 294-304, 1994
10) Hidalgo DA, Rekow A : A review of 60 consecutive fibula free flap mandible reconstructions. Plast Reconstr Surg 96 : 585-596, 1995
11) Nakayama B, Kamei Y, Hyodo I, et al : Free fibula bone wedge technique for mandible reconstruction using osteocutaneous flaps. Plast Reconstr Surg 117 : 1980-1985, 2006
12) Hidalgo DA : Fibula free flap ; A new method of mandible reconstruction. Plast Reconstr Surg 84 : 71-79, 1989
13) Anthony JP, Rawnsley JD, Benhaim P, et al : Donor leg morbidity and function after fibula free flap mandible reconstruction. Plast Reconstr Surg 96 : 146-152, 1995
14) Takushima A, Harii K, Asato H, et al : Mandibular reconstruction using microvascular free flaps ; Report of statistical analysis of 178 cases. Plast Reconstr Surg 108 : 1555-1563, 2001
15) Takushima A, Harii K, Asato H, et al : Choice of osseous and osteocutaneous flaps for mandibular reconstruction. Int J Clin Oncol 10 : 234-242, 2005

IV 乳 房

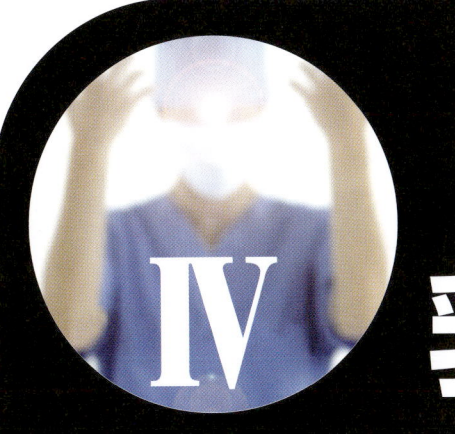

1. ティッシュ・エキスパンダーと乳房インプラントを併用した乳房再建術
2. 有茎横軸型腹直筋皮弁：TRAM flapによる乳房再建
   ―Body contouring surgeryを考慮して―
3. 遊離腹直筋皮弁による乳房再建
   ―再建乳房の美しいマウンド形成―
4. 広背筋皮弁による乳房再建

Ⅳ 乳房

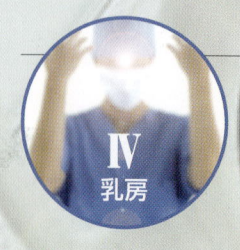

1. ティッシュ・エキスパンダーと乳房インプラントを併用した乳房再建術

岩平佳子　ブレストサージャリークリニック

Key words　ティッシュ・エキスパンダー　インプラント　二期再建

ここがポイント

　人工物による乳房再建は，ティッシュ・エキスパンダー（以下，TE）挿入も乳房インプラント（以下，インプラント）の入れ換えも手技としては比較的容易であるが，整容性の高い再建乳房をつくることは意外と難しい。その理由は，健側に最も合致した大きさと形状になるように，限られた既製品の中から選択しなければならないからである。つまり，適正な大きさと形状のインプラントを正しい位置に入れることが鉄則である。それには，まずTEの選択の際に，入れるべきインプラントまで想定，選択しておくことが非常に重要と捉えている。
　健側を周到に観察し，幅（width），高さ（height），projection（突出度）を測定することで，健側乳房の形態の特徴を把握する。これに限りなく対称性が得られるインプラントを想定すると，おのずとそれに応じたエンベロープの作成をするために必要なTEを選択できる。症例によっては，既製品のインプラントの大きさや形状では対称な乳房の再建が困難な場合がある。その際には，人工物による再建の限界と，健側乳房に対する挙上術，縮小術，豊胸術などが解決策としてのオプションとなることを十分説明し，再度患者の意思を確認する。
　なお，ホルモン療法中の患者は，副作用として健側の乳腺が萎縮する場合が少なくないため，最終的なインプラントの選択は入れ換え手術の直前にならざるを得ない場合もある。

I 私の手術手技の基本

1 術前の準備と診断

　インプラント再建の最も重要なポイントは，TEの選択と挿入である。健側乳房の幅（width），高さ（height），厚み（突出度：projection），胸骨切痕から乳頭の距離，乳頭から乳房下溝までの距離を測定し（図1-a），さらに側面像から皮膚軟部組織がどのあたりまで，どのくらいの厚さで残存しているか，腋窩郭清している場合は組織欠損はどのくらいかを把握して（図1-b），TEを選択，健側と対称的な位置に挿入することが必要である。
　TEで作成されたポケット（エンベロープ）が入れ換え後に拘縮して小さくなればインプラントが硬く感じられ，反対に大きすぎればインプラントが回転したり，乳房下溝が合致しない。正しい位置に適正なエンベロープが作成されれば入れ換え手術も簡便で，術後も長期にわたりインプラントは柔らかく動きのある再建乳房が得られる。
　保険適用のTEには2種類あるが，2013年に保険適用となったTE（乳房専用皮膚拡張器ナトレル®133, ALLERGAN社製，米国）は，テクスチャードタイプ

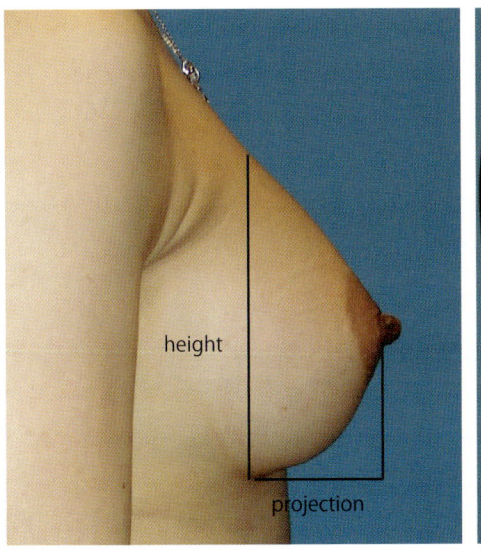

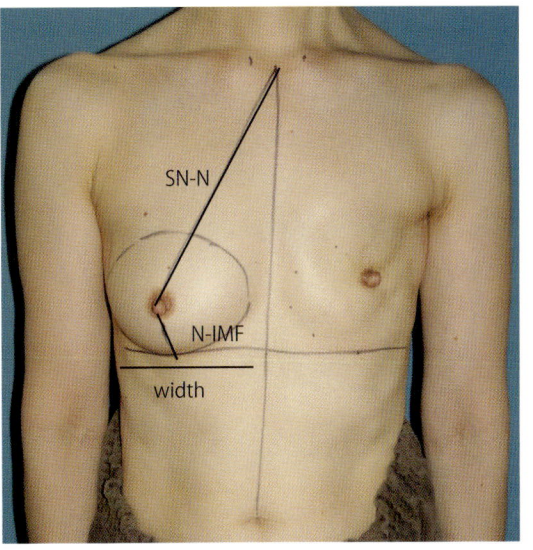

1. ティッシュ・エキスパンダーと乳房インプラントを併用した乳房再建術

(a) TE，インプラント選択の目安となる測定項目
乳房の幅，高さ，厚み，胸骨切痕から乳頭，乳頭から乳房下溝の距離を測定することが必須である。

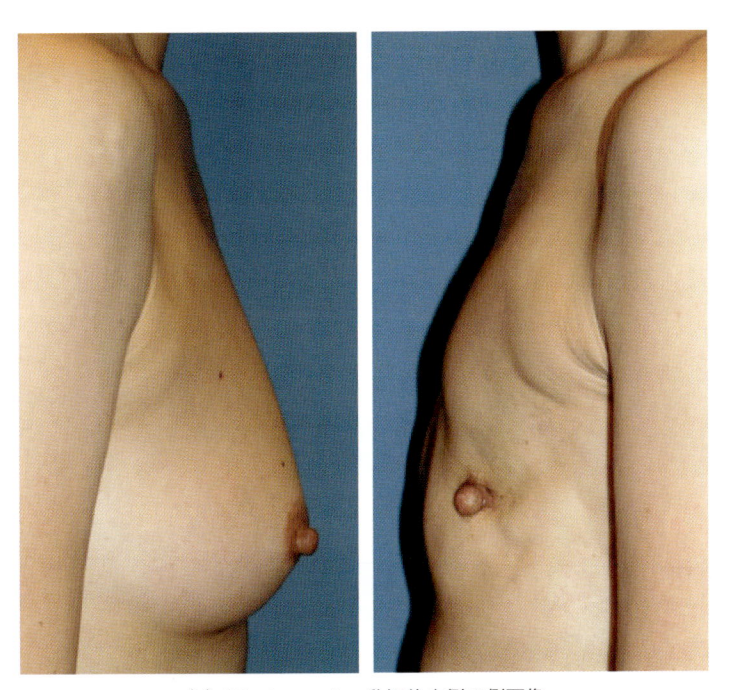

(b) Nipple-sparing 乳切後症例の側面像
健側と比較して，upper pole の slope, projection，腋窩郭清による変形を把握する。

図1　再建に必要な測定部位と目安

の表面構造で，形状により「しずく形状，半月形状，クロワッサン形状」の3種類に，またそれぞれ高さが「高，中，低」，projection が「高，低」に分類され，全部で42種類ある。乳房の形態，大きさに合わせて選択することにより，ほとんどの症例に対応できるが[1)2)]，日本人は「半月形状」，高さが「低」，projection が「低」の SV か，「しずく形状」，「中」，「低」の MV を使用することが多い。

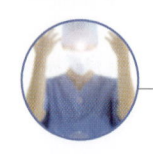

2 手術手技の手順

1) TE 挿入

ディレイド再建におけるTEの留置に際しては，TEの底面積の大きさだけ大胸筋下を鈍的に剥離することが肝要である（図2-a）．乳房の厚みはlower poleが一番厚い．最も厚い部分がきちんと伸展していないと，たとえ剥離してインプラントが挿入できたとしても必ず後戻りして上方移動し，upper poleにお供え餅のような膨らみができたり（図2-b），被膜拘縮の原因になる．したがって，TEが上すぎるよりは下にあった方がよいと考えるべきである．乳房専用のTEは移動しにくいので，ほぼ健側の乳房下溝と同じ高さでよい．一方で，スムースタイプのTEでは，滑って頭側へ移動しやすい欠点があり，注入用ドームの留置部位に対する注意も必要である．接続チューブを長くしすぎて本体から離して留置すると，入れ換え時にこれを摘出するための余計な剥離が必要になる．本体から近い中腋窩線付近の肋骨上皮下に留置すれば，伸展中わからなくなることもなく摘出しやすい（図2-c）．十分に止血後TEを挿入し，術中は皮膚の色調，緊張度が許す限り，できるだけ生理食塩水を注入すると止血効果にもなり，ドレーン留置の必要もない（図2-d）．

乳房用TEは柔らかいだけに折れ曲がっていたり，しわになりやすいため，最後にもう一度広がっているかを確認して閉創する．

2) 生理食塩水注入

注入は「緩んだら張るまで」が基本である．1回注入量に規定はなく，患者が圧迫感や苦しさを訴えれば楽になるまで水を抜く．TEは幅と高さで選択しているため，総注入量は必ずしもTE容量と一致しない．テクスチャードタイプTEは被膜も薄く拘縮も少ないため，健側とほぼ同等の大きさまで伸展させたまま維持し，入れ換えまでに8カ月は必要である．3，4カ月で入れ換えてしまうと，伸展皮膚の縮みも早い．特にスムースタイプTEではTEの素材が厚く，これに反応して厚いツルツルの被膜がテント状に張り，乳房の柔らかい輪郭が出にくい．また，時間が経つとエンベロープが縮んできてしまう．これを防ぐためには，十分な伸展期間とover inflated expansionくらいの注入量を保つことが被膜拘縮を防ぐコツである．瘢痕幅が広い例や，健側乳房の下垂が著しい例では健側よりも1〜2割増で伸展させる．

3) インプラントへの入れ換え

TEがきれいに入っていれば入れ換えは簡単に行える．エンベロープの位置や大きさに問題があった場合は，capsulotomyやcapsulorrhaphyによって修正する．スムースTEが挿入されている場合は，可及的に被膜切除（capsulectomy）を行う．スムースTEで形成されたツルツルした被膜の残存により，テクスチャードタイプのインプラントを挿入しても新たな被膜が形成されず，回転や被膜拘縮の原因となるからである．インプラントの選択はTE同様，幅，高さ，projection，トップの位置を測定し選択する．乳房形態は正面からだけでなく，側面像からのprojection，乳頭位置を知ることが非常に重要である（図2-e）．現在著者が使用しているコヒーシブシリコンインプラント（Natrelle，ALLERGAN社製）にはアナトミカル，ラウンド合わせて200近くのバリエーションが存在するようになり選択の幅は広がった．

エンベロープを切開してTEを抜去し，代わりにインプラントを入れる．可能であれば，まずサイザーと呼ばれる仮のインプラントを挿入し，手術台を坐位にして対称性を最終確認したうえで，事前に準備した実際に使用するインプラントを開封した方が無難である．ナトレル®410にはドットが2つ付いており，それが6時の方向に位置するように留置し，大胸筋，皮下，皮膚を縫合する．その際，エンベロープの切開部を細かく縫合しないことも被膜拘縮を防ぐうえでのコツである．タイトに縫合してしまうと，エンベロープはTEの時のままになってしまうが，縫合しないことで，そこに新たにインプラントの被膜が形成され，エンベロープの容積は大きくなる（図2-f）．その結果，柔らかい動きのある乳房が再建できる．その分皮下，皮膚縫合を密に行う．

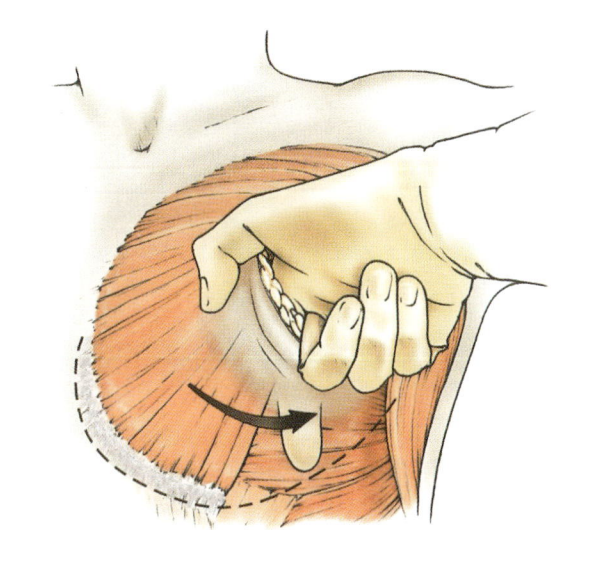

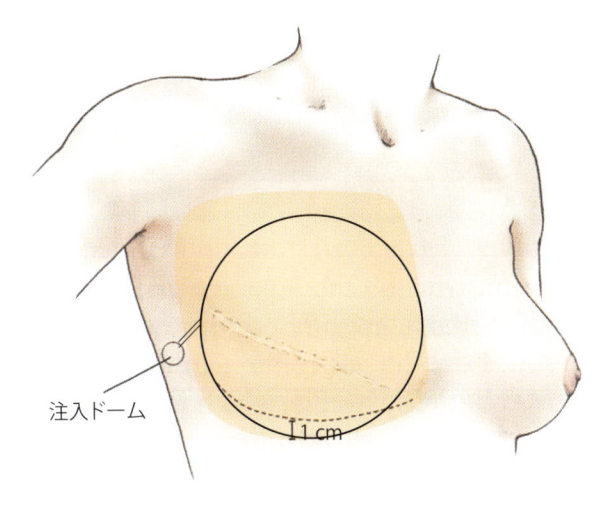

(a) TE の挿入
TE の底面積の分だけ大胸筋下を鈍的に剥離する。

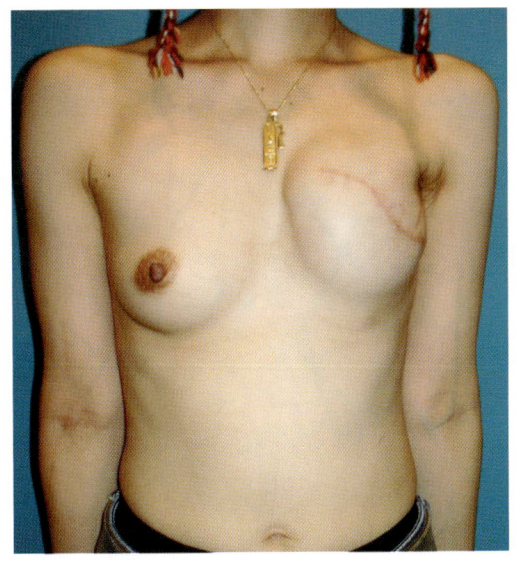

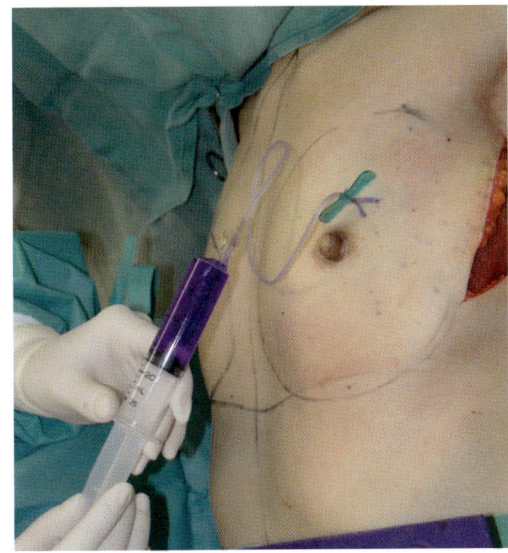

(b) TE で十分に伸展できなかった例
インプラントを挿入した際，上方へ移動し対称性が得られていない。

(c) 健康保険適用 TE の留置
健康保険適用 TE では健側乳房幅と同じラウンドを選択し，面積分だけ剥離する。さらに滑りやすいため，乳房下溝より最低 1 cm は下方に留置する。注入ドームは本体からあまり離すと，入れ換え時に余計な剥離が必要となるので注意する。

(d) 術中生理食塩水注入
皮膚の色調，緊張度を見ながらできるだけ注入する。

図 2 TE の挿入

3 術後管理

TE であれインプラントであれ，テクスチャードタイプでは表面の細かい突起に組織がからみつき，位置が固定されるため，マッサージは必要ない。特にアナトミカルインプラントでは，マッサージによってイン

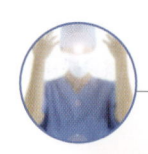

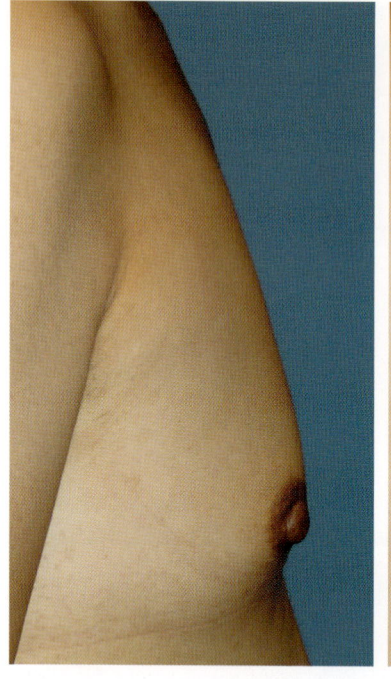

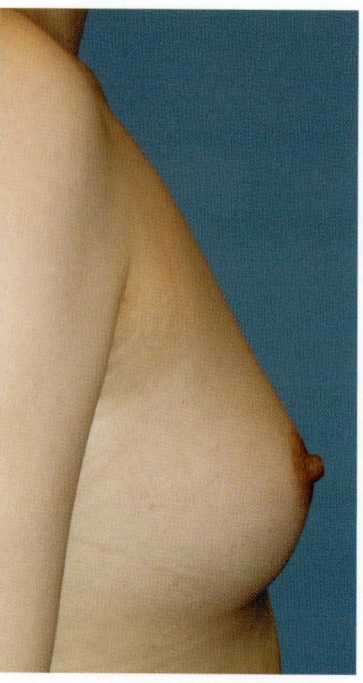

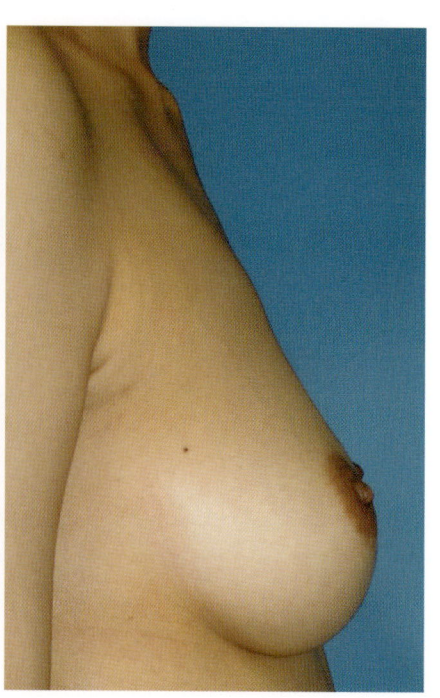

(e) 側面像で見る乳房形態
Upper pole と lower pole の形態，長さ，乳頭-乳房下溝までの距離，乳輪乳頭位置は，インプラントの形を選択するうえで非常に重要である。

図2

プラントが回転し，変形を来たすことがある．人工物の特性を知ることが重要である．保険適用になったとしても，「すべての責任はインプラントを挿入した医師が負う」ということに変わりはない．したがって，再建終了後も定期的に診察，検査して，インプラントに問題がないかを確認する義務があることが，日本オンコプラスティックサージャリー学会のガイドラインでも定められていることを患者に告知する．

II 手術の適応

昨今の乳癌手術が大胸筋はもとより，皮膚もほとんど切除しない skin-sparing, nipple-sparing mastectomy となってきたことに伴い，人工物で再建できない症例は皆無といえる．しかし，整容性を決定する因子としては以下のものが挙げられるため，適応症例はこれらを考慮して決定する．

1 残存軟部組織量

残存軟部組織が少なく皮膚が薄い症例は TE 挿入後の皮膚の伸びが悪く，必要な伸展が得られないことが多い．また，再建後も鎖骨下の凹みが埋まらないことや，インプラントの上縁がくっきりと描出したり，rippling が起こる．これらインプラント再建の限界については術前に説明しておく必要がある．

2 放射線照射

温存後や全摘後に放射線照射した例では，皮膚が変性しインプラントでの再建は難しいとされている．確かに再建中に放射線照射した例では血行障害や露出などの合併症を生じたり，たとえ再建が完遂しても硬化した皮膚に包まれたインプラントは本来の形態や柔らかさが感じられないことが多い．また，被膜拘縮が起こる可能性も高い．しかし，著者の照射例のインプラ

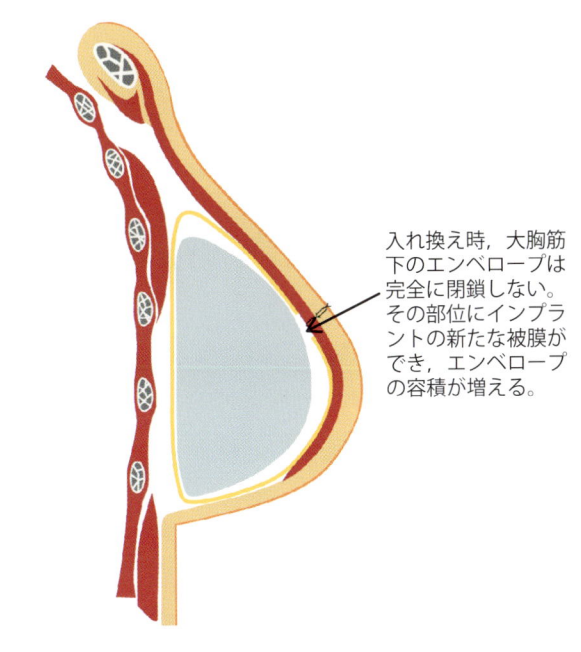

入れ換え時，大胸筋下のエンベロープは完全に閉鎖しない。その部位にインプラントの新たな被膜ができ，エンベロープの容積が増える。

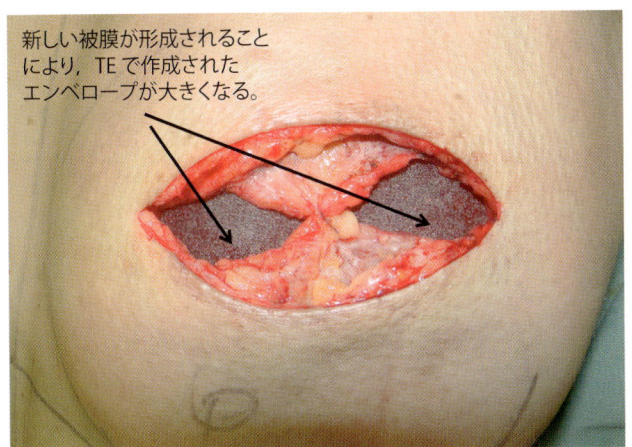

新しい被膜が形成されることにより，TEで作成されたエンベロープが大きくなる。

（f）インプラント入れ換え時の注意点
　入れ換えの際には大胸筋をすべて縫わないようにする。その分，皮下と皮膚はwater-tightに縫合する。

図2

ントのみでの再建完遂率は73.4％である[3]。このような合併症を説明したうえでそれでも希望する例では，術前ヒルドイド軟膏塗布などで十分皮膚を湿軟させたうえで行う。

3 アジュバント療法

乳癌の補助療法として，術前術後の抗がん剤やホルモン剤の内服，注射を行う症例が増加している。抗がん剤の副作用を考慮して人工物再建を躊躇する必要はないが，副作用で白血球が減少している時期は手術を避けること，注入時の清潔操作に十分注意して感染を防ぐことなどが必要である。また，ホルモン剤の副作用として健側の乳房が萎縮することがあるため，希望があれば大胸筋下豊胸術を併用することも1つの選択と考えている。

III 症 例

【症例❶】44歳，乳癌術後乳房欠損

右胸筋温存乳房切除術が施行され，ホルモン剤を服用中であった。趣味のダイビングや温泉に行きたいと，インプラントによる再建を希望した。

健側乳房はprojectionが厚く，外向きで，胸骨切痕から乳頭までの距離は22 cmであった。FV300のTEを選択し，術中生理食塩水注入量は120 ml，その後は1カ月間隔で60〜100 mlずつ4回注入し，projectionが健側を超えた計440 mlで約8カ月後，ソフトコヒーシブシリコンインプラント（MF115-255）への入れ換えを行った。2カ月後に健側から乳輪乳頭移植した。

現在再建後約5年経過しているが，柔らかさも保たれ下垂した感じも出ていると患者の満足は得られている（図3）。

【症例❷】43歳，乳房切除＋腋窩リンパ節郭清術後照射例

7年前に全摘術が施行された。その後，局所再発して切除し，切除部に分層植皮を施行した。術後前胸部，腋窩，鎖骨下，傍胸骨に50 Gy照射した。初診時，植皮部は白く瘢痕化していた。人工物再建のリスクも話したうえで，どうしてもほかに新しい傷をつくりたくないという希望が強く，乳房下溝より切開，LV300のエキスパンダーを挿入した。術中は注入しなかった。伸展は少量ずつ順調に進み，伸展中も保湿マッサージは続けていた。

エキスパンダー挿入後1年2カ月，総注入量310 ml

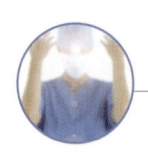

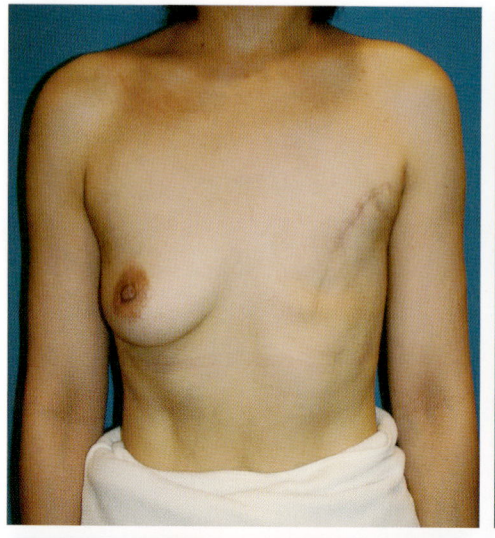

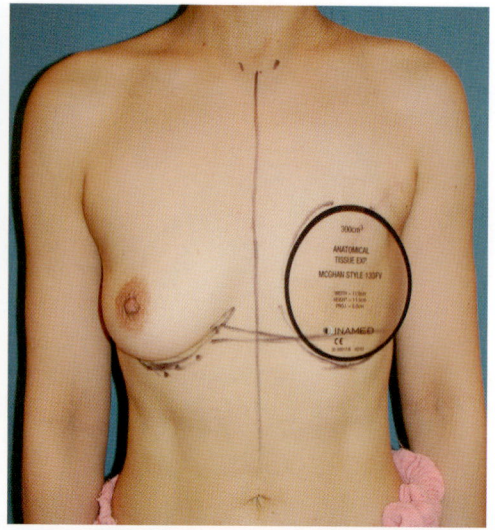

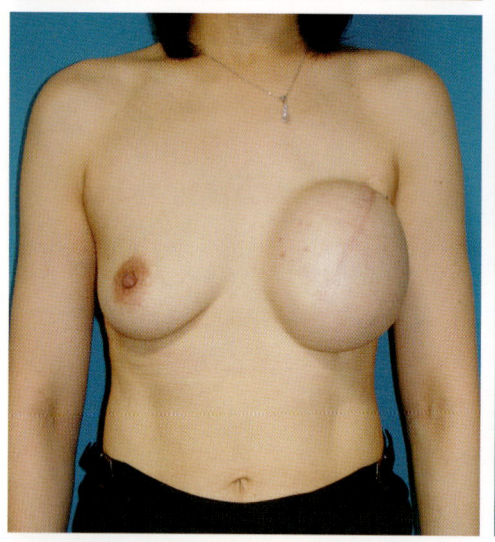

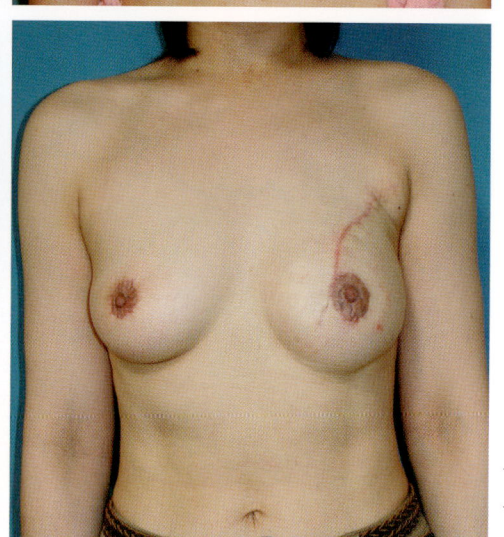

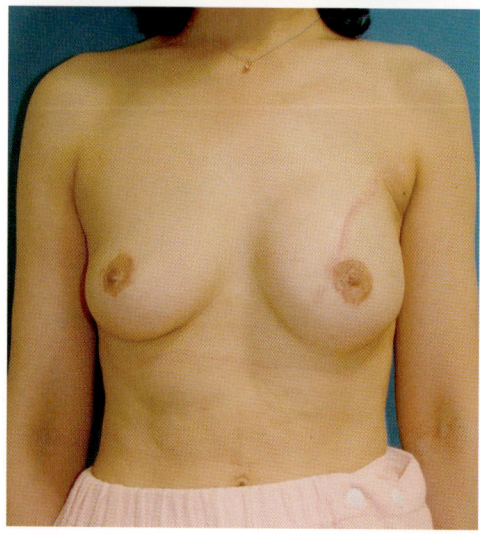

(a) 初診時所見

右胸筋温存乳房切除術施行後2年経過していた。センチネルリンパ節生検(-)で腋窩郭清は行っていないが，傷は斜めから縦方向に非常に長く，軟部組織の残存も少ない。

(b) TE の選択

挙上の希望はなかったので，幅11 cm で最も高さの出る full height type（133 シリーズ FV300，ALLERGAN 社製）の TE を選択した。

(c) フルエキスパンションの状態

440 ml の over inflated expansion の状態である。

(d) インプラントへの入れ換え，乳輪乳頭作成後3カ月の所見

乳輪乳頭は健側から移植した。まだ瘢痕は赤いが，対称性は保たれている。

(e) 再建後5年の所見

被膜拘縮もなく，柔らかい再建乳房が保たれている。

図3 【症例❶】44歳，乳癌術後乳房欠損例

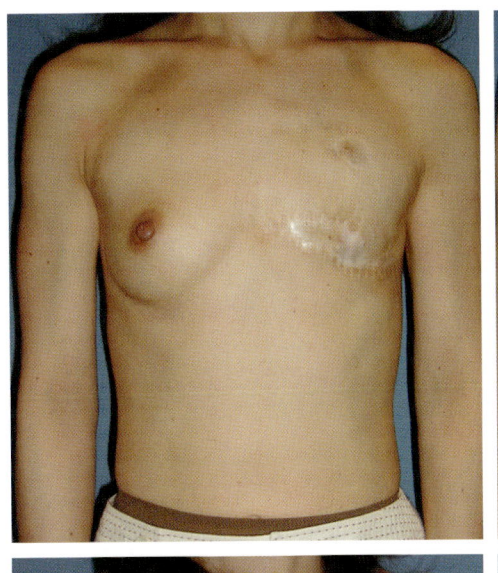

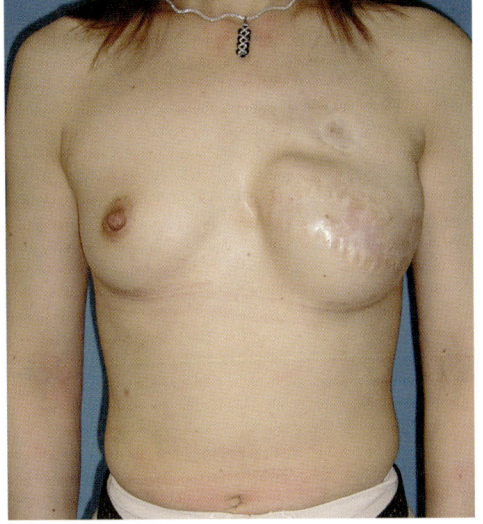

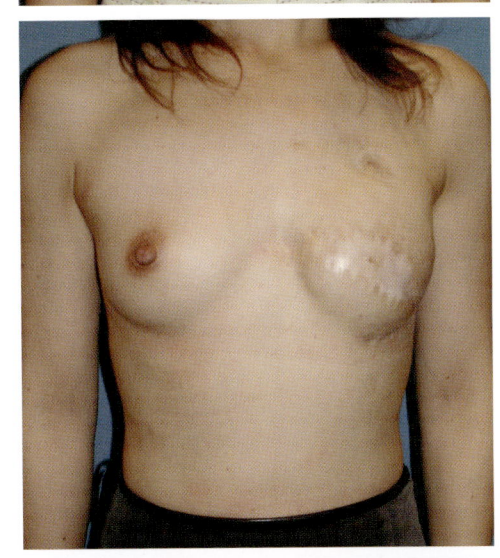

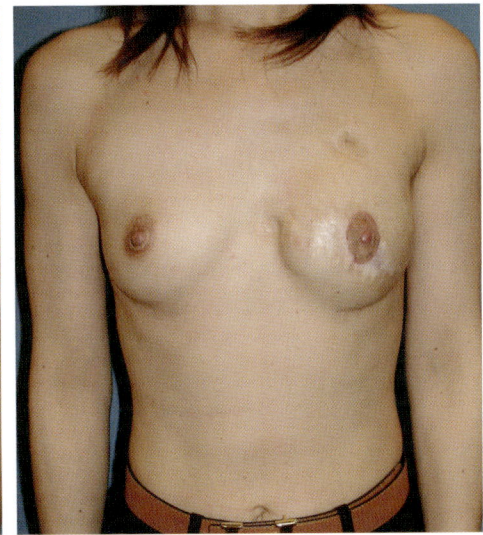

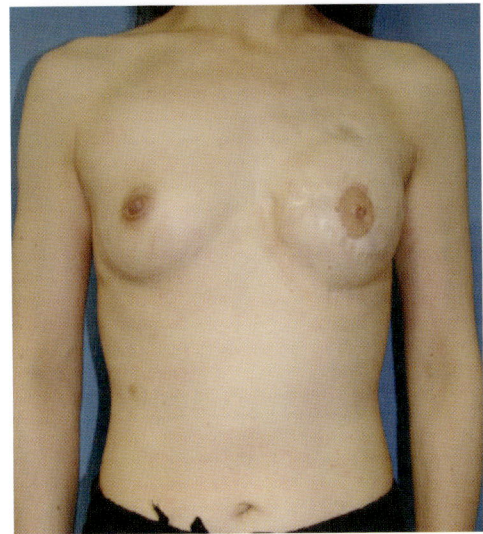

1. ティッシュ・エキスパンダーと乳房インプラントを併用した乳房再建術

a	b
c	d
e	

(a) 初診時所見
(b) フルエキスパンションの状態
(c) 入れ換え後の所見
(d) 乳輪乳頭作成後の所見
(e) 再建後7年の所見
　　保湿マッサージは続けている。

図4 【症例❷】43歳,乳房切除＋腋窩リンパ節郭清術後照射例

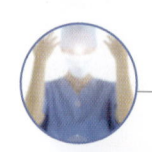

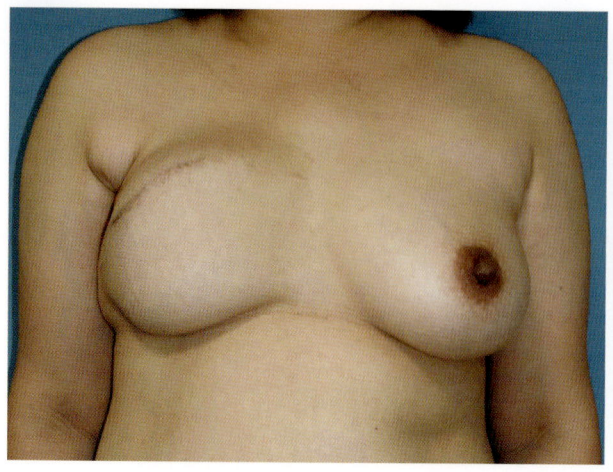

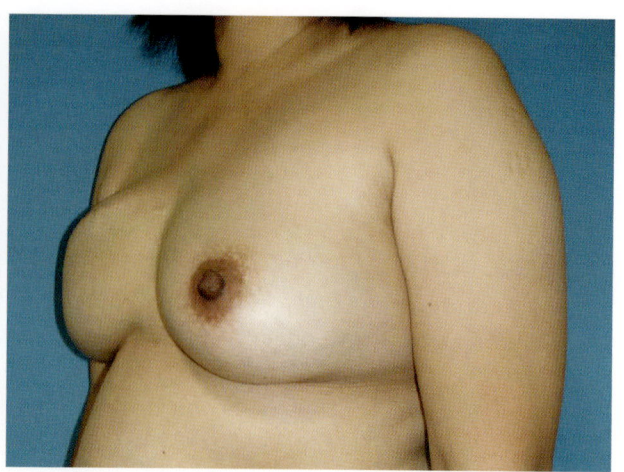

図5 合併症発症例
インプラント回転例。最も厚い projection 部が 12 時方向へ回転している。

で同じ乳房下溝の瘢痕からシリコンインプラントへの入れ換えを行った。インプラントは LL115-180 を使用した。創は問題なく治癒し，1週間後に抜糸した。

入れ換えから3カ月後，健側からの複合移植で乳頭を，鼠径部からの全層植皮で乳輪を再建し完成した。

現在，再建後7年経過しているが被膜拘縮もなく，非常に柔らかく患者は非常に満足している（図4）。

IV 合併症回避のコツ

TE とインプラントによる乳房再建における合併症はその発症時期によって大別でき，それぞれの時期の代表的なものと予防法は以下のごとくである[4]。

1 再建途中における合併症

1）血 腫

手術中は電気メスで綿密に止血し，TE では術中に創接着や皮膚血行に問題がない限り多量に注入して圧迫止血させ，原則としてドレーンは留置していない。インプラントの入れ換えにおいて被膜切除をした場合はドレーンを挿入する。著者はペンローズドレーンを使用し2日後に抜去，圧迫固定している。

2）感 染

生理食塩水注入の際の清潔操作や，手術の際の TE やインプラントなどに術者以外は触れないように留意する。感染は，初発症状として局所の発赤や熱感が必ず見られる。早期であれば，人工物周辺に貯留した浸出液を抜くことで治まることもある。局所のみの発赤で抗生剤治療を第一選択とするよりも，抜水や消炎剤の湿布で局所治療し，本当にそれが感染なのかを見極めてから使用した方が耐性菌を増やさない。

早期であれば，洗浄と TE やインプラントの入れ換えにより救済し得ることは多い。術前から患者に感染の可能性を理解させ，少しの症状も見逃さずに来院させることが重要である。

3）皮膚血行障害，人工物露出

皮膚血行障害は照射例のみならず，乳房切除後の皮弁の薄さや瘢痕部を剝離することで生じるものもあるが，TE が折れ曲がって角になり，圧迫壊死となって露出することも少なくない。TE を挿入したら，創閉鎖する前に生理食塩水を少量注入して全体がきちんと広がっているかを確認する。

2 再建完成後の合併症

1）被膜拘縮

伸展皮膚の後戻りを防ぐためには，TE からインプ

ラント入れ換えまで8カ月は必要である．早く入れ換えれば入れ換えるほど伸展皮膚が縮みやすく，特にスムースタイプTEでは，厚いツルツルの被膜がテント状に張るため，十分な伸展期間と量を保つことが被膜拘縮を防ぐコツである．乳房用テクスチャードタイプTEとインプラントを使用するようになってから，被膜拘縮は劇的に減少した．これは材質もさることながら，TEとインプラントが連動してデザインされているため，健側に合致したタイプを選択し，正しい位置に留置することで，無用な剝離による出血が防げることも大きい．感染や伸展不足が被膜拘縮の要因になることを知ることが大切である．

2）非対称

輸入品とはいえインプラントのバリエーションは多数あり，選択に際しては健側写真（正面，側面）を入念に見たうえでインプラントの形を決め，さらに測定した各部の距離，乳輪乳頭位置からサイズ，形態を選ぶことが必要である．せっかくきれいなエンベロープが得られていても，インプラントが小さすぎると，伸展皮膚はそれに合わせて縮みエンベロープも縮小する．インプラントの選択ははじめに容量ありきではなく，結果として容量が決まることを知る必要がある．もし，測定上インプラントの選択に迷う際は2個以上用意し，手術中挿入したら坐位にして対称性を確認する．患者にとっては術後一生抱える乳房であるため，形成外科医としてより良い再建ができるよう努力するべきである．

3）インプラントの回転

特にスムースタイプのTEを使用した場合や，術後に浸出液の貯留があった場合など，エンベロープ内がツルツルすることで，アナトミカルのインプラントが回転し，本来の形態と異なった不自然な再建乳房になることがある（図5）．可及的にツルツルの被膜を切除し，インプラントの新しい被膜が張りやすくすること，またエンベロープに対してインプラントが小さい場合は，capsulorrhaphyして内腔を小さくし不要なマッサージは避けることが重要である．

4）Rippling

乳房切除後の皮弁の薄さによりインプラントのしわが描出されることが意外と多い．軟部組織の少ない症例では術前からその可能性を話しておき，再建後に患者が望めば脂肪注入の併用も考慮する．

● 引用文献

1) 岩平佳子, 山川知巳, 丸山優ほか：注入ポート一体型 textured type ティッシュエキスパンダーによる乳房再建. 日形会誌 24：771-778, 2004
2) 岩平佳子：Tissue expander とソフトコヒーシブシリコンによる再建 C. 二期再建. 乳房再建術；スペシャリストの技のすべて, 岩平佳子編, pp36-46, 南山堂, 東京, 2005
3) 岩平佳子：放射線照射例に対する人工物による乳房再建の検討. 日形会誌 29：337-346, 2009
4) 岩平佳子：Tissue expander と乳房インプラントによる二次再建. 形成外科 52：657-665, 2009

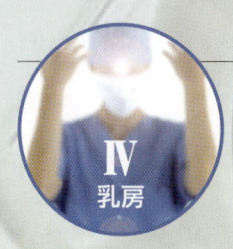

2. 有茎横軸型腹直筋皮弁：TRAM flap による乳房再建
—Body contouring surgery を考慮して—

山本有平　北海道大学大学院医学研究科形成外科学分野

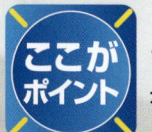

Key words 乳房再建　腹直筋皮弁　腹壁形成術

ここがポイント

乳房再建の目標は何であろうか？　私は，女性美の象徴の一つである"乳房"を美しく蘇らせることと考えている。患者が最も期待することは，安全な術式で乳房の自然な膨らみと乳頭乳輪を再現することである。有茎横軸型腹直筋皮弁（TRAM flap）による乳房再建では，美容外科における腹壁形成術を応用して，採取部となる腹部の形態を同時に改善させ，体幹におけるトータルな body contouring surgery を考慮して行っている。腹部デザインは全例左右対称とし，皮弁採取後の腹部形態の改善を図る。TRAM flap を挙上する際には，腹直筋の犠牲を少なくするため，筋体や筋鞘の採取を最小限とする。

TRAM flap の移動では，作成したトンネル内と皮弁に生理食塩水をかけて滑りを良くし，皮弁全体を押し上げるように行う。再建乳房の再突出部に，皮弁の最も厚みがある zone I を位置させる。皮弁の tailoring は，患者を坐位にして，上方部→内側部→下方部→外側部の順で，適宜表皮切除や皮弁裏面の脂肪層切除を行い，左右対称なマウンドを作成していく。皮弁採取部の閉鎖では臍窩作成に注意を払う。臍部から剣状突起部までの上腹部の皮下脂肪層に，中層までメスで割を入れると，上腹部に縦方向の溝が形成されて美しい abdominal contour が生まれる。

TRAM flap は，乳房再建において「fast choice」であると同時に「last option」であることを念頭におく。術者の技量を考慮したうえで，適切な術式・治療計画を決定することが合併症を回避するために重要である。

I　私の手術手技の基本

1　コンセプト

自家組織移植による乳房再建術は，「再建外科」と「美容外科」の両者の素養により成り立つ。まず，再建に必要とする十分な量の軟部組織を皮弁として欠損部に移植する再建外科の素養が必要となり，次に，移植した皮弁を左右対称の美しい乳房に tailoring する美容外科の素養が必要となる。この「再建外科」の部分において最も重要なことは，乳房を作成する材料となる皮弁に壊死を生じさせない安全な組織移植術を選択すること，そして皮弁採取部の犠牲の軽減に努めることである。さらに，「美容外科」の部分では，患者の要望や健側乳房の形状に応じて，乳房固定，縮小術，さらに TRAM flap においては腹壁形成術を適切に用いることが重要であり，乳房再建外科医は，それら body contouring surgery に関する知識と手術手技の修得を必要とする。

2．有茎横軸型腹直筋皮弁：TRAM flap による乳房再建—Body contouring surgery を考慮して—

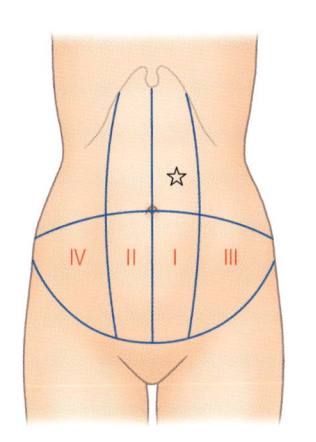

図1　左側腹直筋(☆)を carrier とした TRAM flap の Zone 分類

図2　著者が用いる TRAM flap の基本デザイン

2 術　前

1）手術説明

　原則として乳腺外科医よりの紹介状を必要とする。乳癌治療の主治医より，乳房切除術の術式ならびに乳癌の術後経過を教示してもらい，乳房再建の許可が得られているかを確認する。次に，患者の乳房再建術に対する理解度を，乳房再建に関する一般的な説明をしながら把握していく。その中で，患者の年齢，職業，趣味，今後の妊娠出産の予定，患者が自家組織あるいはインプラントを用いた再建のどちらを希望しているかなどを尋ね，それらの条件に適する再建術式を選択する。

2）TRAM flap の選択

　説明終了後，上半身を脱いでもらい診察を行う。患側乳房の変形や瘢痕，健側乳房の大きさや形状，予定筋皮弁採取部の状態などを実際に確認し，再建乳房のボリュームをイメージとして捉え，TRAM flap のどの部分(zone，図1)を使用することで，再建に必要となる十分量の軟部組織が得られるかを判断する。この頭の中でイメージする再建乳房のボリューム評価は，実際に乳房再建手術にどれだけ参加したかという経験に基づく部分が多い。なお，原則として TRAM Flap は再建側と対側の腹直筋を carrier とする有茎移植としている。

　TRAM flap の使用 zone が決まったら，その zone の解剖学的な血行支配を考慮し，安全に使用できる移行方法に従って術式を選択する。使用 zone が I，II，III 内側領域の場合は，conventional TRAM flap(片側有茎 TRAM flap)を選択する。使用 zone が I，II，III 外側領域に及ぶ場合は，同側型 MVA(microvasculary augmented) TRAM flap(血管吻合付加型 TRAM flap，いわゆる super-charge TRAM flap と同類)，使用 zone が IV に及ぶ場合は，対側型 MVA TRAM flap を選択する[1)〜3)]。吻合血管は深下腹壁動静脈を用いる。皮弁採取部である下腹部正中に帝切術後などの手術瘢痕が存在する患者では，原則として zone I と III の皮膚部分のみを使用し，手術瘢痕は再建乳房の表面に極力露出させない。また，健側乳房の下垂が顕著な症例や非常に大きい症例では，積極的に健側乳房の固定，縮小術を考慮し，若々しい contour をもつ乳房の再現に努めている。

3）TRAM Flap のデザイン

　デザインは，病室ベッド上で患者が立膝の状態で行うことが重要である。著者が用いている基本的なデザインは，美容外科における腹壁形成術に準じている。再建に用いる zone にかかわらず，原則として全例において，腹部のデザインは左右対称とし，皮弁採取後の腹部形態の改善を図る。臍の下縁よりやや頭側に凸な曲線を描き，臍とほぼ同じ高さで前腋窩線の延長線上を最外側とし，そこから恥毛部上縁を結ぶ曲線を引く。皮弁採取縁の縫合後に最も緊張が強くかかる恥毛

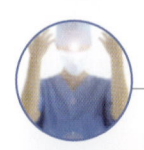

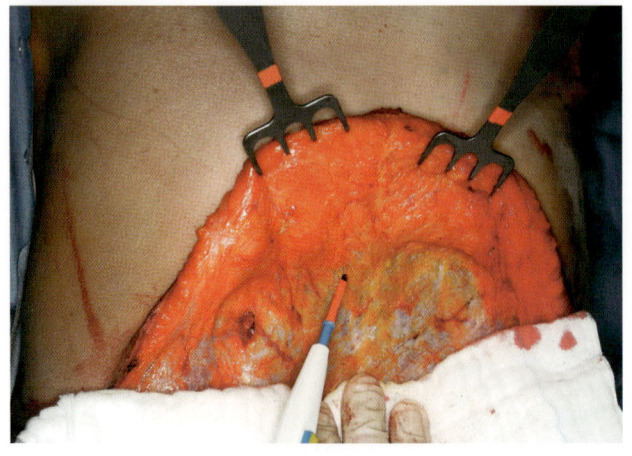

図3 上腹壁部皮下トンネルの作成

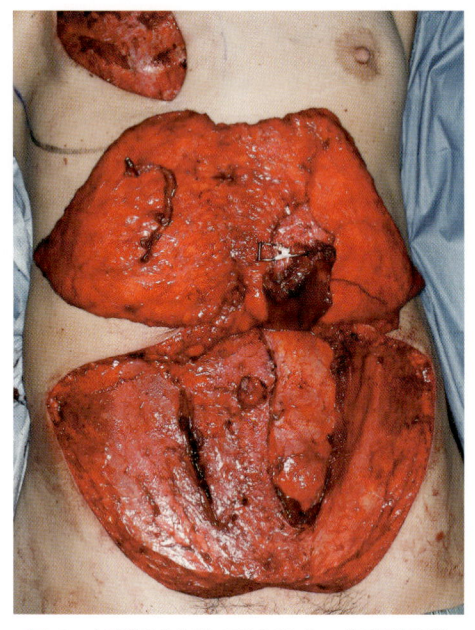

図4 対側型 MVA TRAM flap(穿通枝型)

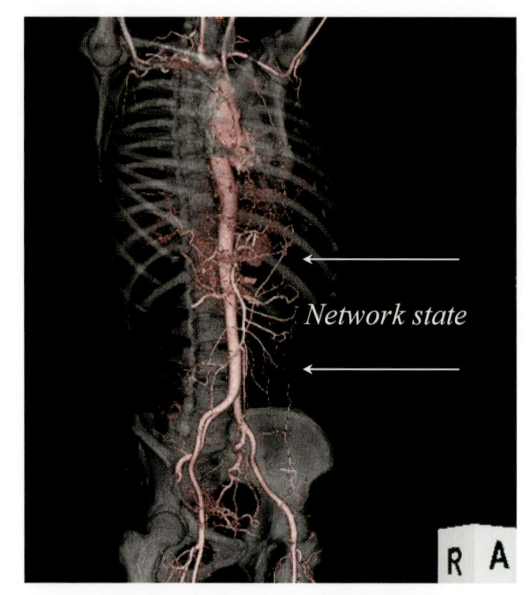

図5 上・下腹壁血管系が細い数本でつながっている
vascular connection (network state)

部上縁正中部では，やや頭側に凸な曲線を描く(図2)。
　このデザインの利点は，両側の最外側点が高位に位置するため，上腹部の剥離操作が容易であること，ハイレグ仕様の水着でも縫合線が隠れやすいことである。さらに有茎 TRAM Flap の場合では，このデザインは上腹壁動静脈周囲の筋体減量操作が直視下で行え，また壊死が生じやすい腹部外下側領域を皮弁に含まない点で優れている。

3 術　中

1）手術準備

　手術中に仰臥位から坐位へ体位変換を行うので，全身麻酔導入後に手術台を動かしてリハーサルを行う。両肩関節は 90°外転させる位置とする。また，胸部に移行した皮弁を左右対称の乳房に tailoring する操作を行うので，術野が左右対称性になるように覆布を掛ける注意が必要である。

2）皮下トンネルの作成

　まず，臍をはずし，皮弁上方縁を切開し，上腹壁部の筋鞘上を剥離し，TRAM flap が通過するトンネルを剣状突起部まで作成する(図3)。

3）TRAM flap の挙上

　次に TRAM flap を挙上する。対側深下腹壁動静脈を吻合する対側型 MVA TRAM flap を挙上する際には，腹直筋の犠牲を少なくするために対側の筋体や筋鞘の採取を最小限とする穿通枝型としている(図4)。腹壁動静脈穿通枝が存在する皮弁と筋鞘との付着部は約 2 cm 幅で採取する。Carrier となる腹直筋の採取は，臍より尾側では筋体外側を残す intramuscular dissection として腹壁への低侵襲化に努め，臍より頭側の中

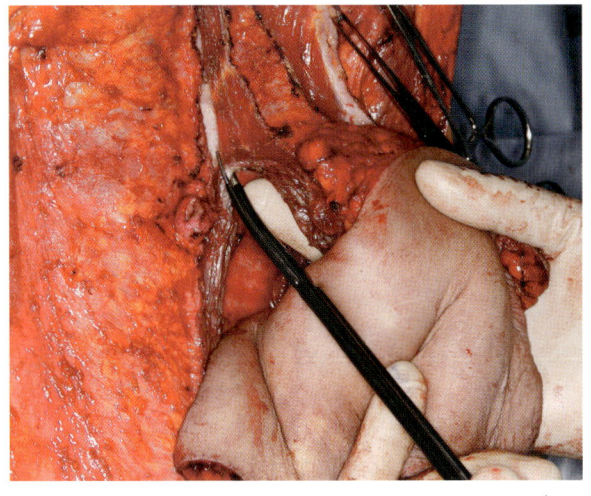

2. 有茎横軸型腹直筋皮弁：TRAM flap による乳房再建 ― Body contouring surgery を考慮して ―

(a) バイポーラーシザースを用いた筋体切離
(b) 腹直筋筋体切離後の所見

図6　筋体の切離

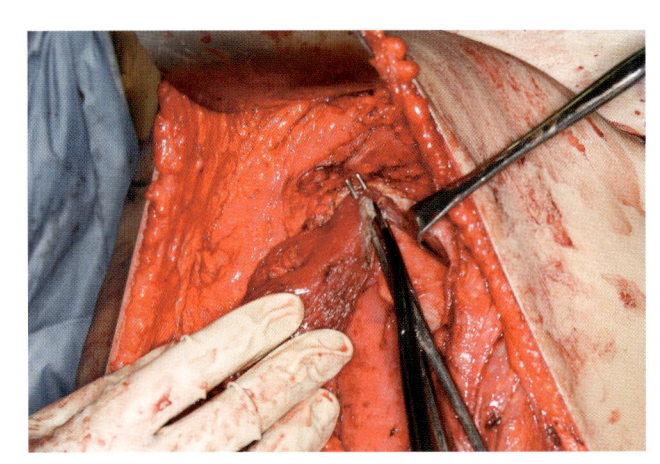

図7　筋体茎部の減量操作(skeletonization)

〜上腱画部では，上・下腹壁血管系の vascular connection が細い数本の network state になっているため(図5)，筋体の全幅採取として血行面の安全性を高める。筋体の攣縮および出血を防ぐ目的で，筋体切離にはバイポーラーシザースを用いている(図6)。筋体裏面に上腹壁動静脈を確認後，周囲の筋体の減量操作(skeletonization)を直視下で行い，皮弁を胸部に移動した際の筋体茎部の捻れとその部分の膨隆感を減じる(図7)[4]。

4) Mastectomy flap の挙上

次に，乳切術後の瘢痕を切除し，mastectomy flap を剥離挙上する。皮下脂肪が残存している場合は，mastectomy flap の剥離は大胸筋の筋膜上でよいが，乳切術の際に皮下脂肪が切除されほとんど残存していない場合は，mastectomy flap の下面にやや大胸筋の筋層を付着させて剥離する方が，血行面で安全である。内下方の mastectomy flap の剥離層と腹部から作成した皮下トンネルを開通させる。TRAM flap がトンネル内を移動できるためには，術者の掌が通過する程度の幅を必要とする。

5) 吻合血管の確保

著者は TRAM flap を有茎で用いているので，血管付加吻合を行う場合は，深下腹壁動静脈の位置の関係より，腋窩側に吻合血管を確保している。対側型 MVA TRAM flap では，深下腹壁動静脈の可動域が広いので，肩甲回旋，肩甲下，腋窩動静脈との付加吻合も可能である。

6) TRAM flap の移動

作成したトンネル内を通して，TRAM flap を胸部に移動させる。トンネル内と皮弁に生理食塩水をかけて滑りを良くする。その際，皮弁を引っ張り上げると，

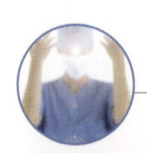

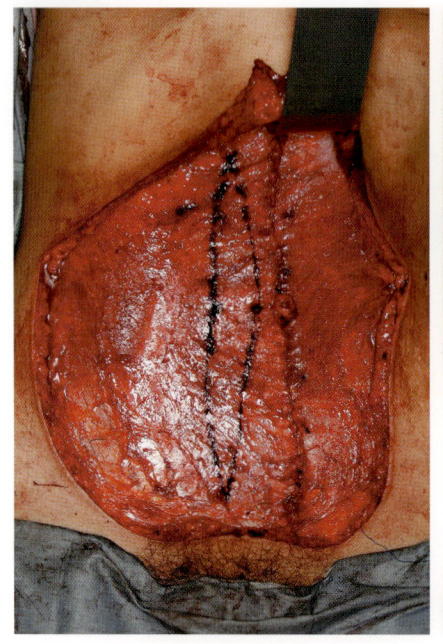

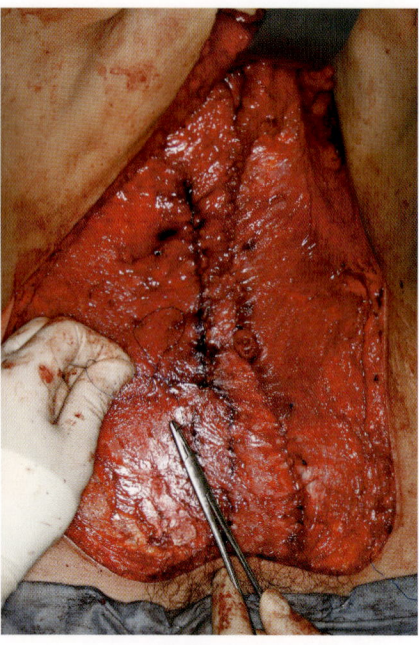

(a) デザイン　　　　　　　　　　(b) 縫合操作中の所見　　　　　　　　(c) 縫合終了時の所見

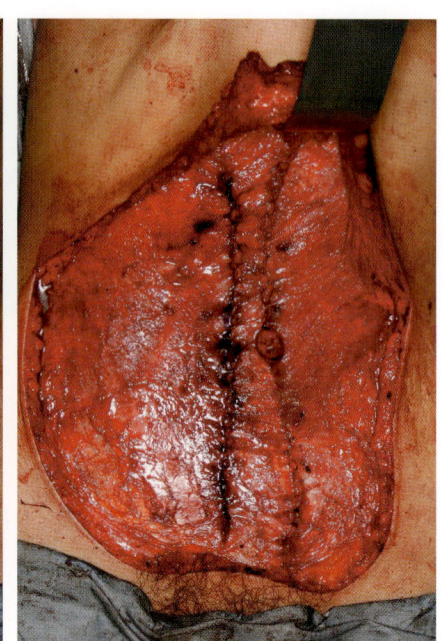

図8　対側腹直筋鞘前葉の plication

筋体との付着部に負荷がかかり，皮膚穿通枝が傷害されることがあるので，皮弁全体を押し上げるように移動させることがコツである。皮弁の移動が終了したら，筋体茎部の捻れの程度を確認し，捻れが強い場合には skeletonization を追加する。

7) 血管吻合

血管吻合付加型 TRAM Flap では，この時点で血管吻合を行う。

8) 皮弁採取部の閉鎖

次に，皮弁採取部の筋鞘，筋体の閉鎖に移る。著者は，1-0 または 2-0 の非吸収糸を用いて，腹直筋鞘前葉の浅・深2層を埋没8の字縫合と連続縫合の2重縫合で閉鎖している。外・内腹斜筋を正中に引き寄せるようにし，筋鞘，筋体採取部の確実な縫合を心掛ける。採取部の筋鞘を閉鎖後，さらに 2-0 非吸収糸により，対側の腹直筋鞘を上〜下腹壁にわたり連続縫合による plication を追加し，腹壁全体が均等な緊張になるようにすることが，腹壁の良好な contour を得るために重要である（図8）。対側型 MVA TRAM flap 採取後においても，fascia sparing 法や穿通枝型にすることにより，メッシュ補強を必要としない筋鞘縫縮が可能である。

9) TRAM flap の tailoring

胸部に移動した皮弁を内上方から外下方の斜め方向に設定し，最も厚みをもつ zone I が再建乳房の最突出部に位置するようにする。しかし，上胸部皮膚が不足する場合や大胸筋の欠損や萎縮が顕著な場合は，皮弁をそれよりやや縦方向に設定する。再建乳房のボリュームをイメージして，zone IV 側の不要な部分を切除する。Conventional TRAM flap では，この時点において，①胸部に移動することにより上腹壁動静脈にかかる緊張が減じる，② zone IV 側の血流不全領域の切除により皮弁全体のうっ血が改善される，という2つの理由により皮弁の色調が大分良好になる（図9）。上方の mastectomy flap を展開し，再建乳房マウンド上縁部に相当する高さの大胸筋に皮弁の上縁部を縫合する。

ここまでの操作は仰臥位で行い，次から手術終了までの操作は，患者を坐位にして行う。皮弁の tailoring は，基本的に上方部→内側部→下方部→外側部の順に

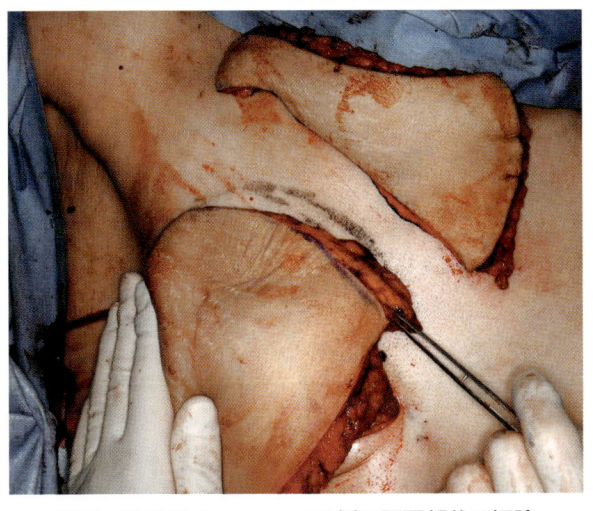

2. 有茎横軸型腹直筋皮弁：TRAM flap による乳房再建— Body contouring surgery を考慮して—

図9　TRAM flap zone IV 側の不要部分の切除

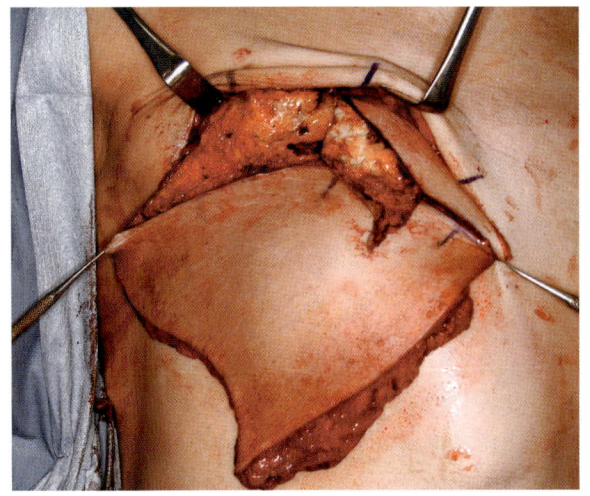

図10　皮弁上方部の表皮切除

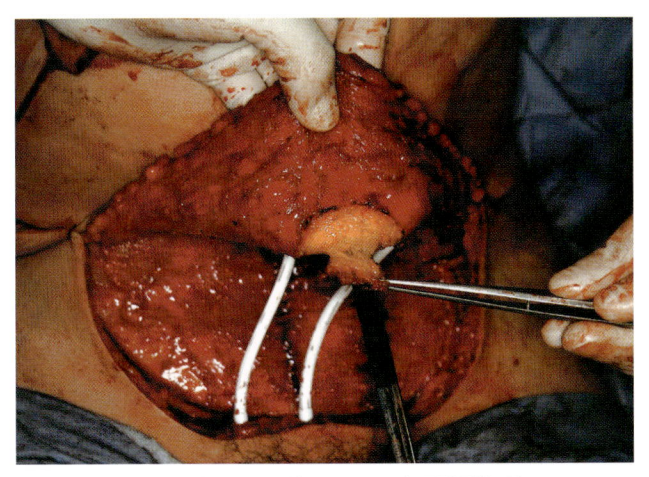

図11　新たな臍位置周辺の皮下脂肪切除

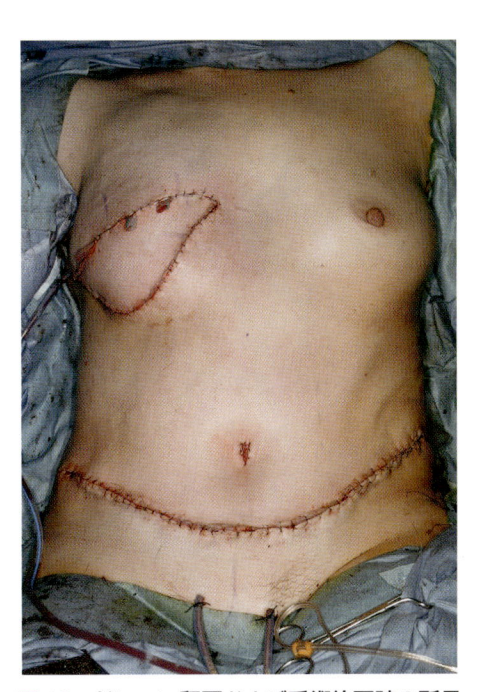

図12　ドレーン留置および手術終了時の所見

進め，適宜，表皮切除や皮弁裏面の脂肪層切除を行い，ボリューム調整をしながら左右対称な乳房マウンドを作成していく（図10）。皮弁の臍周辺部の皮膚部分は表皮切除し，再建乳房の表面に露出しないように注意する。

10）臍，腹壁の形成

TRAM flap の tailoring 操作と同時に行う。まず，臍を筋鞘に固定し「出べそ」になることを防ぐ。下腹部の皮弁採取縁をステープラーで仮止めし，臍の新たな位置を決める。その部位に約1cmの皮膚縦切開を加え，周辺の腹部皮下脂肪を切除し（図11），細長い縦長の臍と深みのある臍窩を作成する。臍部から剣状突起部までの上腹部の皮下脂肪層に，中層までメスで割を入れると，上腹部に縦方向の溝が形成され，美しい abdominal contour が生まれる。皮弁採取縁は，浅筋膜層を強固に縫合し，腹部形態の改善を図る。

11）ドレーンの留置

胸部正中より再建乳房下溝部に吸引式ドレーン1本を，血管付加吻合を行った場合は腋窩部に吸引式ド

195

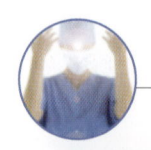

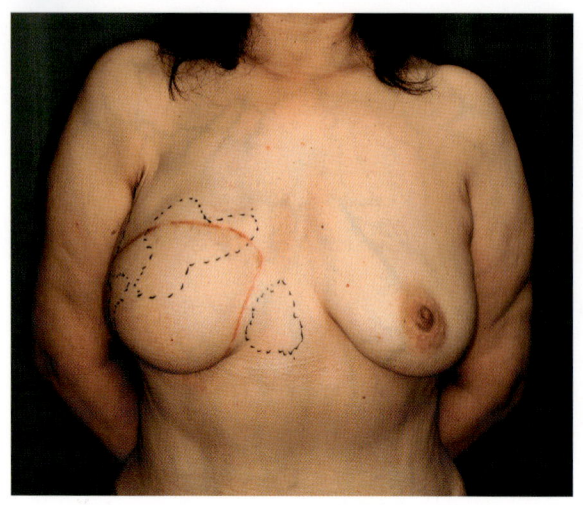

図13　SALを用いた二次修正術のデザイン

レーン1本を，腹部には吸引式ドレーン2本を留置する．さらに，数本のペンローズドレーンを皮弁上方表皮切除部に留置する．患者は坐位のまま手術終了とする（図12）．

4 術後

1）ガードル装着
術後3日までは，腹部をやや屈曲させた姿勢を保つ．術後7日ごろより，上腹部に及ぶロングタイプのガードルを装着し，腹部を伸ばした姿勢で歩行を開始する．

2）二次修正術
TRAM flapの創部が落ち着く術後3カ月ごろより，必要に応じて二次修正術を開始する．作成した乳房マウンドの形状を，健側と左右対称に近づけるために脂肪吸引法（suction assisted lipectomy：SAL）を用いてcontour修正を行う（図13）．また，皮弁辺縁部の瘢痕が目立つ場合には，Z形成術などによる修正を行う．二次修正術の回数は患者により異なるが，必要としない場合から5回を超える場合もある．

3）乳頭乳輪再建
ほぼ左右対称な乳房マウンドが再現できた段階で，乳頭乳輪再建を行う．著者は，植皮を行わず，乳頭を局所皮弁で作成し，乳頭乳輪部の着色を医学用刺青で行っている．現在，健側乳頭の大きさが中等度以下の場合ではconventional star flap法を用い，中等度以上の大きさの場合ではstar flap with nipple graft法を用いている[5]．健側乳頭の40％ほどを複合移植片として採取し，従来のstar flapと組み合わせて再建するstar flap with nipple graft法は，同時に大きめの健側乳頭の整復を行う非常に有用な方法である．乳頭再建後1カ月以降に，健側の乳頭乳輪部の色に合わせて医学用刺青による着色を行い，乳房再建が完成する．ただし，この刺青は健康保険の給付は受けられない．

II 手術の適応

本術式の適応は，採取部である下腹部に大きな瘢痕などが存在する場合に制限が生じる．安全に使用できる皮弁領域と，体側の健側乳房の大きさを比べて判断することが必要である．放射線照射例では，上腹壁血管の開存について，術前にCT-angiographyを行うとよい．また，今後に妊娠・出産を考慮している患者においては，腹直筋を使用する手術であるので，その旨を十分に説明する．

【症例】57歳，女性
右非定型的乳房切除術後であり，乳切術の瘢痕は斜方向に存在する．大胸筋の萎縮傾向は中〜重度である．健側乳房は良好な形状で大きいが，患者に乳房固定・縮小術の希望はない．皮弁採取部である下腹部の軟部組織の量は十分である．再建乳房の術前ボリューム評価では，TRAM flapのZone I，II，III外側領域を使用することで十分量の軟部組織が得られると判断し，同側型MVA TRAM flapを選択した．皮弁の生着は良好であった．二次修正術として，脂肪吸引法による再建乳房のcontourの修正術1回，皮弁辺縁部の形成術1回を行い，conventional star flap法と医学用刺青を用いた乳頭乳輪再建を施行した（図14）．

a	b	c
d	e	

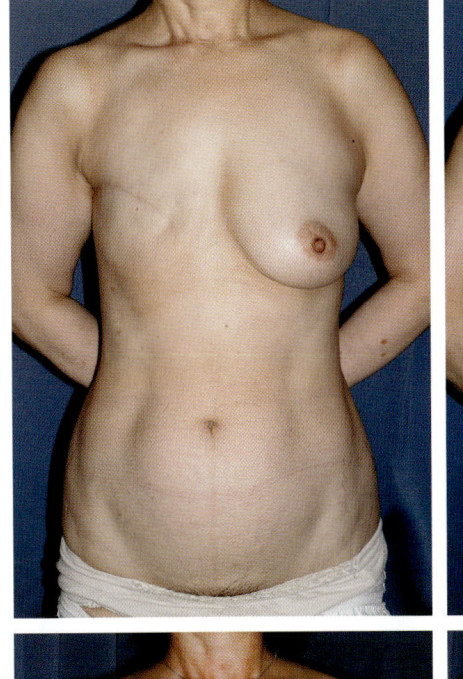

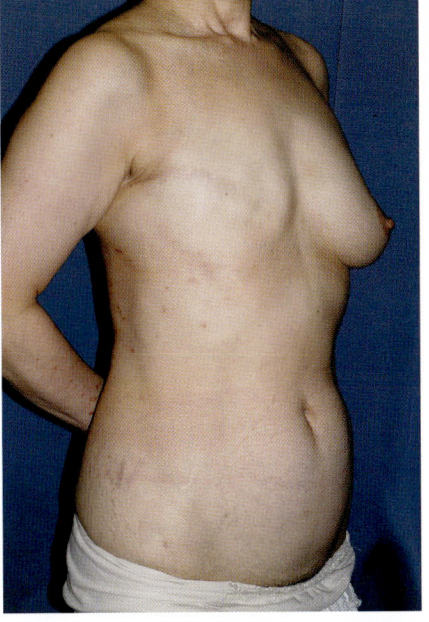

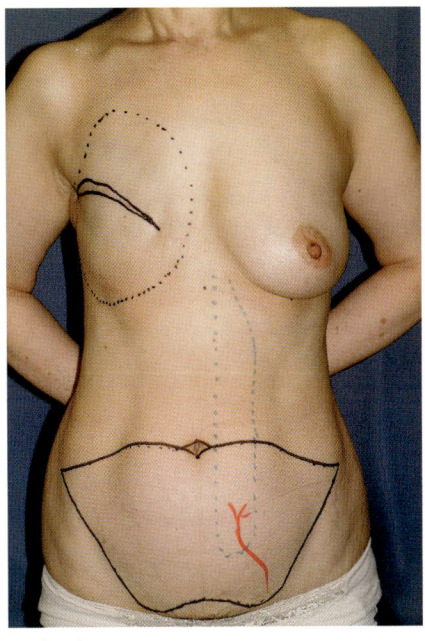

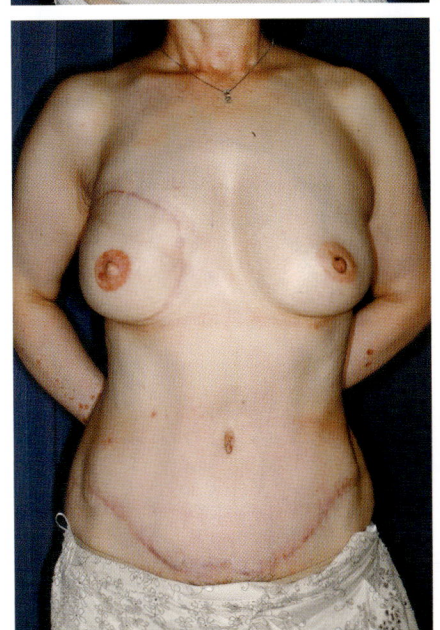

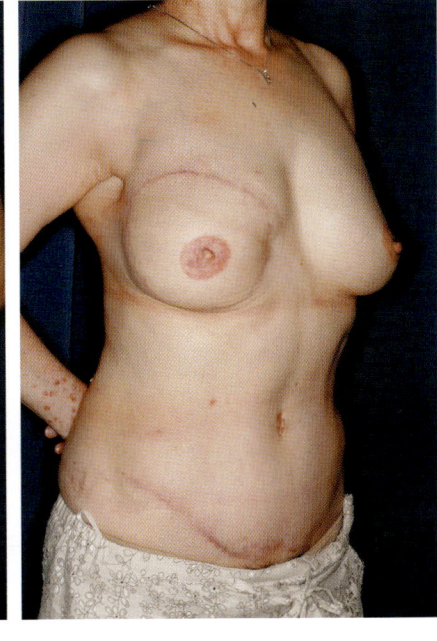

(a) 術前所見(正面像)
(b) 術前所見(右斜位像)
(c) デザイン
(d) 術後1年の所見(正面像)
　　乳房から上・下腹部にかけてtotal body contouringの整容的改善を認める。
(e) 術後1年の所見(右斜位像)
　　患者は自然な形態の乳房，正中部に陰影をもつ上腹部，良好な輪郭の下腹部に大変満足している。

図14【症例】57歳，女性

III 合併症回避のコツ

1 皮弁壊死の回避

　TRAM flap には，有茎(血管吻合付加を含む)や遊離，筋皮弁や穿通枝皮弁など，さまざまなタイプがある。おのおのの生着範囲の限界を十分理解し，再建に必要なボリュームを考え合わせたうえで，使用する皮弁を考慮しなければならない。乳房再建においてTRAM flap は first choice であると同時に last option でもあることを常に念頭におき，術者の技量，経験値を考えたうえで，適切な手術術式・治療計画を決定することが極めて重要である。

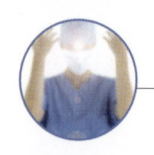

2 術後腹壁ヘルニアの回避

術後に腹壁ヘルニアの合併症が生じては，乳房再建にTRAM flapを用いる意義が半減される。皮弁採取部の処置こそは，決して助手には任せないで，術者が責任をもって行うべきである。美容外科における腹壁形成術の技術を応用して，腹壁のcontourの改善に積極的に努める。

3 機能障害の回避

術後の腰痛や腹圧減弱に関しては，個人の生活環境にも影響される。機能障害の回避のためには，腹直筋鞘の確実な閉鎖に加え，術後最低6カ月以上のガードル装着を推奨している。

4 患者の不満足の回避

乳房再建は，術者の再建外科医としての満足ではなく，あくまでも患者の満足を求める手術である。患者が求める乳房を再建するためには，TRAM flapによる初回手術だけではなく，患者からの要求に応じて，再建乳房に対する二次修正術や健側乳房に対する固定・縮小術を積極的に行う姿勢が肝要である。乳房再建医として，患者と十分な信頼関係を築き，お互いに満足な結果を得るための努力が望まれる[6,7]。

●引用文献

1) Yamamoto Y : Follow-up ; Superiority of the microvascularly augmented flap ; Analysis of 50 transverse rectus abdominis myocutaneous flaps for breast reconstruction. Plast Reconstr Surg 108 : 1025-1028, 2001
2) 山本有平, 杉原平樹, 野平久仁彦：再建外科におけるstandard flap；乳房再建. 形成外科 44：859-866, 2001
3) 山本有平：血管吻合付加腹直筋皮弁による乳房再建. 乳房・乳頭の再建と整容 最近の進歩（改訂第2版），矢野健二編著, pp51-59, 克誠堂出版, 東京, 2010
4) 野平久仁彦, 新冨芳尚, 細川正夫ほか：TRAM flapを用いた乳房再建；この10年間の手術法の改良. 形成外科 43：331-337, 2000
5) Yamamoto Y, Furukawa H, Nohira K, et al : Two innovations of the star-flap technique for nipple reconstruction. Br J Plast Surg 54 : 723-726, 2001
6) 山本有平：腹直筋皮弁による再建. 乳房再建術；スペシャリストの技のすべて, 岩平佳子編, pp59-60, 南山堂, 東京, 2005
7) 山本有平：腹直筋皮弁による再建. 乳房再建術；スペシャリストの技のすべて, 岩平佳子編, pp88-97, 南山堂, 東京, 2005

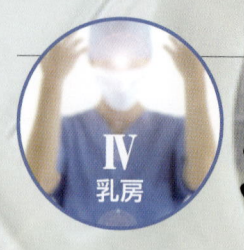

3. 遊離腹直筋皮弁による乳房再建──再建乳房の美しいマウンド形成──

館 正弘 東北大学大学院医学系研究科外科病態学講座形成外科学分野

Key words 乳房再建　乳房マウンド　TRAM

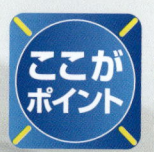

ここがポイント

整容的に優れた再建乳房に必要とされる条件は，①projection が乳頭部を頂点としてあること，②乳房下溝線が左右対称なこと，③前腋窩線が再現されていること，④鎖骨下部を含めて左右対称であることである。自家組織による乳房再建手術においてまず重要なことは，再建する乳房の projection や大きさ，下垂の程度を把握し，再建材料として十分な血流量のある下腹部皮弁を安全に採取することである。そのため，術中の ICG 蛍光造影画像は非常に有用なツールである。

腹部皮弁が胸部に露出する場合は，露出した皮島はパッチワーク様の形態や瘢痕拘縮による double-bubble 変形を呈することがある。皮島の下方が乳房下溝に隠れるよう十分に胸部皮膚を切除することによって，この変形の発生は予防できるが，「胸壁の欠損部を充填する」という意識があると大胆な皮膚切除は困難である。乳房をエステティックユニットとして捉え，乳房下溝に皮島の下方を一致させる意識が重要である。

皮弁によるマウンド作成時に前胸部瘢痕から乳房下溝までを脱上皮し，皮弁の縫合線を乳房下溝に一致させる再建法を行ってきた。本法では乳房下溝と皮弁下端が一致し，立位において見える瘢痕は頭側の 1 本になる。エステティックユニットに一致するため，皮弁下縁の瘢痕が乳房下溝に一致し目立たず，整容的には非常に良い結果を生む方法である。

I 私の手術手技の基本

1 デザイン

Pülzl の胸部皮膚の denude 法[1]は，二次二期再建の場合に行っている。術前に健側の乳房の大きさ，下垂の程度と乳頭部がどこに向いているかを診察することが重要である。術前，立位で健側乳房と対称的に，患側前胸部に形成される乳房下溝をデザインする。腹壁の縫合により再建する乳房下溝が引き下げられるため，術前のデザインより 1〜1.5 cm 頭側にしている。術中にも体を起こして最終的に決定する。最近では，乳房外側の皮膚が足りなくなる場合に備えて，外側に Lazy S 型の皮切で皮弁を挙上するデザインを用いている。腹直筋の皮弁は横軸紡錘型とし，最大幅は無理なく腹壁が閉鎖できる長さとしており，通常 12〜13 cm である。

2 手術の実際

Free TRAM flap は，DIEP flap か muscle sparing TRAM 法により挙上する。Projection を得るために臍周囲の組織への血行が重要であり，ことに Har-

図1 本法のシェーマ

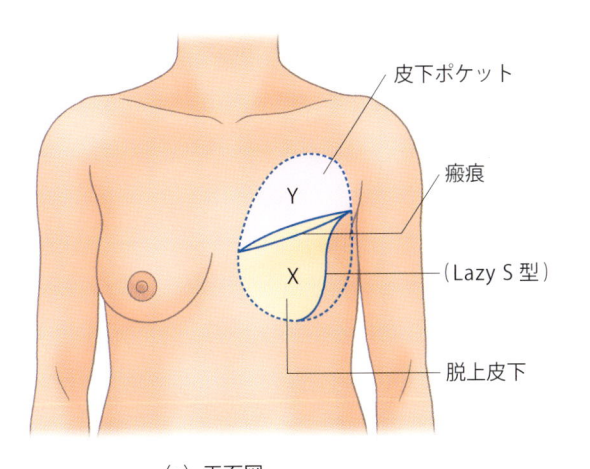

(a) 正面図
胸部瘢痕から乳房下溝までの皮膚を脱上皮化させる。外側部はLazy S状の皮弁を挙上できるように脱上皮させずにおく。

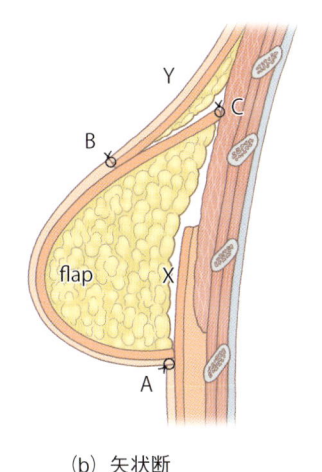

(b) 矢状断
皮弁と乳房下溝を一致させることにより良好な乳房下溝が形成できる。

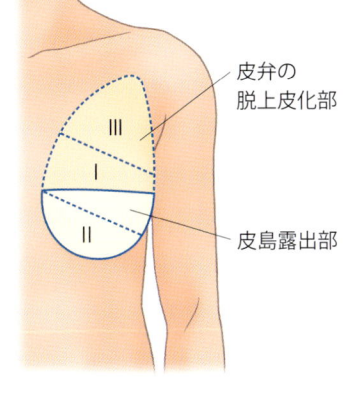

(c) 皮弁の配置
I：zone I, II：zone II, III：zone III

---

trampfのzone IIの頭側部分への血流が得られるよう穿通枝を選択している。また，浅筋膜以下の腹部皮下脂肪を，広く四角形に採取している。対側の穿通枝にクリップをかけ，血管柄切離前にICG蛍光像を確認し，zone IIに十分な血流が入ることを確認している。大きなprojectionが必要であり，かつICG蛍光像でzone IIの染まりが不良な場合は，対側の穿通枝を皮弁内吻合することにより十分な血流のある皮弁を採取する。移植床血管は第2肋間で内胸動静脈を使用し，動脈は端々吻合，静脈は端側吻合を原則としている。胸壁の処理は，患側の乳房切除による前胸部瘢痕から，新たに形成される乳房下溝までの皮膚は脱上皮を行う（図1-a，bのX部）。最近では，乳房外側の皮膚が足りなくなる場合に備えて，外側にLazy S型の皮弁を挙上できるように脱上皮せずに残しておく。前胸部瘢痕から頭側は，通常の再建と同様，大胸筋筋膜上に皮下ポケットを作成する（図1-a，bのY部）。通常，Hartrampfのzone IVは使用していないので，その切除ラインであるzone IIの外側と乳房下溝を縫着し，頭側はprojectionの程度に気を付けて皮弁皮膚の露出の程度を決定後，縫着する（図1-bのA部）。Zone IおよびIIIは適宜脱上皮を行い，頭側の皮下ポケットに挿入し，大胸筋に縫着する（図1-bのC部）。この時，皮島の露出面積により下垂の程度が調節できる（図1-c）。皮島矢状方向の距離（図1-bのA-B間）が長くなれば再建乳房の下垂は強くなり，逆に短くなれば下垂は軽度となる。皮弁下に吸引ドレーンを留置して手術を終了する。創部はポリウレタンフィルムを貼付するのみで，圧迫のためのバンデージは行わない。

II 手術の適応

自家組織を用いた二期的乳房再建手術のうち，腹部の皮弁が露出するすべての症例が適応となる。ただし，妊娠線が顕著な例では整容面での期待は難しいので，皮弁採取部位を殿部など別の場所にとるか，ティッシュ・エキスパンダー（以下，TE）の使用を考慮する。

【症例❶】29歳，女性

前胸部横切開による右胸筋温存乳房切除後の患者であった。左深下腹壁動静脈を栄養血管とする12×37 cmのfree MS-1 TRAM flapを挙上し，zone IVは切除した。内胸動静脈と端々吻合を行い，前胸部を脱上皮化のうえ，皮弁をマウンドした。術後経過は良好で，皮弁は完全生着した。初回手術より7カ月後に，脂肪吸引による修正術と，乳輪乳頭再建を行った。

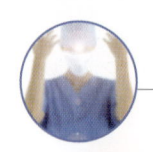

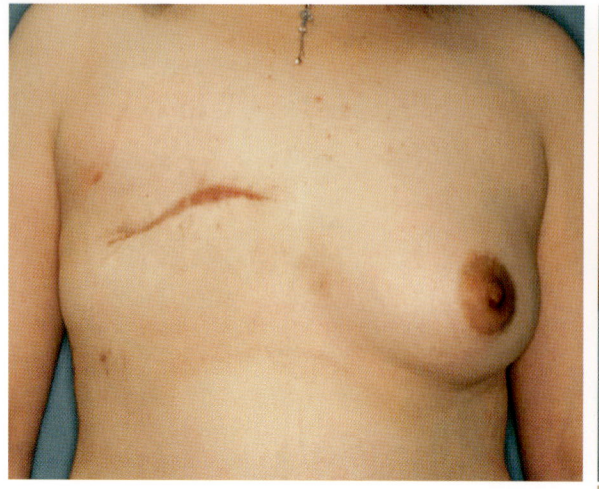

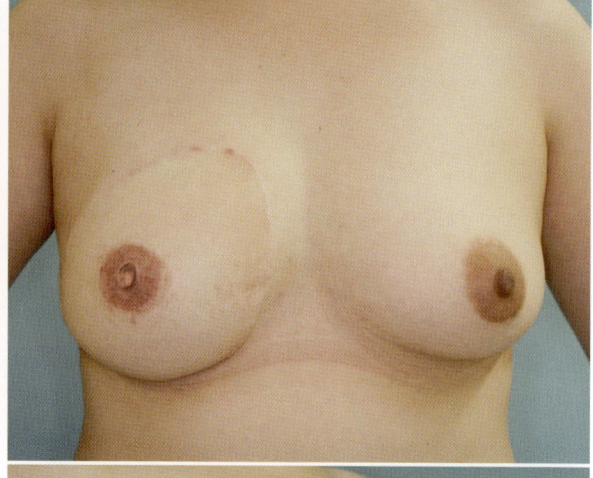

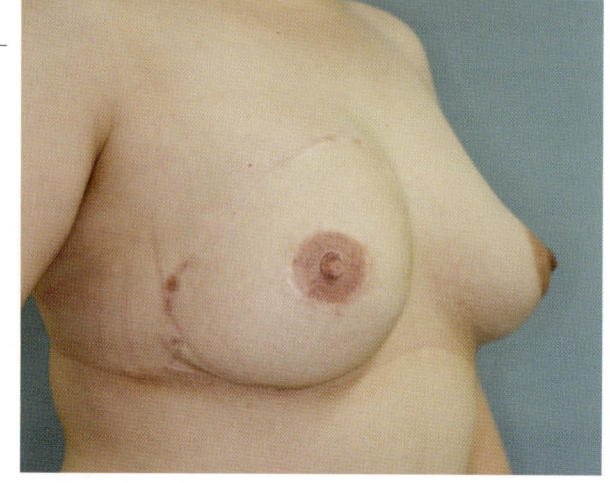

(a) 術前所見
(f) 術後3年の所見(正面)
(g) 術後3年の所見(斜位)

図2 【症例❶】29歳,女性

　術後3年の現在,皮弁下縁の瘢痕は正面視で可視範囲になく,軽度に下垂した乳房が良好に再建されている(図2)。

【症例❷】59歳,女性

　前胸部横切開による右胸筋温存乳房切除後の患者であった。右深下腹壁動静脈を栄養血管とする13×36 cmのfree MS-1 TRAM flapを挙上した。外側列の穿通枝を3本含めたが,内側列は筋体を回るように穿通枝が走行していたため,MS-1として挙上した。腹部皮下脂肪は四角く浅筋膜下で挙上して皮弁のボリュームを増した。対側の太い穿通枝をクランプをかけた後にICG蛍光造影を行い,zone IIが十分染まることを確認した。内胸動脈と端々吻合,内胸静脈には端側吻合を行った。術中に坐位にして外側のlazy S皮弁の位置を最終的に決定し,皮弁をマウンドした。術後経過は良好で,皮弁は完全生着した。

　術後1年の現在,修正手術は行っていないが,皮弁下縁の瘢痕は正面視で可視範囲になく,乳房の下垂が良好に再建されている。今後,乳輪乳頭の再建を予定している(図3)。

III 合併症回避のコツ

1 乳房の整容性について

　整容的に優れた再建乳房に必要とされる条件は以下のものである。

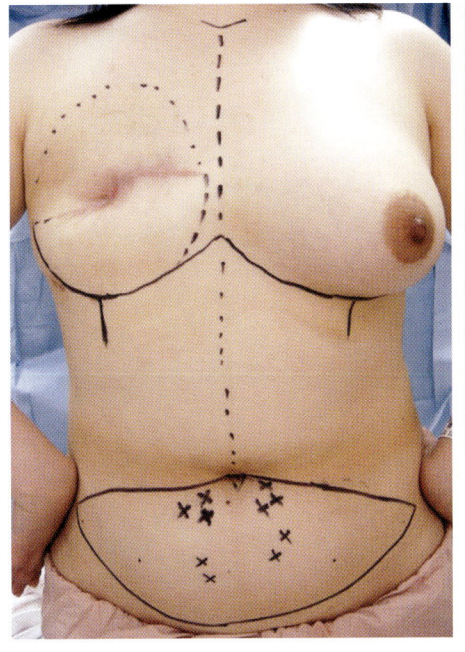

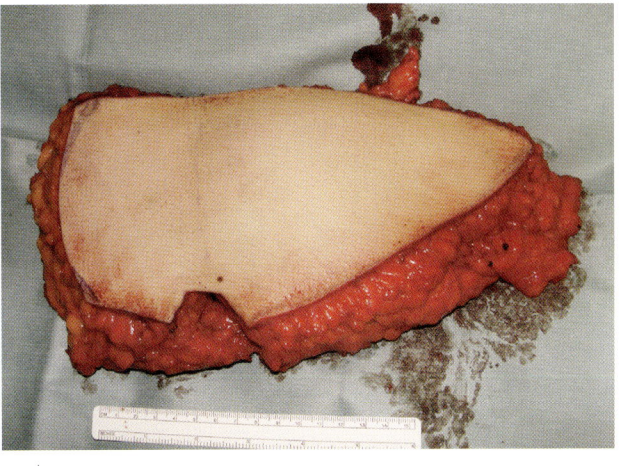

3. 遊離腹直筋皮弁による乳房再建―再建乳房の美しいマウンド形成―

b | c

(b) 術前デザイン
(c) 挙上した TRAM 皮弁
　　Zone IV は切除されている。

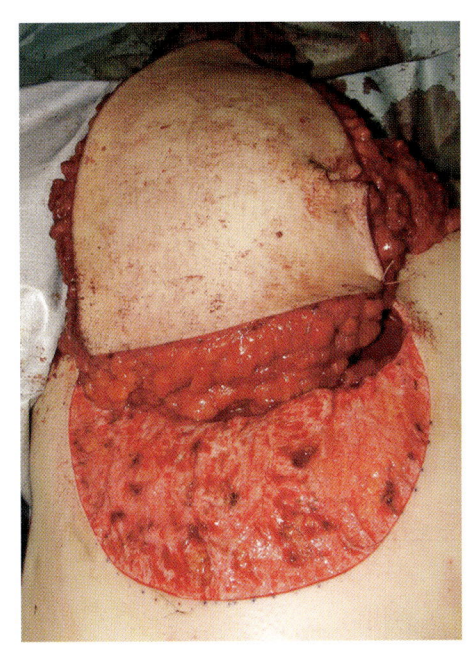

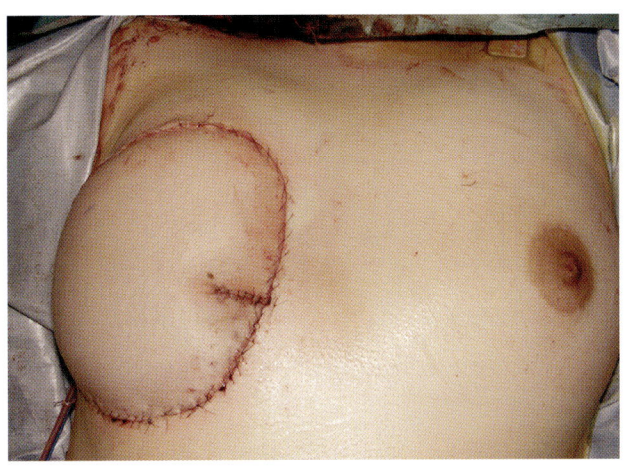

d | e

(d) 術中所見（前胸部を脱上皮化したところ）
(e) 手術終了時の所見

図2 【症例❶】

①Projection が乳頭部を頂点としてあること
②乳房下溝線が左右対称なこと
③前腋窩線が再現されていること
④鎖骨下部を含めて左右対称であること

　自家組織を用いる乳房再建では，十分な血行をもった皮弁の移植と胸部のマウンド形成が重要である。Hartrampf は胸部皮弁を作成する時の注意として，皮弁を薄く挙上すること，ポケットがもとの乳房マウンドの範囲を越えないこと，特に外側に広く剝離してしまうと乳房が平たくなってしまうことを述べている。

203

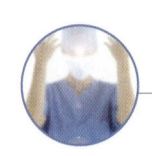

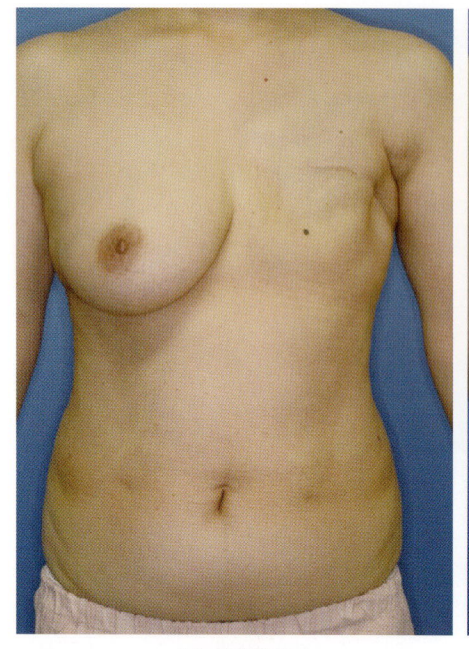

(a) 術前所見　　(b) 術前デザイン

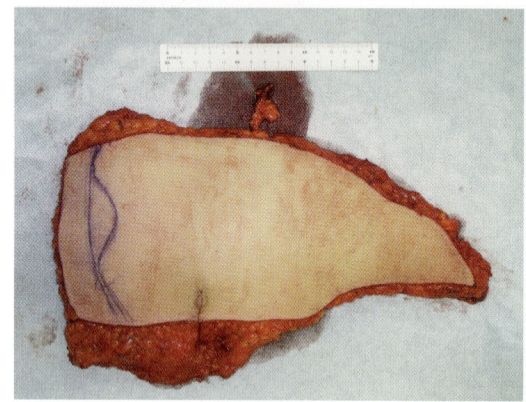

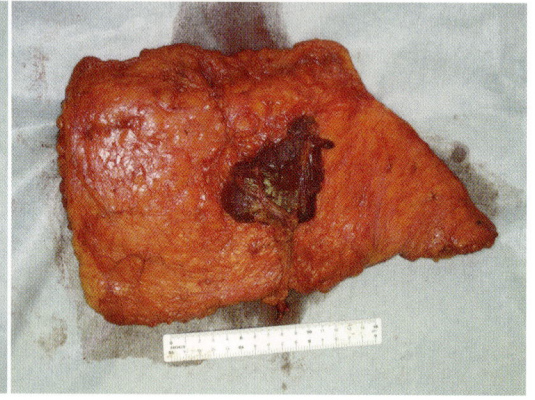

(c) 挙上した TRAM 皮弁
Zone IV は切除されている。

図3　【症例❷】59歳，女性

また，乳房下溝には十分に注意し，術前のマーキングに加えて術中にも体を起こしてみることを勧めている。

2 皮弁と乳房のエステティックユニットについて

　自家組織による乳房再建において，前胸部の瘢痕を最小限にするため，TE により皮膚の伸展を得てから再建するのも良い方法である。当施設でも一時期施行したが，乳房下溝がシャープに出にくいことや，治療期間の延長，TE 自体による合併症も経験したため，現在では第一選択とはしていない。TE を使用せずに皮弁を移植する場合は，ほとんどの例で再建乳房に皮弁が露出する。欠損部を充填するという考え方で臨むと，①露出皮島によるパッチワーク様の外観を呈する

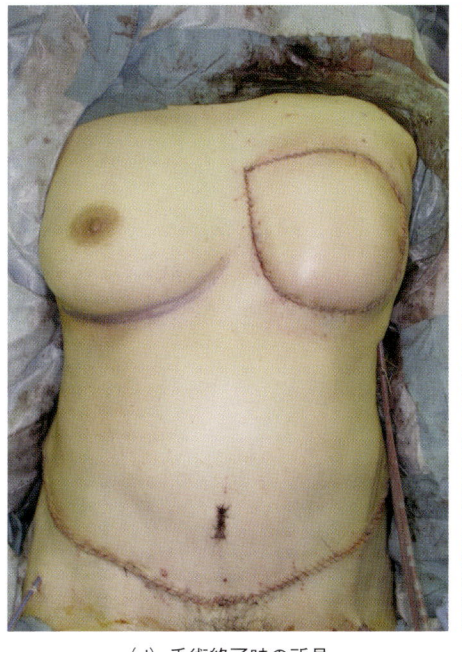

(d) 手術終了時の所見　　　　　　　　(e) 術後1年の所見

図3　【症例❷】

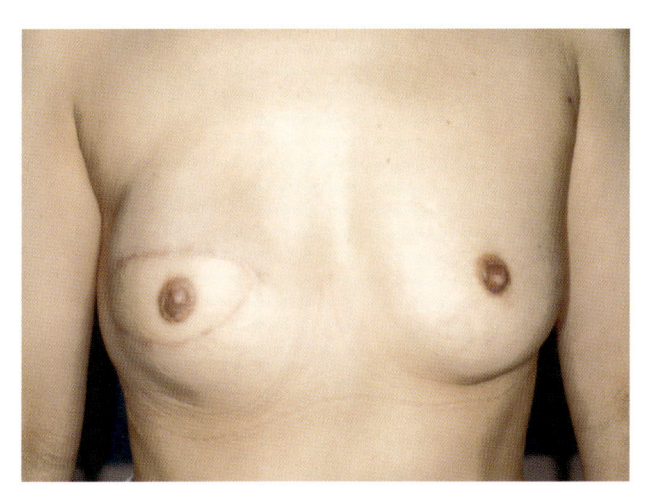

図4　パッチワーク様外観
皮島の露出部分がパッチワーク様の外観を呈している。

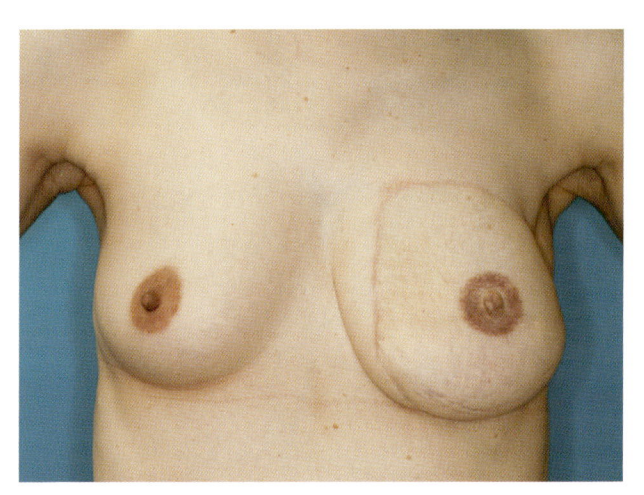

図5　目立つ縦の瘢痕
正中側の縦の瘢痕が目立つ。

(図4)，②皮島周囲の瘢痕拘縮(図5)と，前胸部皮膚のtrapdoor変形により，再建乳房のdouble-bubble状変形を生じる，などの問題点がある(図6)。1999年にRestifo[2]は，前胸部瘢痕が乳房下溝に隣接している例や，放射線療法などで皮膚損傷が高度な例に対し，前胸部瘢痕から乳房下溝までの皮膚を切除して再建することの有用性を報告した。同時に，乳房においても顔面のようなエステティックユニットを考えるべきであると提唱した。乳房再建におけるエステティックユニットの概念は一般化していないが，顔面と同様，エステティックユニットを重視したデザインが有用とする報告[1) 3)～5)]も見られるようになった。いずれの報告

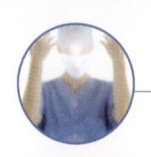

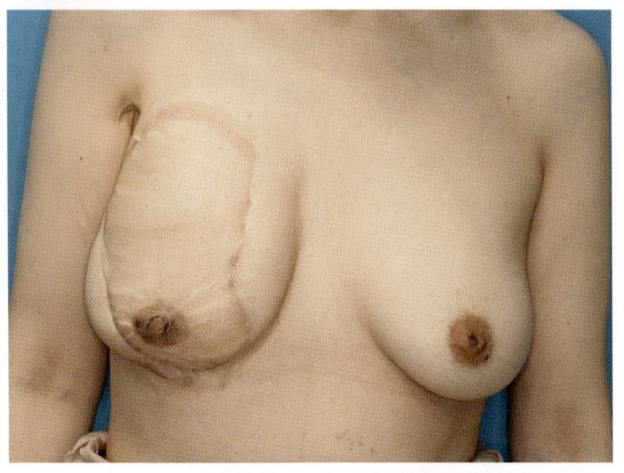

図6 Double-bubble 状変形
皮弁の下端は乳房下溝と一致しているが, パッチワーク状であり, 外側皮弁との境界部分に double-bubble 状の変形がある。

も皮島下縁と乳房下溝が一致する有用性を述べており, 積極的に行った方がよいと考える。

3 脱上皮化することについて

Pülzl ら[1]は, 同部を脱上皮し, 皮島を乳房下溝に一致させて縫着する方法を報告し, 皮膚損傷がない患者であっても適応とした。本法の最も優れた点は, 皮島の露出は広範囲になるがエステティックユニットに一致するため, パッチワーク様の外観を呈しにくくなる点である。瘢痕も乳房下溝に完全に一致し目立たないうえに, 下垂乳房では可視範囲になくなる点も有利である。比較的広い面積での脱上皮化は, 真皮により強固に前胸部と縫合可能となり, 深部組織との連続性の再建に大変有利で, 乳房下溝や下垂乳房の形成も比較的容易である。下垂の程度も露出する皮弁面積の調節のみで可能であり, 特殊な手技を必要としない[5]。Trapdoor 変形を予防するには, 皮下ポケット作成時に乳房切除時の瘢痕を十分切除することが重要であるが, それでも trapdoor 変形を完全に避けることは困難である。本法では, 前胸部瘢痕から乳房下溝までの皮弁を使用しないため, 皮島の尾側では trapdoor 変形を生じることがない。乳房下溝と一致するラインでの瘢痕拘縮は, double-bubble 状変形も避けられるうえに, 乳房下溝の形成に対し有効に働くものと考える。本法特有の欠点は今のところないと考える。再建乳房の projection が不十分になるのではないかというご意見を学会で頂いたが, そもそも皮弁の配置は従来の方法と同じであり, projection の程度は皮弁が接する底面の面積とボリュームによって決まるので, まったく心配することはない。最近では乳房外側の皮膚が足りなくなる場合に備えて, 外側皮膚は Lazy S 型に皮弁を挙上できるよう denude せずに残しておき, 最終的に術中に坐位にして決定している。

IV インフォームドコンセント

美しい乳房再建のために必要な, 左右の対称性, 乳房下溝の位置, 皮弁の露出について患者に説明する。術式については図示するが, あらかじめ承諾を得ておいた患者の術前後の写真を使うのが効果的である。基本的には健側より若干大きめに皮弁を移植するので, 術後の脂肪吸引などについても説明しておく。

遊離皮弁の合併症に関しては血栓形成が5〜11％の確率で起こること, 緊急の再手術が必要になる場合もあること, さらに皮弁壊死に至ることもあることを説明しておく。

● 引用文献

1) Pülzl P, Schoeller T, Wechselberger G : Respecting the aesthetic unit in autologous breast reconstruction improves the outcome. Plast Reconstr Surg 117 : 1685-1691, 2006
2) Restifo RJ : The "aesthetic subunit" principle in late TRAM flap breast reconstruction. Ann Plast Surg 42 : 235-239, 1999
3) Coutinho M, Southern S, Ramakrishnan V, et al : The aesthetic implication of scar position in breast reconstruction. Br J Plast Surg 54 : 326-330, 2001
4) Spear SL, Davison SP : Aesthetic subunits of the breast. Plast Reconstr Surg 112 : 440-447, 2003
5) 武田睦, 館正弘, 今井啓道ほか : 前胸部の脱上皮化と aesthetic unit 重視による乳房再建. 日形会誌 29 : 534-539, 2009

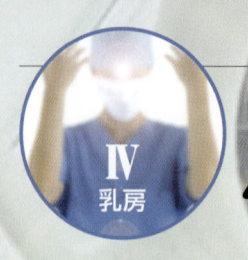

4. 広背筋皮弁による乳房再建

矢野健二　大阪大学大学院医学系研究科乳房再生医学寄附講座

Key words　広背筋皮弁　乳房再建　乳癌

ここがポイント

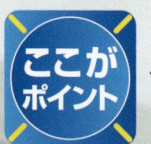

広背筋は背部に位置する扁平な筋肉であり，腰背部に幅広い起始部をもち，上腕骨に停止する．この筋体上に皮島をデザインし，筋皮弁としてさまざまな再建に用いることが可能である．有茎筋皮弁として使用する場合は，栄養血管である胸背動静脈が存在する腋窩部を支点として振り子のように円弧を描いて，目的とする部位に移動する．さまざまな再建に利用される有茎皮弁であるが，ひとつには乳房再建での利用が最も有効に活用できる[1)~3)]．しかし，広背筋皮弁の採取量には限界があり，その適応は，乳房部分切除術後や乳房の小さい皮下乳房全摘術や胸筋温存乳房切除術に限定した方がよい．乳房部分切除後再建の場合は乳癌の部位やサイズによって乳房の欠損部位や大きさが変わるため，再建方法に工夫を加える必要がある．また，広背筋の筋体は再建後，廃用性萎縮や放射線照射による萎縮を生じるため，その筋体減少量を考慮した再建が必要となる．通常，切除量の1.5倍程度の広背筋皮弁を充填することにより良好な結果を得ることができる．

一方，合併症として最も多く発生するのは背部採取部の漿液腫(seroma)である．その予防策としては，陰圧吸引ドレーンの2週間程度の挿入が有効であり，ドレーン抜去後漿液腫が持続しても最長4～6週で消失する．その他，皮弁部分壊死や血腫も経験することがあるが，注意深い手術操作で回避することができる．

I 私の手術手技の基本

1 術前の準備

乳癌術式，乳房の大きさ，背部脂肪厚などを総合的に評価して再建術式を決定する．一次再建では，乳房皮膚や乳腺組織の切除量を術前に乳腺外科医に確認し，広背筋皮弁による再建が可能か否かを評価する．広背筋皮弁で再建を予定する場合は，術前に立位で背部のブラジャーラインをマーキングし，皮島を作成する時の参考とする．二次再建の時は，できれば術前に3Dスキャンを用いて両側乳房体積を測定し，体積の欠損量を計算して広背筋皮弁挙上時に利用する．

2 手術手技

1) 皮弁のデザイン

皮弁のデザインは，乳癌手術が終了し，切除組織の大きさや重量を検討した後，体位を側臥位に移してから行う．広背筋皮弁における皮膚切開線は基本的にブラジャーラインに沿った横方向の紡錘形切開とし，切除組織量に応じて皮島をデザインする(図1)．皮島の最大幅は8cm程度まで可能である．紡錘形に皮膚を

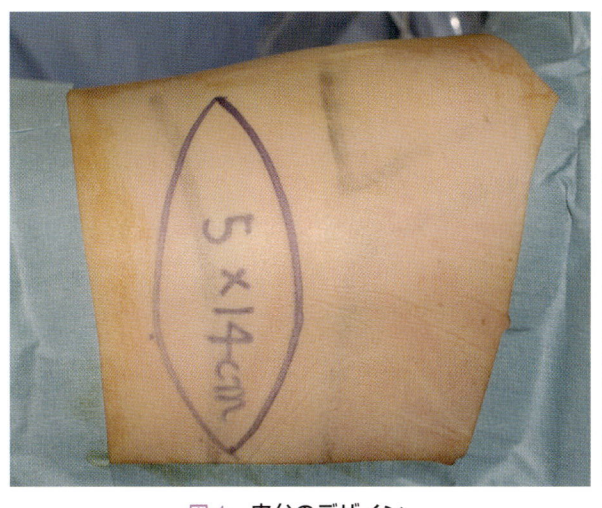

図1　皮弁のデザイン
ブラジャーライン内に採取後瘢痕が収まるように皮島をデザインする。

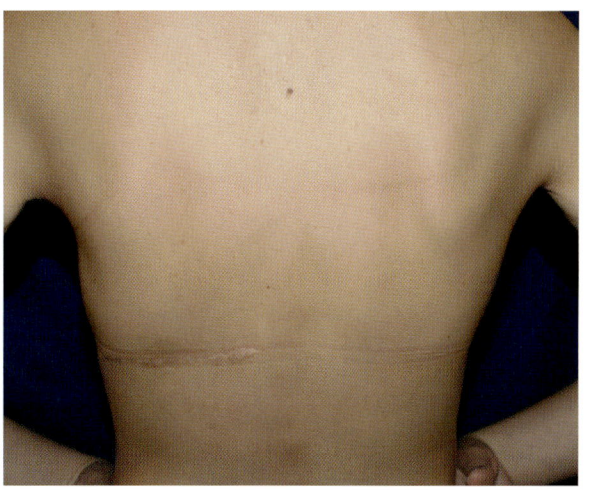

図2　背部採取部の瘢痕
背部瘢痕はブラジャーのストラップに圧迫されて目立たなくなっている。

採取した創を縫縮した時に生じる外側端のドッグイヤは目立つことが多く，患者が鏡に向かって正面視した時に突出して見えるため治療を希望することもある。それに対して内側端のドッグイヤは，しっかり持ち上がったとしても，数カ月すると下着装着の圧迫効果により平坦になり目立たなくなることが多い(図2)。そこで，皮島のデザインは外側を狭く内側を広くデザインする。

乳腺全摘術や切除量が大きい乳房部分切除術の場合は，大きな移植組織を必要とするため，横型切開ではなく背部皮膚の皺襞に沿って斜め方向の皮膚切開とし，長さ20 cmまでの皮島をデザインする。この時のデザインも外側端の角度は小さくする。

2）皮弁の切開

皮膚切開はほぼ垂直に浅筋膜まで行う。皮膚切開線から外側斜め方向に切開を加えて創縁真皮下の脂肪組織を皮弁に含めたくなるが，縫合時に真皮が下床の筋肉と癒着して背部皮膚の強い突っ張り感を生じることがあるため，避けた方がよい。

3）浅筋膜下での剥離

浅筋膜まで切開を加えて，創縁を引き上げながら浅筋膜下で広背筋上の剥離を行う(図3)。最初に創縁から頭側に向かって肩甲骨の下端まで剥離を行うが，頭外側は乳房切除時の創まで皮下トンネルを作成する。剥離層と乳房外側創を連続させ，筋皮弁が前胸部に引き抜ける大きさの開口部を作成する。次に，頭内側に向かって剥離を進めていくと僧帽筋の外側縁が見えてくるので，剥離はそこまで行う。次に，創縁から尾側に向かって同じ層で剥離していくが，剥離する範囲は乳腺の切除量に応じて決定する。しかし，尾側の筋体は薄く，すぐに筋膜となり，浅筋膜下の脂肪組織も少ないため，剥離範囲を拡げてもそれほど採取量の増加にはならない。

4）広背筋の外側縁の剥離

次に，広背筋の外側縁の剥離を行う。広背筋の外側縁より外側の胸郭部分では前鋸筋，腹壁部分では外腹斜筋が存在するので，筋体の走行をよく確認して境界を見極める(図4)。広背筋はほぼ縦方向に走行し，前鋸筋は水平方向，外腹斜筋は斜め方向に走行するので，注意すればすぐに広背筋の外側縁は判別できる。広背筋の外側縁を挙上し，裏面を剥離して剥離部位に指を挿入すると容易に剥がれる層が広背筋裏面である。

5）広背筋の尾側での切離

筋体の切離部位まで裏面を剥がしたら，筋体を水平に切離するが，筋体尾側の切離レベルは必要な組織充填量により決定する。筋体の切離を行いながら筋体裏

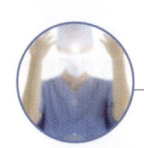

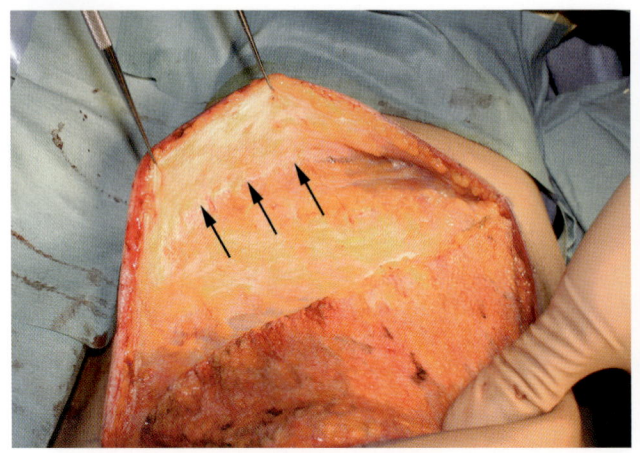

図3 浅筋膜下での剝離
創縁を引き上げながら浅筋膜下で広背筋上の剝離を広範囲に行う(↑:浅筋膜)。

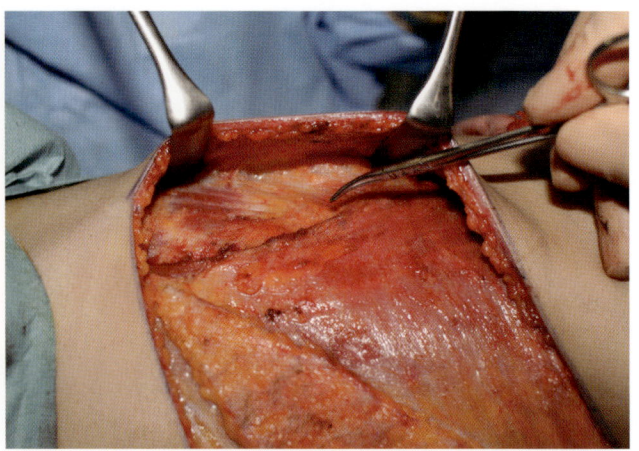

図4 広背筋の外側縁
広背筋の外側縁より外側の前鋸筋や外腹斜筋の走行をよく確認して境界を見極める。

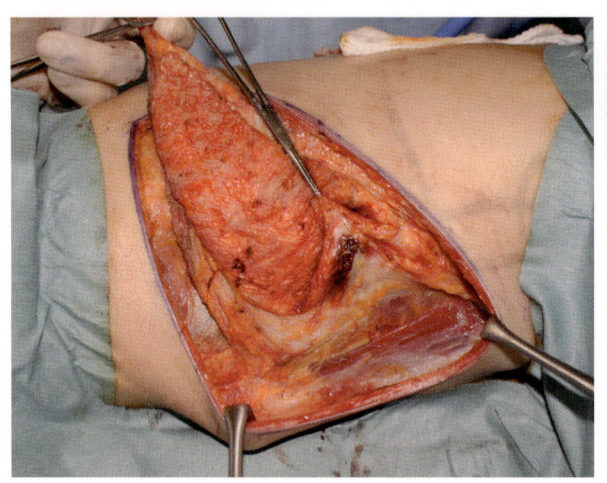

図5 僧帽筋の外側縁
僧帽筋の外側縁を広背筋の頭側端から尾側端まで切開する。

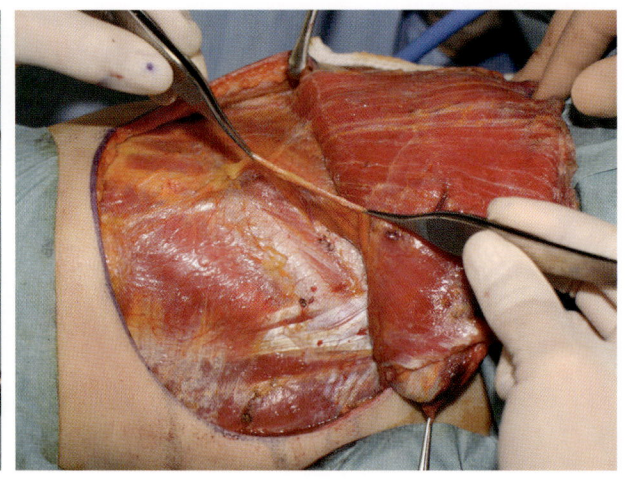

図6 広背筋裏面の剝離
広背筋直下で電気メスを用いて剝がしていく。写真は温存すべき脂肪をつまんでいる。

面の剝離も進める。

6) 広背筋の内側縁の切開

最内側まで筋体を剝がしたら，先ほど確認した僧帽筋の外側縁を広背筋の頭側端から尾側端まで切開する(図5)。

7) 広背筋筋体裏面の剝離

広背筋の周囲を切離した後，筋体を尾側端から剝離する。剝離する際は，筋体直下で電気メスを用いて剝がしていく。筋体裏面に脂肪組織を付着させ，剝離しやすい層で上方に剝離していくと，前鋸筋や大菱形筋下の層に入るので注意が必要である(図6)。肋間から立ち上がる肋間動静脈の枝は，電気メスやバイポーラで止血する。特に僧帽筋外側縁に沿って広背筋を頭側に切り上げていく時には，筋間から多くの穿通枝が立ち上がっているため止血を丁寧に行う。

8) 広背筋の上縁の剝離

広背筋の上縁まで僧帽筋外側縁を切り上げていくと広背筋上端はほぼ水平に腋窩方向に走行するため，筋体を腋窩方向に向かって大円筋との境界部に注意しながら剝離を進める(図7)。乳房外側の切開創まで筋体

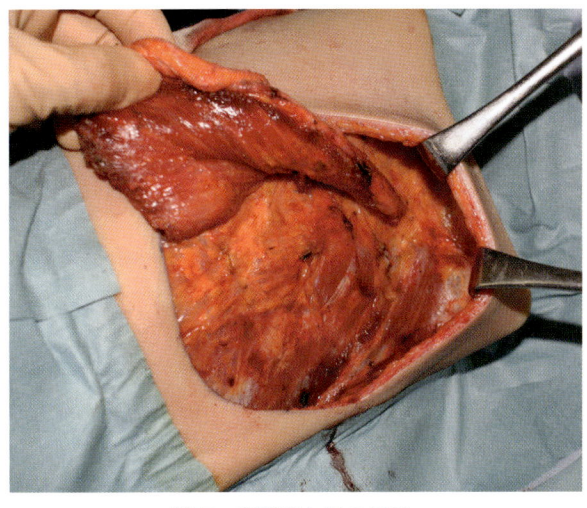

図7 広背筋上縁の剥離
広背筋を腋窩方向に向かって大円筋との境界部に注意しながら剥離する。

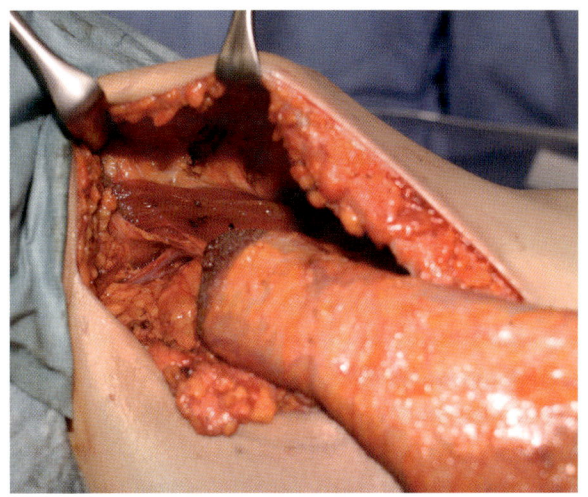

図8 広背筋停止部の切離
広背筋は停止部よりやや末梢で切離する。

裏面を剥離したら，その創から広背筋皮弁を前方に引き出す。

9) 前胸部からの広背筋の剥離

術者は患者の前面に位置を変え，乳房外側創から広背筋の表裏面の剥離を続ける。筋体裏面の剥離を腋窩方向に進めていくと，栄養血管である胸背動静脈が透見できる。それをさらに剥離し，胸背動静脈が前鋸筋枝と分岐する部位を同定する。胸背動静脈は前鋸筋枝の分岐部よりも末梢で筋体に入り込んでおり，分岐部よりも中枢では動静脈は筋体と離れて走行しているため，その隙間を剥離し，筋体と神経血管束を完全に分離する。

10) 筋体の停止部の切離

筋体と胸背動静脈の隙間に術者の左示指を挿入し，左示指よりも中枢側で広背筋を電気メスで離断する（図8）。筋皮弁を乳房方向に伸展させて十分な可動性が得られない場合は，神経血管束周囲の結合組織を剥離し，拘縮を来たしている結合組織を切離する。しかし，神経血管束周囲の結合組織を剥離しすぎると，皮弁を充填した時に神経血管束が過緊張となり血流障害を生じることがあるため，剥離しすぎないように注意する。この時点で，広背筋皮弁は神経血管束のみでつながった島状筋皮弁となる。

11) 広背筋皮弁の充填

広背筋皮弁による乳房温存手術に対する再建は，切除する乳腺の大きさ，腫瘍の占拠部位，皮下脂肪量，乳房の大きさなどにより若干再建手技が異なる。

(1) 乳房頭外側（AC, CD）領域の部分切除

乳房温存手術に対する再建の中では AC, CD 領域の再建は最も容易であり，挙上した広背筋皮弁を乳房外側の切開創から組織欠損部に充填するだけでよい。広背筋皮弁は主体が筋肉であり，筋肉の収縮による後戻り防止のためにポケット入口部での固定を行う。ポケット入口部で広背筋と大胸筋外側縁を 3～4 カ所縫合固定する。

(2) 乳房内側（AB）領域の部分切除

AB 領域の部分切除は，広背筋の筋体の一部が CD 領域の残存乳腺下を通過する。そこでボリュームアップを避けるため，通過する部分の広背筋上の脂肪を切除して筋体のみとする。CD 領域下を通過する筋体以外の筋皮弁が組織欠損部に充填されるため，広背筋皮弁は皮島を少し大きめにデザインして挙上する必要がある。腋窩から AB 領域の組織欠損部に至るトンネルを CD 領域の乳腺下に作成し，筋皮弁を通す。筋肉収縮による後戻り防止のため，トンネル部で広背筋とその周囲の大胸筋外側縁および正常乳腺を縫合固定する。

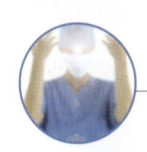

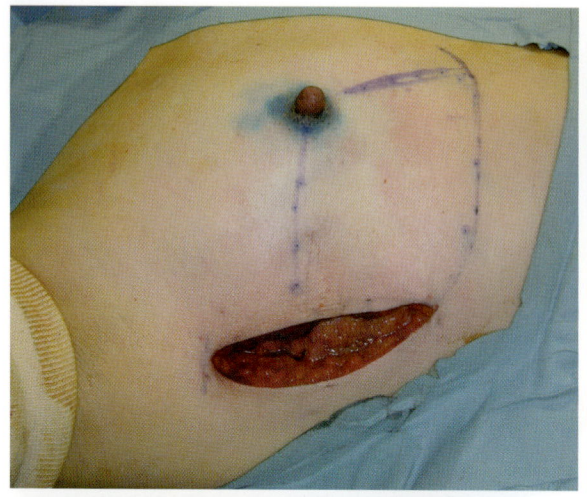

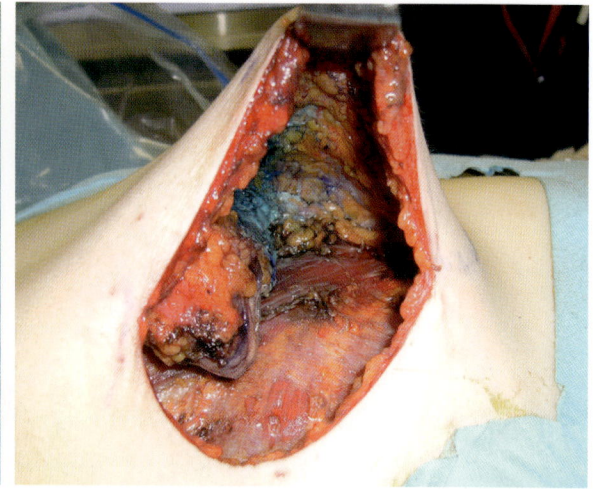

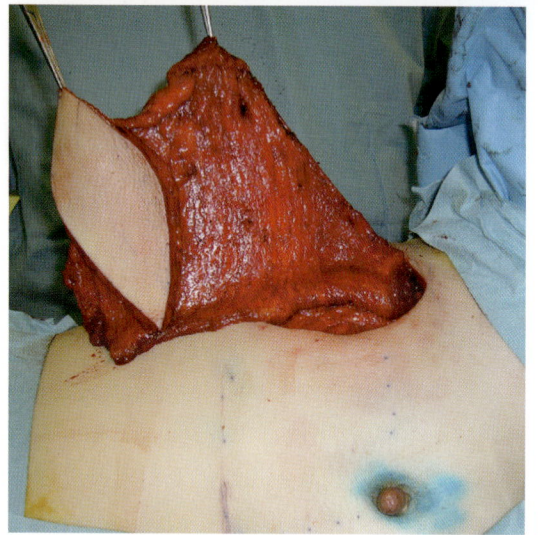

(a) 乳房外側切開からBD領域の乳腺部分切除術を施行した。
(b) 切除された乳房内腔
(c) 挙上した広背筋皮弁
図9 【症例❶】47歳，女性，右BD領域の乳癌，温存手術症例

(3) 乳房尾側(BD)領域の部分切除

BD領域は広背筋皮弁を移動する際に最も遠い部位となるため，背部に作成する皮島を少し大きめにデザインし，位置を通常よりやや尾側に作成して遠位部に最も大きなボリュームが届くようにする。C領域の乳腺下を通過する筋体は脂肪を付けないようにする。BD領域の部分切除は乳房下溝を越えて剥離されることが多いため，元の位置に本来の乳房下溝の真皮を縫合固定し，乳房下溝を再構築しておく必要がある。この部位の再建では筋体を周囲の組織に固定するだけでは不十分であり，皮島そのものを固定する必要がある。乳房の皮膚欠損がある場合はその部位に皮島を露出させて縫合固定すればよいが，皮膚欠損がない場合でも乳房下溝に小切開を加え，小さい皮島を露出させて縫合固定する必要がある。また，皮島を脱上皮して真皮のみを乳房下溝の小切開部に縫合固定してもよい。

(4) Skin(nipple)-sparing mastectomy

広背筋皮弁によるskin(nipple)-sparing mastectomyの充填は，作成された皮下ポケットに，切除された乳腺組織に相当する量の広背筋皮弁を採取して挿入すればよい。切除された乳腺の形態と近似するように筋皮弁を折り返して挿入する。皮膚欠損がなければ脂肪組織を内側にして折り畳み，ポケット内に挿入する。皮膚欠損がある場合には筋皮弁をポケットに挿入して最

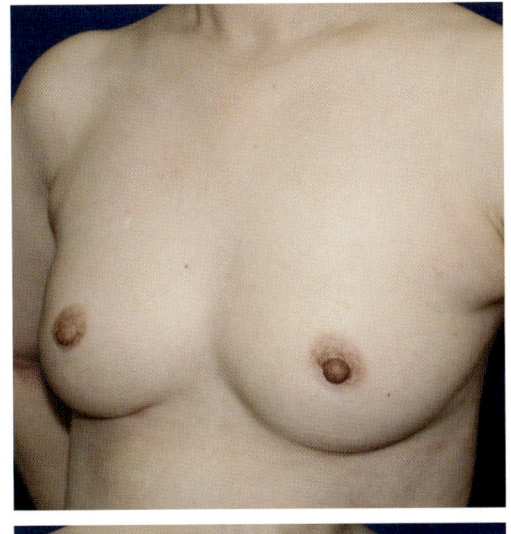

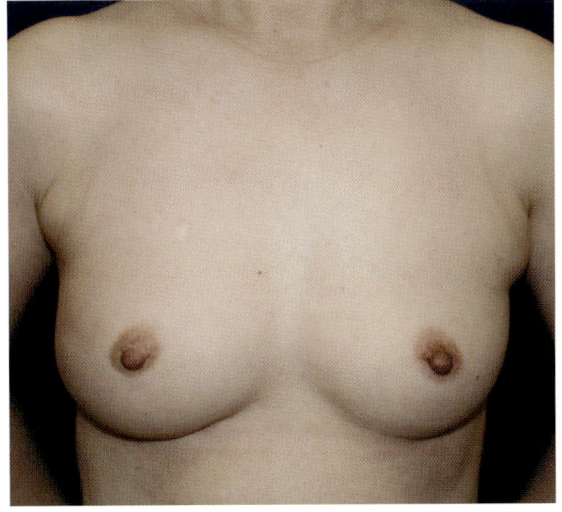

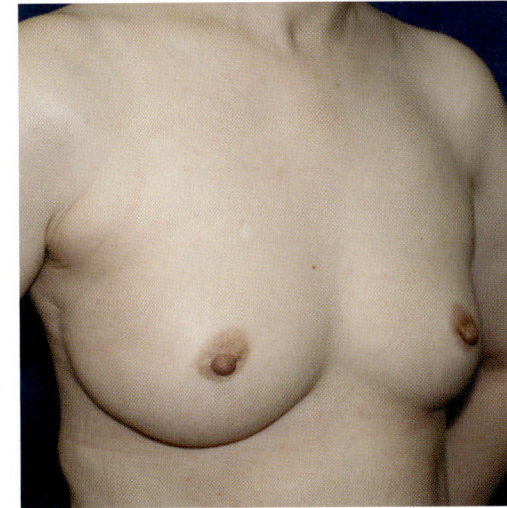

4. 広背筋皮弁による乳房再建

d | e
f

(d) 術後3年の所見(左前斜位像)
(e) 術後3年の所見(正面像)
(f) 術後3年の所見(右前斜位像)

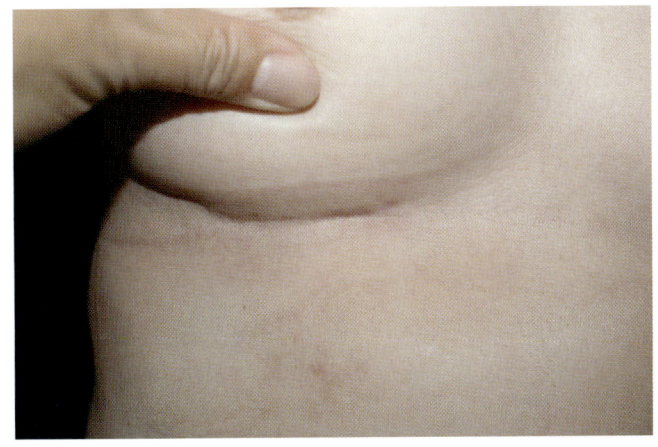

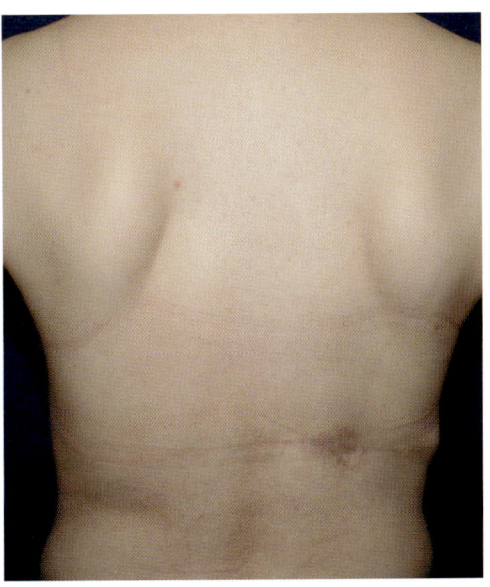

g | h

(g) 術後3年の所見(皮弁真皮を固定した乳房下溝切開創)
(h) 術後3年の所見(背部瘢痕)

図9 【症例❶】

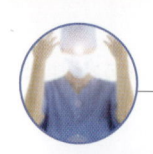

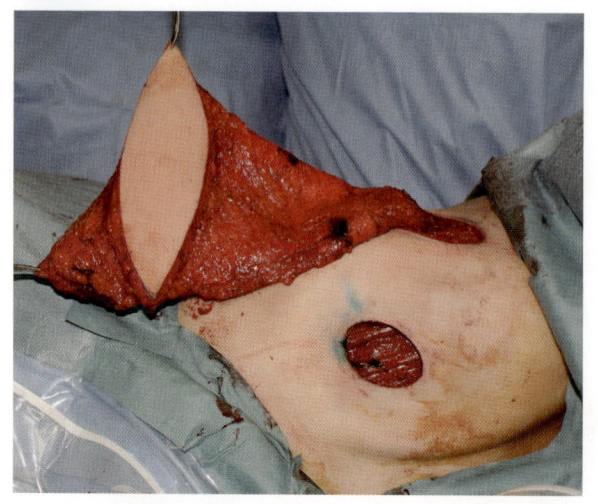

(a) 乳房外側切開から skin-sparing mastectomy を施行した状態と挙上した広背筋皮弁

図10 【症例❷】40歳，女性，右乳癌，皮下乳腺全摘症例

適の挿入位置を決め，その皮膚欠損部に露出した皮島をマーキングして残りの皮膚は切除する。通常，乳房下半分のボリューム充填が重要となるため，皮島の上縁が皮膚欠損上縁となるように設置する。筋肉の収縮による後戻り防止のためにポケット入口部での固定を行う。

(5) 胸筋温存乳房切除術

広背筋皮弁による胸筋温存乳房切除術後の再建は，乳房の小さい患者や広背筋皮弁しか選択肢がない患者に限られる。乳房皮膚切除に相当する部位に広背筋皮弁の皮島が露出する。通常，乳房下半分のボリューム充填が重要となるため，皮島の上縁が皮膚欠損上縁となるように配置する。露出する皮島部位以外は，脱上皮して筋皮弁を内側に折り返して乳房下半分を中心に挿入する。筋肉の収縮による後戻り防止のために広背筋と大胸筋外側縁を縫合固定する。

3 術後管理

乳房部と背部の皮下ポケット内に陰圧吸引ドレーンを挿入し，血腫・漿液腫(seroma)の予防を図る。リンパ節郭清を行った腋窩ドレーンと背部ドレーンは，抜去するのにおよそ2週間を要する。通常2週後までにドレーンは抜去するが，その後創部に漿液が貯留するようであれば，週1回外来で穿刺吸引する。また，術後早期は皮弁が後戻りしないように乳房外側部と皮弁充填部直上にガーゼを貼付し，伸縮テープにより圧迫固定する。5日目に抜糸を行い，3カ月のテープ療法を行う。

II 手術の適応

広背筋皮弁は採取量に限界があるため，その手術適応は乳房部分切除術後，比較的乳房の小さい skin (nipple)-sparing mastectomy 後や胸筋温存乳房切除術後である。したがって，乳房の大きい skin (nipple)-sparing mastectomy 後や胸筋温存乳房切除術後，皮膚切除量の大きな症例は禁忌となる。

【症例❶】47歳，女性，右BD領域の乳癌，温存手術症例

乳房外側切開からBD領域の乳腺部分切除術(全乳腺の約1/3)施行後，センチネルリンパ節生検を施行した。乳腺切除量の大きさ・形をよく確認し，6×14cmの広背筋皮弁を挙上した。広背筋皮弁は乳房下溝の切開創に皮弁真皮を縫合固定し，充填術を施行した。

術後3年の状態であるが，乳房の大きさ・形ともほぼ対称的である。乳房下溝部の切開創は目立たない。背部採取部の瘢痕もあまり目立たない(図9)。

【症例❷】40歳，女性，右乳癌，皮下乳腺全摘症例

乳房外側切開から skin-sparing mastectomy を施行し，センチネルリンパ節生検を施行した。広背筋皮弁の皮島は大きめに採取するために7×17cmをデザインし，乳頭乳輪欠損部に皮島をはめ込み充填術を施行した。術後6カ月で乳頭は健側乳頭半切移植により再建し，乳輪は tattoo により再建した。

術後6年の状態では乳房外側の瘢痕は目立たず，乳房の大きさ・形ともほぼ対称的である。ただ，乳輪部の tattoo はやや薄くなっている。背部採取部の瘢痕はあまり目立たない(図10)。

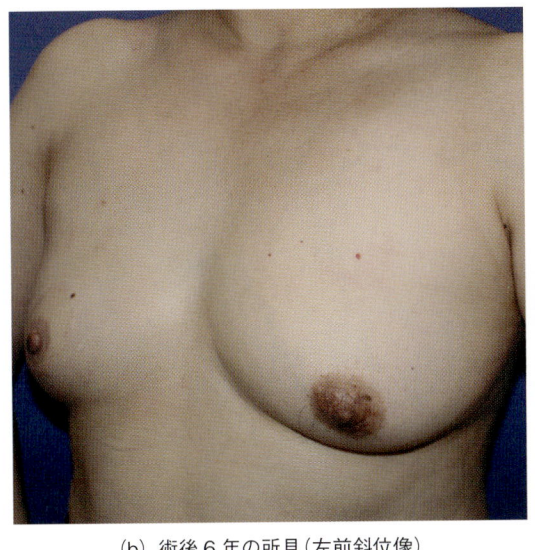

(b) 術後6年の所見（左前斜位像）　　　　　(c) 術後6年の所見（正面像）

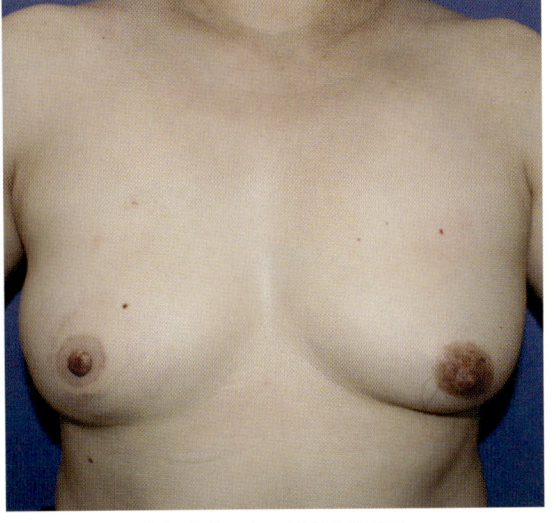

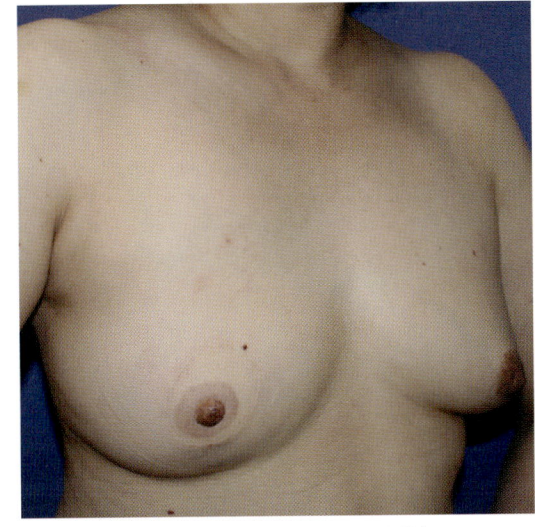

(d) 術後6年の所見（右前斜位像）　　　　　(e) 術後6年の所見（背部瘢痕）

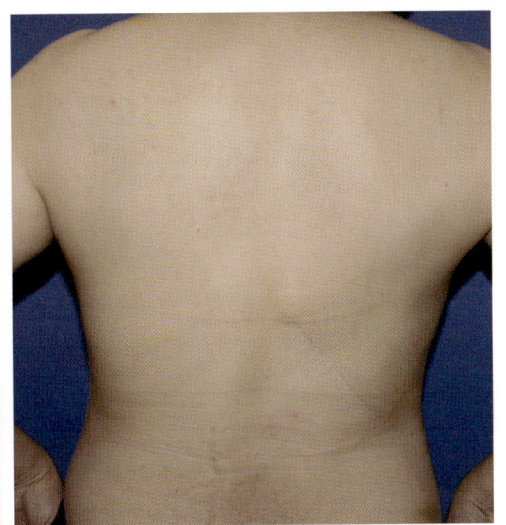

図10 【症例❷】

III 合併症回避のコツ

1 背部の浸出液の貯留

　広背筋皮弁を採取するために背部皮下を広範囲に剝離する必要があり，術後創部に浸出液が貯留しやすく，陰圧吸引ドレーンの挿入が必須である．ドレーンの抜去には2週間程度かかることが多く，抜去後も浸出液が貯留し漿液腫といった状態となることがある．その場合は外来で穿刺吸引するが，通常最長4～6週で消失する．われわれが行った広背筋皮弁症例の調査では，皮弁採取後の漿液腫の発生率は約20％であった．漿液腫の発生頻度と危険因子についての検討では，50歳以上，BMI23以上，より侵襲の大きな乳癌術式において発生頻度が高い傾向があった[4]．皮弁採取部漿液腫はそのほとんどが保存的に軽快するが，術後漿液腫の最も優れた治療は，予防策を講じることであると

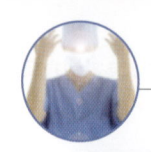

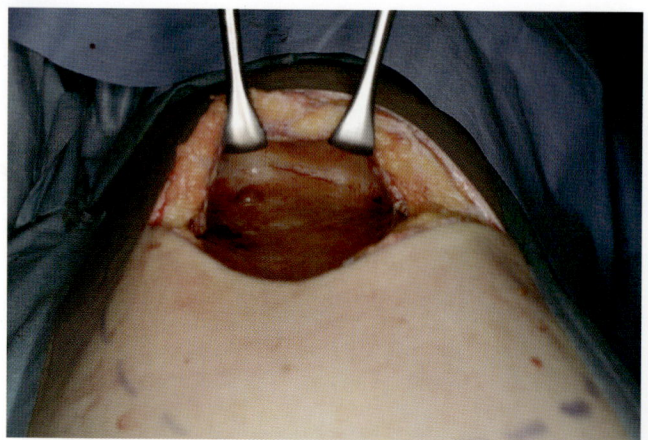

(a) 2年間漿液腫が持続した症例の漿液腫内腔
(b) 切除した内腔被膜
　　手術後漿液腫は治癒した。

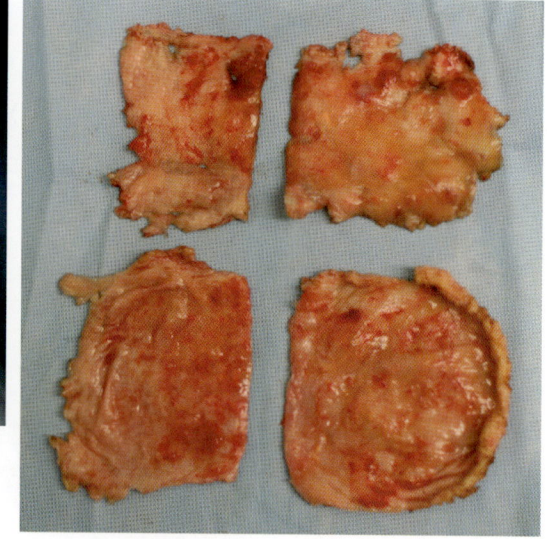

図11 【症例❸】42歳，女性，皮弁採取部に漿液腫合併例

考えている。したがって，明らかになった危険因子から漿液腫発生のハイリスク患者をあらかじめ同定し，そのような患者には積極的にキルティング縫合，電気メスによる操作の軽減などの術後漿液腫発生の予防措置を行う必要がある。

　長期にわたる穿刺や外科的処置を必要とする症例もまれに経験する。

【症例❸】42歳，女性，皮弁採取部に漿液腫合併例

　乳房再建に供した皮弁採取部に術後ドレーンを14日間留置したが，その後漿液腫を合併した。外来にて穿刺吸引処置を定期的に行ったが，治癒しないため，再建術後4年経過した時点で漿液腫摘出術を施行した（図11）。

2 皮弁の部分壊死

　胸背動静脈が開存していれば，広背筋全体と筋体上にデザインされる皮島はまず問題なく生着する。術中に注意すべき点は，皮弁血管柄の捻れや圧迫による狭窄・閉塞である。広背筋皮弁は広背筋の停止部を切離し血管柄のみの島状筋皮弁とするため，特に注意しなければならない。乳房再建部に皮膚欠損がある場合は，血管柄を捻らずにそのままの状態で乳房部に移植する。乳房再建部に皮膚欠損がない場合は，乳房の触感を柔らかくするために血管柄を180°回転し，皮下脂肪を内側にして外側を筋体で包んだ状態で乳房欠損部に移植する。180°の回転であれば問題はないが，360°や540°血管柄が回転するようであれば血管の狭窄や閉塞を生じ，皮弁の部分壊死や全壊死を生じる可能性がある。したがって，術中に血管柄の捻れに十分注意を払う必要がある。

　乳房部分切除術における内側や尾側領域の充填術に対しては，血管柄や筋体が残存乳腺下を通過する。もし，その乳腺下トンネルが狭い場合は，術後の組織腫脹によりさらにスペースが狭くなることが予想され，血管柄の圧迫につながる。したがって，乳腺下トンネルは十分なスペースを確保するように注意しなければならない。また，同様に術後のガーゼ貼付時の過圧迫にも注意する。

3 乳房再建部血腫

　乳房再建部に生じる術後血腫は血腫除去術を必要とするだけでなく，術後放射線治療を要する場合には組織が硬化する傾向がある。したがって，血腫を形成しないように入念な止血操作が必要である。特に温存さ

れている乳腺断端からの出血には気をつける必要がある。また，乳房再建部の皮下ポケット内に陰圧吸引ドレーンを挿入するが，通常皮弁の裏面にチューブが挿入されるため，皮弁の表面に血腫を生じることがある。したがって，皮弁の表面にもドレーンを挿入しておくと血腫の予防策として有用である。

●引用文献
1）矢野健二：乳がん術後一期的乳房再建術；乳癌術式に応じた乳房再建のテクニック. pp1-205, 克誠堂出版, 東京, 2007
2）矢野健二：有茎広背筋皮弁による乳房再建. 乳房・乳頭の再建と整容 最近の進歩（改訂第2版）, 矢野健二編著, pp23-32, 克誠堂出版, 東京, 2010
3）矢野健二：広背筋皮弁. 乳房オンコプラスティックサージャリー, 矢野健二ほか編, pp106-117, pp200-206, 克誠堂出版, 東京, 2014
4）Tomita K, Yano K, Masuoka T, et al：Postoperative seroma formation in breast reconstruction with latissimus dorsi flaps；A retrospective study of 174 consecutive cases. Ann Plast Surg 59：149-151, 2007

V 手 指

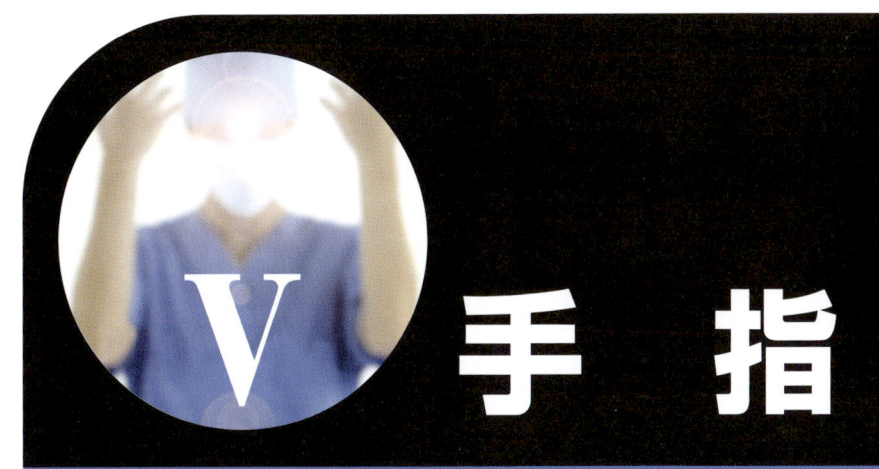

1. 指尖部損傷の外科的治療
2. 腱損傷の外科的治療
   ―Zone I・II屈筋腱断裂を中心に―
3. 切断指再接着術

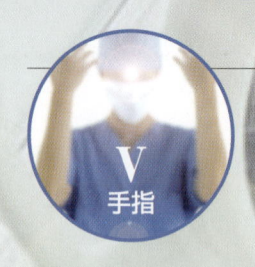

1. 指尖部損傷の外科的治療

松井瑞子 聖路加国際病院形成外科

Key words　指尖部損傷　指尖部再建　graft on flap法

ここがポイント

指尖部切断の治療法は，症例ごとに選択が異なってくる。どの方法で治療を行うかは，創部の状態と患者の状況から判断される。治療の基本は，①指尖部は骨，軟部組織，爪と非常に複雑な構造を有しており，そこに知覚という非常に重要な要因が関与しているので，解剖学的な再建を行う。②湿潤療法，composite graft，graft on flap法や各種皮弁移植など，多くの選択枝を頭におき，最適と思われる治療を選択することが肝要である。③治療期間が比較的長くなることが多いので，指の拘縮を最低限にするようになるべく早期にリハビリを始める。そのため，特に年配の患者では術式の選択も考慮されるべきである。

I 私の手術手技の基本

1 術前の準備と診断

どのレベルの損傷で何の再建が必要なのか，外傷における診察の基本であるアセスメントをしっかり行うことが重要である。

成人の場合には既往歴（糖尿病，動脈硬化など）や内服薬の有無（特に抗血小板薬やステロイドなど）の聴取は必須であり，また利き手や仕事の種類なども問診する。小児では全身麻酔下の処置になることを念頭におく。

手の外傷では，指尖部だけでなくほかの部分の合併損傷を生じやすい。疼痛があっても①知覚，②運動障害の有無について丁寧に調べる。

2 手術手技

診断後は，確実な麻酔を行い十分な洗浄を行ってから治療を開始する。

1) Wet dressing（湿潤療法）

指尖部切断では適応例が多い。イソジンゲル＋アルミホイルによる方法が多用される。アルミホイルに限

1. 指尖部損傷の外科的治療

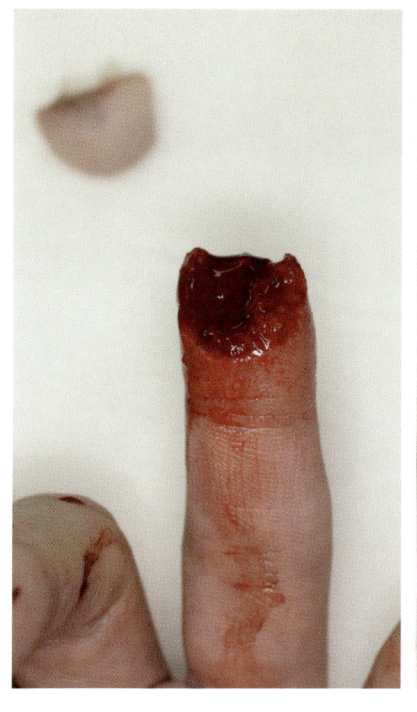

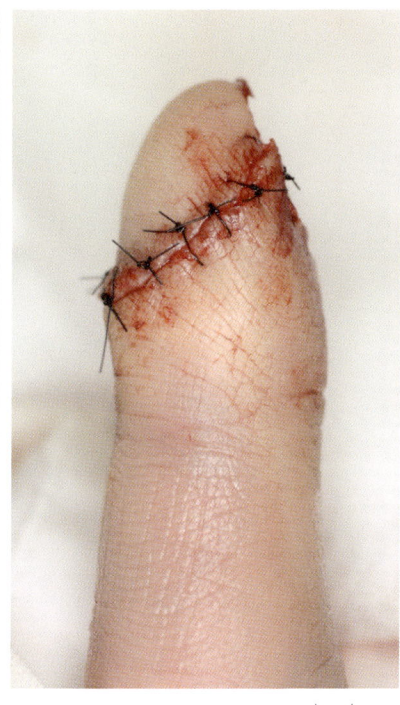

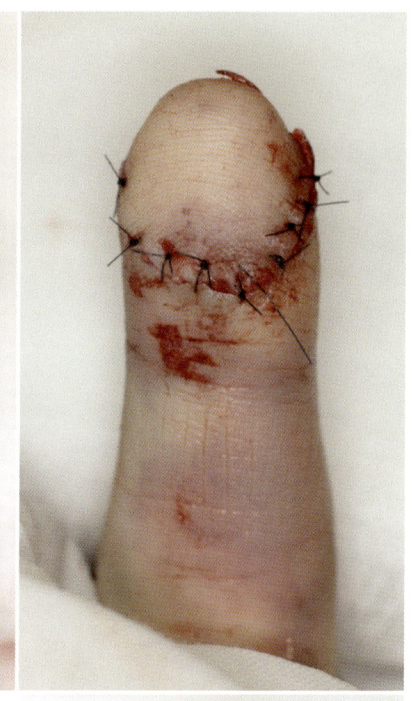

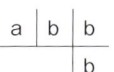

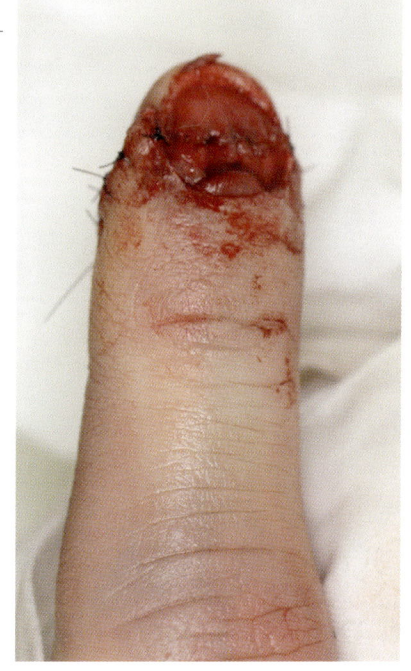

(a) 受傷時の所見
(b) 術直後の所見

図1 【症例❶】45歳，男性，composite graft

らず，フィルム材でもよい．断端部に軟膏を塗布し，フィルム材を貼る．浸出液などが漏れるため，薄めのガーゼを当てて保護する．イソジンゲルは創部に刺激があり，疼痛を訴える患者もいるが，感染がやや危惧

される場合にはゲンタシン軟膏とイソジンゲルの混合軟膏を使用している．しかし，感染が認められない場合にはプロスタンディン軟膏を塗布することが多い．感染がないことを確認した後は，交換時にフィブラス

221

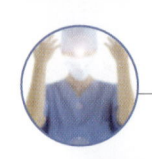

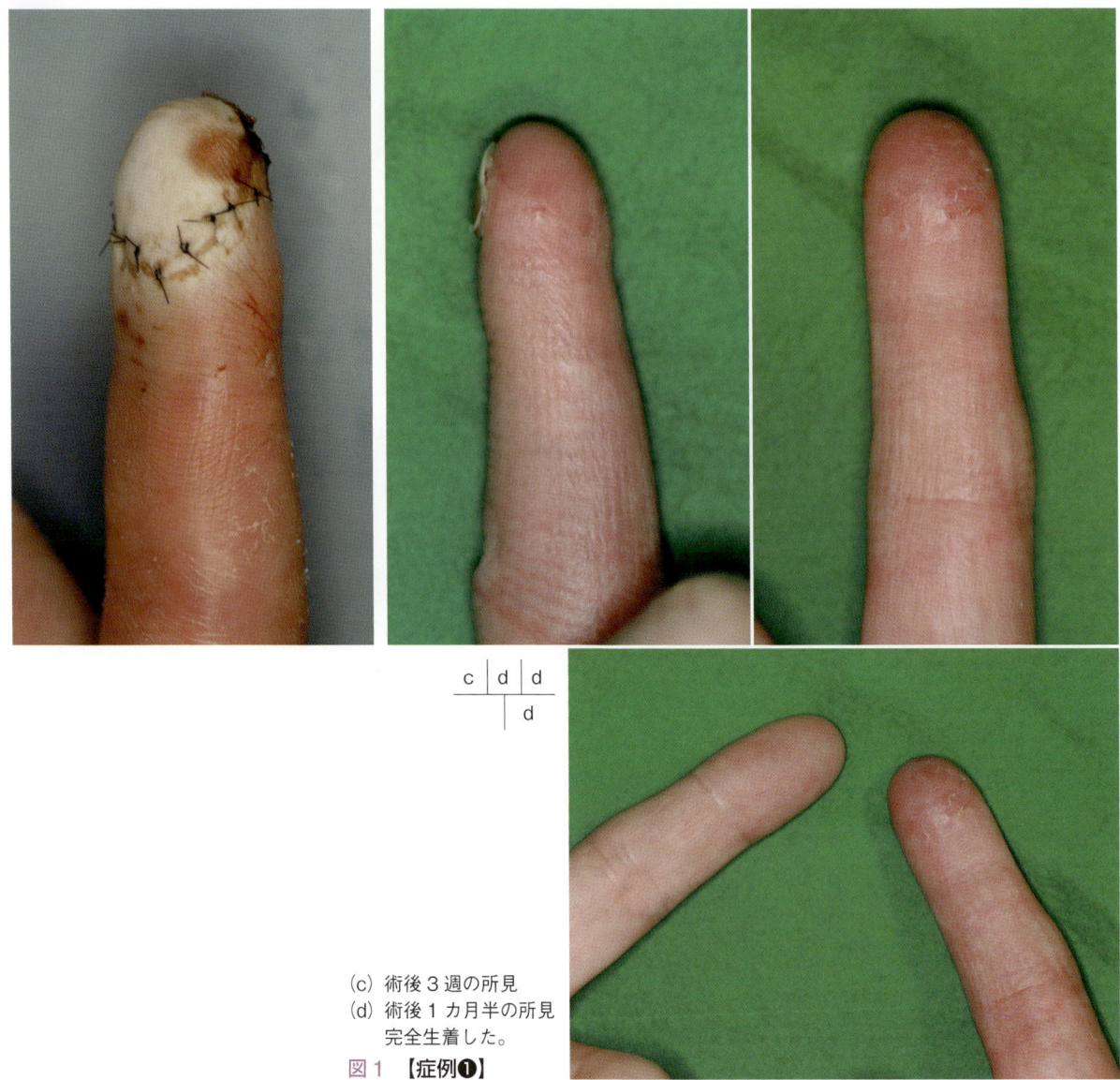

(c) 術後3週の所見
(d) 術後1カ月半の所見
完全生着した。
図1 【症例❶】

トスプレー®を使用している．本人の理解が良好な場合には，自宅でシャワー後に自分で交換してもらっている．通常，骨は断端面と同じでよいとされているが，労災で指先を比較的よく使用する場合には，断端面よりは1〜2 mmは短くするようにしている．また，斜切断（骨折）などで骨先端部が鋭利にならないように，リュエルなどで断端部を鈍にするようにしている．

2）Composite graft

切断レベルが爪甲半分位から爪母位までの場合で，断端面が比較的挫滅が少なく皮静脈が残存されている場合に適応がある．小児では非常に生着率が良いため，再接着ができない時は積極的に行っている．小児であっても年齢的な有意差はないとする報告もある[1]が，固定や管理をしっかり行えば，成人よりは生着が良い．残存指に出血斑があるような挫滅の強い状態や引き抜き損傷例，喫煙者は成績が悪い[2]．

十分に断端面を洗浄し，鋭的に断端部をデブリードマン後，切断指を縫合する．軟部組織のデブリードマ

(a) 術前　　(b) 末節骨と爪部分を残　　(c) 掌側より前進皮弁を　　(d) 術後
　　　　　　　して軟部組織を切除　　　挙上

図2　Graft on flap 法

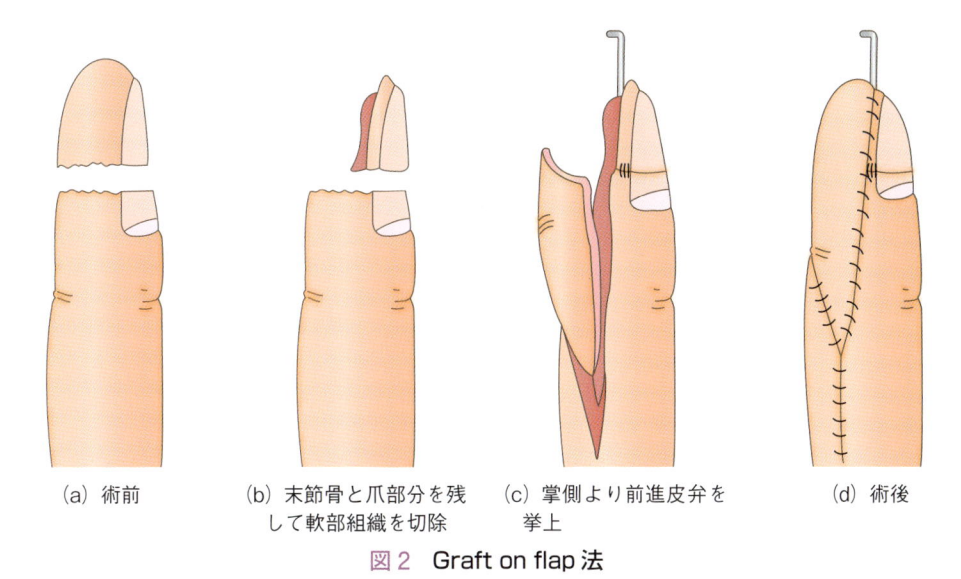

ン量が比較的多かった場合，縫合部に余計な緊張がかからないように骨断端を少し削る．縫合は 5-0 か 6-0 ナイロン糸で真皮同士が接するようにし，通常よりも糸数は減らす．切断指部分を乾燥させないように，翌日止血を確認して wet dressing にする．当初は切断指が完全にふやけてしまうため，生着もわからず不安になるが，感染を起こしたり，どこかが黒色変化を起こしたりしない限りは最低 2 週間，組織量が比較的多い場合には 3 週間は wet dressing を行う．

【症例❶】45 歳，男性，composite graft

折りたたみ椅子にはさんで受傷した（背側は爪床 1/2，掌側は末節部 2/3）．末節骨を一部含む指尖部切断で，composite graft 施行後，3 週間 wet dressing を施行した．切断指は完全生着した（図 1）．

3）Graft on flap 法

爪部分は比較的温存されているが，指腹側の挫滅が強く再接着が困難な場合が最も良い適応となる．当初，再接着術後に血流不全で切断指が壊死に陥りそうな場合に，掌側からの前進皮弁で指尖部の再建を行っていた．しかし，爪部分だけでも残せないものかと考え，前進皮弁＋骨・爪部分からなる術式を考案した（図 2）[3]．爪部分が比較的挫滅なく残っている場合には非常に有用であり，仮に移植した組織が壊死になってしまっても，それをデブリードマンして皮弁で断端を被覆すればよいので応用がきく．機械などでの軟部組織損傷が強く，動脈吻合しても静脈への還流が障害されている場合は良い適応例である．再接着術後，いったんは切断指にある程度の時間は血流が流れても，その後に静脈環流が認められない場合には，可能な限りこの方法に変更している．

まずは切断指を骨と爪組織のみとする．骨膜は温存し，側爪郭は縫合に必要な幅は十分に残す．作成した骨・爪組織を 1.0 キルシュナー・鋼線で残指の末節骨に固定する．掌側からの前進皮弁を起こして掌側の軟部組織の再建を行う．この前進皮弁は，両側神経血管柄 V-Y 前進皮弁の oblique triangular 法か，掌側 V-Y 前進皮弁[4]かで被覆を行う．自験例では掌側前進皮弁の方が生着率がやや良いが，前進距離に制限があり，手術侵襲の大きさやリハビリがしばらくは不可能なため術後指関節拘縮を来たしやすいなどの欠点にも留意したい．母指では掌側 V-Y 前進皮弁での再建を行う．この方法はその後 graft on flap 法と呼称され[5]，指尖部再建の 1 つの選択肢となった[6]．

【症例❷】38 歳，女性，graft on flap 法

機械のスクリューに巻き込まれて受傷した．左環指末節部切断で，受傷日に再接着術を施行した．翌日，うっ血が強いため graft on flap に変更し，爪部分も

a	c	d
b		

(a) 術前所見
　　引き抜き損傷であった。
(b) 右環指末節部切断
(c) 再接着術を施行
(d) 再接着術翌日の所見
　　色調不良であった。

図3 【症例❷】38歳，女性，graft on flap法

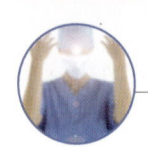

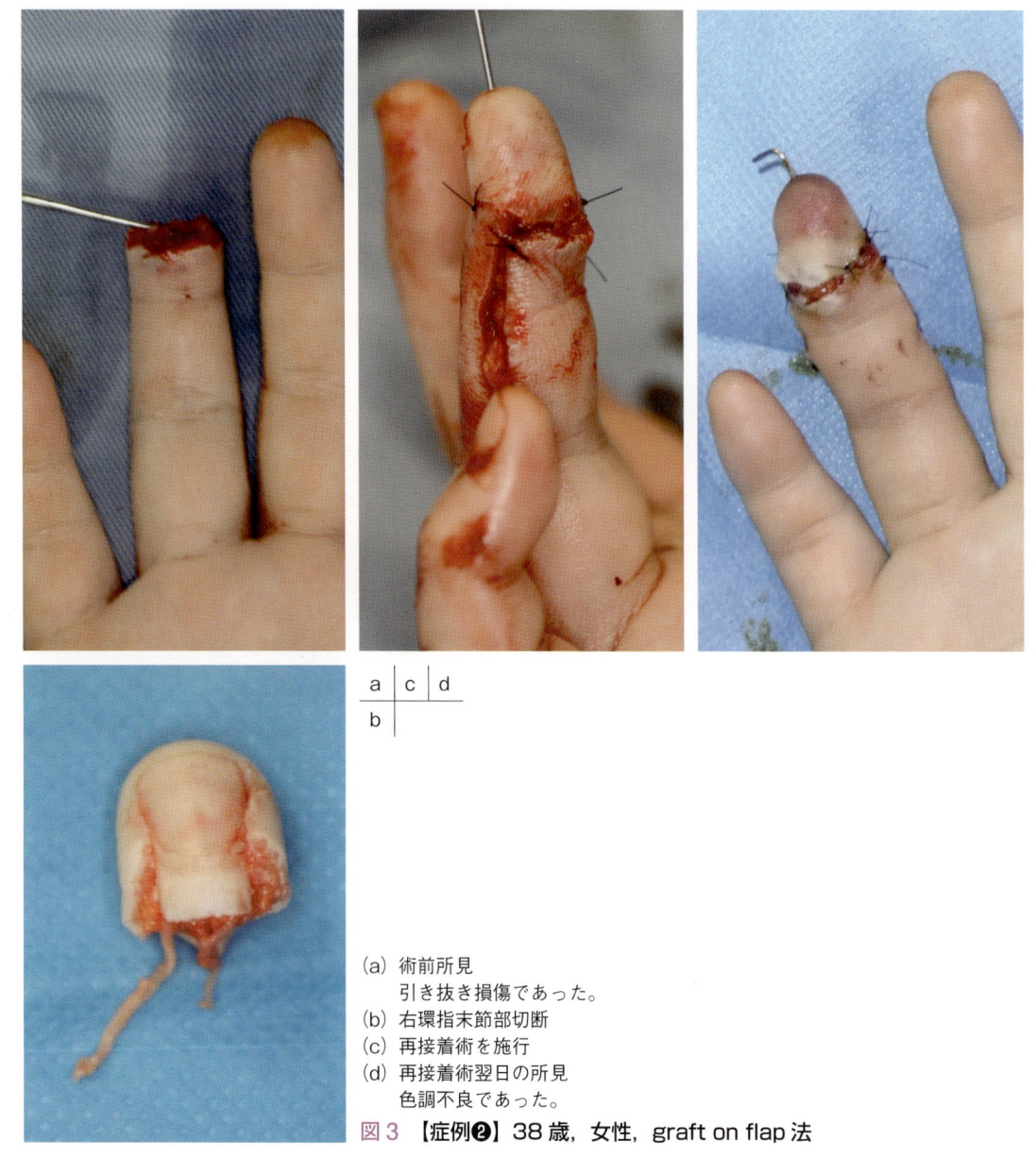

生着した。前進距離が長く，創部が肥厚性瘢痕ではあるが，可動域制限なく治癒した（図3）。

4）各種皮弁による方法

多くの皮弁が用いられてきたが，著者が有用性から多用している皮弁について述べる。

（1）前進皮弁

a．神経血管柄V-Y前進皮弁

代表的な皮弁はoblique triangular法であるが，作成する三角皮弁の1辺は側正中線に合わせて，もう1辺は切断端縁の幅とする。皮弁の長さは幅の2〜2.5倍は必要であり，長さを短くすると三角皮弁の頂点が鈍角になってしまい縫縮が困難となる[7]。困難な場合は無理して縫合せずに，openとして上皮化を待つと

1. 指尖部損傷の外科的治療

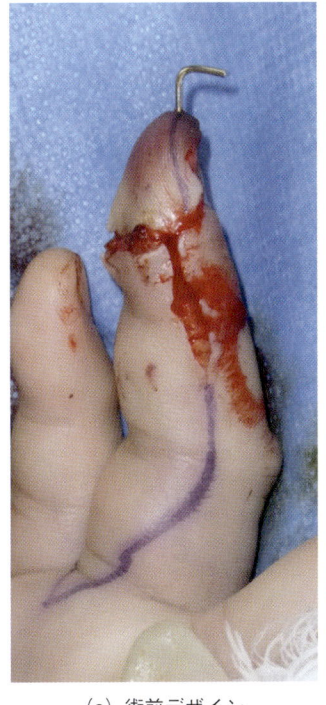

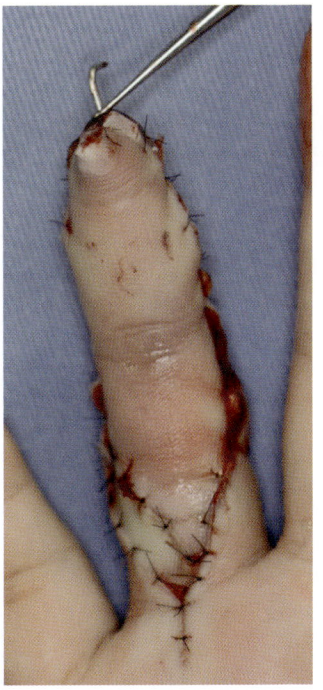

(e) 術前デザイン
爪郭を残して軟部組織を切除した。

(f) 前進皮弁にて被覆

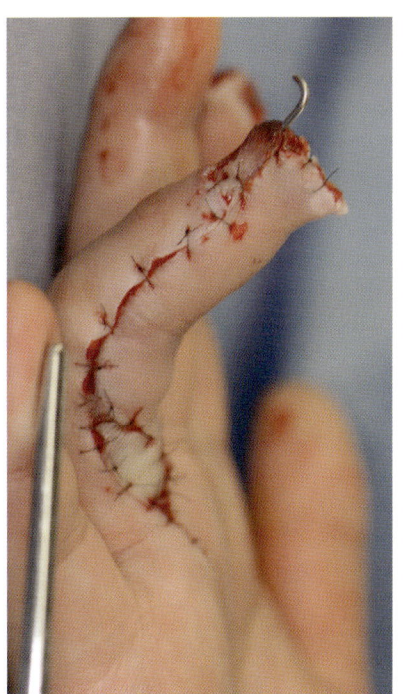

(g) 術直後の所見(側面)

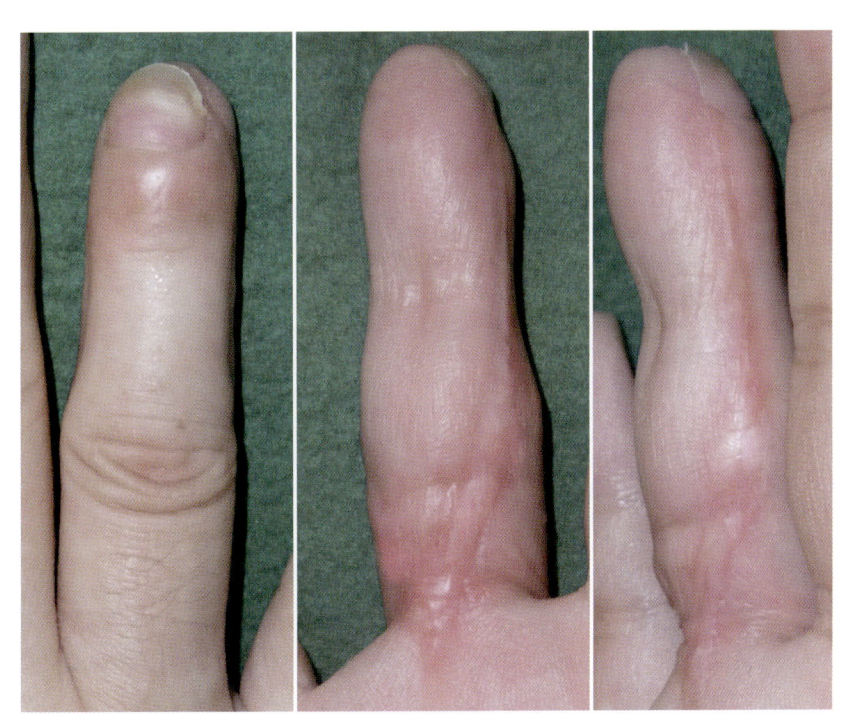

(h) 術後5カ月の所見
肥厚性瘢痕ではあるが可動域制限はない。

図3 【症例❷】

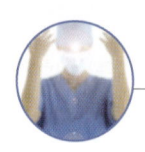

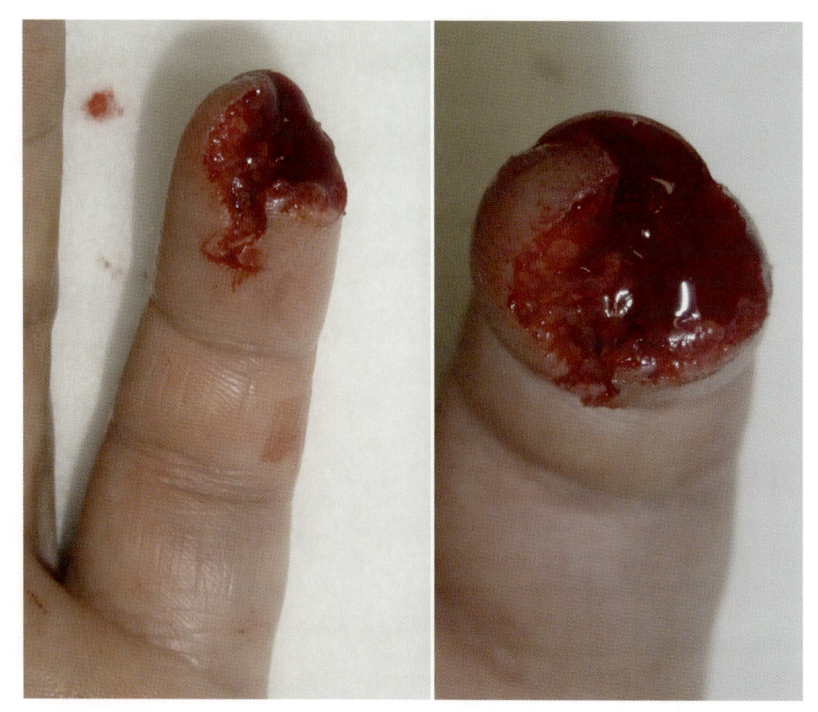

(a) 術前所見

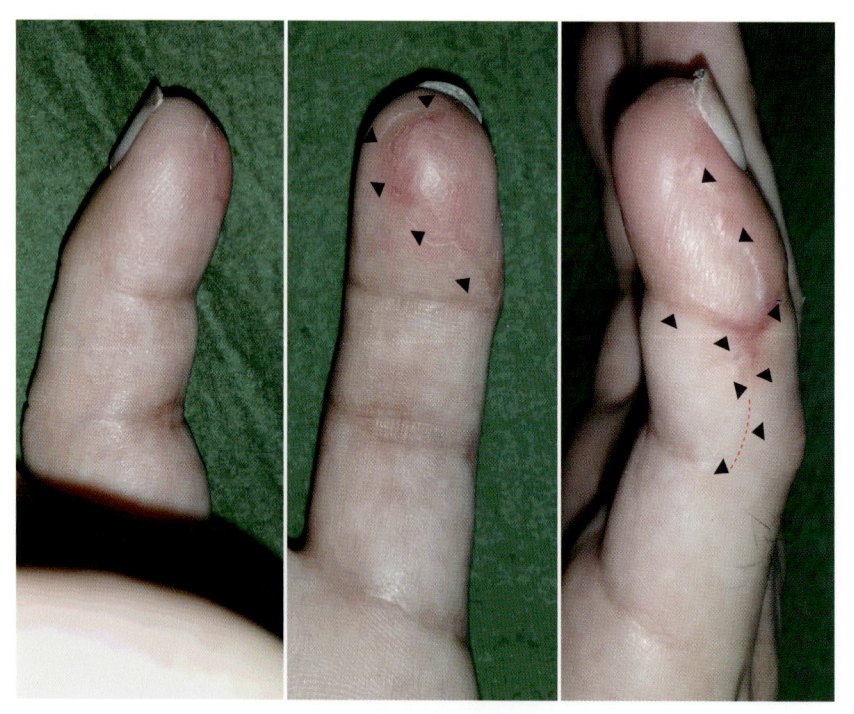

(b) 術後 1 カ月の所見
皮弁頂点の赤みが残存した(▶：尺側より V-Y 前進皮弁)。

図 4 【症例❸】32 歳，男性，神経血管柄 V-Y 前進皮弁(oblique triangular 法)

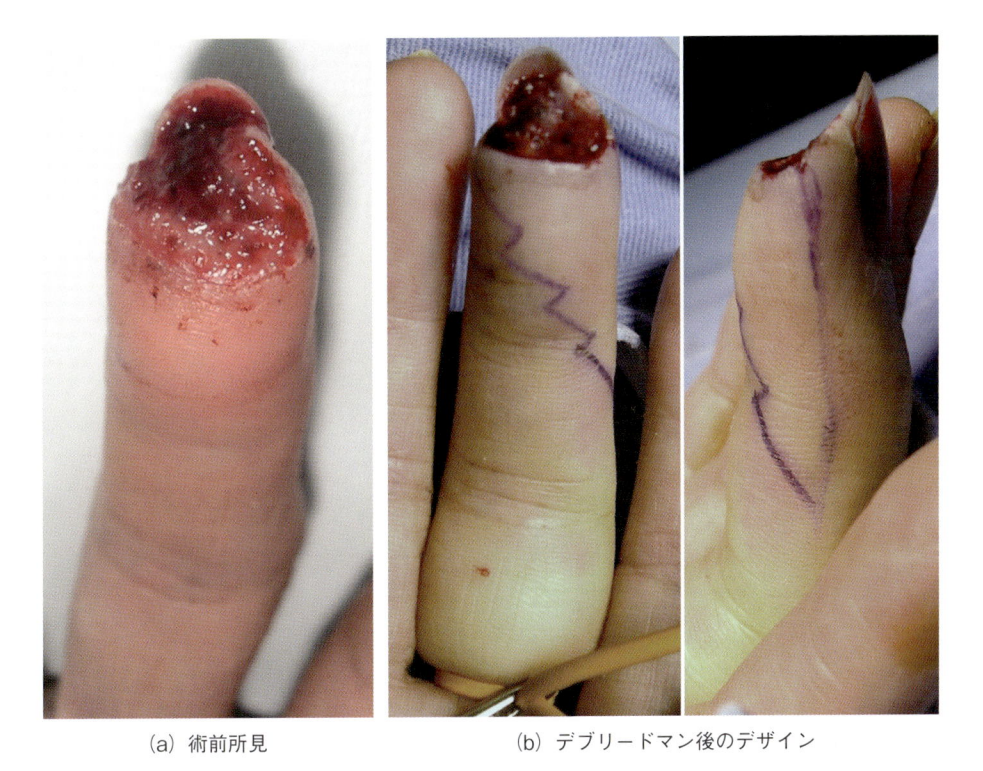

(a) 術前所見　　(b) デブリードマン後のデザイン

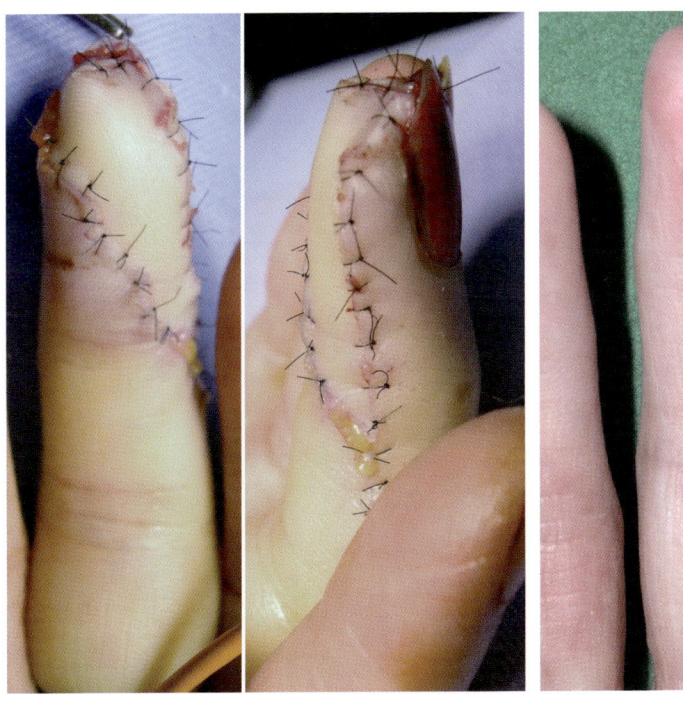

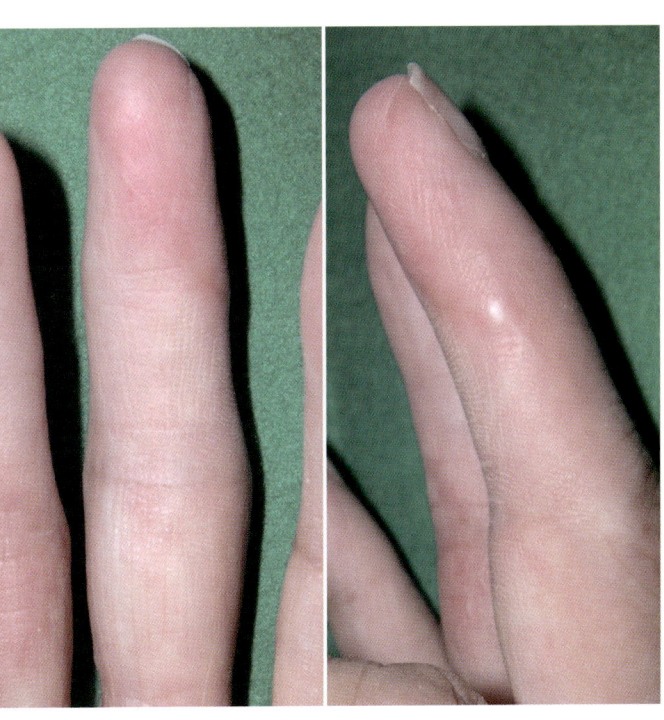

(c) 術直後の所見　　(d) 術後3カ月の所見

図5 【症例❹】67歳，女性，神経血管柄V-Y前進皮弁〔oblique triangular法変法（step-advancement法）〕

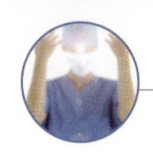

1カ月ほどで上皮化される（図4-b）。切開は側正中線から始め，神経血管束より背側にあるCleland靭帯を切離して神経血管束を確認し，皮弁内に含まれていることを確認する。神経血管束は周囲組織をできるだけ付けたままとして，伴走している細い静脈を損傷しないようにする。血管束の掌側にあるGrayson靭帯は必要に応じて切離を行う。血管からも背側皮膚や関節枝，横連合枝などの枝が出ているが，バイポーラで血管凝固を行う。その後，切断端からも腱鞘上で皮弁を挙上していく。皮弁で先端部を被覆する時，指尖部の丸みを出せるように皮弁の末梢辺縁同士を縫合する。

一方，oblique triangular法の変法として，step-advancement法がある。前述の三角皮弁の掌側辺をジグザグとし，直線による拘縮を予防し，また後戻りによる爪変形も予防することができる。必要な前進距離に対する大きさに皮弁をデザインするが，皮弁縁に1〜2個のジグザグを入れる（図5-b）。挙上の方法は前述の通りである。

【症例❸】32歳，男性，神経血管柄V-Y前進皮弁
（oblique triangular法）

脚立にはさまれて受傷した。左小指指尖部切断で，尺側よりV-Y前進皮弁にて再建を行った。十分に前進させることで丸みのある指尖が再建できた（前進部の皮弁頂点の赤みが残存した）（図4）。

【症例❹】67歳，女性，神経血管柄V-Y前進皮弁
〔oblique triangular法 変法（step-advancement法）〕

ドアにはさんで受傷した。右中指指尖部切断で，尺側よりV-Y前進皮弁 step-advancement法にて再建を行った。前進距離に応じたデザインが必要となるが，術後の後戻りがなく爪変形を来たしにくい（図5）。

b．掌側V-Y前進皮弁

両側の側正中線の切開をPIP関節位から，V字になるように掌側に延長する。皮弁の中枢端は手掌指節皮線を越えないようにデザインする。皮膚切開後，まず皮弁の中枢側で神経血管束を確認し，次いで末梢へ皮弁を挙上していく。Cleland靭帯やGrayson靭帯を切離し，片側で2〜3本の指動脈から背側へ分岐する枝を温存する[8]が，3本残すと前進距離はかなり制限されるので，最終的には1〜2本残すのがよい。指神経の背側枝は温存する。2cm位は術後に指を軽度屈曲位にすることで前進距離を得られるが，術後やや創部の拘縮が残存しやすい。しかし，早期にリハビリを開始することで可動域制限は回避可能である。

【症例❺】48歳，男性，掌側V-Y前進皮弁

仕事中金属通しにはさまれて受傷した。右環指末節部切断で，掌側V-Y前進皮弁にて再建を行った。術後3カ月，側方に軽度の拘縮が残存したが可能域制限は認めない（図6）。

(2) 逆行性指動脈島状皮弁

指動脈の橈側と尺側間の連合枝の存在でこの皮弁が開発された[9]。横連合枝が中節部では中節骨のほぼ中央にあり，この連合枝から背側，腱鞘，腱紐，指節骨，指節間関節への栄養分枝がある。この中節部ほぼ中央にある連合枝まで剝離が可能となるので，末梢までの距離を測って皮弁のデザインを行う。

基本的にはピンチ側と反対側（小指の場合は橈側）にデザインをする。皮弁から指尖部まで，拘縮予防のためにジグザグ切開で皮膚の展開をする（図7）。まず神経血管束を確認し，皮弁内に血管束が確実に含まれることを確認したら，背側から皮弁を挙上していく。PIP関節部では周囲に脂肪組織が少ないので注意を要する。完全に皮弁が剝離された状態で，皮弁の中枢側で血管をクリップで一時的に阻血し，血流の確認を行う。問題なければ，皮弁の中枢端で指動脈の結紮切離を行い，さらに皮弁の挙上を続ける。皮弁が緊張なく指尖部に届くようになったら剝離を終了して，止血を行う。皮弁縫着と閉創にあたっては，5-0か6-0ナイロン糸でうっ血を予防するために粗に縫合する。血管の反転部位付近では指動脈が縫合によって圧迫されないように注意する。血管束周囲に留まらずに，指背側の皮下を剝離すると緊張が緩みやすい。皮弁採取部には手関節か肘関節から採取して全層植皮を行う。植皮部分はcompressive dressingとしている。IP関節軽度屈曲で背側シーネで指固定を行う。末梢の皮弁部位は，観察できるように包帯はかけずにガーゼのみで被

1. 指尖部損傷の外科的治療

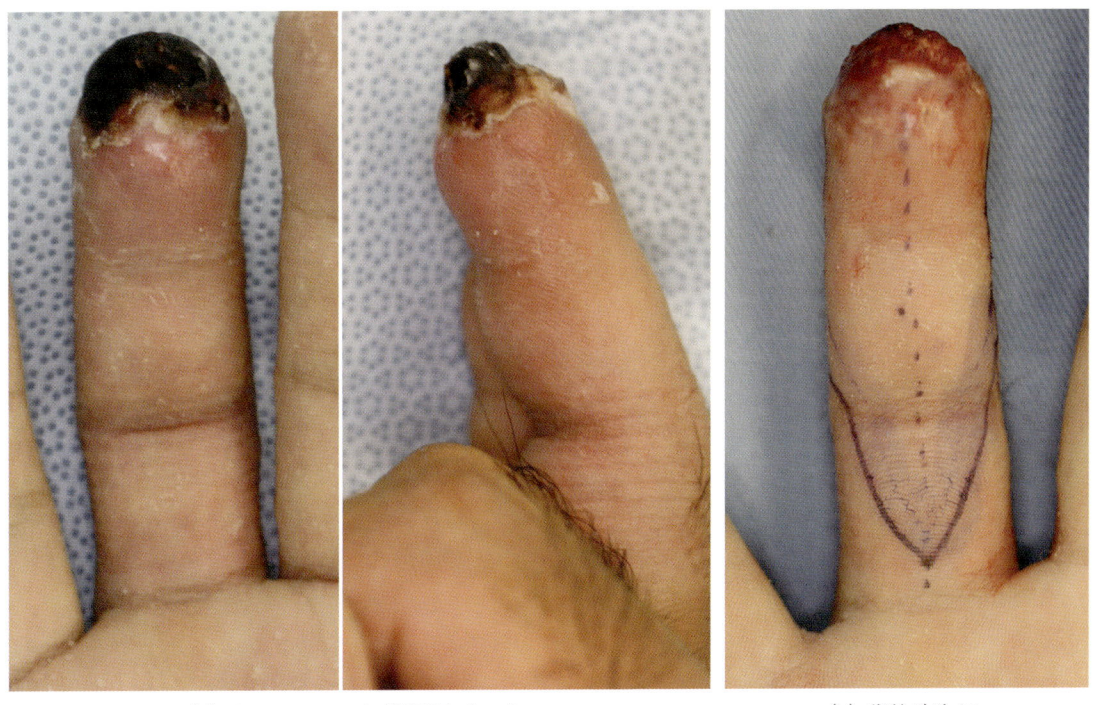

(a) Composite graft 後壊死となった。

(b) 術前デザイン

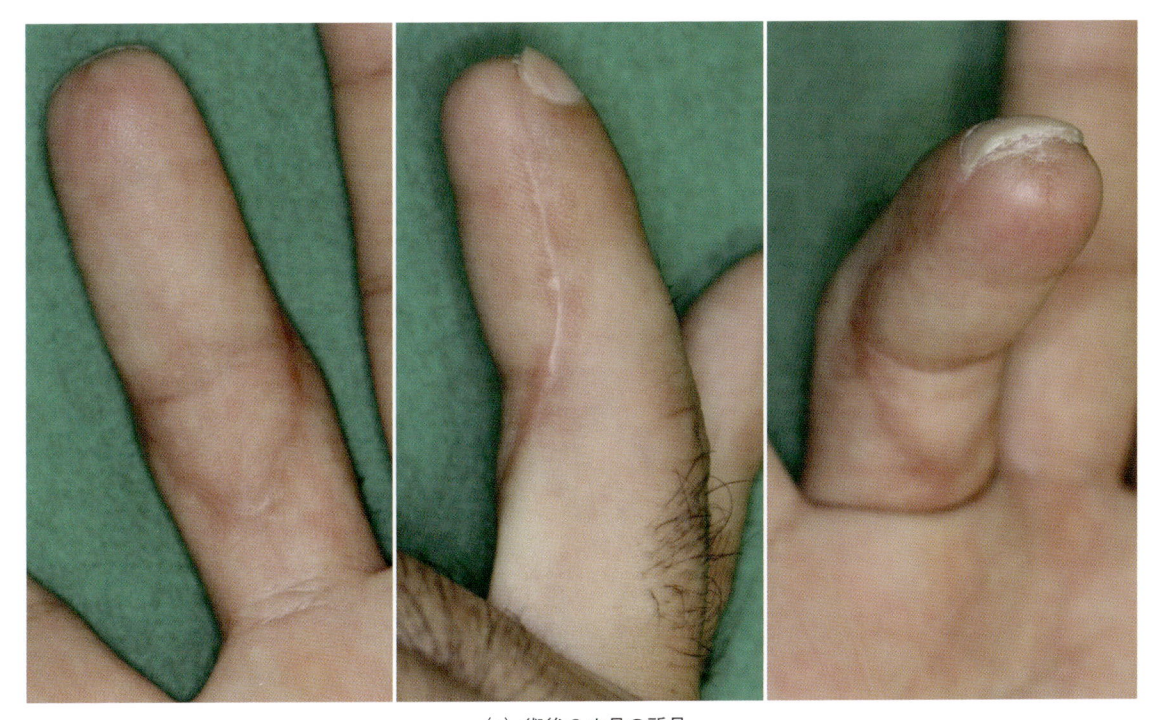

(c) 術後3カ月の所見

図6 【症例❺】48歳，男性，掌側 V-Y 前進皮弁

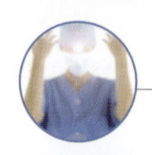

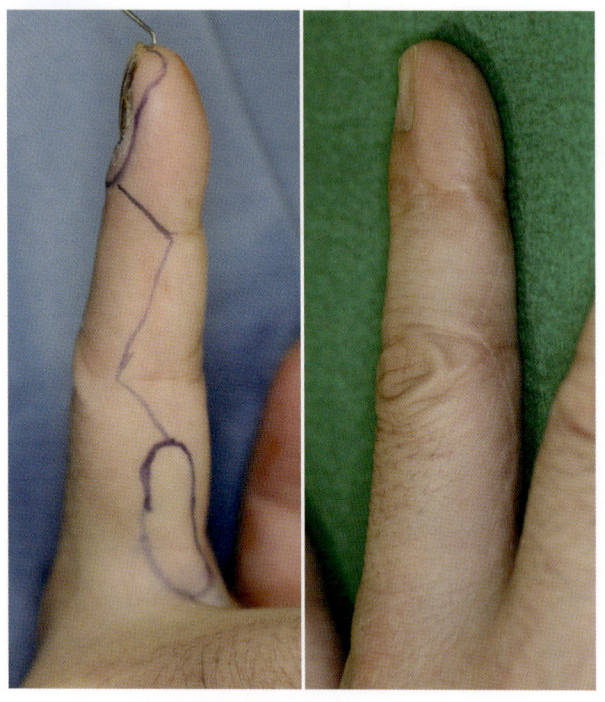

図7 逆行性指動脈島状皮弁のデザインの工夫
側正中線での展開はジグザグにした方が拘縮が少ない。

覆する。

【症例❻】41歳，男性，逆行性指動脈島状皮弁

買い物カートを押しながら転倒し，カートと地面にはさまれて受傷した。右環指末節部不全切断でいったん縫合したが，挫滅が強く壊死となった。壊死部分をデブリードマンし，逆行性指動脈島状皮弁で再建を行った。皮弁を挙上した指基部には肘窩より全層植皮を行った（図8）。

（3）Hemipulp flap

指尖部再建で範囲が比較的広範囲であった場合，足趾尖部からの皮弁再建は組織の強度や質感から非常に有用性に優れていると考える。詳述は避けるが，指尖部であるため，採取した側の損傷も最小限になるように留意している。著者は，皮弁採取部も脂肪弁で骨を被覆した後に植皮を一期的に行い，変形を減らし，入院期間の短縮を図っている。

【症例❼】41歳，男性，hemipulp flap

仕事中，金属パイプにはさまれて受傷した。右中指末節部切断で，composite graftを施行するも壊死となった。後日左母趾よりhemipulp flapにより再建を行った。母趾側は可能な限り縫縮し，趾尖部の一部のみ全層植皮を行った。術後，中指にも母趾にも爪変形もなく，可動域制限も認められない（図9）。

3 術後管理

治療後数日間は感染の有無に注意をはらう。咬傷やペット外傷の場合には抗生剤の投与を十分に行う。動物咬傷は*Pasteurella multocida*（特に猫咬傷），ブドウ球菌，連鎖球菌，嫌気性菌など通常は複数の菌が関与する。特に治療を要するのは*Pasteurella multocida*感染症であり，致命的になることもある。例えばアモキシシリン・クラブラン酸（オーグメンチン®）の3日間内服は有効で[10]，積極的に抗菌薬投与を行っている。感染と出血がコントロールできた後は，積極的にリハビリを指導する。

II 手術の適応

指は皮膚，軟部組織，骨，腱などの複合組織である。指尖部の場合は，軟部組織のみの損傷なのか骨損傷の合併があるか否かのX線検査は必須である。

1 組織欠損レベルによる適応

骨欠損があっても，末節骨の頭部の末梢半分以下の欠損であれば再建の必要はない。十分な軟部組織再建により鷲爪変形の回避は可能である。末節先端部の半分以上の欠損の場合は，爪変形も重度になるので骨組織の再建を検討する。末節骨が健側の30％以上欠損すると，爪の長さが健側の80％以下になることが報告されている[11]。

一方，爪床の再建が必要な場合には，足趾（母趾）の爪床から分層移植を行っている。骨が露出している場

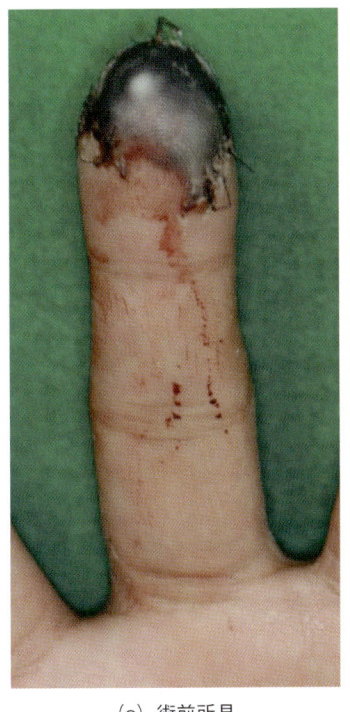

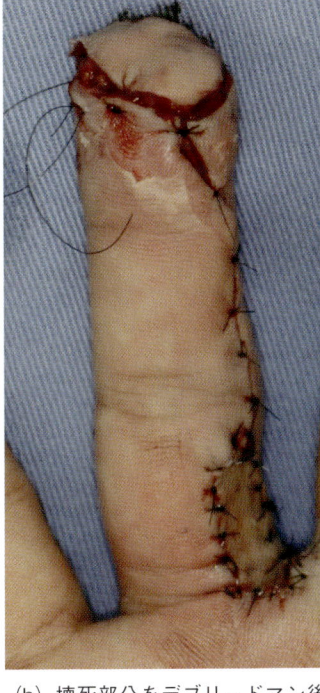

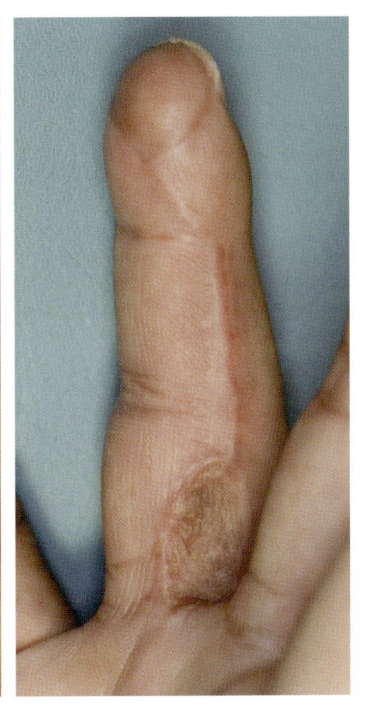

(a) 術前所見　　(b) 壊死部分をデブリードマン後，皮弁を挙上した．　　(c) 術後2カ月の所見

図8 【症例❻】41歳，男性，逆行性指動脈島状皮弁

合には，まず人工真皮を移植する．部分欠損の場合は人工真皮＋トラフェルミンで再建が可能な場合もあり，一度は試みて，不十分であれば足趾からの爪床移植を行う．どの場合でも掌側の軟部組織の十分な再建は不可欠である．なお，爪や指としての整容的な再建が望まれる場合には，改めて欠損量に応じて必要な術式を選択する．

2 患者の社会的背景による適応

　湿潤療法やcomposite graftは，順調に経過しても6週間を要する．したがって，患者には事前に十分なインフォームドコンセントが必要となる．指先の感覚が重要な職業の場合では，知覚獲得しやすい皮弁法を選択すべきである．

III 合併症回避のコツ

　術後瘢痕や関節拘縮に伴う可動域制限が主な合併症である．

1 治療期間の遷延

　基本的に指尖部再建の術後は，患者が思っているよりは治癒までに時間がかかる．患者は指先を「ちょっと怪我した」くらいにしか思っていないことも多いので，十分な事前の説明が必要である．

2 術後の瘢痕と指の可動域障害

　不適切なデザインや長い直線の切開線は，術後瘢痕となり，時に指の可動域障害を残すことがある．皮弁や皮膚切開のデザインは十分考慮して行われるべきで

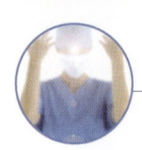

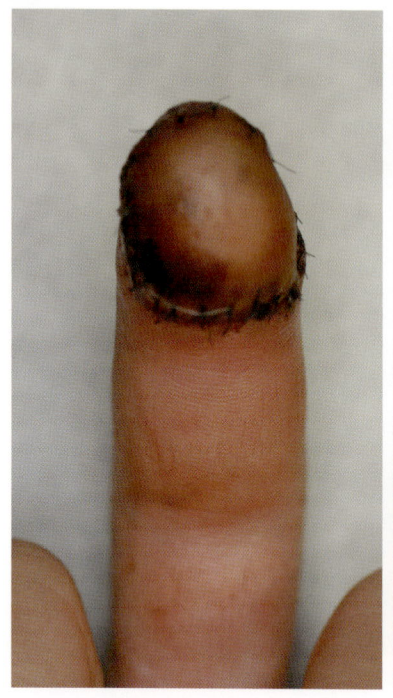

(a) Composite graft 施行後の所見

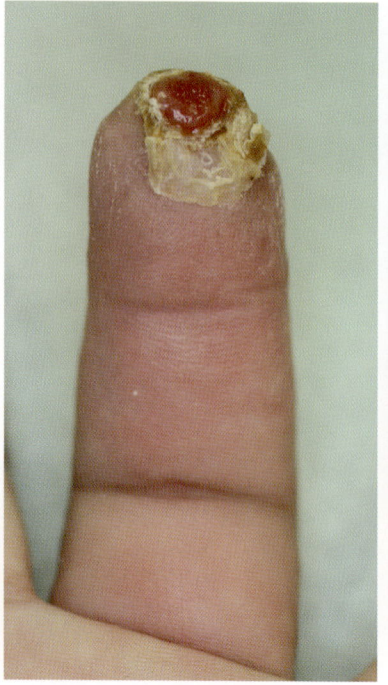

(b) 術前所見
composite graft を行ったが壊死になった。

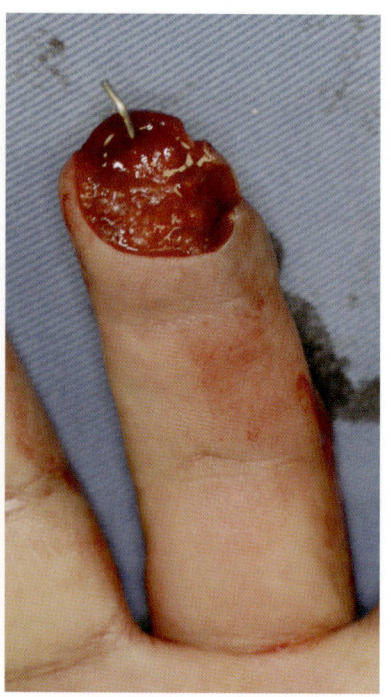

(c) 壊死部分をデブリードマン

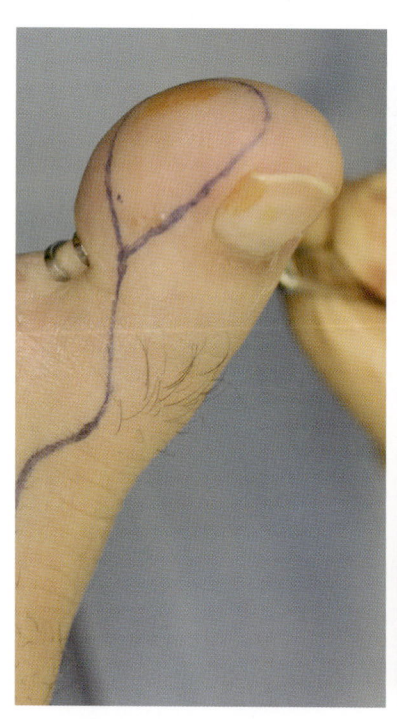

(d) 左母趾の hemipulp flap のデザイン

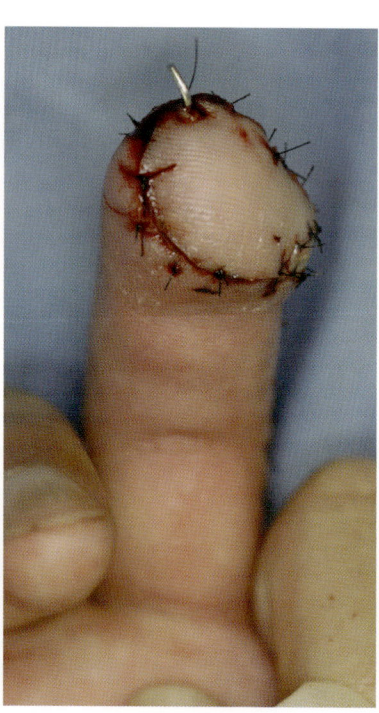

(e) 術直後の所見

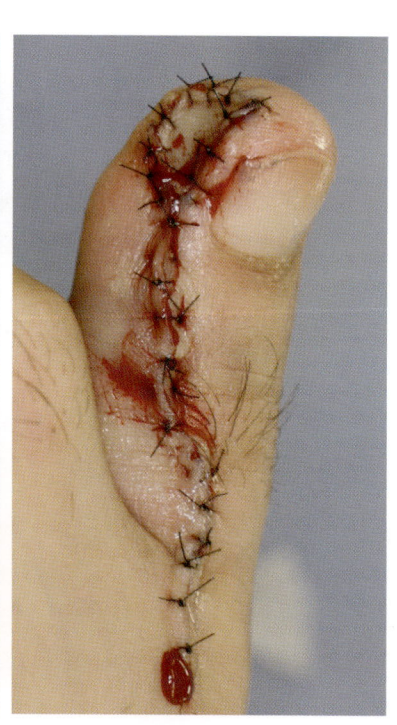

(f) 術直後の所見（左母趾）
一部植皮を行った。

図9 【症例❼】41歳，男性，hemipulp flap

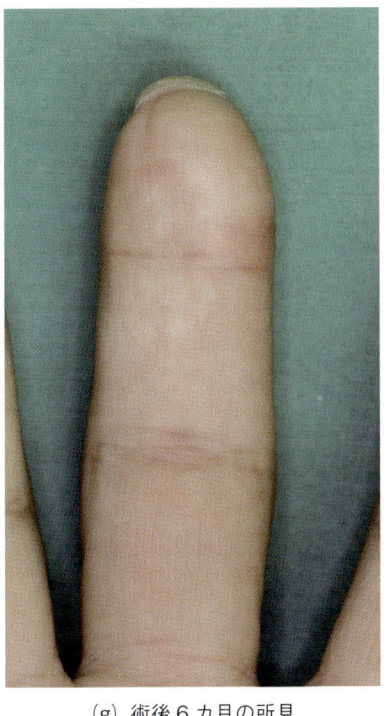

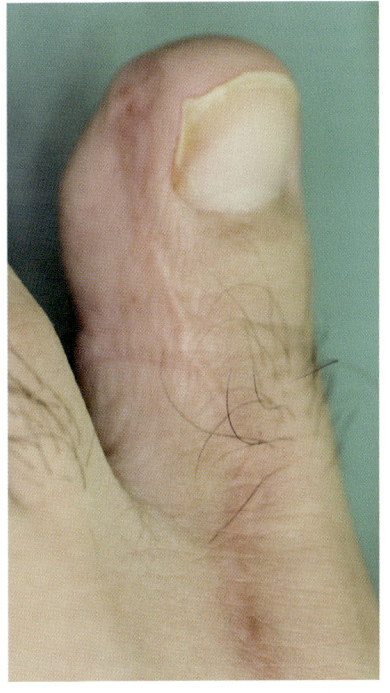

(g) 術後6カ月の所見　　(h) 術後6カ月の所見（左母趾）
　　　　　　　　　　　　爪変形なども認めない。

図9 【症例❼】

ある。また，皮弁の伸展距離が不十分なままに指を過剰に屈曲させて縫合を行った場合も同様である。

一般的に指尖部損傷の治癒には時間がかかる場合も多いため，骨損傷がない場合には早期にリハビリを励行させている。このため，ドレッシングを最小限度とし，創部処置の際に限らず可能な限り自宅でも手浴，リハビリを行うことを指導している。

● 引用文献

1) 磯貝典孝，楠原廣久，上石弘：指尖部切断における Composite Graft の検討. 日手会誌 22：163-165, 2001
2) 鳥谷部荘八：指尖部新鮮外傷の初期治療. PEPARS 13：23-26, 2007
3) 松井瑞子，若松信吾，前田華郎ほか：指知覚皮弁と爪移植による指尖部切断の再建. 日手会誌 12：597-600, 1995
4) Tranquilli-Leali E：Riconstruzione dell'apice falangi；Ungueall mediante autoplastica volare peduncolata per scorrimento. Infort Traum Lavoro 1：186-193, 1935
5) 平瀬雄一，児島忠雄，福本恵三ほか：新しい再接着；指尖部切断に対する graft on flap 法の実際. 日手会誌 20：501-504, 2003
6) 楠原廣久，磯貝典孝：血管吻合のない再接着；graft on flap 法. MB Orthop 26：24-30, 2013
7) Venkataswami R, Subramanian N：Oblique triangular flap；A new method of repair for oblique amputations of the fingertip and thumb. Plast Reconstr Surg 66：296-300, 1980
8) 児島忠雄，木下行洋，平瀬雄一：VY 形成を併用した extended volar advancement flap. 日手会誌 9：739-742, 1993
9) 児島忠雄：2. 逆行性動脈柄島状皮弁. 手の皮弁手術の実際, pp163-169, 克誠堂出版, 東京, 1997
10) Goldstein EJC, Mandell GL, Bennett JE：Principles and Practice of Infectious Disease（7th ed）. pp3911-3913, Churchill Livingstone Elsevier, Philadelphia, 2010
11) 西源三郎，鈴木祥吾，坂本昌宏ほか：指尖部切断後の末節骨欠損と爪の長さについて. MB Orthop 26：55-60, 2013

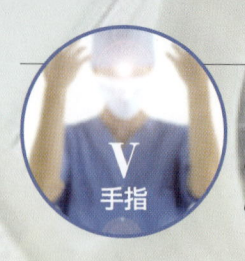

2. 腱損傷の外科的治療
—Zone I・II 屈筋腱断裂を中心に—

松浦愼太郎, 内田 満　東京慈恵会医科大学形成外科

Key words　手指　腱損傷　腱縫合

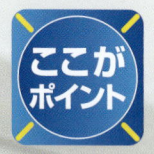

ここがポイント

手指腱損傷は，その治療に高い専門性が要求される疾患である．腱損傷とその合併損傷（皮膚，神経，血管，骨）の程度，受傷からの時間経過，患者の年齢・協力度などを総合的に判断して，腱縫合法と後療法の内容を決定する．一次縫合が禁忌であるのは，端々縫合不可能な腱の損傷，皮膚軟部組織の広範囲の欠損，隣接する靱帯性腱鞘（滑車）の広範囲の欠損，骨折あるいは関節損傷の合併，重度の挫滅創または汚染創，などの場合である．

手術は拡大ルーペを用いて，止血帯使用下に無血野で行う．まず，補助切開として Bruner のジグザグ切開，あるいは側正中切開を加える．退縮した腱の遠位端は DIP 関節の屈曲により，また近位端は前腕から手にかけての揉み出し操作で行う．時に，太いナイロン糸などを腱鞘内に通して，断裂した腱の近位端にかけて腱の整復を行う．後療法として早期自動運動を行うため，著者らは FDP 断裂に対し主縫合に 6 strands を用いている．内容は津下式 4-0 ループ針（角針，直針，ナイロン糸）と伸張性に富む 4-0 二重ポリビニリデンフルオライド糸両端針（角針，直針）を用いて，津下法と Kessler 変法を複合した吉津 I 法を行う．縫合糸は背側にかけた方が強度は増すが，腱内血行を考慮して掌側に置く．Zone I での腱断裂の場合，末梢腱が 1 cm 以上であれば腱縫合を行い，1 cm 未満では腱前進法を行う．中枢腱の断端に 34 番の軟鋼線を通し，pull-out 法で固定するが，末梢腱を中枢腱に重ねて 5-0 ナイロン糸で 1〜2 カ所縫合する．

術後管理としての早期運動療法では，術者またはハンドセラピストが，手術翌日より後療法を開始し，少なくとも 3 カ月間指導している．腱断裂の治療の合併症で重要なものは，再断裂，腱癒着，手指関節拘縮などである．なかでも特に再断裂は回避したい．断裂時期は縫合後 10〜48 日とさまざまであり，後療法の期間中，禁忌事項を十分に認識して避けることが重要と考えている．

I　私の手術手技の基本

1　腱損傷の評価と術前の準備

1）評　価

腱損傷のタイプ分類と合併損傷を正しく評価することは必ずしも容易ではない（表）[1]．腱断裂は，理想的には受傷から数時間以内に経験豊かな手外科医により一次縫合されるべきである．一次縫合が禁忌であるのは，端々縫合不可能な腱の損傷，皮膚軟部組織の広範囲の欠損，隣接する靱帯性腱鞘（滑車）の広範囲の欠損，骨折あるいは関節損傷の合併，重度の挫滅創または汚染創，などの場合である．患者側の因子の評価は，特に後療法の選択において重要である．

表　腱損傷のタイプ分類

屈筋腱―伸筋腱
単独腱―複数腱
zone 別分類
完全断裂―部分断裂
解放創―皮下断裂
鋭利な断裂―挫滅
腱の欠損の大きさ

2）準 備

手術は3倍以上の手術用拡大ルーペを用いて，止血帯使用下に無血野で行う．麻酔方法は通常，腕神経叢ブロックあるいは全身麻酔による．したがって術中，腱縫合後に手指の自動運動を行わせて，腱の滑走状態，縫合部と腱鞘の摩擦，縫合部の間隙形成の有無などを確認することはできない．近年，前腕部神経ブロックと前腕ターニケット使用下[2]，あるいはエピネフリン添加1％キシロカイン溶液による局所麻酔下[3,4]に屈筋腱を縫合し，術中に自動運動を行わせて良好な成績を得たことが報告されている．著者らは行っていないが，これらは検討に値する方法と考える．

2 手術手技の手順

1）補助切開

まず，補助切開としてBrunerのジグザグ切開，あるいは側正中切開を加え，断裂部を展開する（図1）．腱近位および遠位断端の退縮の程度によっては，切開を中枢あるいは末梢に延長する可能性があること，また将来の追加手術の可能性も考慮して，切開線を決定する．

2）靱帯性腱鞘（滑車）の解剖の理解

屈筋腱断裂の修復において，滑車の解剖，特にその長さおよび径が部分により異なることを理解することは必須である（図2）．A₁滑車の入り口から浅指屈筋腱（FDS）付着部までがzone II，その遠位で深指屈筋腱（FDP）付着部までがzone Iである．A₂滑車は線維が斜めに走行していることが特徴であり，その遠位2/3は特に狭く，腱を最も締めつけるところである[5]．

3）滑車の反転と腱断端の整復

断裂部の展開のために必要な範囲で，滑車を反転する（図3）．退縮した腱断端の整復は容易でない場合がある．遠位端はDIP関節の屈曲により整復される場合が多い．また，近位端は，前腕から手にかけての揉み出し操作を行うが，追加の小切開と腱鞘切開が必要になることがある．点滴チューブ，細く切ったシリコンドレーン，太いナイロン糸などを腱鞘内に通して，断裂した腱の近位端にかけて腱の整復を行う．長母指

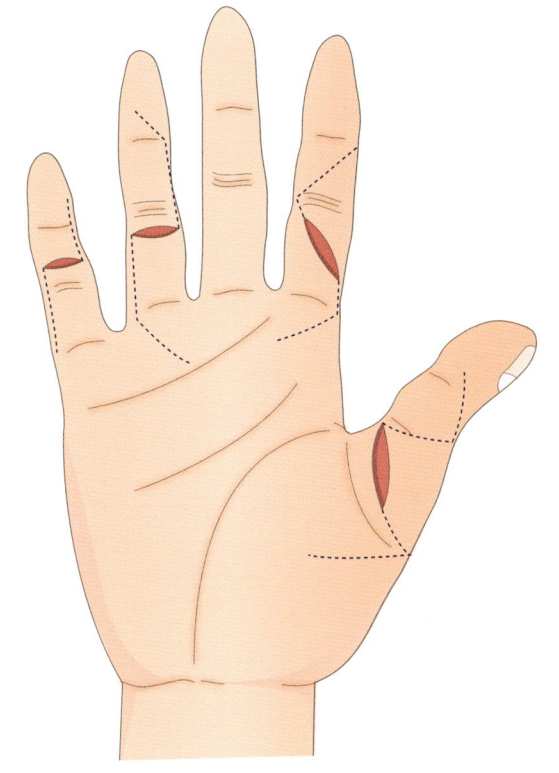

図1 補助切開

屈筋腱のzone IIにおける断裂では整復が困難な場合があり，注意を要する[1]．整復された腱は，25 G針を用いて腱鞘あるいは皮膚に一時的に固定する．腱は腱上膜の損傷を避けるため，先端の小さな有鉤鑷子，腱鑷子などを使用して，常に愛護的に扱う．

4）腱縫合

後療法として早期自動運動を行うため，著者らはFDP断裂に対し主縫合に6 strandsを用いている．内容は津下式4-0ループ針（角針，直針，ナイロン糸）と伸張性に富む4-0二重ポリビニリデンフルオライド糸両端針（角針，直針）を用いて，津下法とKessler変法を複合した吉津I法を行う．縫合糸は背側にかけた方が強度は増すが，腱内血行を考慮して掌側に置く．主縫合の組織把持量（bite）は，屈筋腱で8～10 mm，伸筋腱で5 mmが目安である．締結に際して，縫合部は膨隆あるいは緩んではならず，断端がちょうど接する強さで引き寄せる．また，縫合糸全体が均等に緊張した状態とする．補助縫合は7-0ナイロン糸を用いて連

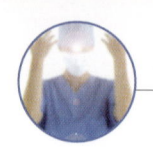

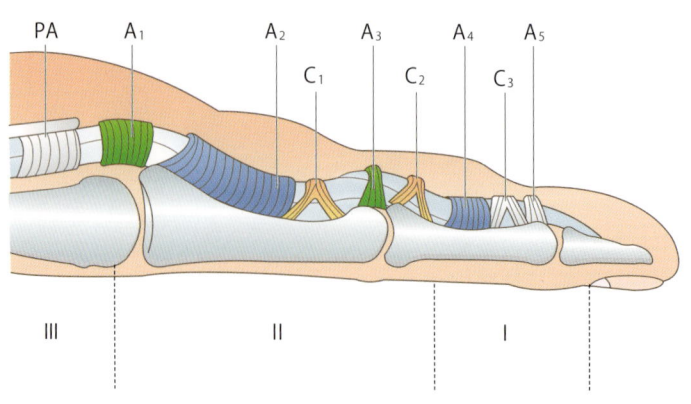

図2 靭帯性腱鞘(滑車)の解剖と屈筋腱のzone分類

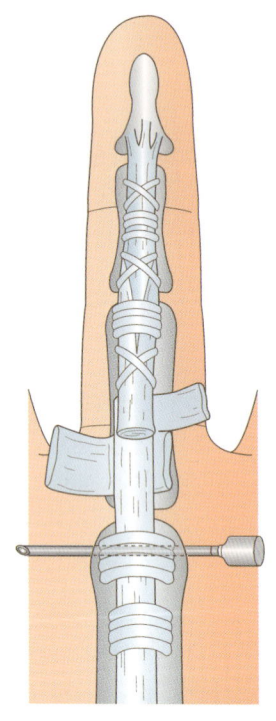

図3 A₂滑車の中央やや遠位での断裂
A₂滑車を反転し，整復した腱を25G針で保持している。

続縫合あるいは結節縫合を行う．縫合強度をより高めるため，補助縫合にcross-stitchを用いる報告[6]もあるが，著者らは行っていない(図4)．FDSの腱交差部断裂では，C₁，A₃，C₂の滑車を反転した後，FDSは津下法(2 strands)で縫合し，FDPは前述の通り6 strandsで縫合する(図5)．

早期運動療法が適応とならないのは，小児，精神疾患の合併，理解力・協力に乏しい患者，十分な術後管理ができない，欠損を伴う神経・血管の断裂，両側の動脈の断裂，固定性の悪い骨折の合併などの場合であり，後療法は固定法を行う．固定法の場合は，ダブルの津下法あるいは二重ナイロン糸によるKessler変法を用いた，侵襲が比較的少ない4 strandsが適当である．

5) Zone I での腱断裂

末梢腱が1cm以上であれば腱縫合を行い，1cm未満では腱前進法を行う．A₅滑車，C₃滑車は切除し，末梢腱付着部をノミで斜めに鑿切し，骨錐を爪床中央に向かって爪甲背側まで刺入する．中枢腱の断端に34番の軟鋼線を通し，これに別の引抜き用軟鋼線をかける．断端に通した軟鋼線は，爪甲背側まで作成した孔を通して背側に引き出す．腱断端を骨内に引き込むようにして，軟鋼線を爪甲背側に置いたボタンに固定する(pull out法)．末梢腱を中枢腱に重ねて，5-0ナイロン糸で1〜2カ所縫合する．断端に通した軟鋼線にかけた別の軟鋼線は，掌側の皮弁の血行を障害しない位置に引き出す(図6)．

6) 腱縫合後の滑車の処置

腱縫合後に腱を滑走させ，滑車との間の通過障害が存在する場合，滑車をどこまで切除あるいは解放してよいかは意見が分かれるところである．A₂滑車が遠位で通過障害となっている時，遠位2/3は解放してよいが，残りは温存しなければならない[5]．A₄滑車は，C₁-A₃-C₂，C₁-A₃，A₃-C₂のいずれかの組合せが温存されていれば切除できる[7]．滑車は全長2cmまでなら

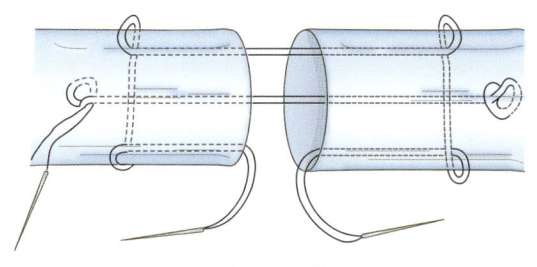

(a) 吉津I法

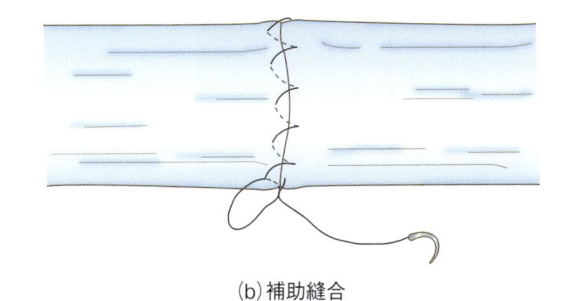

(b) 補助縫合

図4 腱縫合法
主縫合は吉津I法で，補助縫合は連続縫合または結紮縫合で行う．

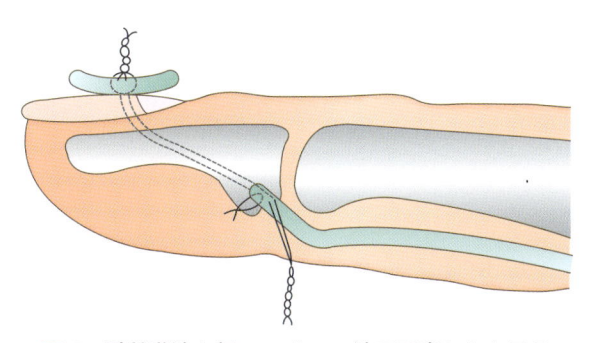

図6 腱前進法を行い pull out 法で固定したところ

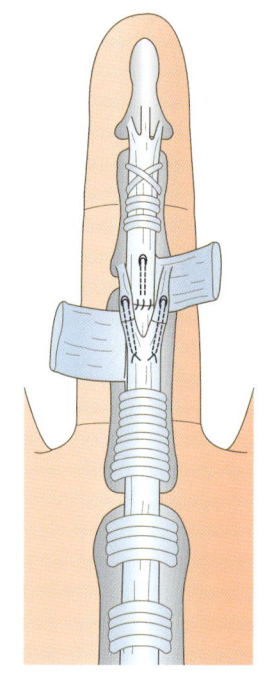

図5 FDS腱交差部での断裂
C_1-A_3-C_2 滑車を反転し，FDS と FDP を縫合する．

解放してよい[5]，A_1-A_2 が温存されていれば C_1-A_3-C_2-A_4 のすべてを切除しても良以上の成績が得られる[8]，など，さまざまな報告がある．

3 術後管理

後療法は，損傷が屈筋腱か伸筋腱か，一次（遷延一次）縫合か再建か，早期運動療法か固定法か，などにかかわらず，腱損傷治療の中で大きな重要性をもつ．早期運動療法では，術者またはハンドセラピストが，手術翌日より後療法を開始し，少なくとも3カ月間指導を行うべきである．著者らは屈筋腱損傷では，Kleinert変法に準じて手指他動屈曲自動伸展から開始する．ハンドセラピストがいる場合は，Duran法に準じて，他関節を屈曲位として減張位で，PIP・DIP関節を単関節ずつ慎重に伸展する[1]．3週から手指自動屈曲を行うが，等尺性収縮訓練から開始し，その後等張性収縮訓練，手関節の他動伸展を無理のない範囲で行う．6週以降は日中の背側スプリントを解除し，積極的な手指自動屈曲訓練を行う．さらに手関節・手指の他動伸展を行う．8週で夜間の背側スプリントを解除するが，すべての禁忌を解除するのは12週以降である．以上が著者らが行っているリハビリテーションスケジュールである．腱断裂修復後の後療法に関して，各施設が独自のプロトコールをもつことは大変重要である．

II 手術の適応

腱の断裂により，断端には浮腫と結合織の増殖が発生する．筋には静的拘縮が進行するが，その速度は屈筋で速い．腱断裂は条件が許せば，一次縫合されるべ

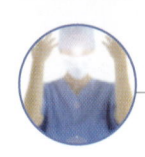

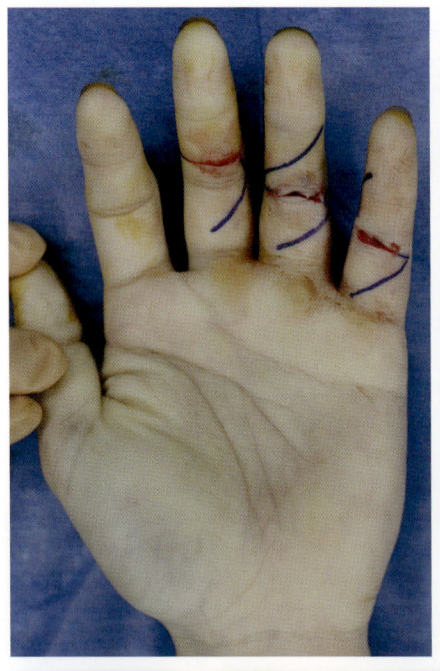

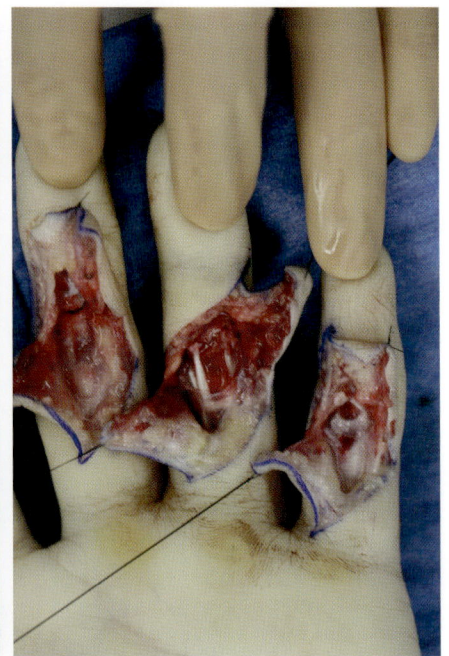

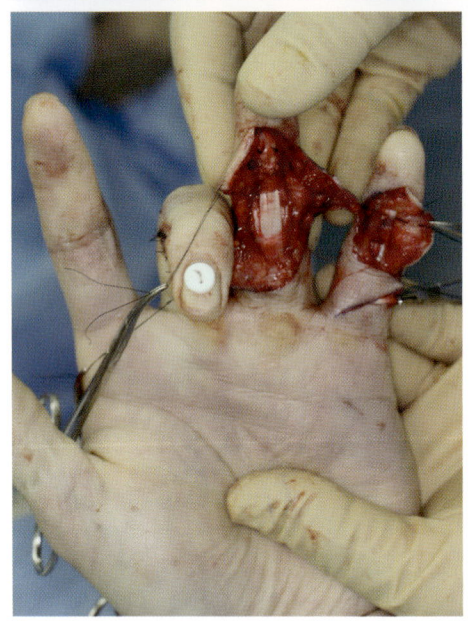

(a) 皮膚切開のデザイン
　　左中・環・小指の屈曲は不能，創は近位指節間皮線の近くに存在した．中・小指は遠位は側正中切開．
(b) 腱断裂の状態
(c) 中指は腱前進法完了，環指は腱縫合完了，小指は腱の整復を行っているところ

図7　【症例❶】27歳，男性

きである．陳旧性腱損傷の治療あるいは不成功に終わった腱縫合後の再建では，良好な機能回復を得ることは，より困難となる．二次再建を行うにあたり，手外科医は，腱剝離，腱移植，腱移行，滑車の再建など多くの手技に精通し，かつ術中に臨機応変に手技を選択できるための腱損傷治療のアルゴリズムを備えていなければならない．この際，現実的な最終ゴールを見極めることが，何より重要である．

【症例❶】27歳，男性

転倒しそうになり，手摺の鋭い角をつかんで，左中・環・小指を挫創した．三指とも屈曲不能で，緊急手術を施行した．補助切開を加えて展開したところ，いずれもzone Ⅰでの断裂であり，中・小指は腱前進法を行い，pull out法で固定した．環指は端々縫合を行った．

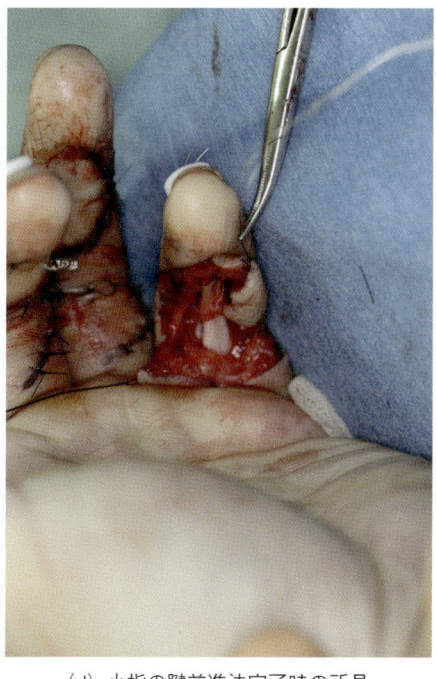

2. 腱損傷の外科的治療―Zone I・II 屈筋腱断裂を中心に―

（d）小指の腱前進法完了時の所見

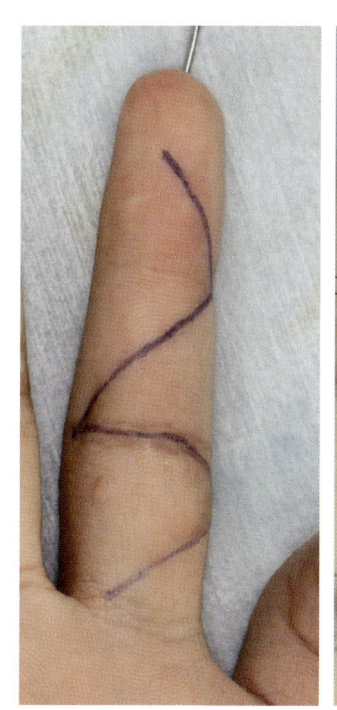

（e）手術終了時の所見

（f）環指の腱剥離の皮膚切開の
　　デザイン

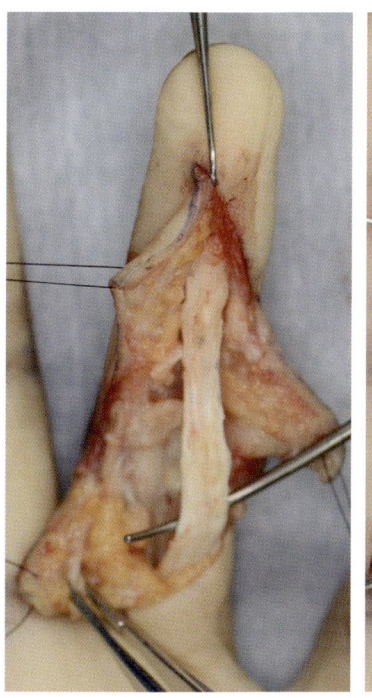

（g）腱剥離終了時の所見

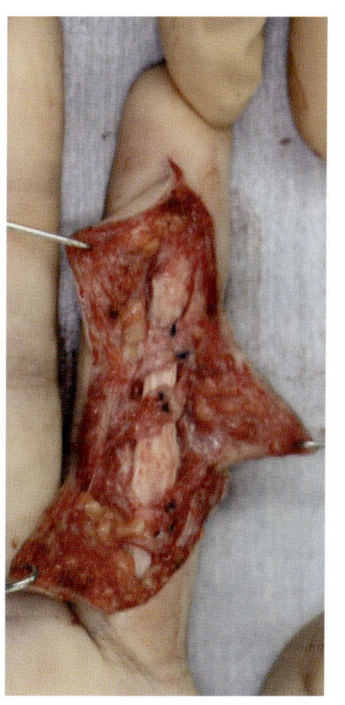

（h）滑車を作成したところ

図7 【症例❶】

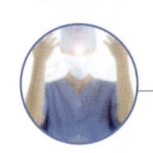

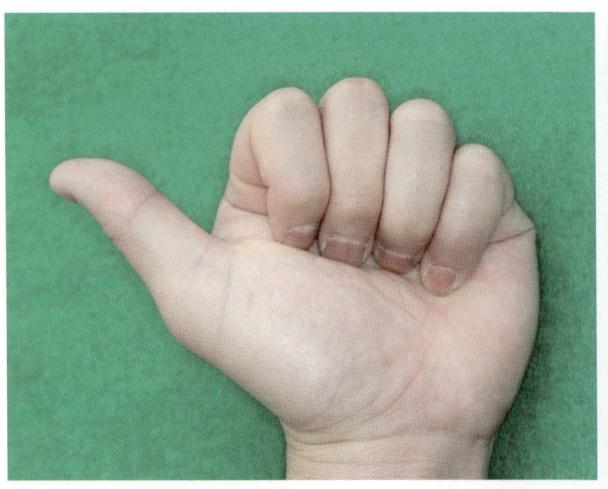

(i) 術後 7 カ月の所見（屈曲）
(j) 術後 7 カ月の所見（伸展）
図 7 【症例❶】

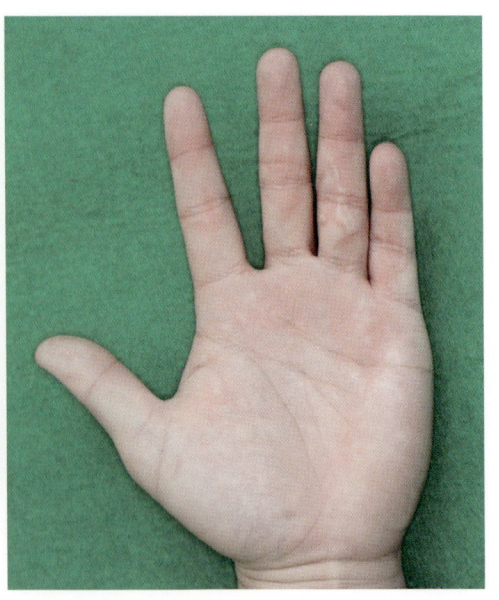

Pull out 法の軟鋼線は術後 6 週で抜去した。術後 3 カ月半で，環指の腱剥離を施行した。

術後 7 カ月，良好な機能回復が得られた（左手握力は右の 74 %，%TAM は中指 93 %，環指 96 %，小指 88 %）（図 7）。

【症例❷】38 歳，女性

カッターで左中指を誤って切り，他病院で皮膚のみ縫合された。当科に紹介され受診し，受傷後 3 週に手術を行った。中指橈側の掌側指神経，FDP，FDS の zone Ⅱ における断裂であり，神経縫合と吉津Ⅰ法により FDP の縫合を行った。早期運動療法を行い，術後 2 カ月半からダイナミックスプリントを使用した。

術後 4 カ月，機能回復は良好である（左手握力は右の 79 %，%TAM は 93 %）（図 8）。

Ⅲ 合併症回避のコツ

腱断裂修復後の合併症は，再断裂，腱癒着，手指関節拘縮，CRPS 様症状などである。

1 再断裂

腱縫合は 6 strands で適切に縫合しても，縫合張力は約 4 kg にすぎない[8]。5 %前後の症例で再断裂が生じることは避けられないといえる。断裂時期は縫合後 10〜48 日[9]とさまざまであり，後療法の期間中，禁忌事項を十分に認識して避けることが重要である。すなわち術後 3 週までは，背側スプリントを外さない，自動屈曲しない，患側で物を持たないなど，特に 1 週までは腱周囲の浮腫による滑走抵抗の増大を考慮する。術後 3 週からは自動屈曲を開始するが，等尺性，次いで等張性収縮訓練を行う。この際，抵抗運動にならないように注意する。6 週からは日中の背側スプリントは解除するが，夜間は装着する。軽作業を許可するが，強い握り動作や手をつく動作は禁止する。8 週でスプリントの装着を終了し，筋力強化訓練，積極的な手関節・手指の他動伸展を行うが，重い物を持ったり，瞬間的に手をつく動作は禁止する。すべての禁忌の解除は，12 週以降である。

2 腱癒着

早期運動療法の目的は腱癒着の防止である。十分な

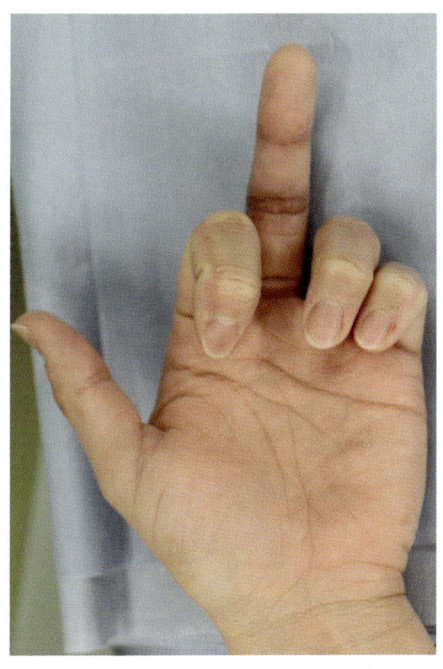

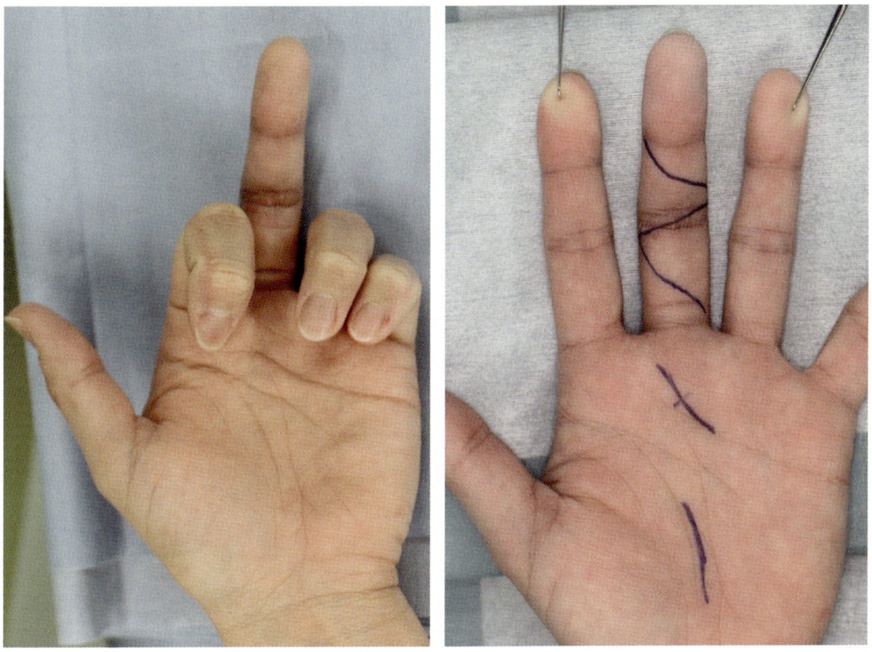

2. 腱損傷の外科的治療—Zone I・II 屈筋腱断裂を中心に—

(a) 初診時所見（中指の屈曲不能）　　　(b) 皮膚切開のデザイン

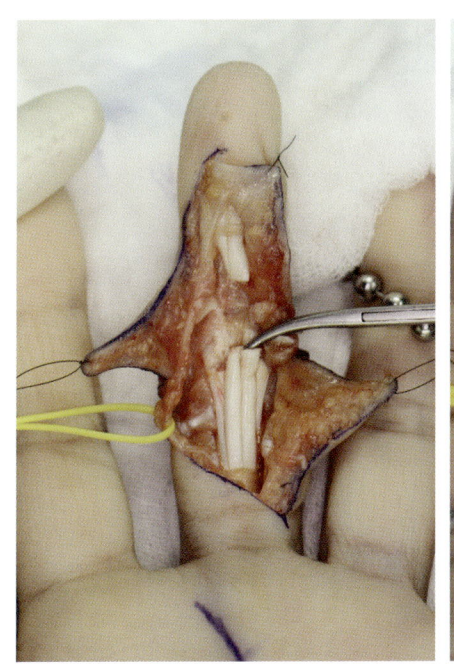

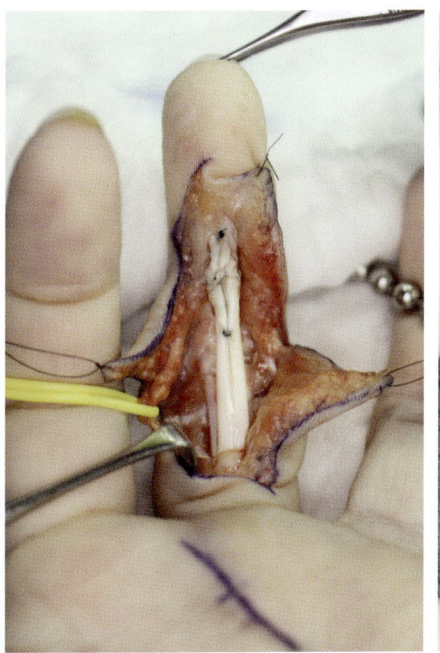

(c) 腱を整復したところ　　(d) 腱の縫合完了時の所見　　(e) 腱鞘を再建し，神経の縫合完了時の所見

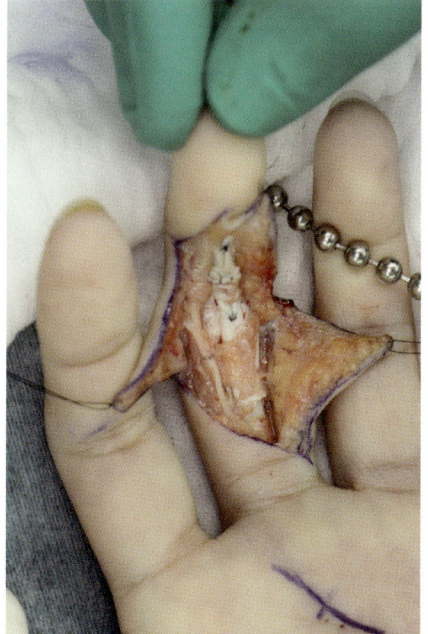

図8　【症例❷】38歳，女性

腱の滑走距離を得るために，手掌部に滑車を付けてゴム紐で牽引する Kleinert 変法を行っているが，全指にゴム紐を付けて屈曲させることにより，さらに滑走距離を増大することができる（図9）。

241

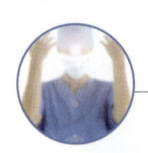

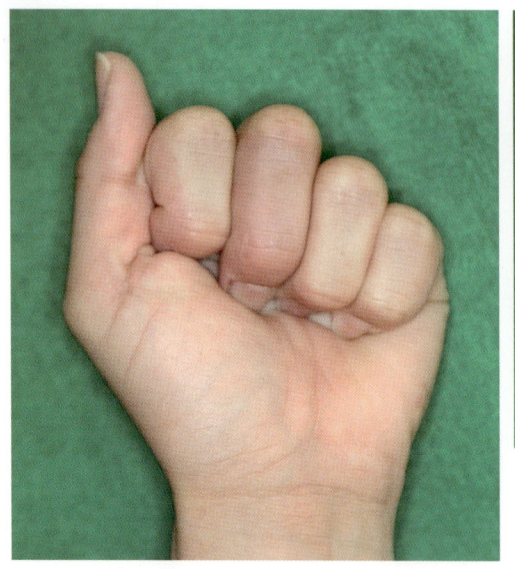

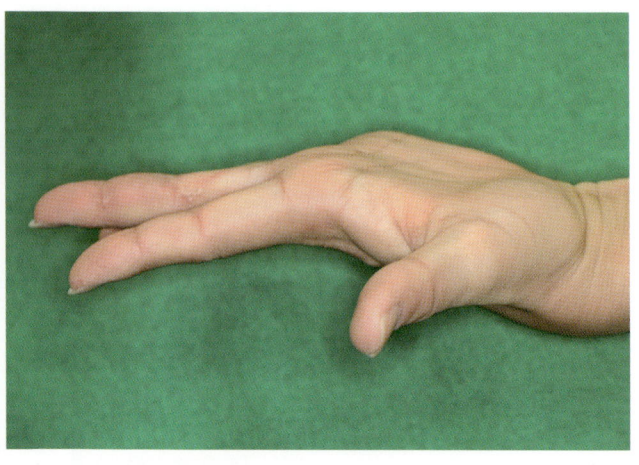

(f) 術後 4 カ月の所見(屈曲)
(g) 術後 4 カ月の所見(伸展)

図8 【症例❷】

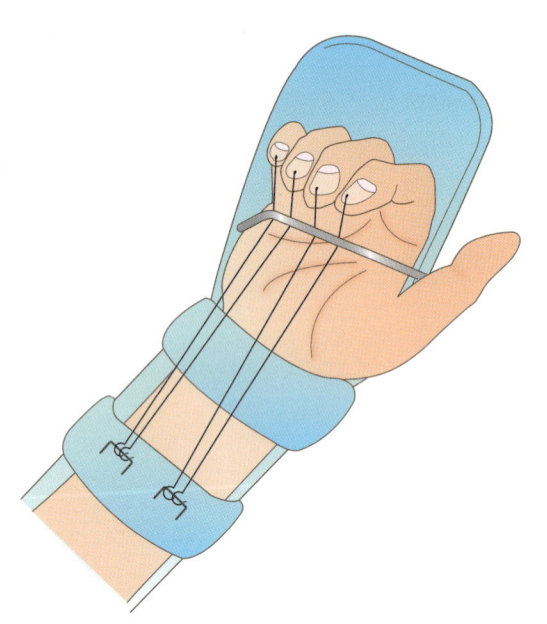

図9 母指以外の全指をゴム紐で牽引する方法

3 手指関節拘縮

Duran 法は Kleinert 変法と同じ固定を行い，ゴム紐を外して，ハンドセラピストにより，ほかの関節を弛張位としつつ，PIP・DIP 関節を単関節ずつ慎重に伸展する方法である(図10)。この方法は，癒着が存在しないという前提においては，縫合部に過度の緊張を与えずに他動伸展することが可能であり，PIP・DIP 関節の屈曲拘縮予防に大変有効である。多くのハンドセラピストが Kleinert 変法と併用しているが，ハンドセラピストがいない施設では，時間的にも技術的にも施行は容易でない。

晩期の合併症として，腱縫合から 6 カ月経過後に，PIP 関節の伸展制限が増悪して，評価が悪化した症例が報告されている[7]。症例はいずれも FDS の腱交差部断裂を合併した zone II での断裂であった。したがって術後 6 カ月で経過観察を終了する場合は，その後 1 年間は自身による PIP 関節伸展訓練の継続を指示すべきと考える。

4 複合性局所疼痛症候群(CRPS)様症状

頻度は低いが，急性期を過ぎた後に疼痛や腫脹が長期間持続，あるいは軽快した後に再び疼痛・腫脹が増悪し，痛覚過敏が出現することがある[10]。Pre RSD とも呼ばれるこれらの CRPS 様症状に対しては，副腎皮質ステロイド剤を早期に投与するなど，CRPS への移行を防止する処置を行うことが重要である。

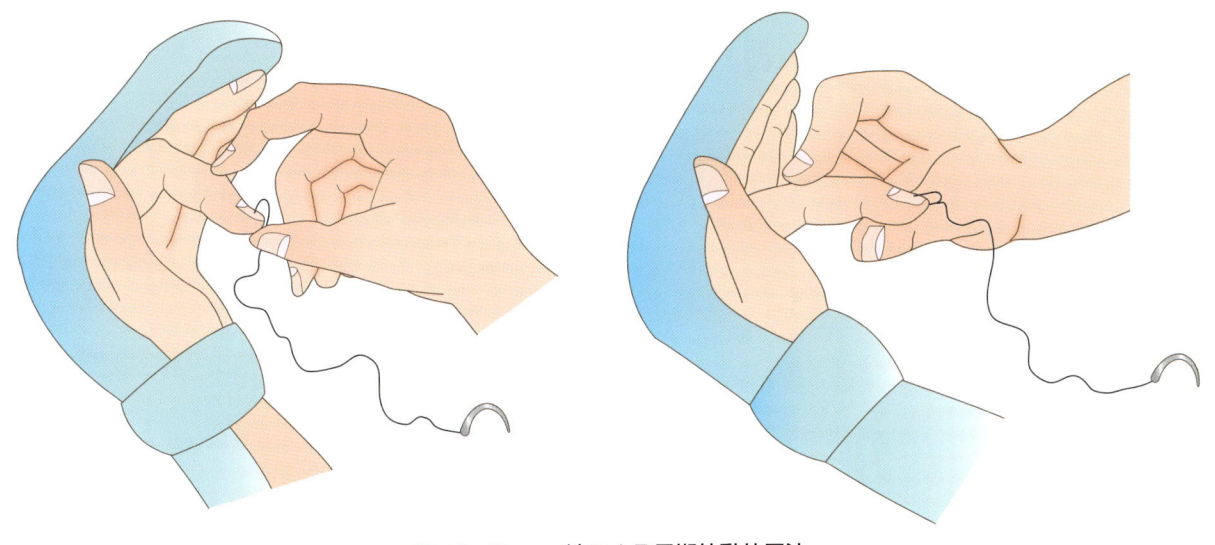

図10 Duran法による早期他動伸展法

● 引用文献

1） 松浦愼太郎, 内田満：手指腱損傷に対する治療の基本指針. 形成外科 57：725-734, 2014
2） 久保田雅仁, 岡本秀貴, 立松尚衛：術中指の自動屈曲を可能にした超音波ガイド下前腕部神経ブロックと前腕ターニケットを用いた屈筋腱縫合術の試み. 日手会誌 29：576-579, 2013
3） Megerie K, Germann G：Extensor tendon injuries. Plastic Surgery（3rd ed）, edited by Neligan PC, Vol.6, pp210-227, Elsevier, London, 2013
4） 池田純, 久保和俊, 前田利雄ほか：禁忌とされるエピネフリン入り局所麻酔薬によるWide-Awake屈筋腱縫合の試み. 日手会誌 30：926-929, 2014
5） Tang JB：Flexor tendon injury and reconstruction. Plastic Surgery（3rd ed）, edited by Neligan PC, Vol.6, pp178-209, Elsevier, London, 2013
6） 畑中均：腱縫合法. 整形外科手術の要点と盲点, 岩本幸英編, pp79-83, 文光堂, 東京, 2011
7） 森谷浩治, 吉津孝衛, 牧裕ほか：吉津1法による腱縫合後に早期自動運動療法を施行した手指屈筋腱断裂症例の長期成績. 日手会誌 29：580-584, 2013
8） 牧裕, 吉津孝衛, 坪川直人ほか：Zone IIにおける6-strand屈筋腱一次縫合, 早期自動屈曲の成績. 日手会誌 25：763-765, 2009
9） 吉津孝衛, 牧裕, 坪川直人ほか：zone IIでの両屈筋腱断裂一次修復への早期自動屈曲・伸展複合療法後の不良例の検討. 日手会誌 22：654-657, 2005
10） 森谷浩治, 吉津孝衛, 牧裕ほか：吉津1法による腱縫合後に早期自動運動療法を施行した手指屈筋腱断裂症例の検討. 日手会誌 28：86-89, 2011

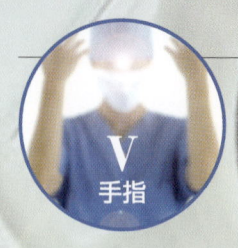

3. 切断指再接着術

楠原廣久，磯貝典孝 近畿大学医学部形成外科

Key words 切断指　再接着術　合併症

> **ここがポイント**
> 切断指再接着における組織修復手順としては，一般的に骨→腱→神経→動脈→静脈→皮膚の順で行う。術後は，静脈還流障害および不良肢位を防止するため，再接着手指を機能的肢位（functional position）に保ち，緩めの包帯（bulky dressing），ギプス・シーネ固定を行う。
> 　合併症を回避するコツとして，血管吻合においては，血管内膜を損傷しないように注意を払う。吻合血管周囲を広く露出し，損傷部位を確実に切除し，欠損や緊張が生じた場合は，血管移行や静脈移植を行う。動脈再開通後に時間がかかると，腫脹により閉創が困難となるため，無理に閉創せず減張目的で植皮を行う。神経においては，断端の新鮮化を十分に行う。もし神経が届かず吻合できない場合は，神経移植を行う。
> 　運動障害においては，吻合血管の内皮細胞の再生を考慮すると，術後10〜14日目までは局所安静が必要である。また，完全切断の場合，屈筋腱と伸筋腱がともに断裂しており，屈筋腱では3週間，伸筋腱では4週間の固定が必要となる。結果，術後4週目から自動運動，6週目から他動運動を開始し，8週目からスプリントによる拘縮解除を行う。4〜6カ月間のリハビリテーションで他動的可動域の改善を図り，二期的に腱剥離術や関節受動術などを検討する。屈筋腱に比べ，伸筋腱の癒着や再断裂が生じると再建が困難であるため，伸筋腱が緩まないよう伸筋腱機能を重視する。

I 私の手術手技の基本

手術は，全身麻酔もしくは伝達麻酔下に仰臥位で患肢を手台に置いて行う。出血に対応するため，ターニケットは装着しておく。手順は一般的に骨→腱→神経→動脈→静脈→皮膚の順に行う（図1）。

Step 1（切開）

手術用ルーペもしくは顕微鏡下で，切断端をデブリードマンする。次に側正中切開を加えて皮弁を翻転し，血管・神経・腱・骨を同定する（図1-a，b）。

Step 2（骨接合）

再接着では血管や皮膚などの軟部組織を緊張なく修復するため，最小限の骨短縮を行う。骨接合法は，切断端から挿入できる田島鋼線（両端に刃が付いているもの）による交叉固定法が一般的に用いられる。

Step 3（腱縫合）

伸筋腱および屈筋腱は原則として一期的に縫合するが，端々縫合が不可能な場合には，二期的に腱移植を行う。以前は，迅速に行うためKessler変法で縫合していたが，現在は強固な6-strand法（Lim & Tsai法[1]）を用いている。

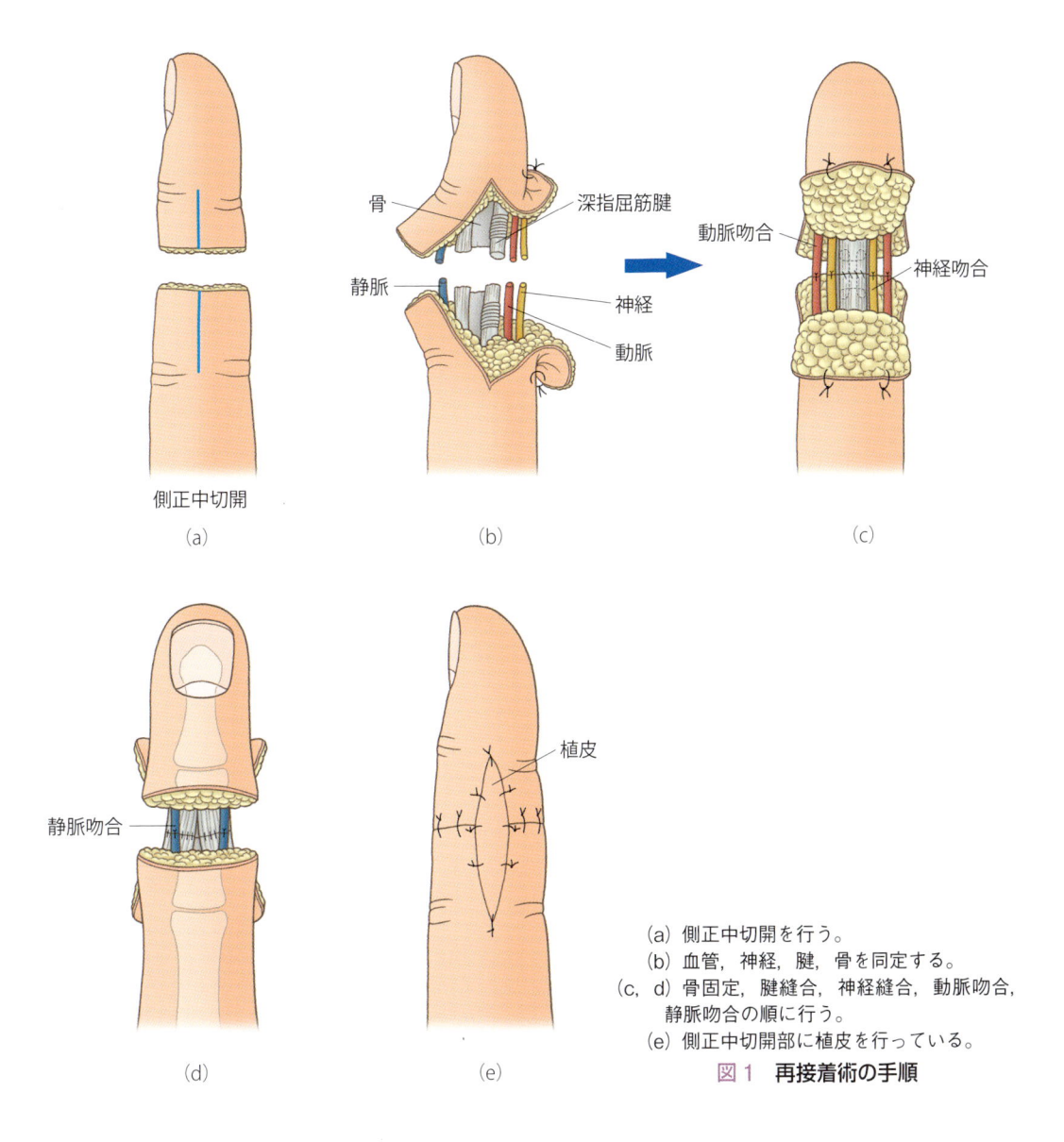

図中ラベル:
- (a) 側正中切開
- (b) 骨／深指屈筋腱／静脈／神経／動脈
- (c) 動脈吻合／神経吻合
- (d) 静脈吻合
- (e) 植皮

(a) 側正中切開を行う。
(b) 血管，神経，腱，骨を同定する。
(c, d) 骨固定，腱縫合，神経縫合，動脈吻合，静脈吻合の順に行う。
(e) 側正中切開部に植皮を行っている。

図1 再接着術の手順

Step 4（神経）

神経は健常と思われるところまで剥離して，顕微鏡下に縫合（epineuro-funiclar suture）を行う。神経欠損がある場合には神経移植を行う。指尖部切断では，縫合せずとも比較的良好な知覚回復が期待できることが報告されており，必ずしも縫合していない[2]。

Step 5（動脈・静脈吻合）

少なくとも動脈1本と静脈1本の吻合が必要である。安定した術後血行動態を維持するため，できれば動脈と静脈をそれぞれ1本ずつ多く補足的に吻合する。

動脈は，十分に剥離し，内膜の状態が良好な健常部分で端々吻合する（図1-c）。動脈吻合部に少しでも緊張がかかる場合には，積極的に静脈移植をするべきである。移植静脈の採取部は，前腕屈側，隣接指などがあるが，われわれは同時進行で行える足背から採取している。

静脈は伸側皮下に多い。動脈吻合後の血液灌流（outflow）で良好な静脈が同定できる。また，切断中枢側の静脈も血液を含んでおり見つけやすいことが多い（図1-d）。端々吻合ができない場合は静脈移植が必要となる。

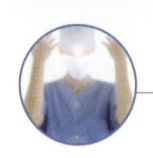

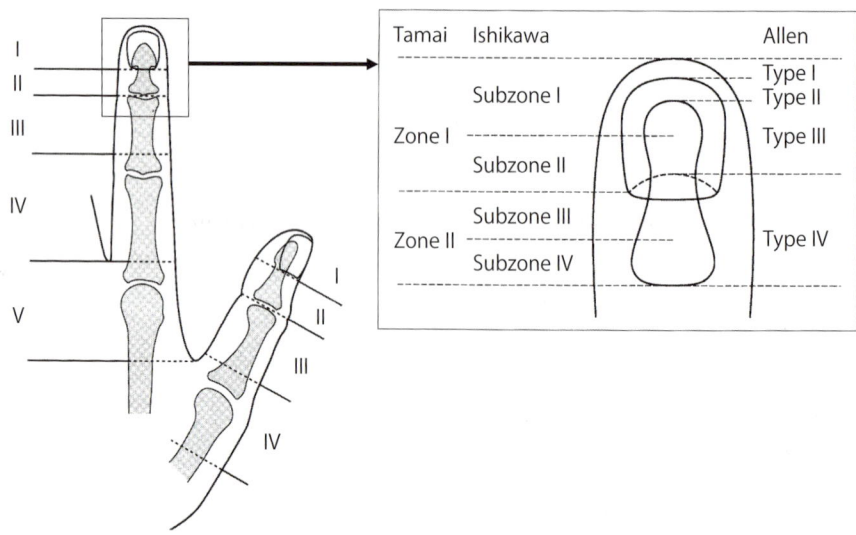

図2　手指切断指の部分別分類

Step 6（皮膚）

皮膚縫合は，縫合皮膚が緊張しないよう丁寧に行う。神経，血管および腱は，皮膚・皮下組織で完全に覆う必要がある。しかし，無理に縫合すると術後の浮腫により血行障害が生じることがある。このため，閉創できない場合は無理せず減張目的で側正中切開部に植皮を行っている（図1-e）。さらに，術後の静脈還流障害を防止するため，再接着手指を機能的肢位（functional position）に保ち，緩めに包帯（bulky dressing），ギプス固定を行う。創部は乾かさず，常に観察できるようにしておく。

II 手術の適応

1 術前評価と注意点

1）搬入までの出血量に注意して，全身管理を行う。
2）創洗浄・消毒を行い，必要に応じて伝達麻酔，静脈麻酔を施す。その際，切断指の損傷原因，部位および状態を観察する。
3）RSVP（roentgen：X線，sensation：知覚検査，vascularity：血行状態，posture：手指の肢位）を確認する。
まず，X線像を診て，骨・軟部組織の損傷を把握し，次に切断中枢端の血行，知覚および運動を診察する。また，不全切断の場合，手指の肢位の捻れを戻しシーネ固定するだけで血行が改善することもあり，術前に早急に肢位を戻すことは重要である。
4）技術的に再接着が可能かどうかを判断する。
5）患者とその家族に対して，切断の状況および治療に関するインフォームドコンセントを行い，患者の要望や社会的背景などを考慮し，最終的な手術適応を決定する。

2 切断指の分類および断端の評価

組織連続性の有無により，手指切断は完全切断と不完全切断に分類される。切断部位に関しては，玉井の分類[3)4)]が一般的に用いられる。また，指尖部切断においては，Allen分類や石川らのSubzone分類[5)]が用いられる（図2）。切断端の状態は，①鋭利切断（clean cut，guillotine），②局所挫滅切断（local crush），③広範囲挫滅切断（extensive crush），④引き抜き・剝脱切断（avulsion，degloving）に分類される。

3 手術適応

①母指切断，②多数指切断，③小児の切断は，手指

再接着の絶対適応である。一方，①12時間以上，温阻血状態におかれた指，②全身性疾患を有し麻酔に際して危険の高い症例，③術後管理が困難な精神疾患患者，④再接着を希望しない患者は適応外である。

一般的に患者は5本の指の維持を強く求める傾向にあり，整容面や精神面の立場から，単指，指尖部であっても再接着の適応となる。ただし，邪魔な指を作らないこと，ほかの健常指の機能を阻害しないように配慮することが重要である。

4 インフォームドコンセント

最初に，患者が再接着を希望していることを確かめる。次に手指再接着術の利点と欠点を，皮弁や植皮など断端形成術と比較し説明する。さらに，切断手指を簡単に再接着できるものと安易に考えている場合があるので，以下のことを重々説明しておく。

- 手指だけのことであるが，大手術になること
- 入院治療が必要であること
- 治療期間が長くなること（術後のリハビリテーションなど）
- 喫煙者は（少なくとも約2カ月の）禁煙が必要となること
- 抗血栓療法の点滴が必要であること
- 吻合血管の閉塞は48時間以内に起こることが多く，場合により再度緊急手術が必要となる可能性があること
- 二期的に腱剥離術など追加手術が必要となる可能性があること

III 合併症回避のコツ

切断指再接着術の主な術後合併症として，①術後血栓などによる組織の壊死，②腱癒着による運動障害，③cold intoleranceなどの知覚障害が生じる可能性がある。

1 術後血栓

術後血栓は大抵吻合部に生じる。原因として，①技術的に不確実な血管吻合，②吻合部の緊張，③損傷した血管部位での吻合などが挙げられる。

1）血管吻合のコツ

血管吻合のコツは，確実なマイクロサージャリー手技はもちろんのことだが，吻合にかかるまでの前処理が最も重要であり，①血管周囲を広く露出し吻合血管を愛護的に剥離する，②血管の損傷範囲を同定し，損傷部位を切除する，③吻合血管は自由度をもたせ，分枝があれば結紮する，④欠損が生じた場合は躊躇せず血管移行や静脈移植を行い，吻合部の緊張がないよう努める，ことである。なかでも，血管の損傷範囲を同定することが最も難しく，特に引き抜き損傷では広範な血管損傷を生じる。

外観上，損傷部位は，動脈では血管軸に直行する帯状の暗赤色部分が重なって数珠状を呈し，時に蜷局を巻いている。また，静脈では血管外壁に散在する大小不同の暗赤色斑を呈する。これまで，われわれはラットの血管を用いて引き抜き損傷モデルを作製し，血管内腔の形態的変化を検討してきた。その結果，動脈では内皮細胞層および内弾性板の断裂・剥離による血管内膜の全周性の環状亀裂が特徴的に認められた（図3）[6]。特に，弁状を呈する場合には，動脈閉塞を生じやすい（図4）。一方，静脈の内膜損傷は血管閉塞に比較的関与が少ないとされている[7]が，引き抜き損傷のようにある一定以上の牽引力が加わると広範囲に内膜欠損が生じ，血管閉塞を生じやすくなった。また，切断指における血管内腔の損傷は統計上，内膜損傷が最も多く，実際には引き抜き損傷だけでなく，clean cutの症例においても，病理組織学的には同様の内膜損傷が認められることがしばしばある。以上よりわれわれは，一見正常に見える血管においても損傷の可能性のある血管部位は十分に切除し，躊躇せず積極的に静脈移植を行うことを心がけている。

2）術後管理

術後管理も非常に重要である。術直後の再接着指の血行動態は不安定で，気温の急変，血圧低下，疼痛な

(a) 正常　　　　　　　　　　　　　　　(b) 損傷動脈

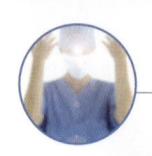

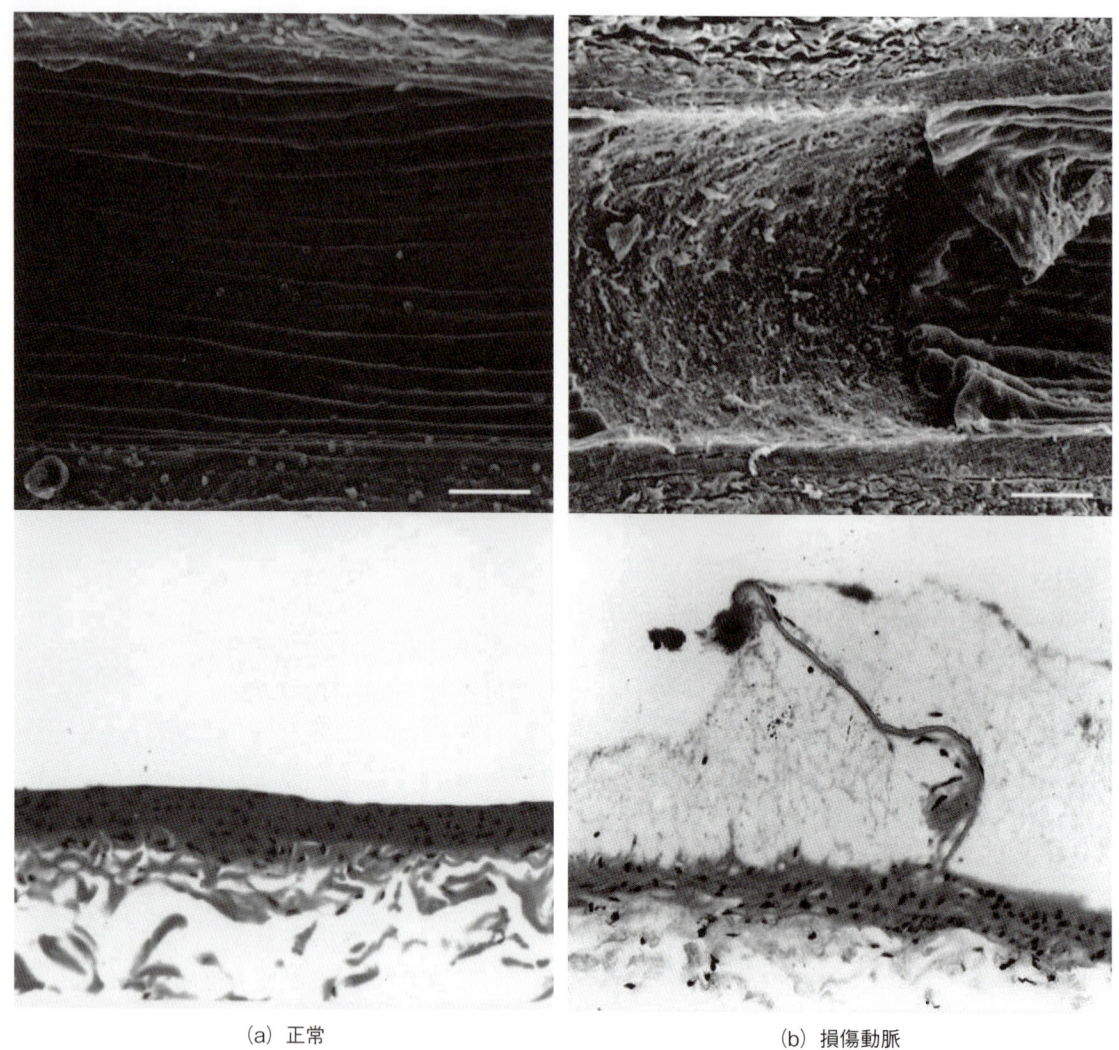

図3　ラット引き抜き損傷モデルの動脈内腔所見
　内皮細胞層および内弾性板の断裂・剝離による血管内膜の全周性の環状亀裂を認めた〔上段：走査電子顕微鏡所見（bar＝50 μm），下段：光学顕微鏡所見（HE 染色，×200）〕。
　（田中英俊ほか：引き抜き損傷モデルにおける血管内腔の形態変化と細胞接着分子（ICAM-1）の発現．日マイクロ会誌 15：164-176，2002 より引用）

どの影響を受ける。このため，術後1～2週は室内安静とし，患肢の挙上が必要である。たばこやコーヒーは血管収縮作用があるため厳禁とする。術後4時間ごとに，①色調（color），②皮膚緊張（turgor），③皮膚温度（temperature），④局所圧迫後の血液の戻り（capillary refilling）を注意深く観察することが望ましい。汚染が著しい時や血行障害が疑われる場合は，適宜，主治医が判断しガーゼ交換を行う。

　また，血管内腔の再内皮化には6日間を要する。そのため，この間は抗血栓療法を行う。抗血栓剤として，一般にはヘパリン，ウロキナーゼ，プロスタグランディン製剤が用いられる。われわれは，プロスタグランディン E_1 を 60 μg/日，ヘパリン 9,000～12,000 単位/日を持続点滴で行っている。抗血栓療法中は，出血や薬剤の副作用に注意することが重要であり，出血性病変のある患者には，抗血栓療法は禁忌である。また，小児では体重で抗血栓剤の投与量を調節する。血管損傷が強く，血栓形成の危険性が高い場合には，ヘパリン1

3. 切断指再接着術

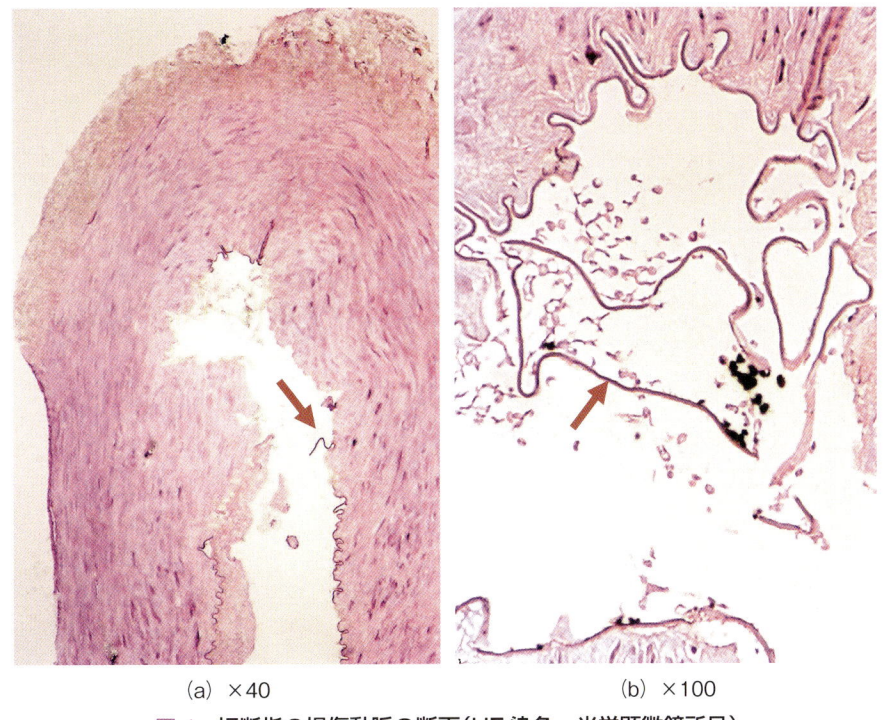

(a) ×40　　　　　　　　　　　(b) ×100

図4　切断指の損傷動脈の断面（HE染色，光学顕微鏡所見）
内膜の弁状の剥離を認める。

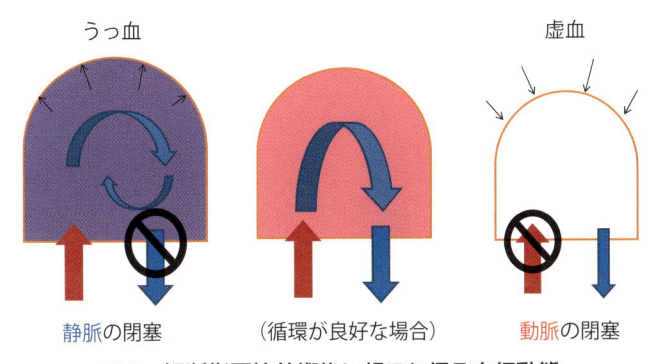

図5　切断指再接着術後に起こり得る血行動態
うっ血時には切断指に血液が滞り紫色を呈し，内圧が上がり緊張が強くなる。対して，虚血時の切断指は血液が流入してこないため白く（pale）なり，しぼんだ状態で緊張がなく，時にしわを生じる。

万単位/日，ウロキナーゼ24万単位/日，プロスタンディンE_1 60 μg/日の局所持続動脈内注入[8]を行っている。

万一，術後血栓を来たした場合，動脈血栓であれば虚血，静脈血栓であればうっ血を来たす。病態を正確に把握し，術後に虚血もしくはうっ血となった際，緊急手術で血栓除去および血管移植など早期の適切な対応が必須となる（図5）。実際，静脈血栓を生じることが多く，背側で吻合した静脈は関節の屈曲により牽引され血栓形成しやすくなっている。静脈還流不全を生じた場合，医療用ヒル（medical leech）を用いて出血を持続させる方法[9]が用いられる。

若年者で切断指が壊死に陥った場合，腹部有茎皮弁（図6）などで骨組織を温存し，一期的または二期的にwrap around flapや足趾移植で再建している。

2 腱癒着による運動障害

切断指再接着においては，まず生着させることが重要である。吻合血管の内皮細胞の再生を考慮すると，術後10～14日目までは局所安静が必要であり，早期運動療法は困難である。また，完全切断では屈筋腱と伸筋腱がともに断裂しており，リハビリテーションは困難を極める。固定法の場合，屈筋腱では3週間の固定が必要となる。また伸筋腱では腱が薄いため，4週

249

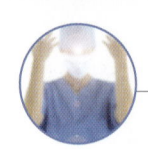

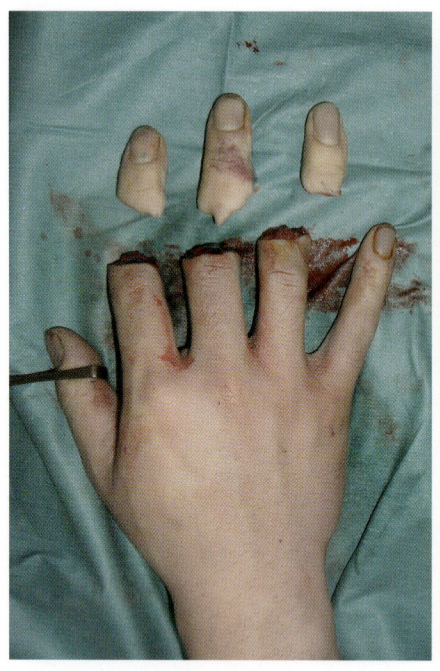

(a) 術前所見
右示・中・環指の完全切断（玉井分類 zone III）での切断（avulsion）であった。

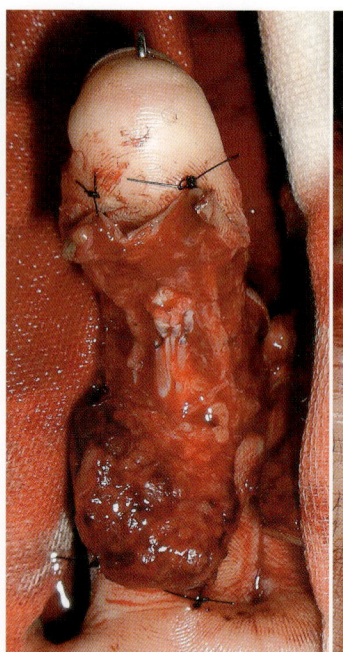

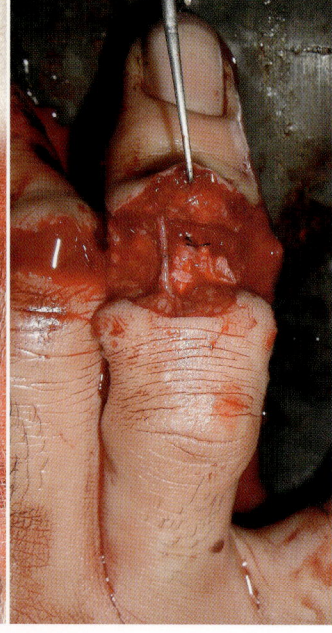

(b) 術中所見
中節骨骨折を田島鋼線（1.0 mm）で固定した。深指屈筋腱は 4-0 津下式ループ針を用いて 6-strand 法（Lim & Tsai 法）で縫合した。神経は 9-0 ナイロン糸で縫合し，動脈は静脈移植をして 10-0 ナイロン糸で端々吻合した。背側の静脈は 10-0 ナイロン糸で端々吻合した。

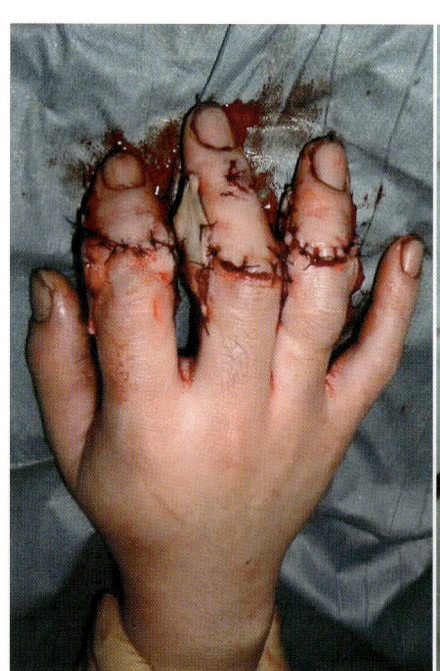

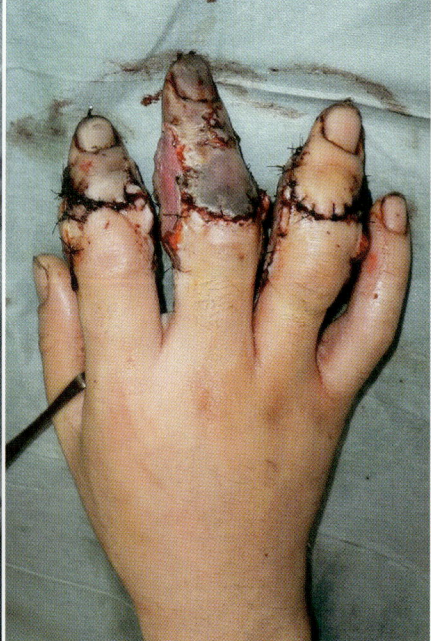

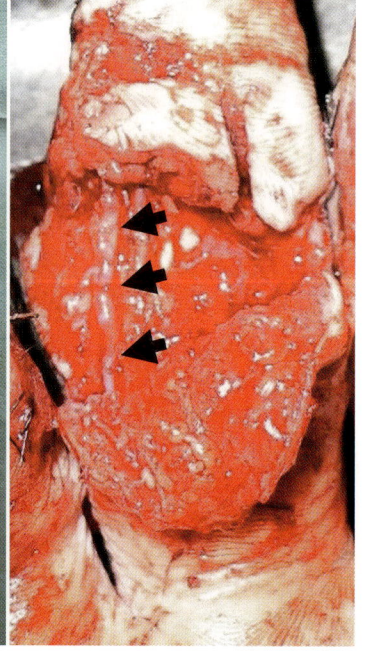

(c) 術直後の所見
側正中線切開部に植皮をした。血行は良好であった。術後 5 日で中指がうっ血を呈し，緊急手術を施行した。静脈血栓を除去したが，動脈にも血栓は波及しており数珠状を呈していた（矢印）。ヘパリン洗浄し静脈移植を行った。

図6 代表症例（24歳，男性）

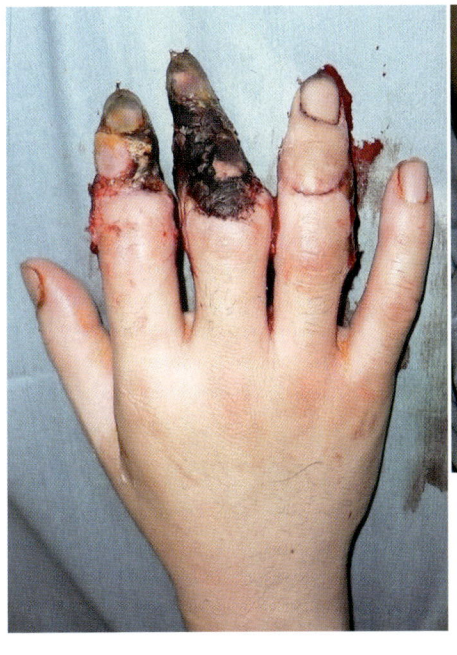

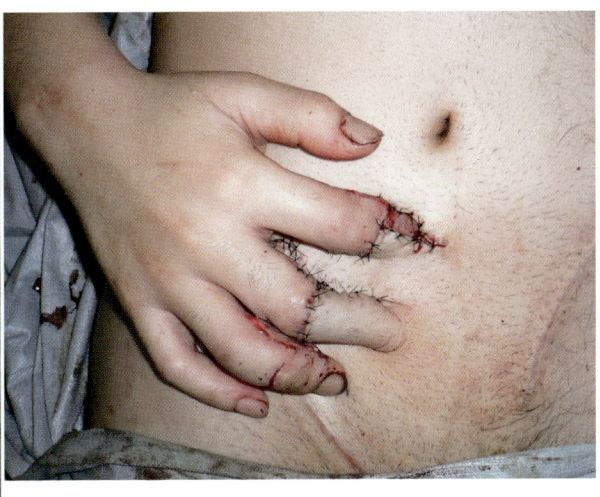

(d) 術後2週の所見
示指の一部と中指は壊死となり，腹部遷延皮弁を施行した。

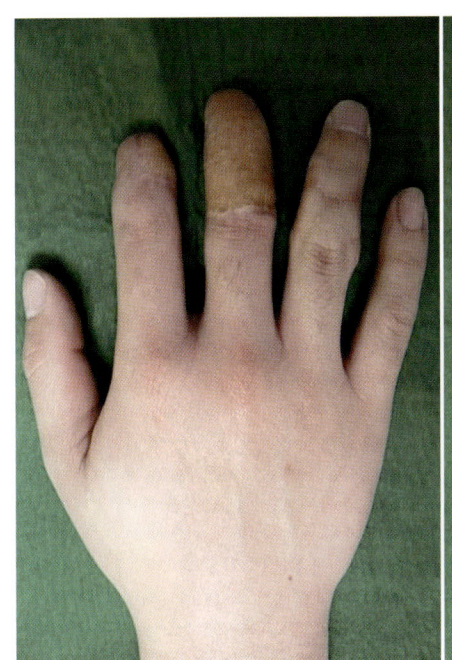

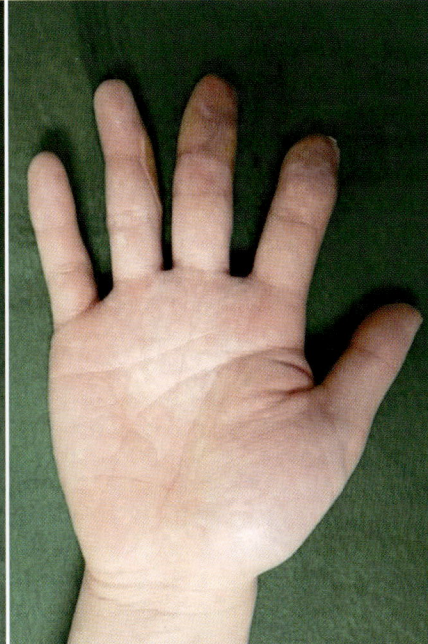

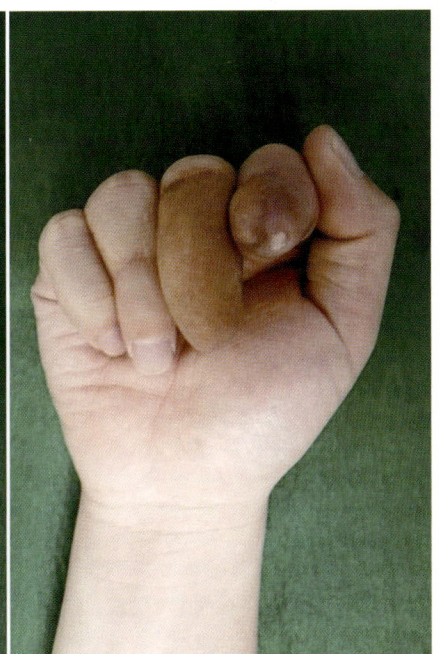

(e) 術後約1年の所見
指長は保たれているが，中指の知覚は脱失している。環指は生着している。

図6

間の固定が必要となる[10]。屈筋腱に比べ，伸筋腱の癒着や再断裂が生じると再建が困難であるため，伸筋腱が緩まないよう伸筋腱機能を重視する。

腱癒着による運動障害を改善するには，リハビリテーションが重要であり，現在のスケジュールは以下の通りである。

251

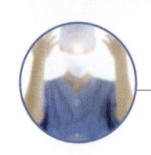

- 術後1～3週までは手関節0～20°，MP関節30°屈曲，IP関節伸展位でシーネ固定し，不良肢位での拘縮を予防する。
- 術後4週からシーネ内での自動屈伸運動を開始し，術後5週からシーネを除去し，手関節自動運動を開始する。
- 術後6週から他動的可動域訓練を開始し，術後8週以降に他動的な伸張およびスプリントによる拘縮解除を行う。

屈曲拘縮に対しては safety pin splint，joint jack splint，reverse finger knuckle bender splint などを使用する。また，伸展拘縮に対しては，finger knuckle bender splint，finger flexion strap，finger flexion glove などを使用する。その他，knuckle bender splint や dynamic outrigger splint なども組み合わせる。

- 4～6カ月間のリハビリテーションで他動的可動域の改善を図り，二期的に腱剝離術や関節受動術などを検討する。

再接着の生着率が向上した現在の課題は，術後の運動機能の向上であるが，創治癒や骨癒合の遅延によりリハビリテーションが進まないことは多々経験する。リハビリテーションを順調に行うには，安定した血行，強固な腱縫合，骨固定が必要である。損傷状況も症例によりさまざまであり，術中所見を把握したうえでリハビリテーションを進める必要がある。

3 知覚障害

術中の神経の処理が重要である。神経縫合の注意点として，最初に神経損傷部位の剝離と断端の新鮮化を行う。新鮮化は，神経束断面に光沢があり，マッシュルーム状に突出(fasciculaus mushroom)するまで行う。指神経のように細い神経断端の新鮮化には，マイクロサージャリー用剪刀が便利である。神経束への血行の減少や，神経束が縫合部から脱出しないように神経上膜の切除は最小限に行う。また，神経機能の維持のため，神経周膜の操作は内容物が脱出しないように愛護的に行わなければならない。

神経は，縫合部に過度の緊張が加わると同部の血流障害や瘢痕の増生を引き起こし，15％の伸展で神経内の血行が途絶する[11]とされている。そのため，われわれは10 mm以上の欠損に対しては神経移植を行っている。移植神経採取は，後骨間神経終末枝か腓腹神経から行っている。

神経障害としては再接着指のcold intoleranceが問題となっている。Cold intoleranceは，一般に「外傷が誘因となり，寒冷曝露によって生じる血管攣縮に伴う手指末梢の血流低下症状」と考えられ，①疼痛，②四肢のこわばり，③違和感，④色調変化の4症状が特徴とされている。近年，経口プロスタサイクリン誘導体の投与により症状および皮膚表面温度の改善が認められている[12]。

● 引用文献

1) Gill RS, Lim BH, Tsai TM : A comparative analysis of the six-strand double-loop flexor tendon repair and three other techniques ; A human cadaveric study. J Hand Surg Am 24 : 1315-1322, 1999
2) Young L : A randomized prospective comparison of fascicular and epineural digital nerve repairs. Plast Reconstr Surg 68 : 89-93, 1981
3) Komatsu S : Successful replantation of a completely cut-off thumb. Plast Reconstr Surg 42 : 374, 1968
4) Tamai S : Twenty years' experience of limb replantation ; Review of 293 upper extremity replants. J Hand Surg Am 7 : 549-556, 1982
5) 石川浩三, 川勝基久, 荒田順ほか : 手指末節切断再接着分類 ; その後10年の再検討. 日手会誌 18 : 870-874, 2001
6) 田中英俊, 磯貝典孝, 上石弘 : 引き抜き損傷モデルにおける血管内腔の形態変化と細胞接着分子(ICAM-1)の発現. 日マイクロ会誌 15 : 164-176, 2002
7) 潘宝華, 磯貝典孝, 田中英俊ほか : 引き抜き損傷モデルにおける静脈内腔の形態変化. 日マイクロ会誌 13 : 72-78, 2000
8) Fukui A, Maeda M, Sempuku T, et al : Continuous local intra-arterial infusion of anticoagulants for digit replantation and treatment of damaged arteries. J Reconstr Microsurg 5 : 127-136, 1989
9) 平瀬雄一 : 手の外科における医用ヒルの臨床応用. 整外と災外 34 : 1027-1030, 1991
10) 森谷浩治, 牧裕, 坪川直人ほか : 再接着指の後療法における課題. 日マイクロ会誌 22 : 306-312, 2009
11) Lundborg G : Effcts of stretching the tibial nerve of the rabbit. J Bone Joint Surg Br 55 : 390-401, 1973
12) 楠原廣久 : 指尖部切断術後に生じた Cold intolerance に対する PGI2 の治療効果. Biomed Thermol 25 : 80-83, 2006

VI 下肢・陰部

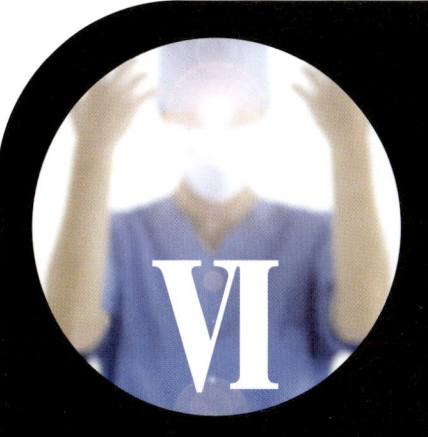

1. 前外側大腿皮弁の挙上法
2. 会陰部悪性腫瘍に対する手術療法
3. 腸骨・鼠径リンパ節郭清術
4. 四肢リンパ浮腫に対するリンパ管静脈吻合術
5. 遠位茎腓腹皮弁による下腿・足部の再建

VI 下肢・陰部

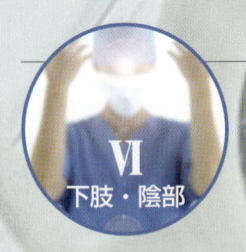

1. 前外側大腿皮弁の挙上法

稲川喜一　川崎医科大学形成外科

Key words　前外側大腿皮弁　穿通枝皮弁　外側大腿回旋動脈

ここがポイント

前外側大腿皮弁は太く長い血管茎をもち，薄く大きな皮弁とすることができる。その長所から，身体各部の再建に臨床応用され，その有用性について多くの報告がなされている。本皮弁は穿通枝皮弁の先駆けともいえる皮弁であり，この採取手技にはほかの穿通枝皮弁と共通な点も多い。

前外側大腿皮弁の栄養血管は，外側大腿回旋動静脈下行枝から分岐する穿通枝である。穿通枝は大腿直筋と外側広筋の間の筋間中隔，あるいは外側広筋内を通るが，後者の比率が約80％と高く，外側広筋内を外側大腿回旋動静脈下行枝からの分岐部まで剝離する必要がある。穿通枝の解剖学的変異の頻度が高いこともあり，慎重な手術操作とともに症例に応じて適切に対応する柔軟さが必要である。しかし，挙上に慣れてしまえば，これはさほど困難なことではなく，皮弁の挙上はほぼ全例で可能で，身体各部のさまざまな欠損に適した皮弁を得ることができる。皮弁採取部は幅8cm程度までであれば縫縮することが可能であるが，下肢の血行不全を来たす可能性があるので決して無理に行うべきではない。また，皮弁の挙上に際して，太い大腿直筋枝を損傷してしまうと，大腿直筋の壊死を生じることがあるので，少なくとも1本の太い大腿直筋枝を確実に残すようにする。

皮弁挙上による合併症としては，術後の運動障害や知覚障害，目立つ瘢痕が挙げられるが，重篤なものは経験していない。

I 私の手術手技の基本

1 術前の準備と診断

1）解　剖

前外側大腿皮弁の栄養血管は，外側大腿回旋動静脈下行枝から分岐する穿通枝である。外側大腿回旋動脈は大腿深動脈上端の外側から出て，大腿直筋の下を外方に走り，上行枝，横行枝，下行枝に分かれる。下行枝は大腿直筋と中間広筋の間の疎性結合組織内を外下方に走り，膝関節動脈網に合流するが，その間に大腿四頭筋への多くの筋枝とともに大腿皮膚前外側面を栄養する穿通枝を分岐する。Songら[1]，梶山ら[2]の初期の報告では，この皮膚穿通枝は大腿直筋と外側広筋の間の筋間中隔を通り，大腿中央から上1/3の部において深筋膜を貫き，皮枝になるとされているが，実際は80％以上の症例で皮膚穿通枝は外側広筋を貫いて皮膚に至る筋内穿通枝の形をとっている。また，これらの穿通枝が外側大腿回旋動脈下行枝からは分岐せず，外側大腿回旋動脈本幹や大腿深動脈あるいは大腿動脈から直接分岐する症例も存在する。大腿外側にこのような穿通枝がまったく認められない症例も存在するが，その頻度は低く，1％程度である[3]。この場合に

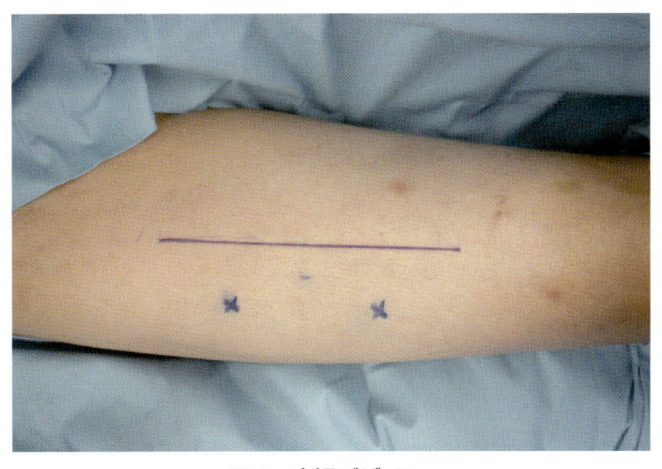

図1　皮切デザイン
右大腿直筋の正中線上に15 cmの縦切開をデザインした。大腿外側の2つの×印は，術前にカラードップラー法で同定した穿通枝の位置である。

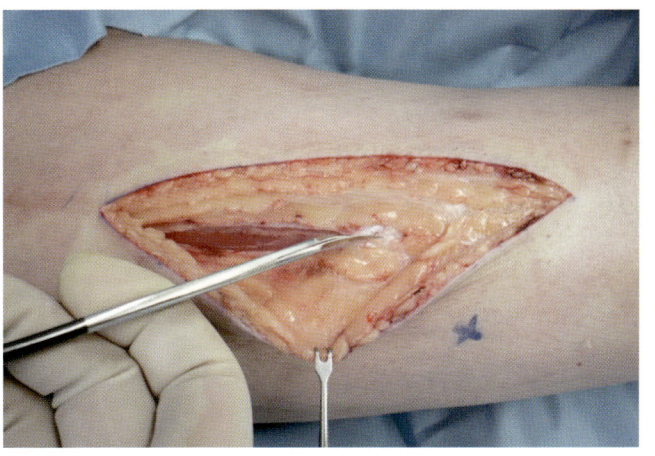

図2　大腿筋膜の切開
皮膚切開を加え，大腿筋膜まで切開する。

は大腿直筋内側部や，大腿直筋と縫工筋の間の筋間中隔に穿通枝が存在することが多く，それらを血管茎として前内側大腿皮弁を挙上できる。

2）穿通枝の同定方法

このように前外側大腿皮弁の栄養血管については解剖学的変異の頻度が高く，術前に穿通枝の存在位置や走行を正確に把握することは容易でない。術中に臨機応変に対応できるので穿通枝の術前検索は不必要であるという考え[3]もあるが，不確実ながらも術前に穿通枝の存在部位を同定しておいた方が手術を容易に進めることができると考えている。

同定方法としては，超音波血流計（ドップラー聴診器）による検索が簡便で信頼性も高く有用である。しかし，外側大腿回旋動脈下行枝が皮下浅層にある場合には血流計がこの下行枝の血流を拾ってしまい，穿通枝の存在を正確に判定できないことがある。特に痩せた症例では注意が必要である。

最近では超音波カラードップラー法による検索を多用している。この方法では，穿通枝が深筋膜を貫く位置をかなり正確に同定でき，穿通枝が筋間中隔を走行しているのか，あるいは筋内を走行しているのかも確認できる。しかし，ドップラー聴診器による検索に比べて簡便性に劣り，検査にある程度の熟練が必要であることが欠点である。

過去には血管造影やサーモグラフィーが，また最近では，短時間でより高分解能の撮影が可能なmultidetector computed tomography（MDCT）が注目されているが，著者は使用していない。

2　手術手技

1）手術体位

皮弁の採取は仰臥位で行う。上前腸骨棘から膝蓋骨までの大腿全面を消毒してドレーピングする。術野を広くとることによって，穿通枝の実際の位置に応じて皮弁のデザインを自由に変更することができる。また，皮弁採取部に植皮が必要になった場合にも同一術野から採皮を行うことができる。

2）皮切デザイン

術前に超音波血流計などで同定しておいた穿通枝の位置を参考にして，大腿直筋の正中線上に10～15 cmの縦切開をデザインする（図1）。穿通枝の位置に確信があれば，これを中央に置くようにして皮弁をデザインし，この内側縁を最初の皮膚切開としてもよい。経験上，大腿直筋と外側広筋の間の筋間中隔を通る穿通枝は，上前腸骨棘と膝蓋骨上縁を結んだ線上の上1/3の点付近に存在することが多く，外側広筋内を通る穿通枝はこの線上の中点よりやや下方に存在することが多い。

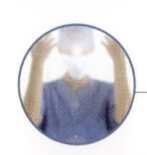

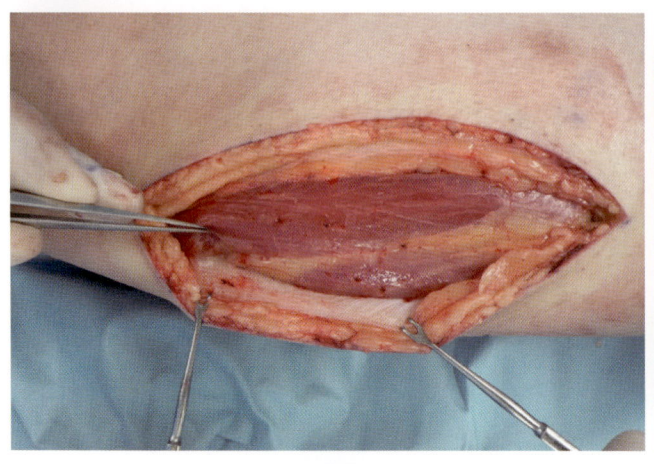

図3　大腿筋膜下の剝離
大腿筋膜下を外側に向けて筋鉤などで鈍的に剝離する。

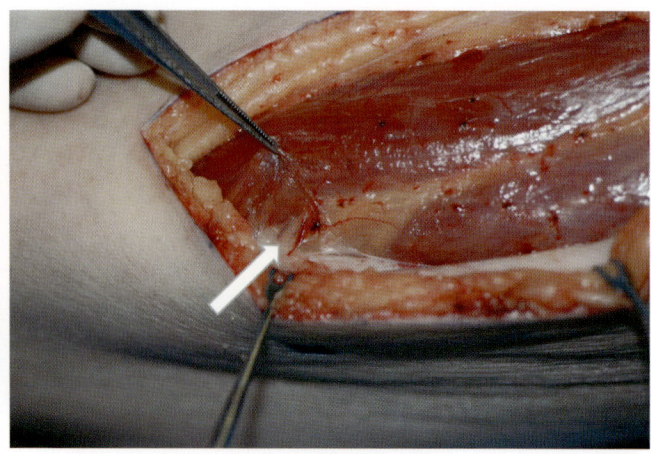

図4　穿通枝の同定
外側広筋から立ち上がって大腿筋膜に入り込む穿通枝(⇨)を確認できた。

3）穿通枝の同定

　大腿筋膜まで切開し(図2)，筋膜下を外側に向けて筋鉤などで鈍的に剝離する(図3)。外側の創縁にスキンフックなどをかけて，外側に引きながら行うとやりやすい。大腿直筋と外側広筋の間の筋間中隔や外側広筋から立ち上がって大腿筋膜に入り込む穿通枝を確認したら(図4)，それに注意深く血管テープをかけて目印とする(図5)。穿通枝は手術操作によって容易に血管攣縮を起こして確認しにくくなるので，太い穿通枝でその必要がなさそうな場合にもテープをかけておいた方がよい。血管テープは布紐タイプではなく，シリコン製の伸縮性のあるものを用いている。血管テープを長いままで使用したり，モスキート鉗子で把持したりすると，術中に思わぬ力が穿通枝に加わる可能性があるため，血管テープは短く切って使用し，止血用血管クリップでテープを固定している。多くの場合，穿通枝は複数存在するので，大腿外側を広く剝離して，最も優勢なものを茎血管として選択するべきである。確認できた穿通枝がはたして皮弁の栄養血管として十分なものであるかどうかの判断には若干の経験が必要であるが，2本の伴走静脈を伴った穿通枝で，初見時に肉眼で動脈の拍動が見られれば栄養血管として使用可能である。

　大腿外側を広く剝離しても細い穿通枝が1本しかないというような状況を経験することもあるが，その穿通枝が前述の特徴を備えたものであれば，たとえ常識的に細すぎると思える場合であっても茎血管として使用できる。穿通枝が最初の切開から近い部位の大腿筋膜に入り込んでいるような場合には，その穿通枝を茎血管として利用することがためらわれることもあるが，よほど大きな皮弁を必要としない限り問題はない。大腿外側に穿通枝がまったく認められない場合には，皮切の内側を同様に筋膜下に剝離すると，多くの場合，大腿直筋と縫工筋の間の筋間中隔を通る穿通枝を見つけることができる。

4）下行枝の同定

　大腿直筋を全周性に剝離して，これに太めのペンローズドレーンをかけて内側に引き出すように牽引する(図6)。すると，中間広筋上を外下方に走る外側大腿回旋動静脈下行枝を確認することができる。下行枝は多くの場合，中間広筋上を走行するが，中間広筋内を走行していることもある。

5）穿通枝の剝離

　茎とする穿通枝を外側大腿回旋動静脈下行枝まで剝離する(図7)。穿通枝はかなり細いことが多く，容易に攣縮を起こすので，その剝離には細心の注意を払わなければならない。攣縮を防ぐために，生理食塩水で10倍に希釈した塩酸パパベリン溶液を血管に適宜か

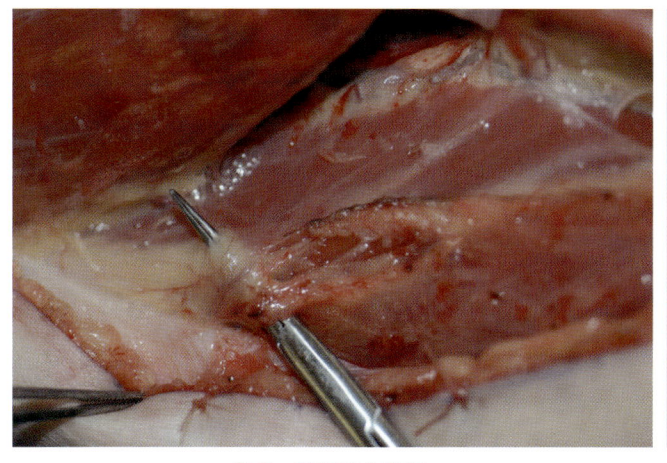

図5　穿通枝の確保
穿通枝を血管剥離子で注意深くすくい，目印の血管テープをかける。

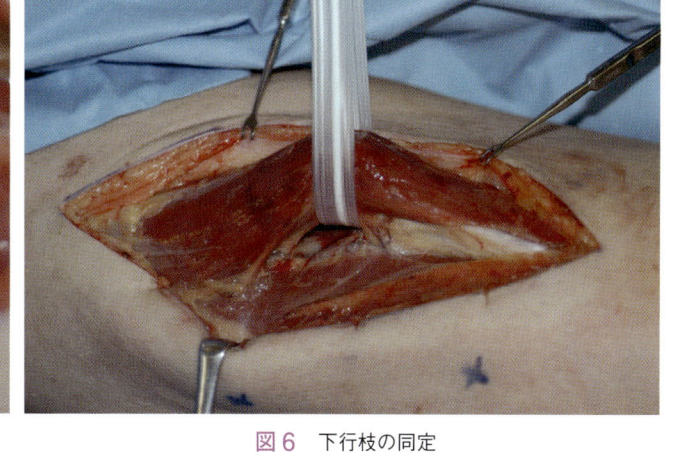

図6　下行枝の同定
大腿直筋を全周性に剥離し，ペンローズドレーンをかけて内側に牽引する。

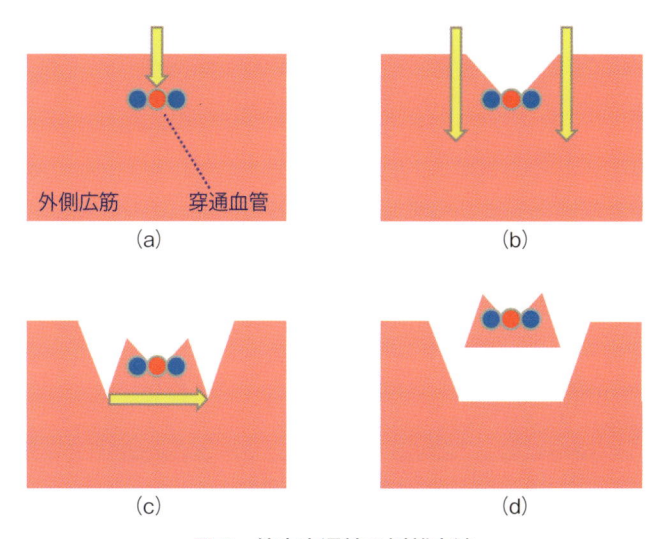

図7　筋内穿通枝の剥離方法
(a)まず穿通枝上の外側広筋を切断して，穿通枝の表面を露出させる。(b)次に穿通枝の両サイドの筋体を，穿通枝が存在する層よりもやや深い層まで切開する。(c)最後に穿通枝にかけた血管テープを引き上げながら，穿通枝の下層の筋体を切断して(d)穿通枝を外側広筋から剥離する。

けながら操作を行う。また，この剥離操作時には手術用スコープの使用が必須である。筋間中隔穿通枝である場合には，筋間中隔に沿って慎重に深部に血管剥離を進めれば，容易に外側大腿回旋動静脈下行枝からの分岐部に達することができる。

しかし，筋内穿通枝である場合には，外側広筋内を外側大腿回旋動静脈下行枝からの分岐部まで剥離する必要があり，操作は煩雑になる。この場合はまず，穿通枝が外側広筋から出る部位で穿通枝上の筋体を血管剥離子で注意深くすくい上げ(図8)，これを切断して穿通枝の表面を露出させる(図9)。この操作を少しずつ中枢に向かって進めて，外側大腿回旋動静脈下行枝からの分岐部まで至り，穿通枝の筋内の走行を明視下に置く(図10)。穿通枝は筋内をかなり蛇行して走行していることが多く，血管の走行を予測して盲目的に剥離するのは危険である。

ここで注意すべきことは，できるだけ出血させないように操作することである。筋肉の切断に際してもあらかじめバイポーラで焼灼したり，バイポーラシザースを用いたりしている。この操作は血管の走行方向を確認するのが目的なので，この時点では穿通枝の全周を剥離する必要はない。細い穿通枝の直上を剥離することは一見危険であるようにも思えるが，穿通枝は筋内の浅層を走行していることが多く，穿通枝の直上には枝も少ないので，剥離は比較的容易で，慎重に操作しさえすれば穿通枝を損傷する可能性は低い。

次に穿通枝の側面を剥離する。この際には穿通枝自体を剥離するのではなく，血管からやや離れて操作した方がよい。穿通枝から数mm離れた，両側の筋体を血管剥離子で少しずつすくっては焼灼あるいは結紮して，穿通枝の両サイドの外側広筋を穿通枝が存在す

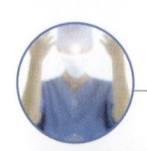

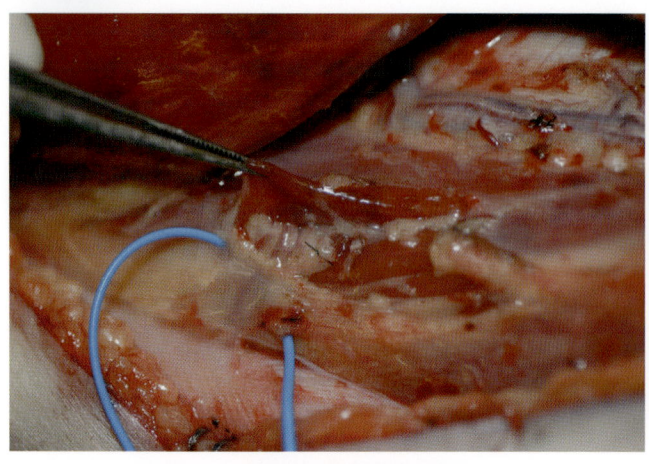

図8　穿通枝を覆う筋肉の挙上
穿通枝が外側広筋から出る部位で，穿通枝上の筋体を注意深くすくい上げる。

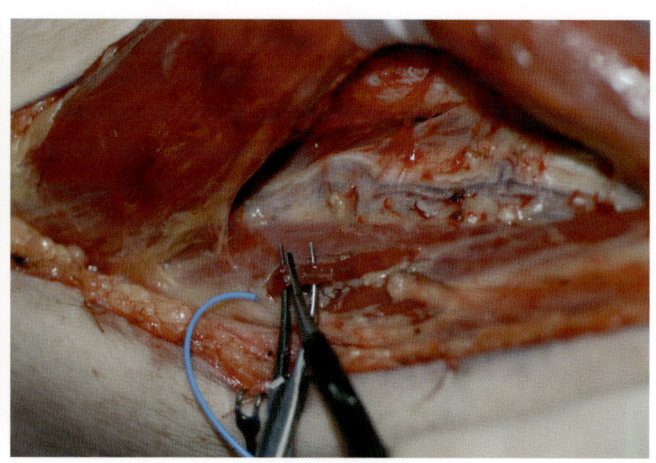

図9　穿通枝上の筋肉の切断
すくい上げた筋体をバイポーラシザースで切断する。

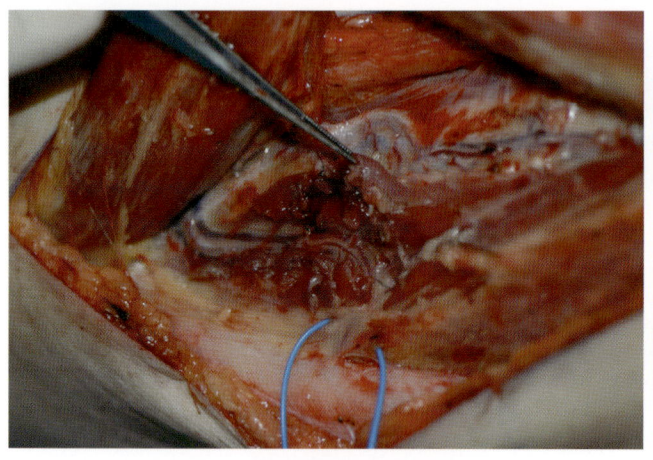

図10　穿通枝表面全体の露出
外側大腿回旋動静脈下行枝の分岐部まで穿通枝表面に存在する筋体を切開して，穿通枝の筋内の走行を明視下に置く。

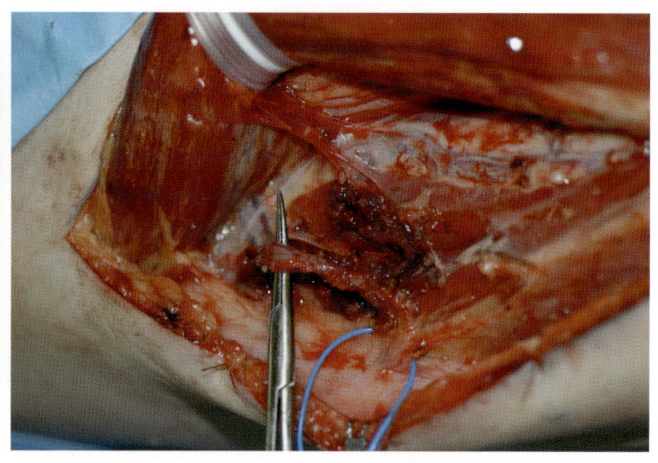

図11　筋肉穿通枝の挙上
穿通枝からやや離れた部位で筋体を切断して，穿通枝を外側広筋から剝離挙上する。

る層よりもやや深い層まで切開する。血管が方向を変える部位，すなわち屈曲点では比較的太い分枝が存在することが多いので特に注意する。

次に，穿通枝のマーキングのためにかけておいた血管テープから数cm中枢の位置に注意深く血管テープをかけ，それら2本の血管テープを引き上げて，同様の操作で穿通枝の下層の外側広筋を切断する。この操作を繰り返すことによって，筋内穿通枝を外側大腿回旋動静脈下行枝からの分岐部まで剝離する（図11）。

この分岐部では穿通枝の動脈と静脈が伴走せず，変則的に走行している[4]こともあるので注意が必要である。また，穿通枝は下行枝に合流せず，外側広筋内を上行して外側広筋枝などに合流していることもある。剝離終了後には，穿通枝の表面以外にはわずかな外側広筋筋体が付着していることになるが，その方が安全であるし，細い穿通枝の攣縮も防ぐことができる。

6）下行枝の剝離

必要な長さの外側大腿回旋動静脈下行枝を剝離する。中間広筋上に存在する場合には，血管の表面に薄い透明な膜様構造が存在する。この部位では血管損傷

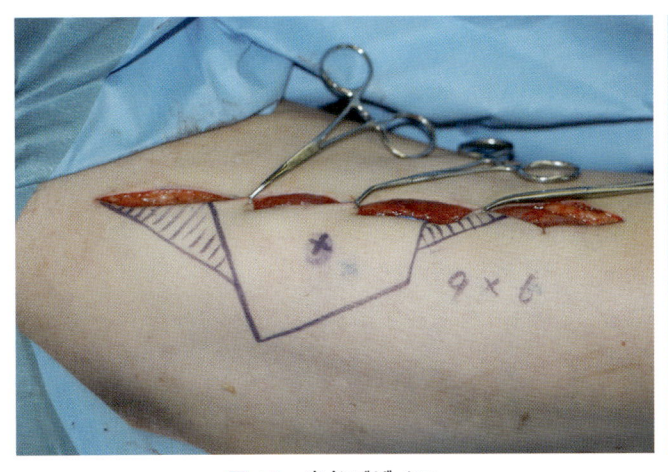

図12 皮弁デザイン
移植床の準備が整い次第，大腿の皮膚切開創をフックモスキートなどで仮閉鎖して，皮弁をデザインする．

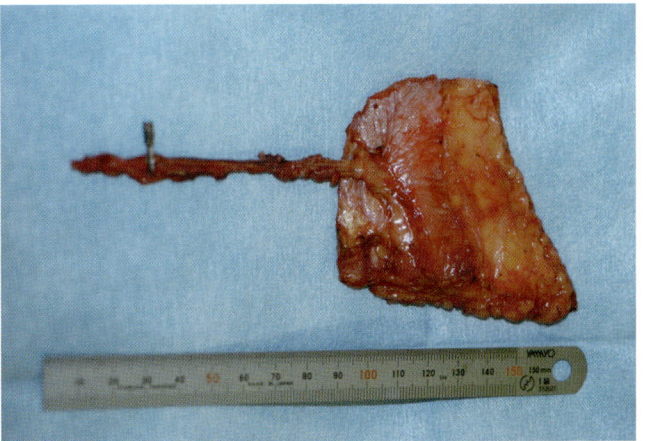

図13 遊離した前外側大腿皮弁
大腿筋膜は小さめに採取した．

や攣縮の恐れはほとんどないので，この膜を切開し，血管直上を剝離した方が分枝の処理が容易である．外側大腿回旋動静脈下行枝に伴走している運動神経は動静脈から剝離して温存する．ここまでの操作は，頭頸部や足部の再建のように移植床が離れている場合には，移植床の手術と同時進行が可能である．

7）皮弁デザイン

移植床の準備が整い次第，大腿の皮膚切開創をフックモスキートなどで仮閉鎖して，皮弁をデザインする（図12）．穿通枝ができるだけ中心にくるようにデザインするが，必ずしも皮弁中央でなくても問題はない．また，皮弁の形にも制限はない．大きな皮弁が必要であったり，皮弁を折り曲げたりする場合には，皮弁に複数の穿通枝を取り込んだ方が安全である．

8）皮弁の挙上

デザインに沿って皮膚切開を加えて，大腿筋膜下で皮弁を挙上する．大腿筋膜上で挙上するという報告[5]もあるが，筋膜下に剝離を進めた方が容易である．しかし，筋膜自体は血流に乏しく，皮弁辺縁に余剰な筋膜が存在すると縫合不全や術後瘻孔の原因となる可能性があるため，大腿筋膜は皮弁より小さめに採取した方がよい．

9）皮弁の遊離

外側大腿回旋動静脈下行枝を中枢側と末梢側で結紮切断して皮弁を遊離する（図13）．皮弁に含めた穿通枝が1本である場合には，捻転していても気が付きにくいので，移植時には十分に注意しなければならない．穿通枝を2本以上含めれば捻転は防ぎやすい．

10）皮弁採取部の閉鎖

皮弁採取部は幅8cm程度までであれば縫縮することが可能である（図14，15）が，決して無理に行うべきではない．下肢の血行不全を来たして重篤な合併症を生じる危険がある．縫縮できない場合には，まず大腿直筋と外側広筋の間をしっかりと縫合閉鎖する．これを怠ると，筋間に難治性の瘻孔を生じることがある．次に同側の大腿内側面から分層皮膚を採取して，網状植皮を行う．タイオーバー固定の必要はない．

3 術後管理

皮弁採取部を縫縮した場合はもちろんであるが，そうでない場合でも術後の浮腫などにより，大腿部に思わぬ緊張が加わって下肢の血行不全を来たすことがある．したがって，術後には足背動脈および後脛骨動脈の拍動を厳重に確認する必要がある．また，術後1週間はできるだけ創部の安静を心掛け，その後，移植部の状態に応じて徐々に立位，歩行を許可していく．特に肥満者や高齢者では，長期間臥床後に急に歩行させ

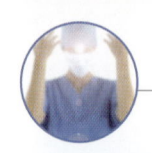

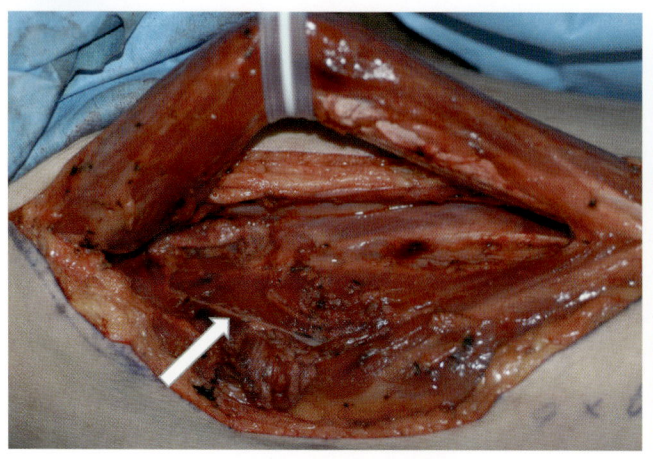

図14 皮弁採取後の状態
筋内穿通枝に隣接して存在した外側広筋の運動神経（⇨）は温存することができた。

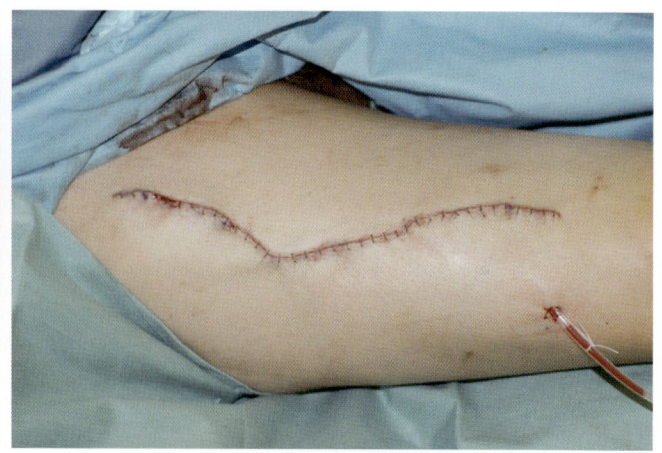

図15 皮弁採取部の閉鎖
皮弁採取部はサクションドレーンを挿入して縫縮した。

ると肺梗塞を来たすことがあるので注意が必要である。

II 手術の適応

前外側大腿皮弁は，以下の優れた点から，その適応範囲は極めて広い。なお，仰臥位で採取できるため，移植床が離れている場合には移植床の準備と皮弁の挙上が同時に進行可能であり，手術時間を短縮することができる。

1) 太く長い血管茎

栄養血管茎が太く（外側大腿回旋動静脈下行枝の中枢部で外径約 3〜4 mm），長い（最大 15 cm）。頭頸部癌の再発例などで対側頸部にしか移植床血管を求められないような場合でも，直接吻合が可能である。また，有茎皮弁としても下腹部から臍周囲の再建が可能である。

2) 薄く大きな皮弁

個人差もあるが，一般的に薄くしなやかで，大きな皮弁を採取することができる。また，脂肪組織内で分岐する穿通枝を手術用顕微鏡下に剝離（microdissection法[6]）することによって，さらに薄い皮弁とすることもできる。四肢，特に肘および膝関節以遠の再建では皮弁の薄さが要求される場合が多く，良い適応となる。

3) 大腿筋膜の利用

強固な大腿筋膜を用いて，腱や靭帯などを同時に再建することができる。アキレス腱や膝蓋腱の欠損を伴う皮膚軟部組織欠損ばかりでなく，硬膜を含む頭皮や頭蓋底欠損，胸壁や腹壁の全層欠損にも適している。また，脂肪筋膜弁とした場合には大腿筋膜を固定源として利用できるので，さまざまな陥凹変形に対して良い適応となる。

4) 知覚再建

外側大腿皮神経や前大腿皮神経を皮弁に含めることによって知覚皮弁とすることができる。

5) 合併組織移植

皮弁採取部の近傍には筋，筋膜，骨，神経などの再建材料が豊富に存在し，外側大腿回旋動静脈系を茎として，それらを血管柄付き移植片として同時に採取することができる。特に死腔を有する欠損に対しては，外側広筋弁の充填が有用である。

また，外側大腿回旋動静脈系は多くの分枝を有するため，それを利用して flow-through 型吻合[7]やキメラ型合併組織移植[8]を行うことができる。

III 合併症回避のコツ

1 大腿直筋の壊死

　大腿直筋を貫いて大腿筋膜に達する穿通枝を認めることがあるが，この血管を栄養血管として利用できることは少ない．この穿通枝は，大腿直筋裏面から流入する外側大腿回旋動静脈下行枝の太い大腿直筋枝に連続していることが多く，この血管の剝離にこだわると大腿直筋に与える損傷が大きくなってしまうからである．また，この太い大腿直筋枝を採取した場合には大腿直筋の壊死を生じることがある．

　過去にこの大腿直筋枝を血管茎として大腿直筋の一部を遊離筋弁として採取した症例で，温存した大腿直筋の壊死を経験している．現在，前外側大腿皮弁の採取に際しては少なくとも1本の太い大腿直筋枝を確実に残すように注意している．

　大腿直筋枝を切断する必要がある場合には，中枢側に別の筋枝が存在することを確かめたうえで，切断する筋枝に血管クリップをかけ，筋体の色調に変化が現れないことを確認した後に切断している．

2 術後の運動障害

　前外側大腿皮弁では大腿の筋群をほぼ完全に温存できるので，筋肉上に植皮を行った場合でも重篤な運動障害を来すことはない．穿通枝の剝離に際して，筋肉を不必要に損傷しないように注意するとともに，穿通枝に伴走している外側広筋の運動神経を動静脈から剝離して温存している．血管の分岐形態などから神経を切断せざるを得ない場合もあるが，そのような場合でも重大な機能障害を引き起こした経験はない．

　また，大腿筋膜を大きく採取すると，仰臥位または坐位の状態から立ち上がりにくいと訴えることがあるので，筋膜は小さめに採取した方がよい．

3 術後の知覚障害

　外側大腿皮神経本幹を犠牲にした場合には，当然のことながら大腿外側の広範な知覚障害を引き起こすことになるが，よほど大きな皮弁をデザインしない限り，これを損傷することはない．しかし，皮弁採取部に植皮を行った症例では，術後長期を経ても外側大腿皮神経の絞扼によると思われる知覚低下が残ることが多い．また，術後早期には，歩行時の疼痛やひきつれ感を訴えることもあるが，これは数カ月で改善し，長期間続いた症例の経験はない．

4 目立つ瘢痕

　大腿部に生じる瘢痕は，前腕や下腿に生じる瘢痕に比べれば，衣服で隠しやすい部位であって目立たない．しかし，体幹を採取部とする広背筋皮弁や腹直筋皮弁などと比べると，前外側大腿皮弁では縫縮できる幅が小さく，植皮が必要となる場合が多い．皮弁採取部については，植皮を行うよりも縫縮した方が整容的に優れていることは明らかであり，この点は皮弁の選択に際して十分に考慮するべきである．大腿の周径には個人差があるので，縫縮可能な幅の具体的な数値については一概に論じることはできないが，著者の経験した症例における最大縫縮幅は8 cmであった．しかし，下肢の血行不全を来たす可能性があるので決して無理に行うべきではない．また，大腿直筋枝の一部を採取した場合には，閉創前に大腿直筋の血行が保たれていても，縫縮することによって筋の阻血を来たす可能性もある．

　植皮術としてはメッシュ植皮を多用しているが，一部で生着が悪く，創治癒が遷延化することがある．温存した大腿筋膜上に行った植皮部に生じやすい．また，大腿直筋と大腿筋膜張筋との間に難治性の瘻孔を生じて，デブリードマンおよび縫合術を要した症例も経験している．大腿直筋と大腿筋膜張筋とを縫合固定し，術後にある程度の安静を保つことによって瘻孔形成を防ぐことができると考えている．

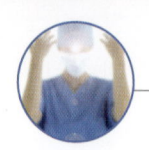

●引用文献

1) Song YG, Chen GZ, Song YL : The free thigh flap ; A new free flap concept based on the septocutaneous artery. Br J Plast Surg 37 : 149-159, 1984
2) 梶山研三, 川嶋孝雄 : Free anterolateral thigh flap の経験. 形成外科 29 : 398-404, 1986
3) 木股敬裕 : 私の前外側大腿皮弁挙上方法(1). 形成外科 48 : 1093-1098, 2005
4) 青雅一, 平川久美子, 越宗靖二郎 : 遊離穿通枝皮弁による再建のコツ；特に前外側大腿皮弁について. 形成外科 52 : 183-190, 2009
5) 櫻庭実, 木股敬裕 : 大腿部穿通枝皮弁の挙上と応用. PEPARS 37 : 69-75, 2010
6) Kimura N, Saitoh M : Free microdissected thin groin flap design with an extended vascular pedicle. Plast Reconstr Surg 117 : 986-992, 2006
7) Koshima I, Kawada S, Etoh H, et al : Flow-through anterior thigh flaps for one-stage reconstruction of soft-tissue defects and revascularization of ischemic extremities. Plast Reconstr Surg 95 : 252-260, 1995
8) Koshima I, Yamamoto H, Moriguchi T, et al : Extended anterior thigh flaps for repair of massive cervical defects involving pharyngoesophagus and skin ; An introduction to the "Mosaic" flap principle. Ann Plast Surg 32 : 321-327, 1994

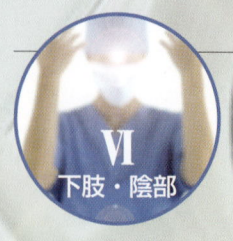

2. 会陰部悪性腫瘍に対する手術療法

橋本一郎 徳島大学大学院ヘルスバイオサイエンス研究部形成外科学
中西秀樹 徳島大学名誉教授

Key words　会陰部悪性腫瘍　会陰部再建　内陰部動脈穿通枝皮弁

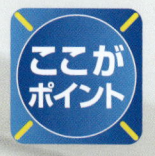

ここがポイント

　会陰部悪性腫瘍の切除・再建術が，特に女性の場合に難しい理由は，外尿道口，肛門，膣が狭い範囲に局在しているためである。肛門括約筋や尿道括約筋に切除が及ぶと機能低下が生じることがあり，QOL の低下に直結する。また，切除が膣に及ぶ場合には，隣接する尿道や直腸の損傷に注意が必要である。切除範囲の決定に関しては，入念な術前の検査と関連する診療科との打ち合わせを行っている。
　再建術では，欠損の部位やその大きさと深さに応じて皮弁を選択する。腹直筋皮弁，薄筋皮弁，posterior thigh flap などが用いられてきたが，最近では gluteal fold flap を用いた再建の報告が海外でも本邦でも増加している。われわれは gluteal fold flap を含む内陰部動脈穿通枝皮弁（internal pudendal artery perforator flap：IPAP flap）を開発し，それらを頻用している。それぞれの皮弁の特徴をよく理解して，死腔を残さないように血行の良い皮弁や筋弁で再建することが肝要である。術後合併症を回避するためには，皮弁虚血に陥らない皮弁が緊張なく縫合できるようにすること，術後リンパ漏を防ぐために吸引ドレーンを十分に挿入すること，股関節の安静により皮弁壊死や血腫を予防することが重要である。

I　私の手術手技の基本

1 術前準備

1）診　断

　会陰，特に女性の場合には狭い範囲に外尿道口，肛門，膣があるため，腫瘍の浸潤範囲をできる限り特定することが重要である。われわれは，外陰部腫瘍が見られた女性患者の場合には，婦人科と泌尿器科に必ず紹介するようにしている。また，腫瘍が肛門に近い場合には外科に紹介して，肛門管内の精査をお願いしている。CT・MRI 検査で局所浸潤の精査とリンパ節転移の有無を調べることも重要である。骨盤内において尿道，膣，直腸は薄い組織で隔てられているため，腫瘍がその境界に存在する場合にはそれぞれの組織が温存できるかどうかを，画像診断や生検による組織診断の結果を参考に決定しなければならない。

2）人工肛門作成計画と術前処置

　尿道が温存できない場合には尿路変更が必要であり，肛門，直腸が温存できない場合には永久的人工肛門が必要となる。肛門管や直腸が切除されない場合でも，肛門括約筋の一部が切除されるような症例や，腫瘍の浸潤が広範囲で肛門管内での再発の可能性が残る

表　会陰部再建に用いる皮弁

皮弁の名称	栄養血管	利点	欠点
Gluteal fold flap	内陰部動脈，会陰動脈	皮弁採取部が目立たない	坐位で一時的な疼痛
薄筋皮弁	内側大腿回旋動脈	血管茎が外陰に近い	血行がやや不安定
腹直筋皮弁	深下腹壁動脈	大きな皮弁が挙上可能	脂肪組織が厚い，人工肛門の造設が困難
Gluteal thigh flap	下殿動脈	血管茎が殿部に近い	大腿に大きな瘢痕が残る

症例では一時的人工肛門を作成することがある。一時的人工肛門では，創部が治癒して肛門機能が残存していること，腫瘍の再発が見られないことを確認した後に，これを閉鎖することができる。人工肛門を作成する症例において，腹直筋弁や腹直筋皮弁を再建材料として考えている場合には，腹壁のどの部位に人工肛門を作成するかをよく検討しなければならない。

腫瘍が肛門に近い場合には，術直後に排便を行うと創部の安静が保てず不潔になりやすい。経口腸管洗浄剤を手術日前日に投与し，術後には低残渣食にすることで，術後の排便を遅らせることができる。

3）再建材料の検討

再建材料としての皮弁選択は，欠損の位置と形状，鼠径部リンパ節郭清の有無などによって決定する。会陰部再建に用いられる皮弁には何種類かあるが，使用する皮弁を決定する際にはそれぞれの皮弁の特徴を把握しておくべきである(表)[1)~3)]。腹直筋皮弁は，尿路変更時や人工肛門作成時には注意が必要である。薄筋皮弁は皮弁血行が不安定であることに注意する。Posterior thigh flap は大腿後面から挙上する皮弁であり，血管茎が殿部に近い。内陰部動脈穿通枝皮弁 (internal pudendal artery perforator flap：以下，IPAP flap) は gluteal fold flap や V-Y 皮弁として挙上が可能であり，さまざまな外陰の欠損に対して有用である。

2 外陰再建に用いられる皮弁

1）腹直筋皮弁・DIEP flap

外陰部再建に腹直筋皮弁を用いる場合は，深下腹壁動静脈を血管茎として用いる。通常の鼠径部リンパ節郭清では問題はないが，外腸骨リンパ節を郭清する場合には深下腹壁動静脈が術野に出現するため，本皮弁を利用する際には注意が必要である。腹直筋皮弁の特徴として，①1つの皮弁で大きな面積の欠損が被覆できること，②骨盤内と骨盤外の2つのルートで外陰部への移動が可能であること，が挙げられる。骨盤内死腔充填が必要な症例では，筋皮弁として骨盤内から外陰へボリュームのある筋皮弁を移動することで骨盤内の充填と外陰皮膚の再建を同時に行うことができる(図1)。骨盤内死腔充填は不要で外陰のみの再建が必要な症例では，骨盤外を通して皮弁を移動させる(図2)。外陰部に筋体の充填が必要な場合には筋皮弁を移植するが，より薄い皮弁が適している場合には筋体を含まない deep inferior epigastric perforator flap (DIEP flap)を用いることもできる。外陰と骨盤を同時に再建する場合には，腹直筋皮弁は前外側大腿皮弁や薄筋皮弁と比較すると，合併症が有意に低いとの報告があり[4)]，このような症例では腹直筋皮弁は第一選択になり得る。

2）薄筋皮弁・薄筋弁

薄筋は大腿内側にあり，近位では長内転筋と大内転筋の間に，遠位では縫工筋と半膜様筋の間に位置する。栄養血管は内側大腿回旋動脈からの分枝で，筋起始部から 8~10cm 遠位で長内転筋の深部から出てくる。このため皮弁を外陰部に移動させる場合には，筋皮弁の最近位部は外陰の欠損部に充填できない。大腿遠位 1/3 の部位では皮弁血行が不安定であり壊死が見られるが，外陰への筋肉充填が必要な症例では筋弁としての有用性がある。最近では，薄筋周囲の筋膜を温存することで皮弁血行が改善する，長内転筋を挙上して血管剥離を行うことで血管茎が延長するなど，前述の欠点を克服するための工夫が報告されている[5)6)]。

3）Posterior thigh flap

大殿筋下縁から大腿裏面に分布する下殿動脈下降枝

a	b	c
d		

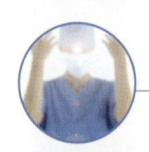

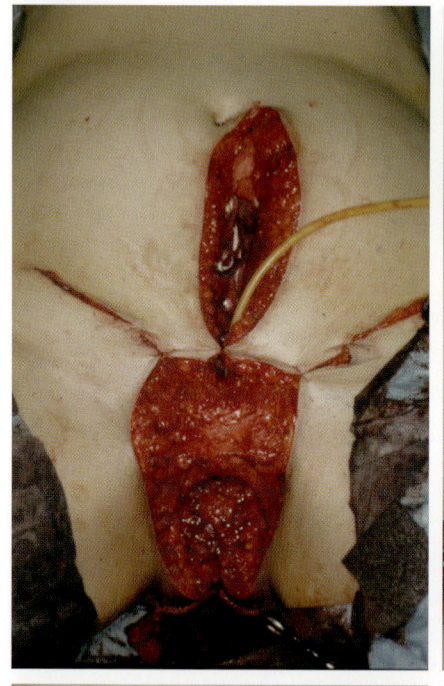

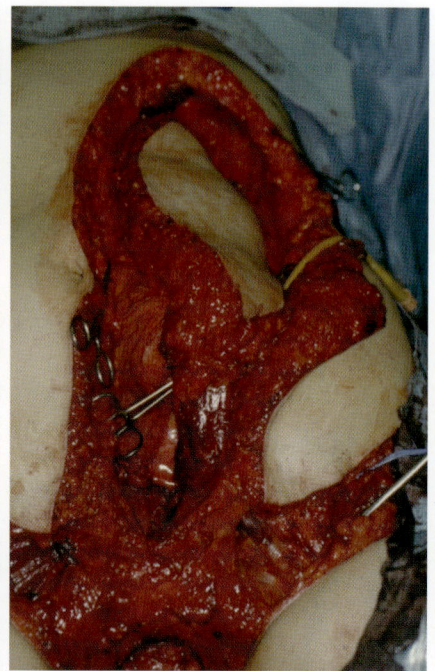

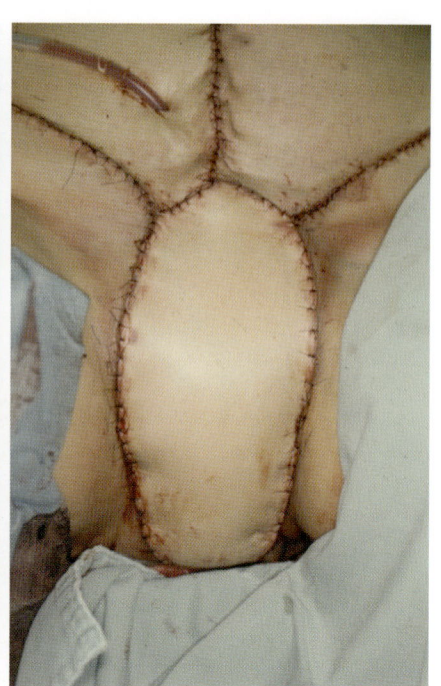

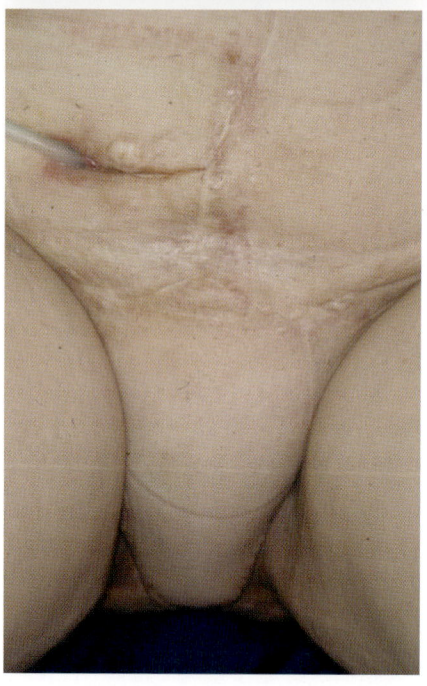

(a) 外陰部広範囲切除，両側鼠径部リンパ節郭清術，腹式尿道・膣・子宮切除が行われた。
(b) 10×21 cm の腹直筋皮弁を挙上した。
(c) 皮弁は骨盤内を通して会陰部へ移動された。
(d) 術後1年8カ月の所見

図1 【症例❶】68歳，女性，膣有棘細胞癌，腹直筋皮弁

と伴走する皮神経を含む皮弁であり，大腿裏面のほぼ中央から挙上する。皮弁採取部を縫合する場合には，最大8×30 cm 程度の皮弁が挙上可能である。皮弁デザインでは，殿溝上で坐骨結節と大転子の中点にマーキングを行い，この付近でドップラー血流計を用いて皮弁の栄養血管を同定する。術中の砕石位では，殿部から膝窩裏面の位置関係がわかりにくくなるため，皮弁デザインと栄養血管の同定は術前に立位あるいは伏臥位で行っておくのがよい。本皮弁は1980年代より報告されているが，最近でも複雑な欠損が膣から殿部

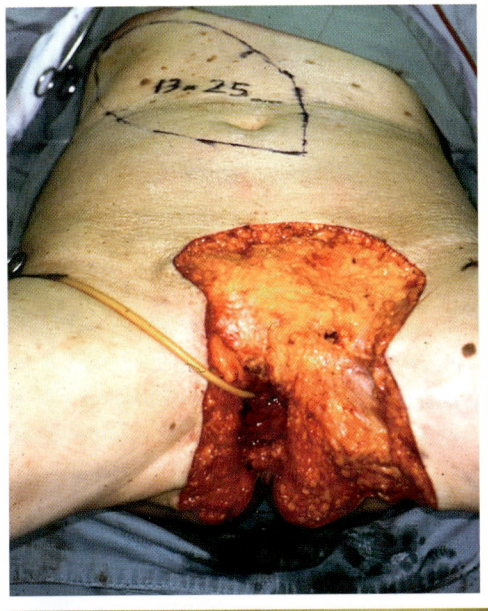

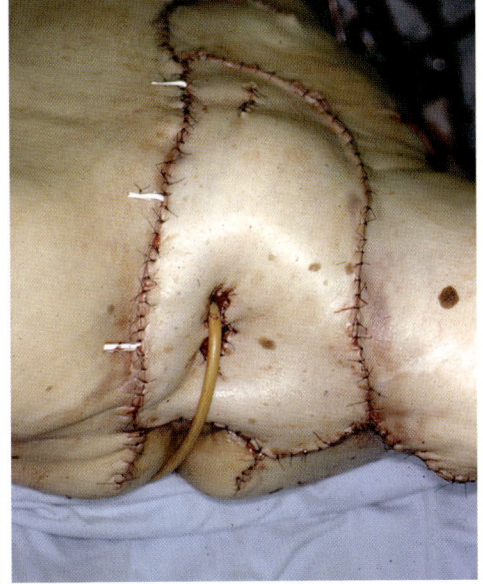

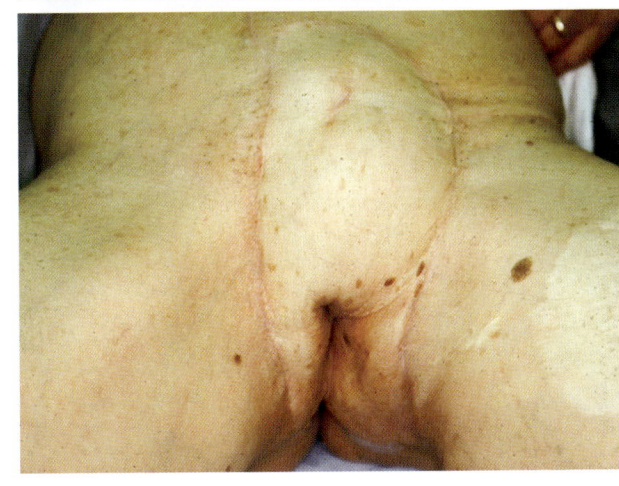

2. 会陰部悪性腫瘍に対する手術療法

(a) 腫瘍広範囲切除後の皮弁デザイン
(b) 皮弁は thinning を行い縫着した。
(c) 術後 1 年 4 カ月の所見

図2 【症例❷】72 歳,女性,外陰部パジェット病,腹直筋皮弁

(橋本一郎ほか:外陰部切除後の再建. 殿部・会陰部の再建と褥瘡の治療 最近の進歩(改訂第 2 版),野﨑幹弘編著,pp15-25,克誠堂出版,東京,2009 より引用)

にかけて存在し,特に開腹を行わない患者や,尿路変更や人工肛門が行われた患者では腹直筋より使いやすいと報告されている[7]。

4) 内陰部動脈穿通枝皮弁(IPAP flap, gluteal fold flap)

骨盤内で内腸骨動脈から分岐する内陰部動脈は,坐骨結節裏面を通って骨盤外へと分布し,会陰動脈や下直腸動脈となって会陰周囲を広く栄養している。これらの動脈からの皮膚穿通枝は坐骨直腸窩の脂肪内に含まれており,IPAP flap を挙上することができる[8]。坐骨直腸窩は坐骨結節,肛門(あるいは尾骨先端部),膣(あるいは陰嚢)で構成される三角形内で示され,この中に皮弁血管茎を含ませることでさまざまな形の IPAP flap が挙上可能となる。殿溝にデザインして,プロペラ皮弁として移動する IPAP gluteal fold flap(図3),V-Y 皮弁として移動する IPAP V-Y flap,従来の転移皮弁として移動する IPAP transposition flap,さらに大腿から挙上する IPAP thigh flap が利用可能である[8,9]。

IPAP flap の利点と欠点は以下のようになる。
①皮弁の栄養血管が会陰に存在するため,挙上した皮弁のすべてを再建のために使用可能である。

267

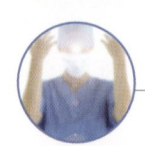

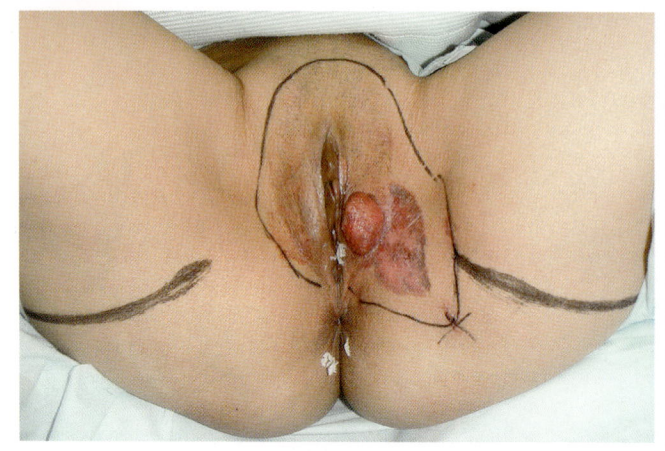

(a) 手術開始時の所見
病棟で殿溝をマーキングされている。×印は坐骨結節を表す。

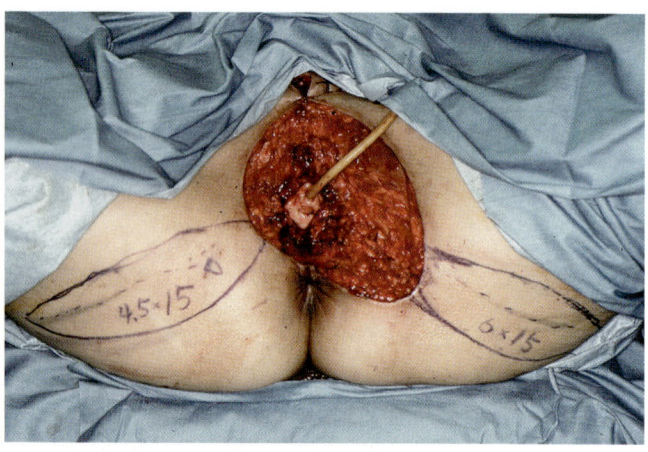

(b) 皮弁デザイン
右側は 4.5×15 cm，左側は 6×15 cm である。

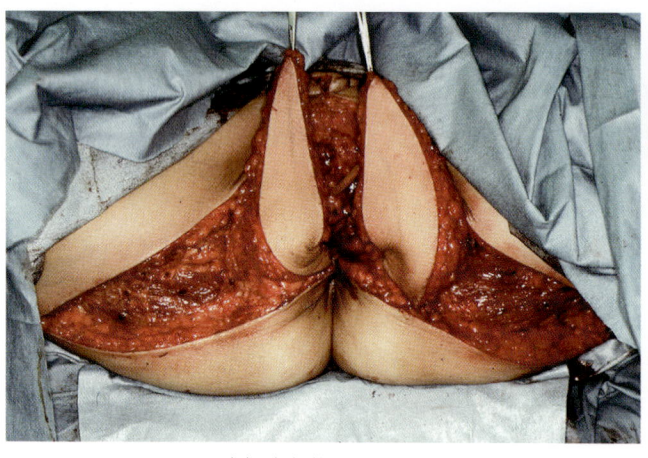

(c) 皮弁挙上時の所見
坐骨直腸窩の脂肪に含まれる内陰部動脈穿通枝で皮弁は栄養されている。

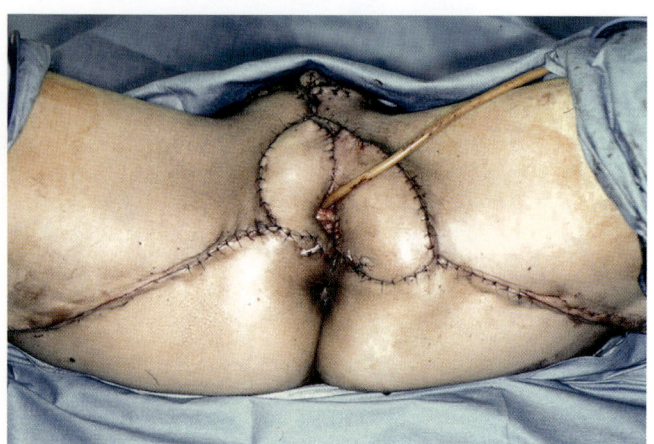

(d) 皮弁縫着時の所見

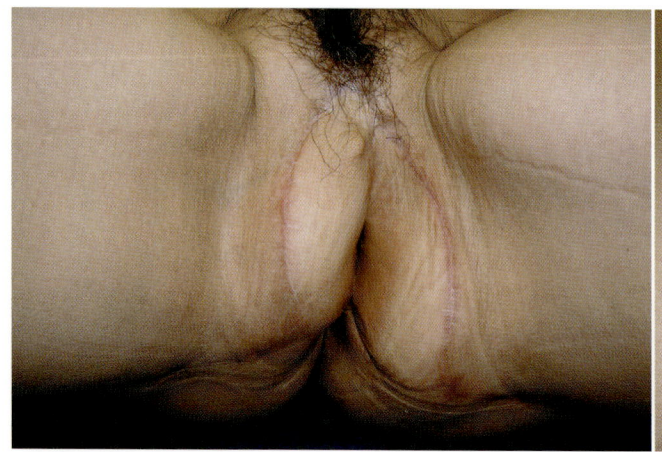

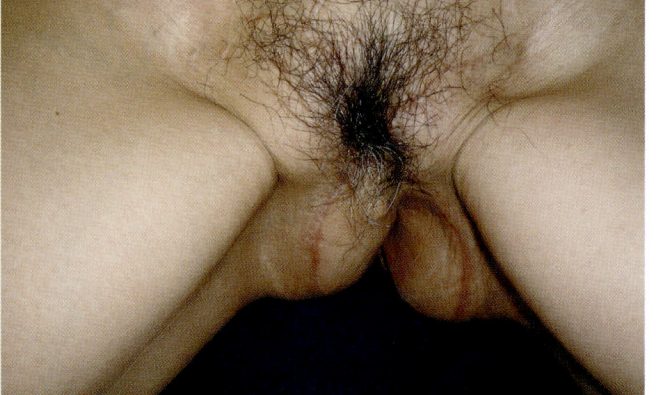

(e) 術後 9 カ月の所見

図 3 【症例❸】63 歳，女性，外陰部パジェット病(浸潤癌)，内陰部動脈穿通枝皮弁(IPAP gluteal fold flap)

②皮弁挙上が簡単で血行が安定している。
③皮弁採取部の瘢痕が殿溝や外陰周囲であるため目立ちにくい。
④皮弁採取部の選択と皮弁遠位部の脂肪切除によりさまざまな大きさと厚さの皮弁が挙上可能であり，骨盤内の充填にも対応可能である。
⑤プロペラ皮弁として挙上できるため，皮弁周囲に皮膚の余剰が生じにくい。

一方，坐骨結節部に瘢痕ができる場合には，坐位部の疼痛が症例により1～3カ月続くことがある。

II 合併症回避のコツ

会陰部切除と再建における合併症には，腫瘍切除に関するものとして括約筋の障害による失禁や直腸腟瘻，再建に関するものとして皮弁壊死，リンパ漏，血腫，ドナー縫合部の創離開などがある。

1 腫瘍切除に関して

はじめに述べたように，会陰部の機能損傷はQOLに重大な障害をもたらす。各科と手術方法や手順について具体的に相談し，患者と家族への手術説明時には，手術に携わる関係各科の医師から可能性のある合併症について詳しく説明し，患者と家族から同意を得ることが重要である。特に，腫瘍切除により肛門括約筋と尿道括約筋が障害されると重大な影響がでるため，前述した術前の十分な検討と術中の慎重な操作が必要である。

2 皮弁縫合・ドレーン挿入

皮弁壊死を防ぐために，皮弁が欠損部に緊張なく届くようにし，皮弁縫合時には血行を確認する。皮膚と皮下脂肪組織の血行状態が一致しない場合があるので，必ず両方の組織の血行を検査する。もし，血行が悪い場合には剪刀で皮膚あるいは脂肪組織を切除しながら，皮弁組織全体で鮮血の出血が見られるようにする。

皮弁の配置は術後の外陰の形を決定するために重要である。皮弁が2枚ある場合には，会陰が左右対称になるように皮弁を正中で縫合する。余分な脂肪組織は皮弁末梢の血行を見ながら切除していく。

外陰部はリンパ管が非常に発達しており，術後のリンパ漏が起こりやすい。また，女性外陰部は基本的に凹面で構成されているため，皮弁と下床の死腔を塞ぐためにはドレーンを適切な位置に配置するように心がけるべきである。ドレーンで陰圧をかける部位は，鼠径部リンパ節郭清が行われた症例では同部位，外陰部では再建皮弁の下床，そして皮弁採取部，の合計3カ所となる。皮弁と粘膜の縫合は，粘膜が薄いため原則として1層であるが，抜糸時の疼痛をなくす目的で，われわれはPDS II (4-0)を用いて行っている。

皮弁採取部が殿溝や大腿裏面である症例では，採取部の縫合時には，挙げていた両下肢を下げて創部の緊張がとれた状態で行う。殿溝に縫合部が一致する場合には，術後に坐位の姿勢をとると縫合創に緊張がかかるため，われわれは太めの撚り糸（バイクリルあるいはニューロロン2-0あるいは3-0）で皮下縫合をしっかり行い，さらに密な真皮縫合を追加している。

3 術後の管理

ドレーン1本あたりの吸引量が10～20 mlになったのを目安に，チューブを抜去する。ただし，前述のように陰圧ドレナージは皮弁の固定も兼ねているため，吸引量が早期に減少しても7～10日間はチューブを留置した方がよい。

われわれの施設では，両下肢を安静にすることで皮弁のねじれによる皮弁壊死や，死腔が生じて血腫ができることを防いでいる。具体的には両下肢を下肢架台にのせて，軽く股関節を開くようにしている。歩行開始は，10～14日後を目安にしている。術後5～7日くらいになると，ベッド上で下肢の等尺性運動を開始し，その後股関節以外の関節運動も始める。皮弁採取部が殿溝部の症例では，坐位で縫合線に緊張がかかるため，ベッド脇には浅く腰掛けてもらい歩行器で歩行練習を開始する。

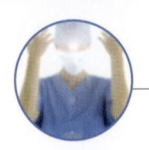

●引用文献

1) 中西秀樹, 橋本一郎：殿部・会陰部再建. 形成外科 44：867-874, 2001
2) 橋本一郎, 中西秀樹：外陰部切除後の再建. 殿部・会陰部の再建と褥瘡の治療 最近の進歩(改訂第2版), 野﨑幹弘編著, pp15-25, 克誠堂出版, 東京, 2009
3) Salgarello M, Farallo E, Barone-Adesi L, et al：Flap algorithm in vulvar reconstruction after radical, extensive vulvectomy. Ann Plast Surg 54：184-190, 2005
4) Nelson RA, Butler CE：Surgical outcomes of VRAM versus thigh flaps for immediate reconstruction of pelvic and perineal cancer resection defects. Plast Reconstr Surg 123：175-183, 2009
5) Ducic I, Dayan JH, Attinger CE, et al：Complex perineal and groin wound reconstruction using the extended dissection technique of the gracilis flap. Plast Reconstr Surg 122：472-478, 2008
6) Reddy VR, Stevenson TR, Whetzel TP：10-year experience with the gracilis myofasciocutaneous flap. Plast Reconstr Surg 117：635-639, 2006
7) Friedman JD, Reece GR, Eldor L：The utility of the posterior thigh flap for complex pelvic and perineal reconstruction. Plast Reconstr Surg 126：146-155, 2010
8) Hashimoto I, Abe Y, Nakanishi H：The internal pudendal artery perforator flap；Free-style pedicle perforator flaps for vulva, vagina, and buttock reconstruction. Plast Reconstr Surg 133：924-933, 2014
9) Hashimoto I, Goishi K, Abe Y, et al：The internal pudendal artery perforator thigh flap；A new freestyle pedicle flap for the ischial region. Plast Reconstr Surg Global Open 2：e142-e148, 2014

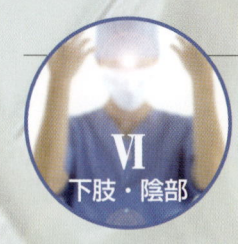

3. 腸骨・鼠径リンパ節郭清術

清澤智晴　防衛医科大学校形成外科

Key words　腸骨・鼠径リンパ節　郭清術　合併症　リンパ流

ここがポイント

腸骨・鼠径リンパ節郭清術を施行するには，リンパ節の局在を正確に把握することが必要である．特に，鼠径リンパ節郭清では Quadrilateral block 法といわれる鼠径部を四角の範囲で郭清する方法ではなく，実際のリンパ節存在部位を意識し大腿動静脈，大伏在静脈に沿ったリンパ節を郭清する方がよい．

郭清範囲は，個々の症例で悪性腫瘍の性質や触診，造影 MRI（magnetic resonance imaging），PET 検査（ポジトロン断層法：positron emission tomography）などでのリンパ節転移の有無，予防的効果などを考慮して決める．腸骨部のみ，または鼠径部のみの郭清術，あるいは腸骨・鼠径リンパ節郭清術を検討する．両側にリンパ節転移があっても，郭清範囲内であれば両側の郭清術を行う．体表のリンパ流にはおおむね規則性があるので，郭清範囲を決める参考とする．

合併症を避けるため，骨盤内と鼠径部の解剖学的位置関係を確認し，重要な血管や神経，尿路器官の損傷を回避する．

I 私の手術手技の基本

1 術前の準備と診断

1）対象疾患と検査

悪性腫瘍のうち，対象は悪性黒色腫，有棘細胞癌，Bowen 癌，乳房外 Paget 癌，肉腫の一部などである．術前には原発巣の病理組織学的診断をあらかじめ得ておき，原発巣の切除と同日または後日にリンパ節郭清術を行う．リンパ節転移の有無は，触診，造影 MRI（magnetic resonance imaging），PET 検査（ポジトロン断層法：positron emission tomography）が有用である．

2）腸骨・鼠径リンパ節の解剖

体表のリンパ流にはおおむね規則性がある（図1）．大腿三角には浅・深鼠径リンパ節が位置する（図2, 3）．

浅鼠径リンパ節は，垂直群（遠位リンパ節連鎖）と水平群（近位リンパ節連鎖）の2群に分けることができる．垂直群は，主に下肢からのリンパ流を受ける．これに対し水平群はさらに外側部と内側部に分けられるが，主として同側の下腹部や殿部の皮膚軟部組織からのリンパ流を受ける．伏在裂孔部のリンパ節を接合部リンパ節，あるいは伏在裂孔部リンパ節と呼ぶ．

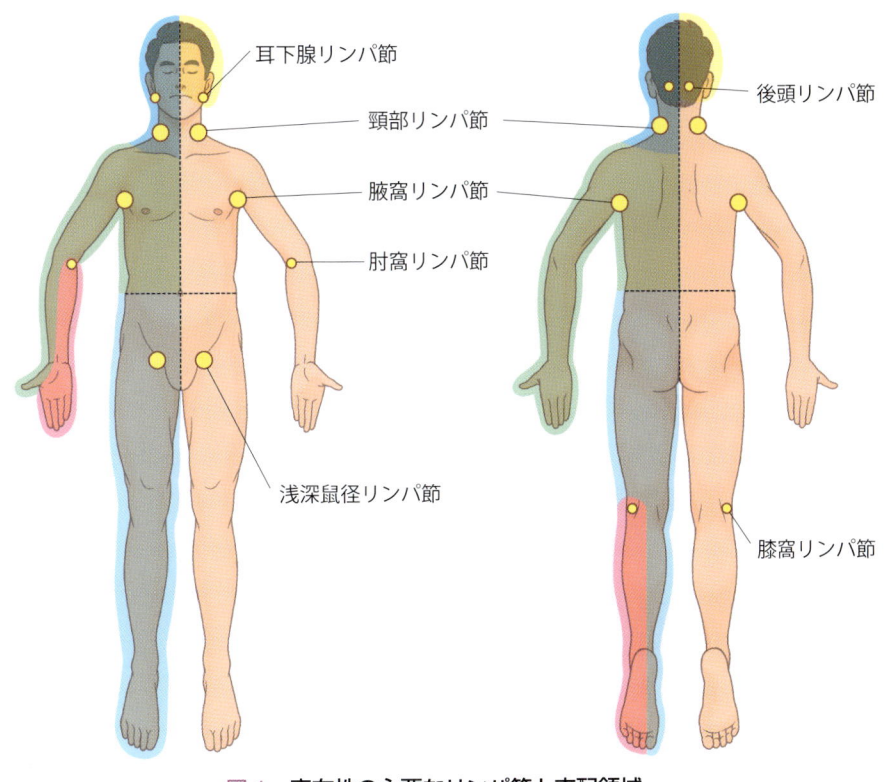

図1 表在性の主要なリンパ節と支配領域

体幹四肢では臍で上下左右にリンパ流が分かれる。下肢においては、第II〜V趾を含む足底と踵，下腿後面のリンパ流は膝窩リンパ節に向かうが，そのほかは鼠径リンパ節に向かう。しかし奇異性転移もあり，必ずしも原則に沿うとは限らない。

深鼠径リンパ節は大腿筋膜下あるいは鼠径靱帯下に存在し，大腿動脈鞘内に位置するリンパ節はRosenmüllerリンパ節あるいはCloquetリンパ節と呼ばれる（図2）。

2 基本的手術手技

1）予防的郭清術と根治的郭清術

今までに多数の報告がある[1〜3]。リンパ節郭清術には臨床的に術前に転移がない予防的郭清術と，リンパ節転移が陽性であり，これを郭清する根治的郭清術の2つがある。ただし，ここで「根治的」というのは便宜的な言葉であって，必ずしも予後を保証するものではない。

予防的リンパ節郭清術の場合にどこまで郭清するかは術者の判断による（表）。

2）皮膚切開

腸骨・鼠径リンパ節の両方を郭清する場合の皮切は，頭側では臍窩と前腸骨棘を結ぶ線分の外側1/3の点，すなわちMcBurneyの点，尾側では大腿三角の下部の点を通過するように切開する。著者は直線よりジグザグまたはlazy S切開を好んでいる。傍大動脈リンパ節まで郭清する場合は，McBurneyの点より頭側で肋骨近傍まで切開線を延長する（図3-a，b）。鼠径リンパ節郭清で水平群と垂直群の両方，あるいは水平群のみを郭清する場合は，頭側の皮切を外側にカーブさせてもよい。皮弁を挙上する範囲は縫工筋と長内転筋の筋体前面が露出するまでとしている。

3）筋層の切開と腹膜の処理

外腹斜筋の筋層切開は皮切直下，またはやや外側で，頭尾方向に鼠径靱帯近傍まで直線で行う。鼠径靱帯は大腿動静脈上の内側で切離するが，両断端に長めの黒

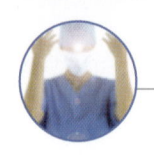

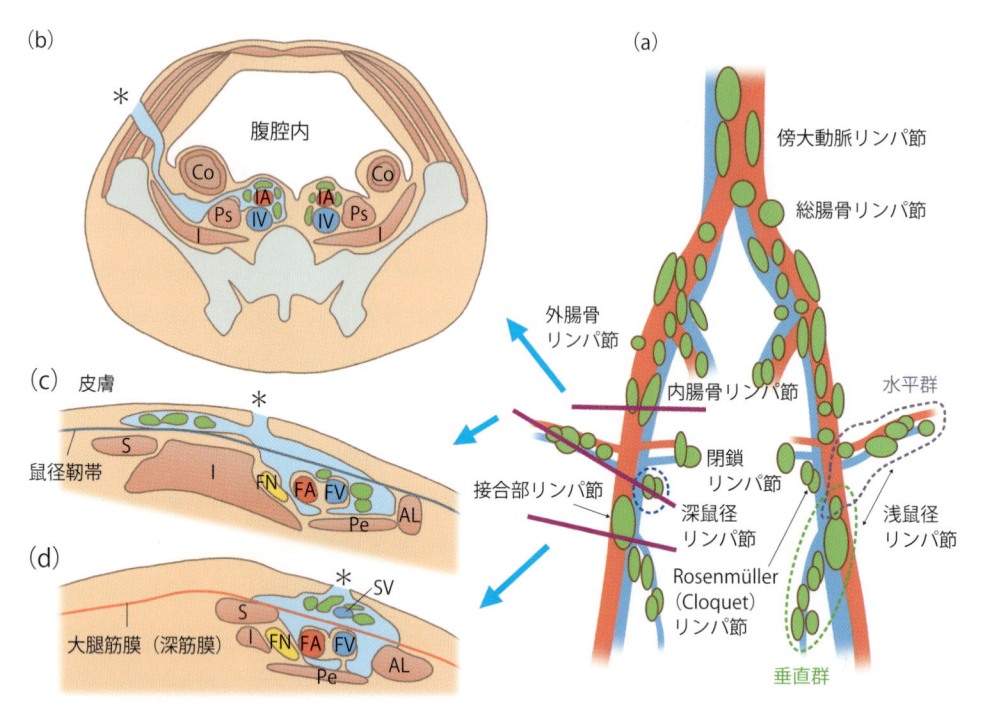

(a) 主なリンパ節の局在
　　下半身の皮膚軟部組織悪性腫瘍のリンパ節郭清術では，傍大動脈リンパ節が最中枢側と考えてよい。深鼠径リンパ節の最中枢側がRosenmüller（あるいはCloquet）リンパ節である。浅鼠径リンパ節は伏在裂孔を形成する大腿筋膜（深筋膜）の表層に位置し，水平群と垂直群に分かれている。
(b) 外腸骨リンパ節レベル
　　後腹膜から結腸の後面に入り，リンパ節に達する。
(c) 深鼠径リンパ節レベル
　　リンパ節は主に大腿静脈内側に位置する。
(d) 大伏在静脈合流部の水平断面模式図
　　特に接合部リンパ節は転移が多く見られる。

図2　基本的な解剖学的局在
Co：結腸，IA：外腸骨動脈，IV：外腸骨静脈，FA：大腿動脈，FV：大腿静脈，Ps：大腰筋，FN：大腿神経，I：腸骨筋，Pe：恥骨筋，AL：長内転筋，S：縫工筋，SV：大伏在静脈。(b)～(d)は水平断面模式図である。＊：切開の目安。

色糸などで目印を付けておくと創閉鎖時に同定しやすい（図3-c）。続いて内腹斜筋，腹横筋を切開すると腹膜前壁に達するか，すでに結腸外側で後腹膜に達しているはずである。腹膜を10cm程度開き，腹腔内を触診するとよい。腹水の有無やダグラス窩の状態，腹膜播種などを確認すると同時に腸骨リンパ節と傍大動脈リンパ節の腫脹を確認する。大動脈リンパ節が明らかに転移性腫脹を起こしている場合には，郭清を中止せざるを得ないこともある。触診後腹膜は縫合して閉じる。後腹膜では，結腸と腹膜を正中に引き寄せると容易に腸骨動静脈に達する（図1, 3-d）。

4）後腹膜での操作
骨盤内でリンパ節を視認後，傍大動脈リンパ節の最下部，あるいは総腸骨リンパ節から尾側に向けて血管周囲を剥離して郭清を開始する。外膜上で動静脈の両側面，前面を主に剥離し，後面までは剥離しなくてよい。内腸骨リンパ節は同時に郭清してもよい。外腸骨静脈内側にある閉鎖リンパ節は郭清する。

5）鼠径リンパ節郭清術
鼠径リンパ節郭清を十分に行うのであれば，鼠径三

図3 切開のデザイン

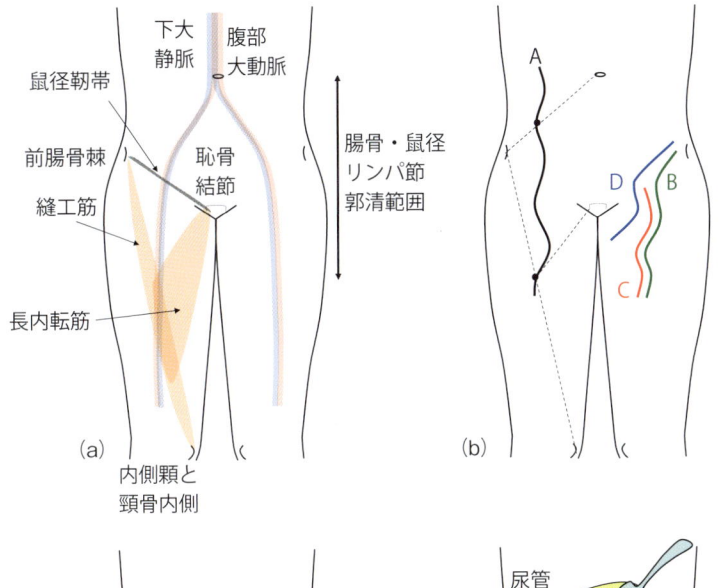

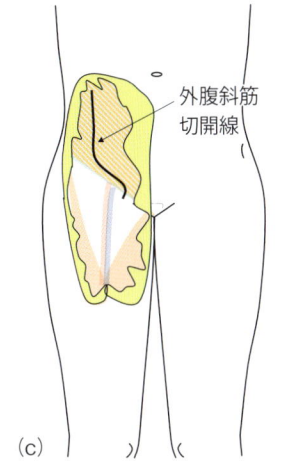

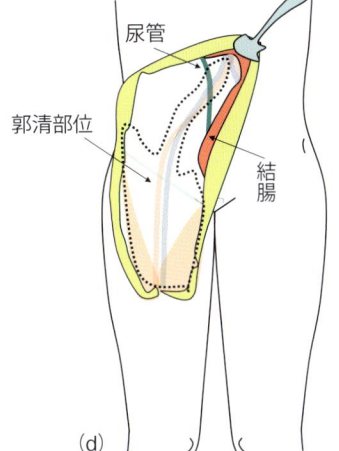

(a) 郭清範囲と大腿三角
　　骨の指標と触診による大腿動脈，筋体辺縁の同定を行う。
(b) 皮膚切開
　　A：腸骨・鼠径リンパ節郭清。McBurney点と大腿三角の下部を結ぶようにする。B：鼠径リンパ節水平群と垂直群を郭清，C：垂直群のみの時，D：水平群のみの時。
(c) 腹壁の筋と鼠径靱帯の切開線
　　外内腹斜筋，腹横筋は皮切直下またはやや外側で頭尾方向に縦に切開するが，鼠径靱帯はやや内側で切離する。
(d) 郭清範囲
　　鼠径靱帯より頭側は後腹膜となる。郭清部位を点線で示す。外腸骨，総腸骨リンパ節の郭清組織はリンパ節とわずかな結合組織であるが，鼠径リンパ節は豊富な脂肪組織の中に存在する。

角内の筋膜を含めて切除する。おのおのの筋膜を温存する方法もあるが，可及的に脂肪組織は取り除く。

浅鼠径リンパ節の郭清も縮小手術として水平群のみ，あるいは垂直群のみを行う場合がある。水平群を含める郭清術の場合は，鼠径靱帯より頭側約2cmから外腹斜筋上の脂肪組織を尾側に向けて剥離していく。大腿三角頭側鼠径靱帯の下で段差があるが，大腿動脈を露出し，内側の大腿静脈と外側の大腿神経も同定する。大腿静脈と大伏在静脈の接合部は二重結紮する。ただし，大伏在静脈を温存する方法もある。大腿三角部中央から下部にかけての大腿動静脈は，主として血管前面と両側面を剥離し露出する。大腿三角下部で大伏在静脈を結紮切離する。

6）創の閉鎖

腹壁の閉鎖にあたっては，筋弛緩状態で腹壁の筋を縫合する。後腹膜にはペンローズドレーンなどを挿入する。結腸を巻き込まないように注意して，腹横筋と内腹斜筋を頭側から閉じていく。その際，大きめの腸ヘラを腹膜上において丸針で筋層を合わせていく。外腹斜筋も同様に閉鎖する。特に鼠径靱帯を切離部位で確実に再建しておく。次に縫工筋の頭側約1/3程度の筋弁を挙上し，露出した大腿動静脈を被覆しつつ鼠径靱帯に縫合する。皮下ドレーンを入れた後，皮膚を縫合閉鎖する。

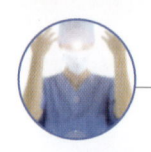

表 下半身体表の悪性腫瘍に対するリンパ節郭清範囲(防衛医大方式)

原発巣	リンパ節転移巣 鼠径	リンパ節転移巣 腸骨	リンパ節郭清術	膝窩 浅	膝窩 深	浅鼠径 接合部	浅鼠径 垂直群	浅鼠径 水平群外側部	浅鼠径 水平群内側部	深鼠径 Rosen-müller	外腸骨 閉鎖群を含む	総腸骨	傍大動脈(下部)
第Ⅰ趾,第Ⅱ～Ⅴ趾背側,足背,下腿前面と側面の一部	無	無	予防的	×	◎	◎	×	△	△	×	×	×
	有	無	絶対的・根治的	×	◎	◎	○	◎	◎	○	△	×
	有	有	相対的・根治的	×	◎	◎	○	◎	◎	◎	◎	△
第Ⅱ～Ⅴ趾底側を含む足底,踵,下腿後面	無	無	予防的	◎ or ○	◎	◎	×	△	△	×	×	×
	有	無	絶対的・根治的	◎	◎	◎	○	◎	◎	○	△	×
	有	有	相対的・根治的	◎	◎	◎	○	◎	◎	◎	◎	△
殿部,腰部	無	無	予防的	×	◎	△	◎	◎	○ or △	×	×	×
	有	無	絶対的・根治的	×	◎	◎	◎	◎	◎	○	△	×
	有	有	相対的・根治的	×	◎	◎	◎	◎	◎	◎	◎	△
陰部	無	無	予防的	×	◎	×	◎	◎	×	×	×	×
	有	無	絶対的・根治的	×	◎	○	◎	◎	◎	○	△	×
	有	有	相対的・根治的	×	◎	○	◎	◎	◎	◎	◎	△

◎:必須,○:可及的実施,△:原則として不要だが,時に実施,×:不要
絶対的・根治的郭清術,相対的・根治的郭清術とは便宜的な名称であり,治療効果を保証するものではない。

7) 摘出リンパ節の処理

術直後,術者側が標本からリンパ節を取り出し,ホルマリンに固定して部位別に病理部へ提出する。摘出した標本は,各部位で組織を指で強く押すと脂肪組織は簡単に潰れるが,リンパ節は硬く,潰れない。こうして1つ1つリンパ節を取り出す。片側で浅鼠径リンパ節は6～13個,深鼠径リンパ節は3～4個,総腸骨リンパ節は4～6個,外腸骨リンパ節は4～10個,内腸骨リンパ節は9～12個といわれている[4]。著者の経験では,浅鼠径リンパ節は12～15個前後で,深鼠径リンパ節はおおよそ2～4個,総腸骨リンパ節と外腸骨リンパ節を合わせて15個前後である。

II 手術の適応

1 郭清範囲の決定

鼠径リンパ節郭清術のみ,腸骨リンパ節郭清術のみの術式に加え,両者を同時に行う腸骨・鼠径リンパ節郭清術がある。両側にリンパ節転移があっても,郭清範囲内であれば,腸骨・鼠径リンパ節郭清術を考慮する。郭清範囲を超えて悪性腫瘍の転移が認められる場合は,手術の適応外となる。

センチネルリンパ節生検に関しては,悪性黒色腫に対してはっきりとした有用性のエビデンスはない[5)6)]。既にリンパ節が腫脹している場合には適応がない。

2 代表症例

大腿部内側に生じた悪性黒色腫のリンパ節転移症例(図4)と,殿部原発でリンパ節転移を来たした悪性末梢神経鞘腫(図5)の郭清例を示す。

III 合併症回避のコツ

腸骨・鼠径リンパ節郭清術の合併症としては,腸骨静脈や下大静脈,尿管や膀胱,大腿皮神経の損傷がある。また,術後は腹壁瘢痕ヘルニア,リンパ皮膚瘻,下肢の浮腫,大腿部皮膚壊死,深部静脈血栓症などがある。

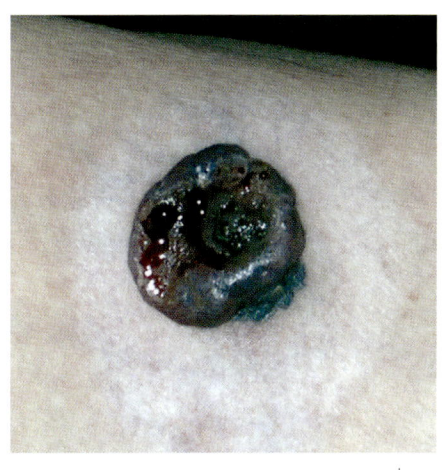

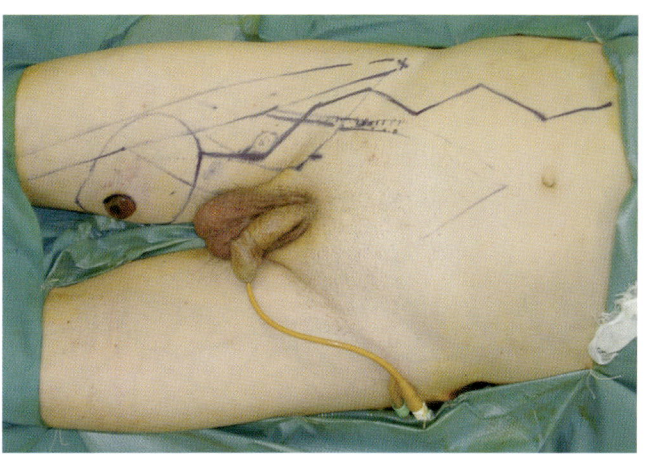

(a) サットン現象を伴う悪性黒色腫
(b) 術前のデザイン
原発巣と転移リンパ節(接合部リンパ節)までの距離が短いことを考慮し，真皮内リンパ流を含めて切除(subtotal integmentectomy)を施行した。
(c) 摘出標本
鼠径部は脂肪組織が多い。

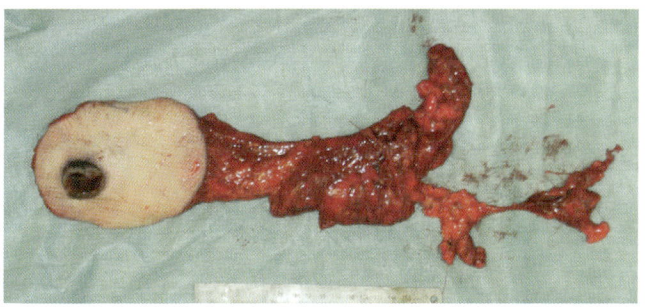

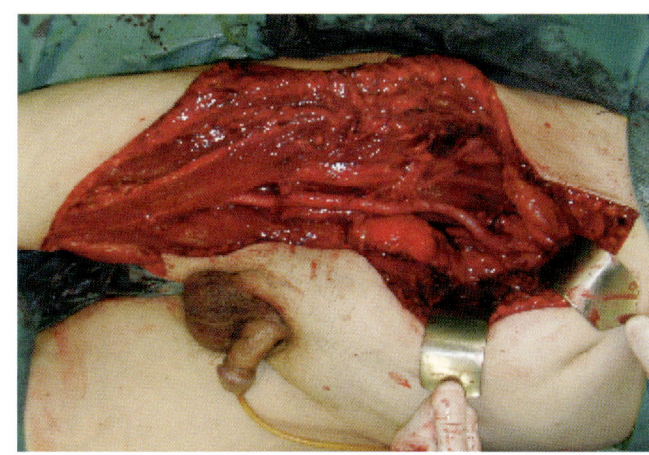

(d) 術中所見
腹部大動脈下部まで郭清した。主要な血管の枝は切離した。

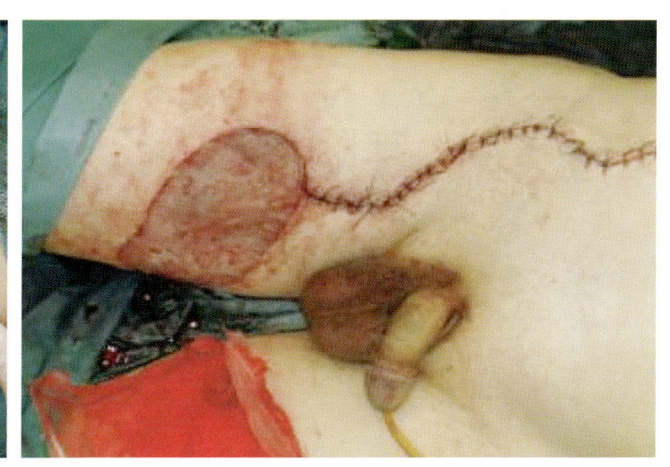

(e) 術直後の所見
皮膚欠損部は分層植皮を行った。腹部の筋肉の層々縫合と鼠径靭帯の縫合は確実に行う。

図4 悪性黒色腫の根治的郭清手術例

1 腸骨静脈や下大静脈損傷

静脈は愛護的操作を意識し損傷を回避する。悪性黒色腫リンパ節転移の場合，鶏卵大程度までは郭清できることが多いが，鵞卵大になると節外浸潤により静脈からの剥離が困難となることが多い。下大静脈や総腸骨静脈を損傷すると致死的になる可能性がある。

a	b
c	d
e	f

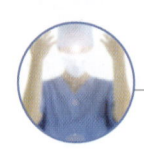

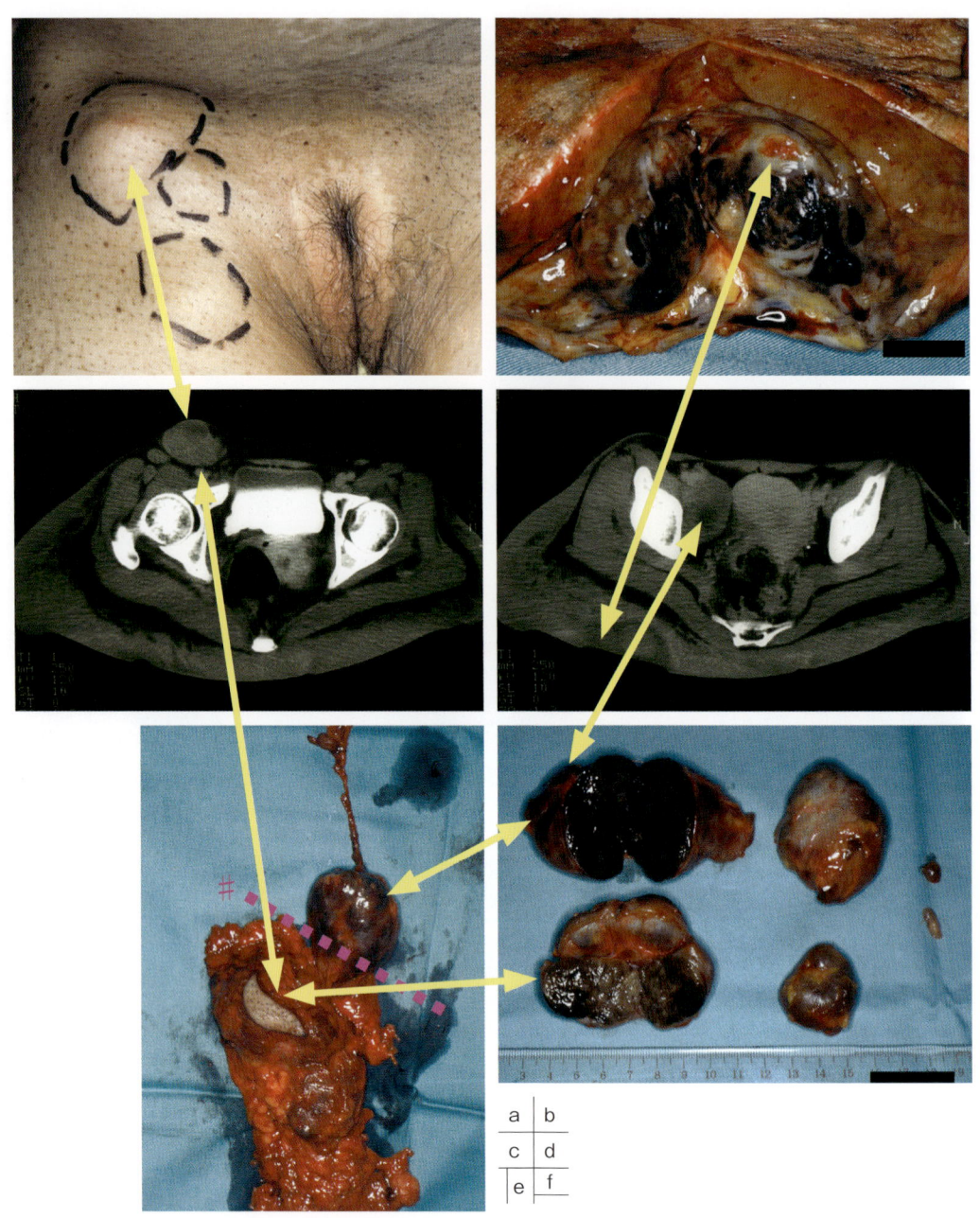

(a) 術前のマーキング
主訴は鼠径部腫瘤であった（リンパ節転移）。
(b) 原発巣の割面
殿部皮下に原発の黒色悪性末梢神経鞘腫瘍が存在した。
(c) 鼠径リンパ節転移のCT所見
(d) 閉鎖リンパ節転移のCT所見
(e) 摘出標本
鼠径靭帯（#）より中枢側ではリンパ節以外の組織量が少ない。
(f) 転移リンパ節割面
リンパ節転移内部も黒色だった。

図5 神経線維腫症1型に発生した黒色の悪性末梢神経鞘腫瘍

2 尿管損傷，膀胱損傷

内腸骨動脈分岐部近くでは尿管，骨盤内尾側では柔らかい膀胱を同定し，損傷しないようにする。特に膀胱内の尿道バルーンを閉鎖リンパ節転移と間違えないようにする。

3 大腿皮神経の損傷

前腸骨棘付近と大腿外側では大腿皮神経の損傷に注意する。

4 腹壁瘢痕ヘルニア

腹壁筋層は層々縫合を意識して行い，鼠径靱帯を確実に閉じておくことである。術後は腹帯を3週間程度使用する。腹壁の再建が不十分だと腹壁瘢痕ヘルニアを生じやすい。

5 リンパ皮膚瘻

術後のリンパ皮膚瘻は，後腹膜では数日で治まることが多いが，鼠径部では長期化することが多い。大腿動静脈周囲組織には血管に並走して細いリンパ管が豊富に含まれている。したがって，大腿三角尾側部において血管外周の軟部組織を1/4～1/3周ずつ全周性に結紮すると，リンパ流を遮断できて術後のリンパ皮膚瘻が少ない。

6 下肢の浮腫

リンパ皮膚瘻が少ないほど下肢の浮腫は早期に出現するが，おおむね1～2年でほとんど改善をみる。リンパ節郭清時にリンパ管静脈吻合を行う報告もあるが，著者は同時に行った経験はない。

7 大腿部皮膚壊死

大腿部皮膚壊死は，大腿三角の皮弁挙上を広く行いすぎる場合，皮弁が必要以上に薄すぎる場合，皮切をデザインする際，頭尾方向軸からS字またはジグザグの角度が強すぎる場合に生じる。かつてDaselerら[7]は，解剖学的リンパ節の局在を調べ，大腿三角尾側は広く長方形に皮弁を挙上するquadrilateral block法を提唱しているが，リンパ節局在の調べ方は必ずしも外科手術に対応していない。Quadrilateral block法は高頻度に皮膚壊死を生じやすい。したがって，大腿三角尾側では皮弁の挙上範囲は必要以上に大きくすることはない。また，皮弁を挙上するにあたり，原発巣からリンパ節に至る真皮内リンパ管もすべて含めて切除したいのであれば，subtotal integmentectomyを考慮する。万が一皮膚壊死が起きても，大腿動静脈が露出しないように縫工筋弁で同血管を被覆することを忘れないようにする。

8 深部静脈血栓症など

術後は出血や感染症など一般的な管理のほか，深部静脈血栓症の発生に注意する。著者は術後4～7日，床上安静を推奨しているが，血栓予防のため歩行開始までは連日ヘパリンやフォンダパリヌクスナトリウムを投与している。

●引用文献

1) Das Gupta TK : Radical groin dissection. Surg Gynecol Obstet 129 : 1275-1280, 1969
2) Harris MN, Gumport SL, Berman IR, et al : Ilioinguinal lymph node dissection for melanoma. Surg Gynecol Obstet 136 : 33-39, 1973
3) Pearlman NW, Robinson WA, Dreiling LK, et al : Modified ilio-inguinal node dissection for metastatic melanoma. Am J Surg Dec 170 : 647-649, 1995
4) 平沢興, 岡本道夫：骨盤部のリンパ管およびリンパ節. 分担 解剖学2 脈管学・神経系, pp178-184, 金原出版, 東京, 1982
5) Rosenberg SA : Why perform sentinel-lymph-node biopsy in patients with melanoma? Nat Clin Pract Oncol 5 : 1, 2008
6) Thomas JM : Prognostic false-positivity of the sentinel node in melanoma. Nat Clin Pract Oncol 5 : 18-23, 2008
7) Daseler EH, Anson BJ, Reimannm AF : Radical excision of the inguinal and iliac lymph glands ; A study based upon 450 anatomical dissections and upon supportive clinical observations. Surg Gynecol Obstet 87 : 679-694, 1948

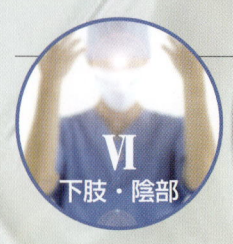

4. 四肢リンパ浮腫に対するリンパ管静脈吻合術

VI 下肢・陰部

橋川和信　神戸大学大学院医学研究科形成外科学

Key words　リンパ浮腫　リンパ管静脈吻合術　マイクロサージャリー

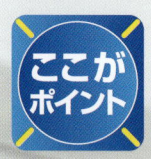

ここがポイント
　四肢リンパ浮腫に対するリンパ管静脈吻合術(lymphatico-venous anastomosis：以下，LVA)については，術前の診断と重症度分類，手術の適応基準，吻合リンパ管の選択，術後評価の方法，吻合開存の評価法など，多くの課題が残されている。これらは相互的かつ複合的に関連しており，より良い成績を得るために今後解決されるべき問題である。
　一方で手術自体は，組織剥離の範囲が小さく，その目的も操作も単純である――端的に述べれば，リンパ管と静脈の吻合によってリンパ液を静脈内にドレナージするだけである。したがって，成績の向上と手術合併症の減少を図るうえで最も検討に値する因子の1つは「リンパ管と静脈の確実な吻合」である。LVAは0.5 mm以下の微小脈管を扱うことが多いため，特別な術者が特殊な手技を用いる手術であるとされてきた時期もあるが，手術用の顕微鏡や器具，材料などの発展の恩恵で状況は変わりつつある。微小口径のリンパ管・静脈の特徴を理解し，手術器具・材料についての理解を深め，さらに若干の工夫を加えることで，通常の微小血管吻合術における基本手技の応用で十分に吻合可能である。

I 私の手術手技の基本

1 術前の準備と診断

　上肢であれば腋窩リンパ節郭清術，下肢であれば骨盤内/鼠径リンパ節郭清術の既往がある症例など，明らかなリンパ管の通過障害がある場合はLVAが奏効する可能性がある。しかし，本来「リンパ浮腫」という診断は除外診断によってなされるべきであり，四肢浮腫を来たし得るほかの疾患[1]の有無について術前に全身検索を行う必要がある。下肢では静脈機能不全(静脈弁不全)と活動性低下による浮腫(廃用性浮腫)も考慮に入れる。リンパ管通過障害以外の病態が認められた場合は，その治療を優先している。また，下肢リンパ浮腫症例では，白癬症が蜂窩織炎発症の引き金になったり，結果として浮腫の増悪因子となったりするため，必ず足部を診察し，白癬症が認められればその治療を優先している。
　当科では他施設や院内他科からの紹介が多いため，多くは患肢圧迫やリンパドレナージなどの保存的治療をすでに施行されている症例であるが，手術の前に専門看護師や専門クリニックと連携して本格的な複合的理学療法[1]を試みることも多い。

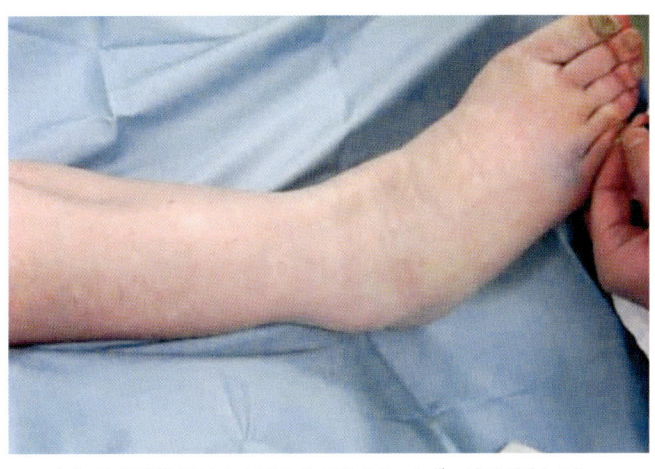

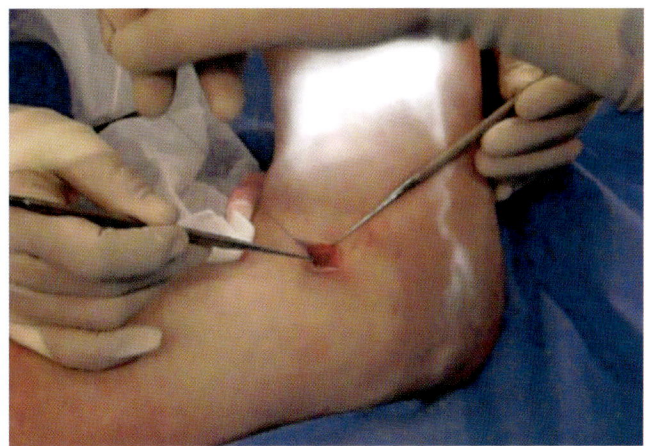

(a) 手術執刀前に1カ所あたり約0.5 ml ずつ皮下注射する。

(b) 近赤外蛍光カラーカメラ映像
ICGでは造影されないリンパ管をパテントブルーによる染色効果で同定した（リンパ管をナイロン糸で牽引している）。

図1　ICG，パテントブルー混合溶液（1：1）によるリンパ液の造影・染色

2 手術手技の実際

いくつかの工夫を重ねることで，手術時間の短縮と成績向上を達成してきた．以下，手順に従って詳細を述べる．1カ所あたりの所要時間は，1)から6)までで30〜45分である．

1) リンパ管造影・染色用色素の皮下注射

インドシアニングリーン（ICG）を用いるリンパ管蛍光造影法[2]は有用なテクニックであるが，皮膚を切開してから術野でリンパ管を探すことも考慮すると，肉眼で識別しやすい色素でもリンパ液を染色しておく方がよい．したがって，現在はICGとリンパ管同定用に長く用いられてきたパテントブルーの1：1混合溶液を使用している（図1）．手術執刀開始前に指間や趾間，前腕，下腿などに約0.5 mlずつ皮下注射する．

2) 吻合箇所の決定と皮膚切開

臨床症状やICGによる蛍光造影の所見などを参考に，主に肘関節，手関節，鼠径部，膝関節，足関節など，皮下脂肪が比較的薄く，リンパ管と静脈の位置が近いところを第一選択として吻合部位を決めている．前腕や下腿，手背，足背などで吻合することもある．ICGでびまん性に造影されるいわゆるdermal backflowのため体外からリンパ管を同定できない場合は，比較的太い皮静脈（上肢では橈側皮静脈または尺側皮静脈，下肢では大伏在静脈または小伏在静脈）の周囲を切開するとリンパ管が見つかることが多い．全身麻酔か局所麻酔かによらず皮膚切開の前にエピネフリン添加0.5％リドカイン溶液を局所注射しているが，リンパ管や静脈の過剰収縮を避けるため，過量に注射しないように心がけている．

皮膚切開時からすべての操作を手術用顕微鏡下に施行している．口径0.2 mm以上のリンパ管・静脈は吻合の対象としているため，吻合リンパ管の径によっては，同口径の静脈として真皮直下のものを用いることもある．術中に誤って損傷する可能性があるのはこの層の静脈である．したがって，皮膚切開には良く切れる小円刃刀（#15メス）を用い，真皮を切る時に誤って静脈を損傷しないように細心の注意を払っている．

3) リンパ管と静脈の確保

皮膚切開部の全長にわたって丁寧に真皮を切開したら，皮下を剝離してリンパ管と静脈を確保する．リンパ管や静脈を損傷しないように気をつけながら，剝離用のモスキート鉗子やペアン鉗子などを用いて注意深く脂肪織内の剝離を進めていく．

皮膚切開後のリンパ管内リンパ液に関しては，赤外線カメラでICGを確認するよりも肉眼でパテントブ

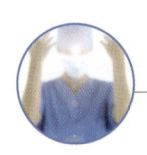

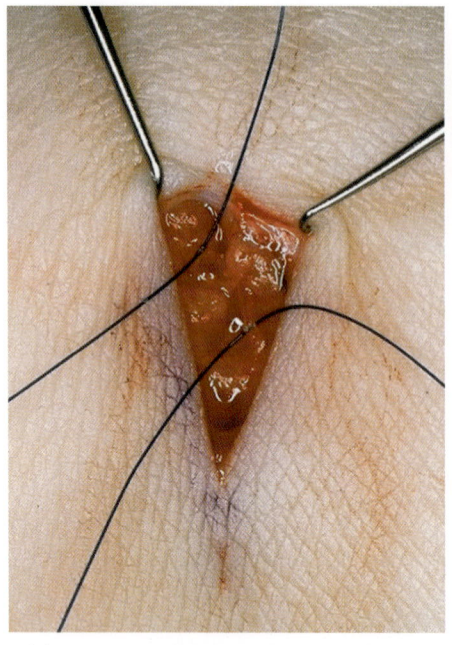

(a) 3-0か4-0のナイロン糸でリンパ管と静脈をそれぞれ確保する。視野の妨げにならず、捻れても脈管を傷めないという利点がある。

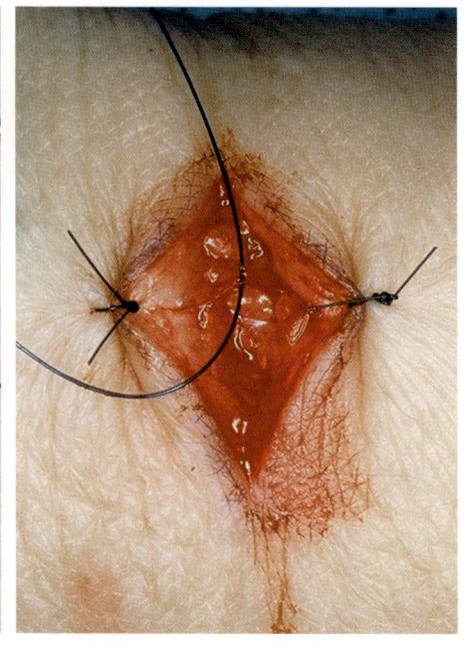

(b) 静脈を確保した後、リンパ管を同定するために創縁を縫合して視野を確保しているところ。筋鉤などはリンパ管を圧迫してリンパ流を阻害することがあるため、最小限の使用に留めている。

図2 ナイロン糸によるリンパ管，静脈の確保

ルーを確認する方が高感度である。皮膚切開前からICG法で線状にリンパ管が確認される場合は、必ずパテントブルーでリンパ液が染色されているので、肉眼で容易にリンパ管を同定することができる。リンパ液の流れが悪い症例でも、丁寧に観察すればうっすらとブルーに染まっているリンパ管を同定できることが多い。パテントブルーで染まっているリンパ管が見つからない場合は、まず皮膚切開部の遠位を軽くマッサージしてみる。リンパ液が流れ、リンパ管がブルーに染まるのを確認できることがある。

マッサージしてもリンパ管が染色されない場合は、形態的特徴からリンパ管を同定することになる。一般にリンパ管は半透明で、光沢のない灰白色をしている。皮神経も同様の色をしているが、後者には光沢があるため慣れればとり違えることはない。外径が0.3〜0.4 mm程度になるとリンパ管と神経の識別が困難になることもあるが、最終的には切断して内腔を確認すれば確実である。この程度の径の皮神経なら結果的に誤って切断しても問題ない。

リンパ管を同定する際に筋鉤などを用いると、圧迫によってリンパ流が阻害され見つかりにくくなることがある。筋鉤の使用は最小限に留め、視野を確保する必要がある場合は創縁を縫合するようにしている。リンパ管を同定したら、3-0か4-0のナイロン糸をくぐらせてマーキングしておく(図2)。以前はシリコーン製血管テープを用いていたが、視野の妨げになること、リンパ管ごと捻れた場合にリンパ管を傷める可能性があることから、今は用いていない。

リンパ管の確保と同時進行で静脈も確保する。同口径同士の端々吻合を念頭において静脈を探すようにしているが、リンパ管との位置関係で端々吻合が困難な場合は、口径1 mm以上の皮静脈、あるいは0.5 mm以下の静脈をそれぞれ端側吻合、側端吻合用に確保することもある。静脈のマーキングも3-0あるいは4-0のナイロン糸を用いている。

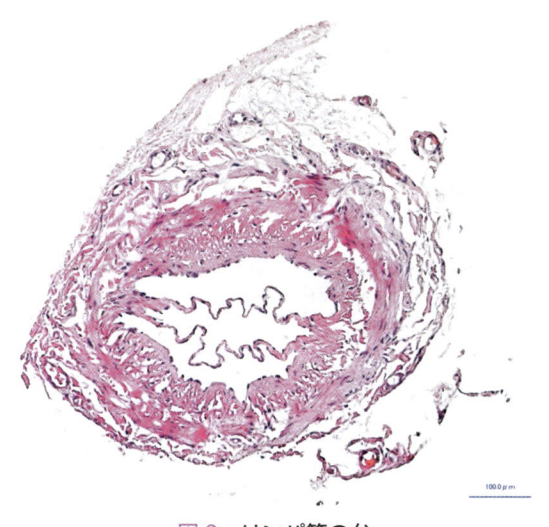

図3　リンパ管の弁
内径約0.4 mmのリンパ管組織標本（HE染色，スケールバーは100 μm）。微小口径のリンパ管にも弁がある。一般に静脈よりも数が多く，弁自体はとても薄い。圧迫などによって容易に損傷されると考えられる。

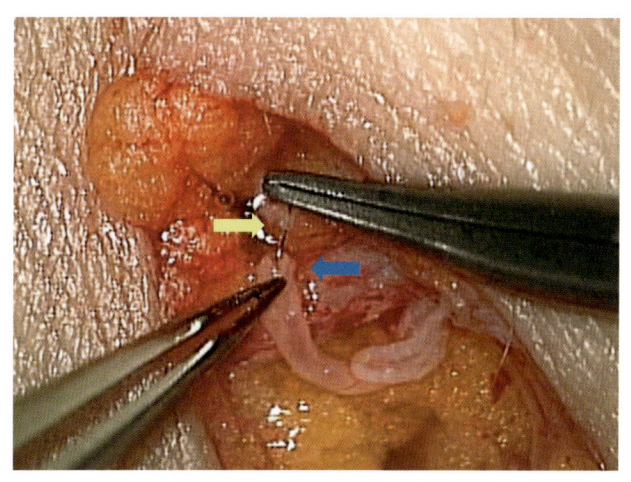

図4　血管クリップを使用しないリンパ管と静脈の端々吻合
リンパ管（口径0.4 mm，黄矢印）と静脈（口径0.6 mm，青矢印）の端々吻合。静脈を血管クリップで遮断しなくても，口径0.8 mm程度までなら血液の逆流のため吻合できなくなることはない。また，リンパ管と静脈を可能な限り長く剥離しておけば，1針目で確実に内腔を確認することができる。

4）リンパ管と静脈のセッティング

「リンパ液を静脈にドレナージすれば症状が改善することがある」ことのみが現時点のコンセンサスであり，その手段についてはまだ試行錯誤の域を出ていない。自験例の観察結果からも，端々，端側，側端などの吻合様式よりも吻合の確実性が結果に寄与しているという印象を得ている。したがって，吻合様式そのものにはあまりこだわらず，リンパ管と静脈の位置関係や口径差によって最も確実に吻合可能なものを選択している。

吻合様式を決めたらセッティングに移る。後述するように，吻合時に「端」となるリンパ管あるいは静脈をできるだけ長く剥離して切断することが成否の鍵を握る。長さを確保するためには，静脈では分枝をバイポーラや細いナイロン糸による結紮などで処理する必要がある。一方，リンパ管はほとんど分岐しないので容易に長く確保できる。また，リンパ管にも静脈にも血管クリップをかけないようにしている。特にリンパ管は同口径の静脈よりも弁の数が多く，弁自体が薄い（図3）。弁が存在する部位に血管クリップなどをかけると損傷される危険がある。静脈も長さを確保しておけば，口径0.8 mm程度までなら血液の逆流のため吻合できなくなるようなことはない（図4）。静脈を「側」として用いる場合でも，マーキングに用いたナイロン糸を2本かけて軽く牽引すれば血流を遮断できる（図5）。

リンパ管と静脈を吻合する位置を決めたら，既製品や手術用手袋などを用いてバックグラウンドシートを敷く。LVAでは術野が狭く，吻合時に必ずしもベストのポジションが得られるとは限らないこと，リンパ管は半透明なので背景と識別しにくいこと，用いる縫合糸や針が細いことなどの理由から，血管吻合時よりもバックグラウンドシートの有用性が高い。シートの形状を工夫することによって，吻合をより簡単にすることもできる（図6）。

5）リンパ管静脈吻合
（1）手術器具

鑷子，剪刀，持針器のいずれも，先が細くてぴったり合うものを選ぶ必要がある。同じ型番の製品であっても仕上がりにばらつきがあるため，購入時に自分で見て触ることで検品している。後述するようにback wall technique[3]を基本としているため，向きを気にせず（持ち替えずに）とりまわせるよう，先がストレートか弱弯の持針器を使用している。

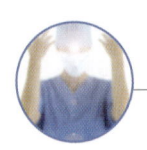

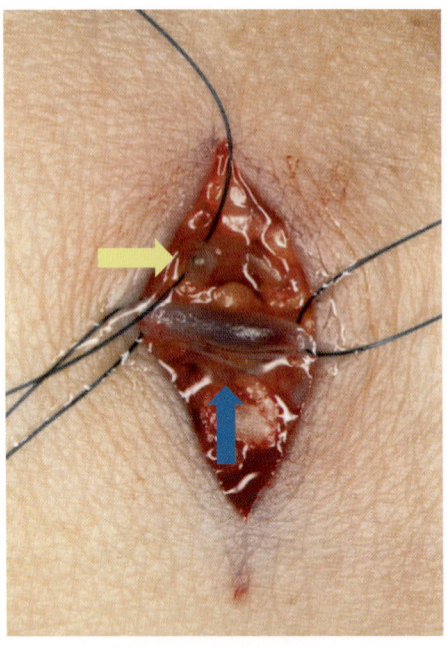

(a) リンパ管（口径 0.8 mm，黄矢印）と静脈（口径 2 mm，青矢印）の端側吻合
端側吻合の場合でも，ナイロン糸を 2 本かけて軽く牽引すれば静脈を遮断することができる。

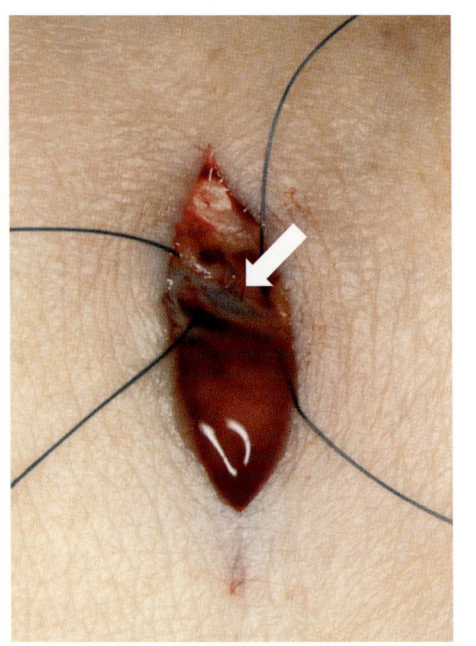

(b) 吻合が終了したところ
白矢印が端側吻合部である。

図 5 血管クリップを使用しないリンパ管と静脈の端側吻合

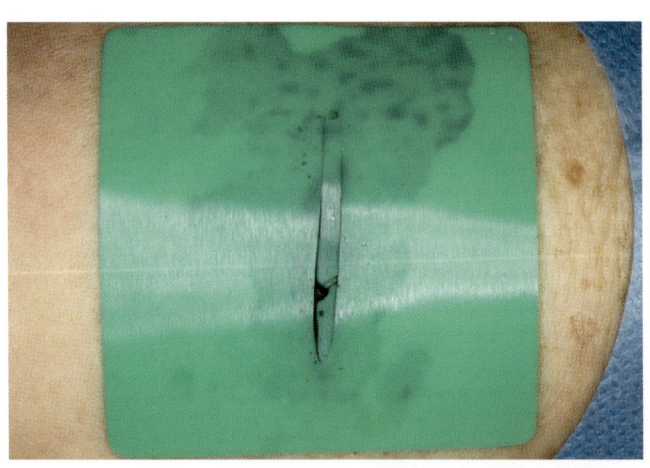

(a) バックグラウンドシートを加工して用いれば，吻合操作が容易になることがある。例えば，シートの中央に切り込みを入れてフラップ状にすれば，リンパ管と静脈が見やすくなる，縫合糸を術野から摘みあげる操作が容易になるなどの利点が生まれる。図は端々吻合時のものである。

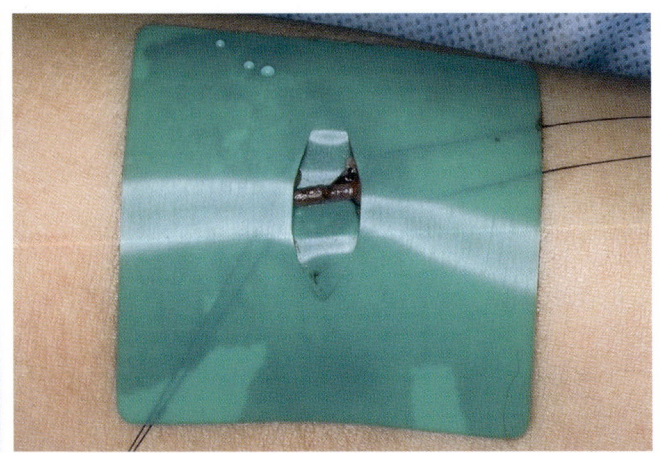

(b) 端側吻合時でも同様にすることができる。特に後壁の縫合が容易になる。

図 6 バックグラウンドシートの工夫

(2) 縫合糸・針

糸は 11-0 か 12-0 のナイロン系を用いている。メーカーによっては，黒色の染色が薄いことがあるため注意する必要がある。色が薄いと1サイズ細く見えるので，吻合がより難しくなる。

吻合を確実に行うには，針の太さと長さも重要である。口径 0.5 mm の脈管は単位を変えれば口径 500 μm である。通常の血管吻合で用いる 80～100 μm の太さの縫合針では，口径の 1/5 程度になってしまう。愛護的な吻合を心がけるのであれば，目安として口径の 1/10，つまり 30 μm ないし 70 μm の縫合針が望ましい。また，針が長すぎるととりまわしが不便であり，リンパ管や血管を傷つける恐れがある。一方，短かすぎると刺入後の針を引き抜くために把持する鑷子や持針器で脈管の内皮を傷つける恐れがある。いくつかの太さと長さの針が付いている縫合糸を用意しておき，状況に応じて使い分けるようにしている。

(3) 吻合方法

口径 0.5 mm 以上の端々吻合は，通常の手慣れた血管吻合手技に準ずれば問題なく縫合できる。口径 0.3～0.5 mm のリンパ管や静脈を吻合する際，特殊な手技を用いていた時期もあるが，現在ではすべて back wall technique[3] で吻合している。

端々吻合を容易にするコツは，リンパ管と静脈をできるだけ長く確保し，血管クリップを使用せず，脈管自体の自由度を高くしておくことである。細い脈管を back wall technique で吻合する際に問題となるのは後壁の1針目であるが，自由度が高ければ1針目こそ内腔を確実に見ることができる(図4)。極端な口径差がない限り，最初の外から内への刺入はリンパ管側にしている。リンパ管では，しばらく待つか遠位の皮膚をマッサージすることでリンパ液が流れてきて腔が広がるためである。静脈はリンパ管より弾力があるため，内腔を確実に見ながら内から外へ問題なく針を刺入できる。リンパ管と静脈の自由度が高い状態で後壁の1針目を縫合してしまえば，縫合部がアンカーとなって内腔を識別しやすくなるため，後の縫合が極めて容易になる(図7)。

(4) 端側吻合

適当な口径の静脈が見つからない場合には，橈側皮静脈や大伏在静脈などの比較的太い皮静脈にリンパ管を端側吻合することがある。端側吻合の際も back wall technique が有用である。この時も1針目はリンパ管に針を刺入している。LVA は縫合数が少なくてすむため，後壁，前壁ともに連続縫合ではなく結節縫合にしている(図8)。吻合のコツは，やはり「端」となるリンパ管を十分に剥離して自由度を高くしておくことである。

(5) 側端吻合

リンパ管を「側」，静脈を「端」とする吻合様式であり，リンパ管の口径が太く，静脈との口径差が大きい時に用いている。端側吻合と同様の手技で吻合しているが，リンパ管が裂けると収拾がつかなくなるため，短めの針を用いて細心の注意を払いながら縫合する必要がある。

6) 閉創とドレッシング

閉創前に吻合部が開存していることを確認する。静脈内に入ったパテントブルーを肉眼で確認するのは困難なので，赤外線カメラを用いて ICG の流れを観察している。リンパ液は血栓を生じないため，確実に吻合できていれば良好に開存しているのを確認できる。リンパ液が吻合部から漏れている場合は，追加縫合して止めておく方がよい。静脈圧が高い場合に，血液が吻合部を越えて一時的にリンパ管内に逆流していることがあるが，多くの場合は手術終了までに消失している。

誤って吻合脈管に針をかけないよう，閉創操作もすべて手術用顕微鏡下に行っている。皮膚縫合後に肥厚性瘢痕や瘢痕拘縮が生じると LVA の吻合部に悪影響を及ぼす可能性があるため，真皮縫合と表皮縫合も確実に合わせることを心がける。

閉創後は直後から通常の伸縮包帯を巻いて患肢を圧迫している。静脈圧を下げることで，静脈血の逆流を防ぎ，血栓形成の危険性を下げる効果があると考えている。

3 術後管理

伸縮包帯あるいは弾性包帯の使用を条件に，術当日

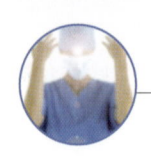

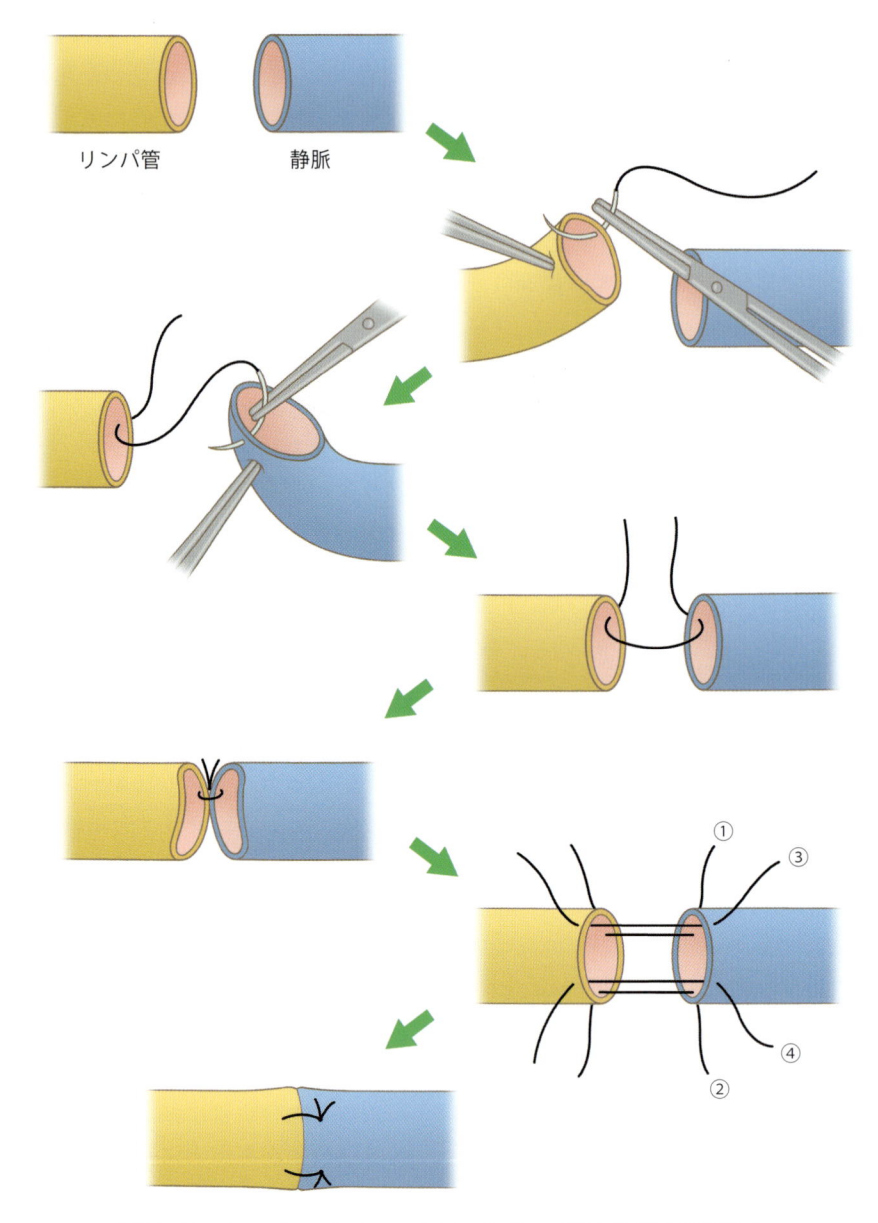

図7 Back wall technique を用いたリンパ管と静脈の端々吻合
水平方向のセッティングで，左側がリンパ管，右側が静脈の状況を示す．1針目は最深部よりもやや上側（垂直方向のセッティングならやや左側）に刺入する．少し待てばリンパ液が流れてきてリンパ管腔が開くため，外から内への最初の刺入はリンパ管にする方が容易である．リンパ管と静脈を可能な限り長く剝離しておくことで，1針目で確実に内腔を確認することができる（図4参照）．静脈はリンパ管より弾力があるため，内腔を確実に見ながらであれば内から外へ針を刺入するのに苦労しない．リンパ管と静脈の自由度が高い状態で後壁の1針目を縫合してしまえば，縫合部がアンカーとなって内腔を識別しやすくなるため，後の縫合が極めて容易になる．

から歩行可，シャワー可とし，通常の日常生活は制限していない．ただし，弾性スリーブ/ストッキングについては，着脱時に皮膚縫合部を損傷することがあるため，抜糸まで着用を禁止している．血管拡張剤や抗凝固剤などは使用していない．

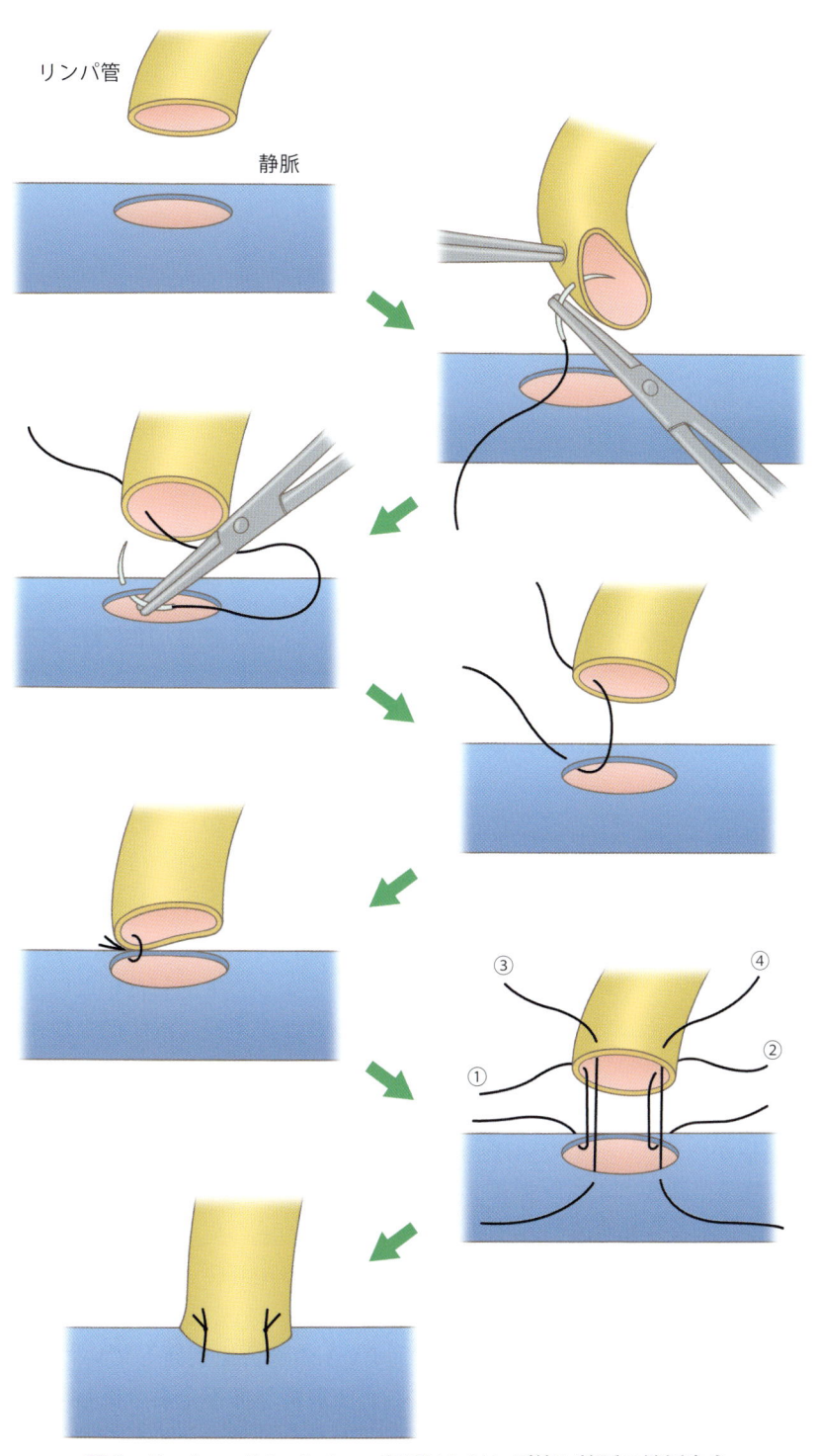

4. 四肢リンパ浮腫に対するリンパ管静脈吻合術

図8 Back wall technique を用いたリンパ管と静脈の端側吻合
　静脈に上側からリンパ管を端側吻合する状況を示す。1針目は最深部よりもやや左側（横側から端側吻合するセッティングならやや上側）に刺入する。端々吻合と同じく，外から内への最初の刺入はリンパ管にする方が容易である。確実にリンパ管内腔を確認しながら針を刺入する。これも端々吻合と同様であるが，後壁の1針目を縫合してしまえば縫合部がアンカーとなるため，後の縫合が極めて容易になる。

287

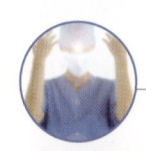

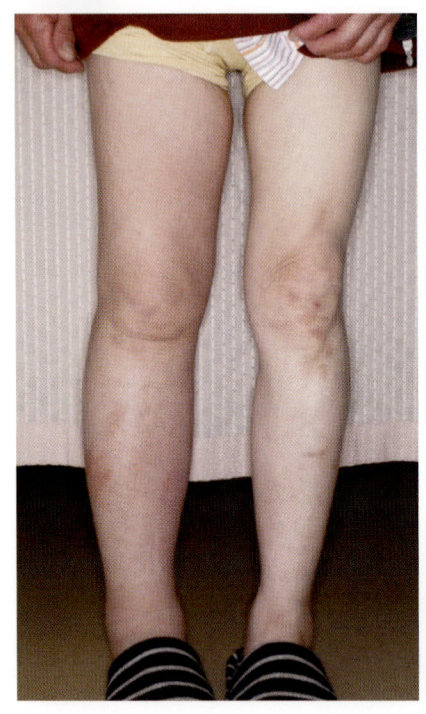

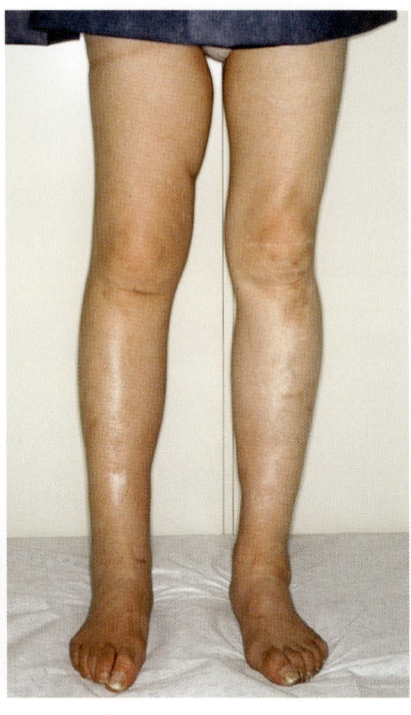

a | b

(a) 術前所見
(b) 術後1年の所見

図9 【症例❶】62歳，女性，右下肢続発性リンパ浮腫
右下肢計4カ所でLVAを施行した。

II 手術の適応

　リンパ浮腫に対するLVAの適応についてはさまざまな意見があるが，手術手技と同じく確たるエビデンスが示されているわけではない．そこで，ほぼ同一の手技でLVAを施行した自験症例連続50例を対象に，性別，年齢，上肢か下肢か，原発性か続発性か，原因から発症までの期間，発症からLVAまでの期間，浮腫の程度，吻合数，手術施設，術後フォローアップ期間について解析してみたが，術後成績に有意な影響を及ぼす因子は認められなかった．この結果をそのまま一般化するわけにはいかないが，少なくとも現在著者が行っているLVA手技については，明確な適応基準が定められないことを示唆している．また，これまでに経験した約400例のうち，術後に患肢の周径に変化がない症例は約13％，周径が増加した症例は約4％である．蜂窩織炎の発症頻度が下がることや，患肢が軟らかくなることなどの効果はほとんどの症例で認められる．

　以上のことから，続発性，原発性（特発性）にかかわらず，患者からの希望があれば，四肢リンパ浮腫は原則としてLVAの適応としている．保存的治療が奏効する症例でも，さらに良くしたい，スリーブ/ストッキングなしで生活したいという希望を患者から訴えられることが多い．医学的な根拠なしで安易に手術を施行することは慎むべきであるが，確たるエビデンスがないからこそ，絶対的な基準を定めずに患者とよく話し合ってLVAを施行するかどうかを決める必要がある．

　絶対禁忌の症例は定めていないが，四肢の浮腫を来たし得る全身疾患を合併している症例では，基礎疾患の治療を優先し，そちらの主治医と連携しながらLVAの適否を判断している．また，下肢リンパ浮腫と下肢静脈弁不全を合併している症例では，静脈結紮術や硬化療法などを施行したうえでLVAの適否を判断している．

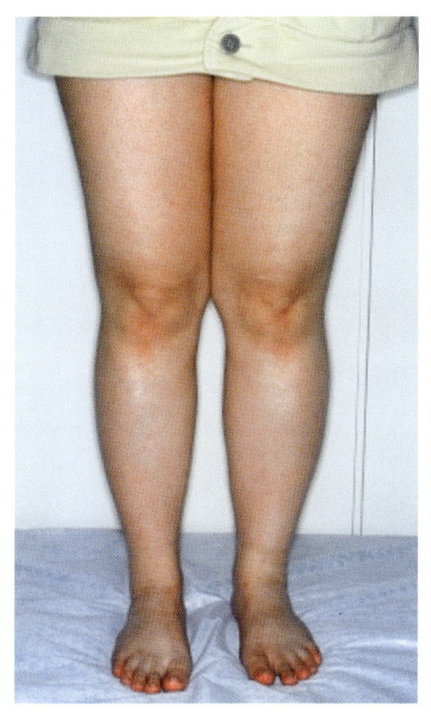

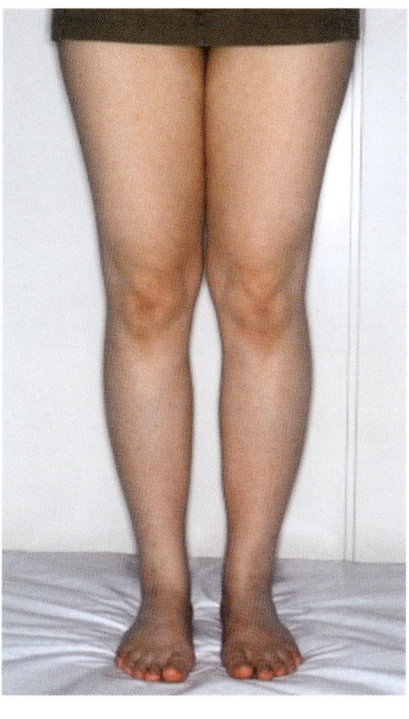

(a) 術前所見
(b) 術後1年の所見

図10 【症例❷】25歳,女性,両下肢原発性(特発性)リンパ浮腫
右下肢2カ所,左下肢2カ所でLVAを施行した。

III 症例

【症例❶】62歳,女性,右下肢続発性リンパ浮腫

　子宮頸癌のため21年前に他病院で拡大子宮全摘術,リンパ節郭清術,術後放射線治療を受けた。その後軽度の浮腫を認めていたが,1年前に特別な誘因なく右下肢浮腫が増悪した。保存的治療を受けていたが効果が見られないため,当科に紹介され受診した。初診時の下肢4カ所の周径計測値は,右側:36(cm)-34-25-20,左側:35(cm)-30-20-21であった(膝上10cm-膝下5cm-足関節-MTP関節)。軽度の慢性蜂窩織炎を認めたが,全身検索で下肢浮腫を来たし得る疾患を認めず,患者本人の希望が強かったため,浮腫増悪から1年後にLVAを施行した(右下肢計4カ所で吻合)。

　術後1年経過時における下肢4カ所の周径計測値は,右側:34.5(cm)-31-23-20,左側:35(cm)-29.5-21-21.5であった(計測部位は術前と同じ)。術前に認められた慢性蜂窩織炎は消失した(図9)。

【症例❷】25歳,女性,両下肢原発性(特発性)リンパ浮腫

　既往歴に特記すべきことはない。3年前に特別な誘因なく両下肢浮腫を発症した。他病院ならびに当院の内科で全身検索を受けたが異常を認めないため,リンパ浮腫と診断された。1年間保存的治療を受けたが浮腫が改善せず,数カ月ごとに蜂窩織炎を発症するため,当科に紹介され受診した。初診時の下肢4カ所の周径計測値は,右側:42(cm)-29-22-20,左側:42(cm)-30-24-21であった(膝上10cm-膝下5cm-足関節-MTP関節)。浮腫発症から3年6カ月後にLVAを施行した(右下肢2カ所,左下肢2カ所で吻合)。

　術後1年経過時における下肢4カ所の周径計測値は,右側:40(cm)-28-20.5-19.5,左側:41(cm)-29-22-19.5であった(計測部位は術前と同じ)。術前に数カ月ごとに発症していた蜂窩織炎を術後は一度も起こしていない(図10)。現在は弾性着衣などを装着せずに生活している。

【症例❸】61歳,女性,右上肢続発性リンパ浮腫

　右乳癌のため23年前に他病院で拡大乳房切除術,

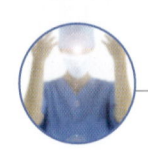

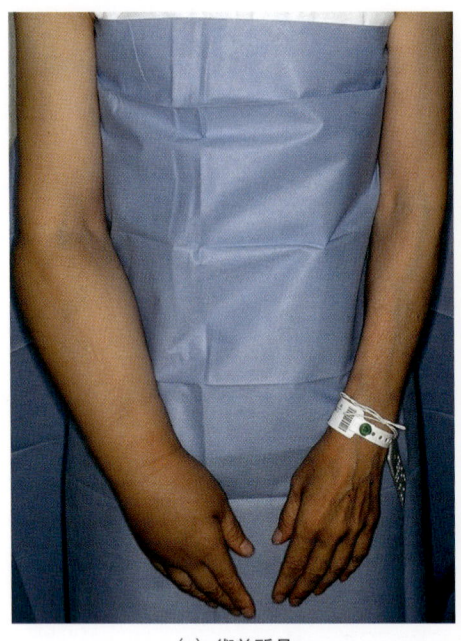

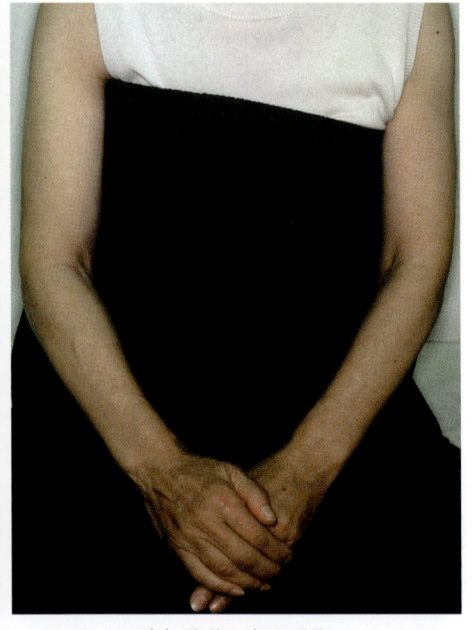

(a) 術前所見 (b) 術後4年の所見

図11 【症例❸】61歳，女性，右上肢続発性リンパ浮腫
右上肢計4カ所でLVAを施行した。

リンパ節郭清術，術後放射線治療を受けた。術直後から右上肢の浮腫を自覚しており，数年かけて増悪した。保存的治療を受けていたが効果が見られないため，当科を受診した。初診時の上肢4カ所の周径計測値は，右側：27(cm)-30-21-22，左側：24.5-21-15-17.5であった（肘上10 cm-肘下5 cm-手関節-MP関節）。経過から続発性リンパ浮腫と診断し，浮腫発症から約20年後にLVAを施行した（右上肢計4カ所で吻合）。

術後4年経過時における上肢4カ所の周径計測値は，右側：26(cm)-22.5-15.5-18，左側：26.5-22-15.5-18.5であった（計測部位は術前と同じ）（図11）。現在は弾性着衣などを装着せずに生活している。

IV 合併症回避のコツ

四肢リンパ浮腫に対するLVAの合併症は，LVAの手技に関するもの（リンパ漏，リンパ嚢胞，術後出血，肥厚性瘢痕，知覚神経障害など）と，リンパ浮腫の病態に関するもの（浮腫の増悪，術後感染など）に大別される。

1 LVAの手技に関するもの

1）リンパ漏，リンパ嚢胞

自験例での発症率は約0.7％である。吻合部からの漏れを避けるには，リンパ液は血液よりも粘稠度が低いことに注意しておく必要がある。閉創の時点でリンパ液が漏れていれば，面倒でも縫合を追加しておく方がよい。また，髄液漏の予防手技などと同じで，縫合糸と針の太さの関係にも気を配らなくてはいけない。11-0縫合糸は10〜19 μm，12-0は1〜9 μmであり，縫合針は30〜100 μmである。あまり太い針を用いると，縫合針が通った穴を縫合糸で塞ぎきれず，そこからリンパ液が漏れる可能性がある。

2）術後出血

自験例での発症率は約0.5％である。血腫を生じると吻合部を圧迫して閉塞させてしまう危険がある。必ず皮膚切開時から顕微鏡下に手術操作を行い，丁寧な止血と吻合操作を心がけることが重要である。

3）肥厚性瘢痕

自験例での発症率は約7％である。皮膚切開部の肥

厚性瘢痕や瘢痕拘縮は，吻合部を圧迫したり牽引したりして悪影響を及ぼす危険がある．手術用顕微鏡下に閉創すること，吻合脈管を避けながら確実な真皮縫合を行うことが重要である．

4）知覚神経障害

自験例での発症率は約 0.7 ％である．術野に水平に現れる外径 0.5 mm 程度の皮神経を切断しても症状は出現しないが，動脈穿通枝を伴いながら深部から立ち上がってくる神経を損傷すると，細くても脱失症状が認められることがある．LVA の邪魔になる場合は鋭的に切断し，LVA を済ませてから縫合するのも一法である．

2 リンパ浮腫の病態に関するもの

1）浮腫の増悪

自験例での発症率は約 4 ％である．前述のように，自験例では手術結果に有意な影響を及ぼす因子は明らかになっていない．LVA そのものが関係するとすれば，リンパ流のあるリンパ管が途絶することによると考えられる．血栓による吻合部閉塞を避けるには，圧の高くない静脈を選択して吻合すること（口径が太すぎないものを選ぶ），正確に吻合すること，術直後から患肢を圧迫して静脈圧を下げることが有用と考えている．また，骨盤内手術の既往がある症例では，以前の手術操作により腸骨静脈系が狭窄して不顕性高静脈圧状態となっていることがある．このような症例では LVA の適否を慎重に検討する必要がある．

2）術後感染

自験例での発症率は約 1 ％である（術後 2 週まで）．急性リンパ管炎や蜂窩織炎が消退するまで LVA を待機することが重要である．入院治療（患肢安静と衛生管理，抗生剤・抗炎症剤投与）によって少なくとも血液検査上の感染症所見を陰性化させておく必要がある．下肢症例では白癬症による慢性リンパ管炎を合併していることがあるが，血液検査では異常を認めない．術後感染の危険性がやや高いと考えられるため，白癬治療を含む日頃の衛生管理とフットケアも重要である．

● 引用文献
1）日本リンパ浮腫研究会編：リンパ浮腫診療ガイドライン 2014 年版．pp1-6，金原出版，東京，2014
2）光嶋勲，成島三長，山本裕介：PDE とスーパーマイクロサージャリーによるリンパ浮腫治療．ICG 蛍光 Navigation Surgery のすべて，草野満夫監・編，pp288-300，インターメディカ，東京，2008
3）Yamamoto Y, Sugihara T, Sasaki S, et al：Microsurgical reconstruction of the hepatic and superior mesenteric arteries using a back wall technique. J Reconstr Microsurg 15：321-325，1999

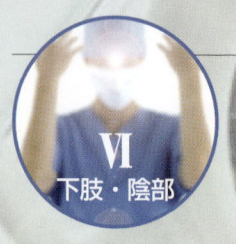

5. 遠位茎腓腹皮弁による下腿・足部の再建

柏 克彦, 小林誠一郎 岩手医科大学医学部形成外科

Key words 遠位茎腓腹皮弁　筋膜皮弁　筋皮弁

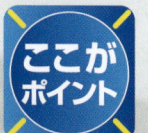

ここがポイント

遠位茎腓腹皮弁は，Donski ら[1]の Distally based fasciocutaneous flap from the sural region の報告を端緒とする下腿後面の皮弁である．主な供給血管や血行概念の捉え方でさまざまな名称を有するが，通常，腓腹神経と浅腓腹動静脈，小伏在静脈の走行を軸として，腓骨動脈遠位穿通枝を主供給源とする．主幹血管の犠牲がなく，容易な挙上手技，比較的大きな皮島と広い rotation arc を特徴とし，下腿遠位から足部近位に有茎で用い得る貴重な皮弁の1つであるが，一方で最大35〜50％を超える皮弁壊死，10％近い感染率が報告されている[2]．その最大の要因は，静脈還流うっ滞や皮島遠位部への流入不足と考えられ，解剖学的バリエーションの関与も推察される．

したがって，合併症の回避には血行障害への対応が肝要であり，血管障害をもつ患者や汚染創への応用には慎重を期すとともに，術前血行動態の確認とデザインの設定が鍵となる．手技上では，皮弁茎の拡大や複数の穿通枝の取り込みなどによる血流供給の増強，小伏在静脈の吻合による静脈還流向上，腓腹筋複合による筋栄養枝・筋内穿通枝との交通を介した血行動態の改善などが手段と成り得る．皮弁採取時には知覚異常の合併を可及的に避ける操作を行い，手術瘢痕の整容的犠牲も少なくしたい．また，術後管理では局所のうっ血対策に十分配慮することなどが，良好な手術結果につながるものと考える．

I 私の手術手技の基本

1 基本となる解剖学的知識

遠位茎腓腹皮弁は，腓腹神経とその伴行血管，小伏在静脈の走行に沿って作成する（図1）．皮弁採取部中枢の膝窩では，内・外側腓腹動静脈が膝窩動静脈から分岐して腓腹筋両頭を栄養し，筋穿通枝として皮膚にも循環する．本血管または膝窩動脈からは，Manchot[3] が superficial sural artery（邦語では浅腓腹動脈が適切と考える）と命名した皮動脈が通常数本（medial, median, lateral）分岐し，伴走静脈を伴い下方へ向かう．このうち medial and/or median superficial sural artery & vein の枝が，脛骨神経より分岐する内側腓腹皮神経と小伏在静脈おのおのの伴行血管となる[4]．報告によっては，腓腹神経伴行血管を"腓腹動静脈"と記載するものもあるが，本稿では内・外側腓腹動静脈と区別し，"浅腓腹動静脈"と呼称する．

内側腓腹皮神経に伴行する浅腓腹動静脈は，小伏在静脈とともに腓腹筋内・外側頭の間から外果とアキレス腱の間に向かって下降し，その過程で皮枝を出す．本血管の末梢での動向については，足関節部まで連続するものが65％との記載がある一方で[5]，アキレス

5. 遠位茎腓腹皮弁による下腿・足部の再建

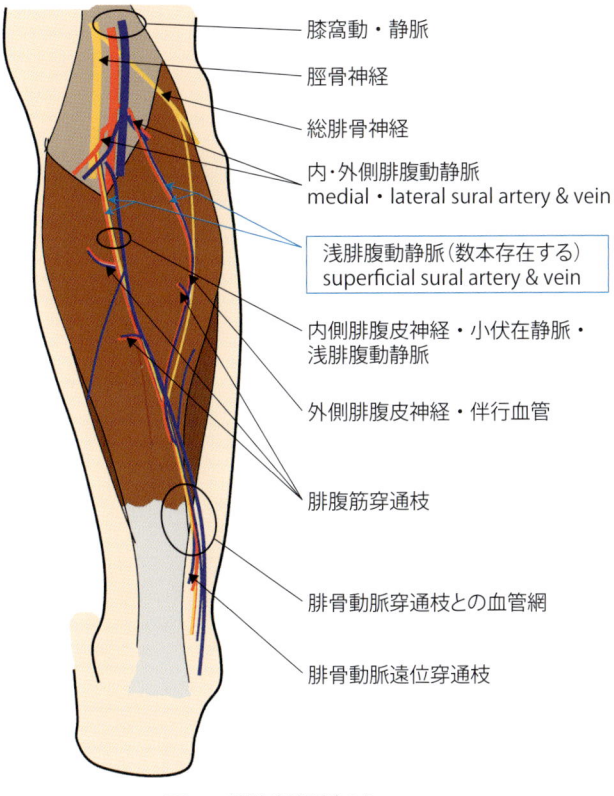

図1　腓腹部解剖のシェーマ
浅腓腹動静脈(→)は腓腹神経伴行血管となり，外果後上方で腓骨動脈遠位穿通枝と交通する。腓腹筋穿通枝との交通も有する。

腱部に達するのは約10％のみとする報告もある[6]。また，内側腓腹皮神経が外果に至るまでに，総腓骨神経より派生する外側腓腹皮神経が伴行血管を伴って合流するが，この神経走行には人種差が指摘されている（日本人は合流する例が圧倒的に多いが，欧州人の半数は合流しない）[7]。

浅腓腹動静脈に見られる筋肉穿通枝，筋間穿通枝との吻合は，皮弁循環に重要であり，後脛骨動静脈穿通枝や後筋間中隔に存在する腓骨動静脈穿通枝との交通が皮弁への血行供給源として認識されている（図2）[1)2)5)6)8)～14)]。また，静脈還流は小伏在静脈とその伴行静脈（浅腓腹動静脈の分枝）を介して弁を迂回し，逆行性に流れるとの研究報告がある[12]。

2 本皮弁の名称と概念

本部位の遠位茎皮弁には，渉猟し得た範囲だけでも，distally based sural artery flap[2]，distally based neuroskin flap of the sural nerve[5]，distally based fasciocutaneous flap from the sural region[1]，distally based sural island fasciocutaneous flap[8]，distally based superficial sural artery flap[9)10)]，distally based lesser saphenous venoadipofascial pedicled fasciocutaneous（VAF）flap[12]，distally based lesser saphenous-sural veno-neuroadipofascial pedicled fasciocutaneous（V-NAF）flap[12)13)]，reverse-flow island sural flap[14] 等々，多数の名称が用いられている。その理由として，posterior calf fasciocutaneous flap，sural flapなど浅腓腹動静脈を栄養血管とする皮弁が元来いくつかの名称をもつことに加え，Masqueletら[5]のneuroskin flap，Nakajimaら[13]のV-NAF flap，VAF flapのように，新たな概念としての名称が提唱されたことが挙げられる。主な供給血管の選択や，腓腹神経や小伏在静脈など皮弁構成要素の相違により，差別化が図られた結果ともいえる。

しかし，これらは浅腓腹動静脈と周囲軟部組織からなる茎を有する皮弁として1つの範疇に収めることができ，皮弁茎基部に存在する血管網が血行供給源となる点ではほぼ一致している。そして，現在遠位茎腓腹皮弁と呼ばれるものは，少なくとも浅腓腹動静脈と小伏在静脈の両者を含み，外果上方に安定して存在する腓骨動脈遠位穿通枝を主な血行供給源とするとの見方が一般的と思われる。

3 術前の準備

外傷や血管疾患により腓骨動静脈の血行障害が懸念される症例では，血管造影やCT angiographyによる精査が必要である。また，作図には浅腓腹動静脈・小伏在静脈の走行，pivot pointとなる腓骨動脈穿通枝の位置が指標となる。解剖学的変位や血管損傷の可能性を念頭に，血行確認を兼ねてドップラー血流計やカラードップラーによる位置検索を行う必要がある。小

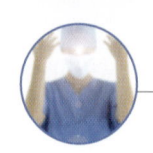

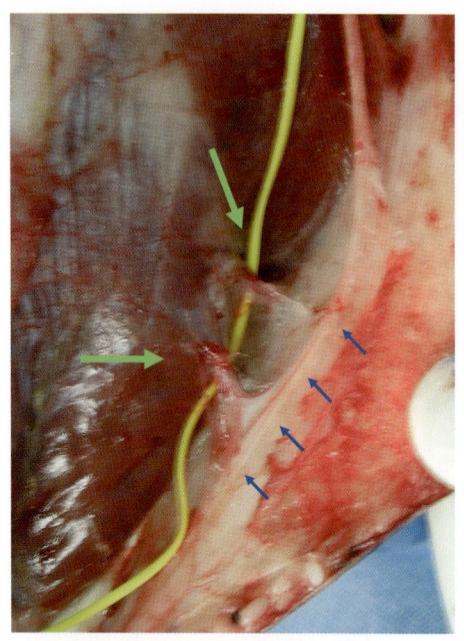

(a) 腓腹神経に伴走する浅腓腹動静脈（➡）と外側頭よりの腓腹筋穿通枝（➡）。両者間の吻合が確認できる。

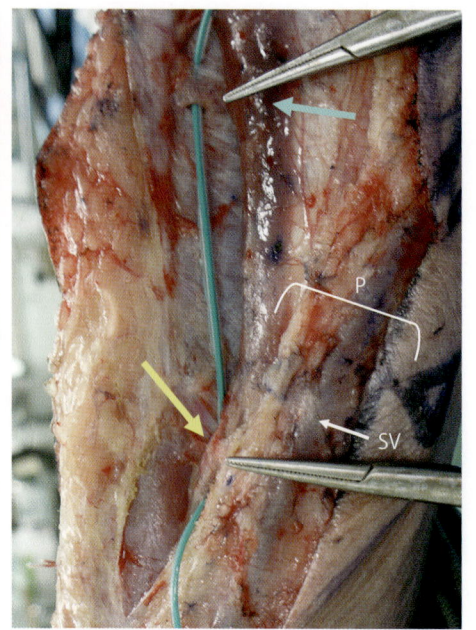

(b) 左下腿外下方での腓骨動静脈穿通枝（➡，➡）。本皮弁の茎(P)に向かう遠位穿通枝（➡）が確認できる。皮弁茎内には小伏在静脈(SV)が透見される。

図2　腓腹部の血管所見（臨床例より）

伏在静脈の血流もこれらで検出できる。詳細な情報が要求される場合は，multidetector-row CT（MDCT）も有用と考えられる。

4 手術手技

1）デザイン

マークした浅腓腹動静脈・小伏在静脈の走行と腓骨動静脈遠位穿通枝の位置を皮弁軸とし，皮島を作図する。皮弁軸は，腓腹筋近位の内・外側頭間の陥凹から外果-アキレス腱間に至るラインにほぼ一致する（図3-a）。

皮島は，横方向では腓腹部後面ほぼ全幅（ヒラメ筋内・外側縁の間）まで拡大できる。上下方向では，腓腹神経が筋膜を貫く高さが下腿中央（膝窩-外果間距離の1/2の高さ），小伏在静脈は近位3/4とされていることから[4]，皮島全長にわたりこれらを含むには，上縁（皮弁における遠位端）を下腿中央の高さ以下とする必要がある。しかし，実際には下腿近位1/3の高さまでであれば生着は可能であり[8)～14)]，われわれもこれを目安にしている。皮島下縁からpivot pointの間に皮弁茎作成用の切開線を追加し，その両脇に腓腹神経，小伏在静脈，浅腓腹動静脈を含む脂肪筋膜弁を想定する。茎の幅は，皮島最大幅の部分から徐々に減らし，末梢で3～4cmとなるように設定している。

茎はある程度の幅と厚みを有し，移動後の折り返し部分にはかなりのボリュームが生じる。皮膚に余裕のない下腿遠位や足部では，直上の閉創が難しくなることも多いため，皮島幅を下方で漸減し，逆tear drop型にデザインするのも一法である。アキレス腱部は薄い腱膜が残存するのみで植皮が生着しにくいため，周囲皮膚や皮弁茎で被覆できる作図が望ましい。

2）手術手技

挙上は腹臥位で行うのが容易であるが，採取側を上とする側臥位でも可能である。ターニケットは必ずしも必要ないが，用いる場合は血管内に多少の血液が残る程度の駆血にした方が，皮弁血管を確認しやすい。

a	b	c
d		

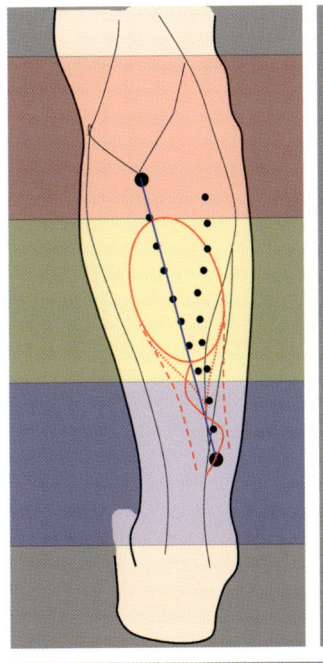

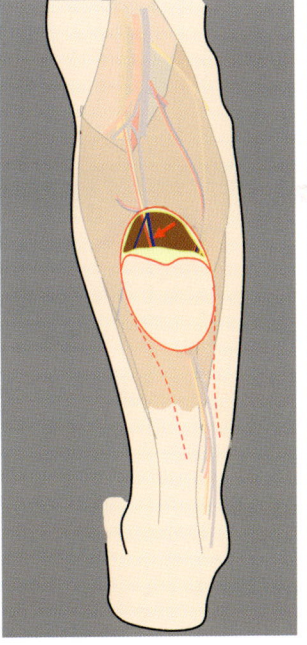

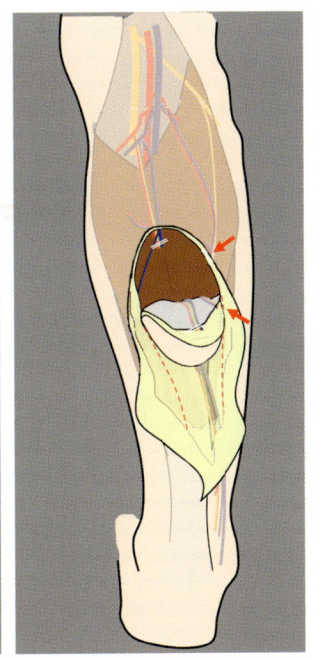

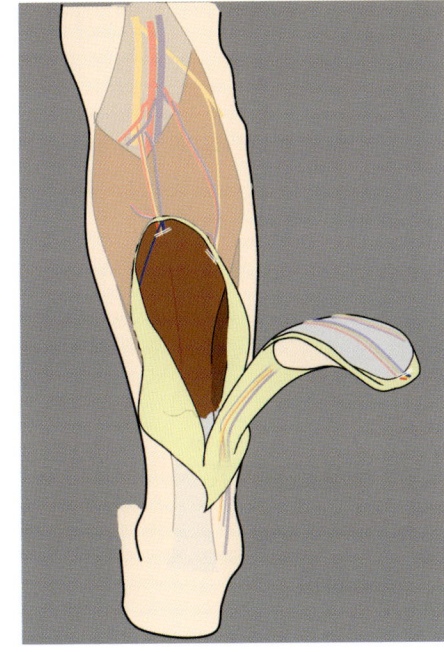

(a) 皮弁のデザイン
　浅腓腹動脈，小伏在静脈の走行と腓骨動静脈遠位穿通枝のマーキング(●)，これを皮弁軸とする皮島(実線)と皮弁茎(破線)。挙上の範囲は，下腿中央1/3(黄色の範囲)以下に留める。点線は皮島を逆 tear drop 型とする時の皮島下縁。
(b) 皮島上縁の切開と内側腓腹皮神経，浅腓腹動静脈，小伏在静脈(➡)の露出
(c) 皮島上方の挙上と皮弁茎(破線)の作成
　この間，外側腓腹皮神経と伴行血管(➡)の切断が必要。
(d) 挙上した皮弁

図3　遠位茎腓腹皮弁挙上手技のシェーマ
(図4の術中写真も参照)

　まず，皮島上縁(下腿近位部)の切開より，筋膜に至る(図3-b)。前述の解剖学的所見に基づけば，切開線が下腿1/2の高さより上方の場合には小伏在静脈が，下方では小伏在静脈と内側腓腹皮神経の両者が筋膜に達するまでに確認できることになるが，実際には症例により異なる。筋膜を開け，小伏在静脈，内側腓腹皮神経，浅腓腹動静脈を確認した後，おのおのを処理し，腓腹筋内・外側頭から剝離して皮弁ごと持ち上げる。腓腹神経は上方では両頭間に埋まるように存在し，皮弁裏面筋膜と疎な結合しかもたない。この結合をできるだけ壊さぬようにする。皮島内・外側の切開は皮島最大幅の高さまでは筋膜下まで行う。外側では外側腓

295

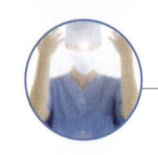

腓腹皮神経と伴行血管の処理が必要である。

その後の皮膚切開は脂肪浅層までとし，皮島からpivot pointまでの切開を行う。周囲の皮膚剝離を皮弁茎の幅を多少越える範囲で行うが，厚みは皮膚裏面に脂肪が薄く付着する程度でよい（図3-c）。操作がpivot point付近に及んだら，神経血管束の内・外側で上方から下方に向かって脂肪と筋膜を切開し，皮弁茎を作成する。以上の操作は，皮弁裏面より小伏在静脈，腓腹神経・伴行血管の位置を確認しながら行うことが肝要である。必要があれば皮島と皮弁茎の位置を修正する。Pivot pointの近傍では腓骨動脈遠位穿通枝が長腓骨筋とヒラメ筋の間から立ち上がる。あえて本血管を剝離する必要はなく，むしろ本血管と浅腓腹動静脈の吻合を傷めないよう注意する。

デザインが適切ならば，これで皮弁は欠損部に移動できるはずである（図3-d）。この時点での皮弁の色調は，ピンクがかった軽度うっ血調を呈することが多い。移動に際し，採取部と欠損部の間に皮下トンネルを作成することもあるが，十分な皮下剝離が前提である。術後の腫脹による皮弁茎圧迫を考慮すれば，pivot pointから移植部までを切開した方が安全である。術中に血流が悪化した場合は，迷わずトンネルを開放しなければならない。

術後はうっ血による後出血が懸念されることから，止血を十分に確認した後に縫着し，吸引ドレーンもしくはペンローズドレーンを留置する。特に後面の再建では，仰臥位で皮弁が下方に下垂し血腫を生じやすい。

3）採取部の閉鎖

直接縫合閉鎖できる採取部欠損の幅は，皮膚緊張に余裕のある患者でも，下腿中央で6cm程度である。特に薄層化した周囲皮膚は，過緊張により縫合不全や辺縁壊死を来たしやすい。無理せずに，周囲皮膚を吸収糸にて多少引き寄せて筋に縫着し，縮小を図ったうえで植皮を行うのが安全である。タイオーバーを行う際は，茎の圧迫を来たさぬよう配慮する。

4）ドレッシング

シーネにより膝・足関節を固定し，創の安静を図る。仰臥位では茎部が下腿遠位外側後面に位置し，下肢の重みにより圧迫されやすい。再建部位によっては，皮弁自体にも同様の心配がある。十分な量の捌きガーゼや綿包帯を用いて保護し，シーネの形状も工夫する必要がある。

5 術後管理

患肢は，約1週間挙上を維持し，その後下垂訓練を開始する。下垂当初は皮弁の色調変化や溢血斑の出現を見ることがある。局所の状態を確認しつつ，20分程度から徐々に下垂時間を延長する。

術後の最大の問題は，循環障害である。阻血はめったに見られないが，流入障害が疑われる場合は茎の圧迫や過緊張の有無をチェックする。うっ血はしばしば認められ，腫脹の増強による還流障害の悪化が懸念される。著明なうっ血や腫脹が生じたら，一部を抜糸して減張を図り，創縁よりの瀉血を促す。改善しない時には，手術室で皮弁茎の圧迫や折れ曲がりの確認を要する。血腫形成に対しては，創縁の開放，除去と洗浄を行う。

PGE1製剤や抗凝固薬，抗血栓薬は，ルーチンには用いていない。流入障害には有用と思われるが，還流障害に対しては血腫形成のリスクが増す反面，著効は期待できない。医療用ヒルも用いたことはあるが，うっ血が強い部位にはなかなか吸い付かず，必ずしも有用とはいえなかった。

II 手術の適応

1 適応部位

下腿遠位から足部近位にかけての組織欠損，特に足関節部，アキレス腱部，踵骨部後面，前脛骨面遠位部が良い適応である。これらをrotation arc内に含む皮弁の中では，最も大きな皮島を有する皮弁といえる。

2 他の選択肢との比較

遠位茎腓腹皮弁の利点は，①手術手技の容易さ，②

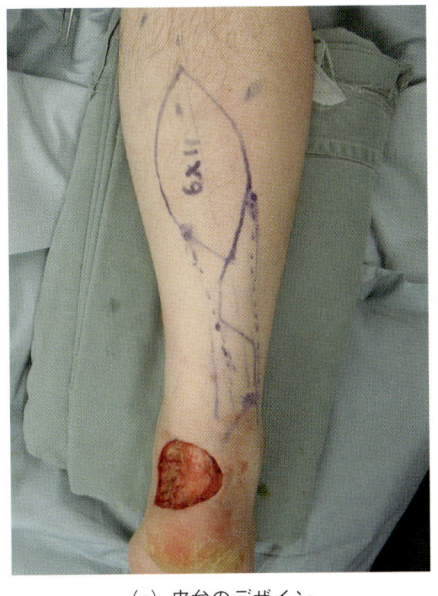

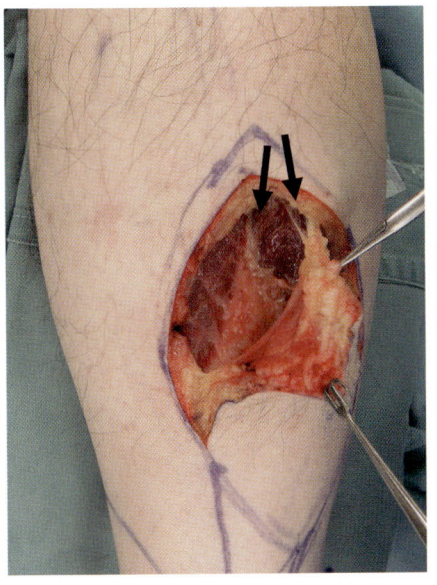

5. 遠位茎腓腹皮弁による下腿・足部の再建

(a) 皮弁のデザイン

(b) 皮島上縁切開による神経血管束(➡)の確認

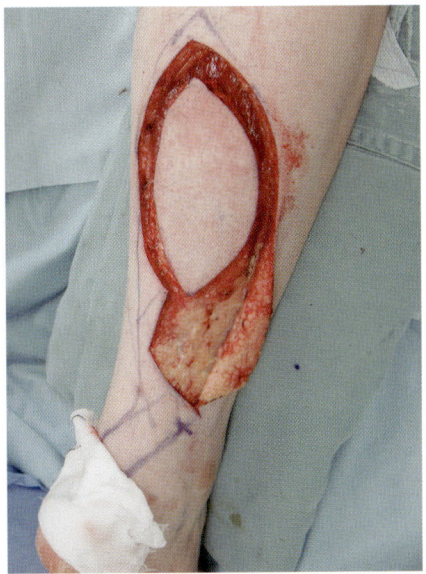

(c) 皮弁茎部直上の皮膚剥離

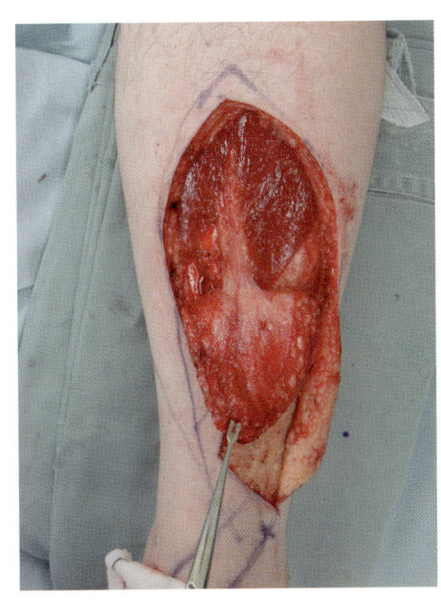

(d) 神経血管束の処理と下方への挙上

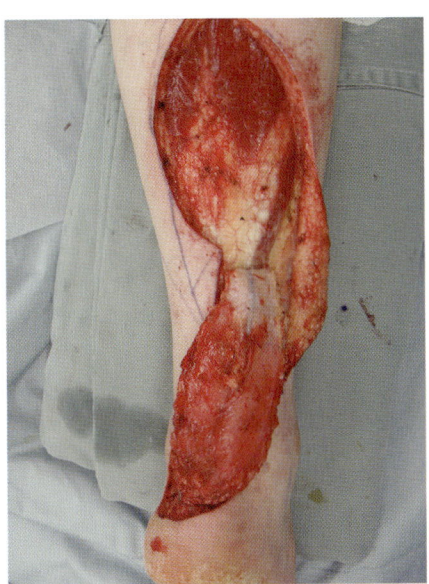

(e) 皮弁茎の作成
神経血管束を含めつつ，ある程度の幅で脂肪筋膜弁を挙上していく．

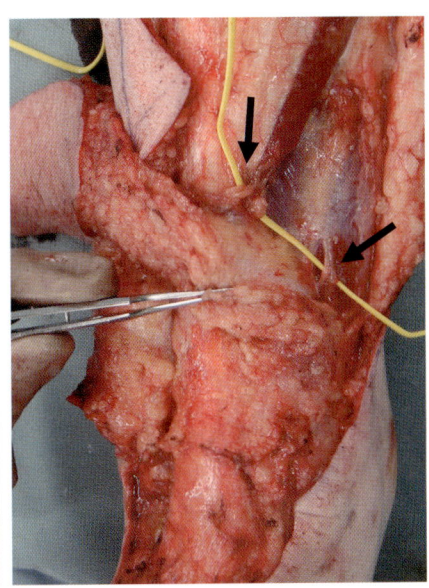

(f) 皮弁茎基部での穿通枝の確認(➡)

図4 【症例❶】75歳，男性，踵骨部皮膚有棘細胞癌切除後の5×7cmの欠損

広いrotation arc，③比較的大きい皮弁が作成できる，④下腿主要血管の温存が可能，⑤脂肪筋膜弁としても使用できる，⑥比較的薄い脂肪層，⑦少な目の発毛，などにある．

一方，❶ボリュームの不足により，大きな死腔の充填には向かない．❷足底荷重部への使用では過角化や糜爛といった変化が否めず，耐用性に難がある．❸腓腹神経の犠牲に伴い知覚障害が必発であり，neuralgiaの心配がある．❹露出しやすい部位が採取部となるため，整容的には難がある，などの問題点も有する．

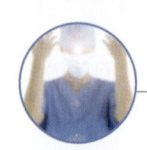

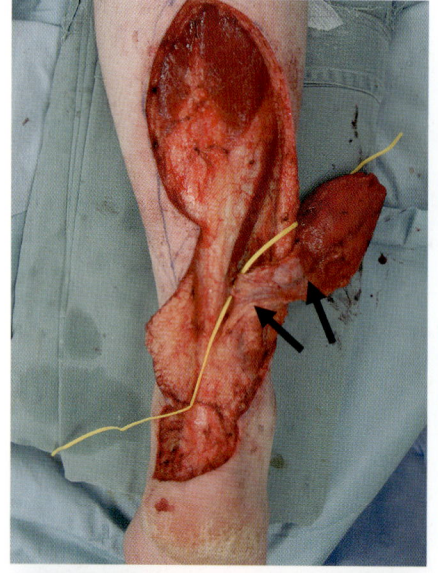

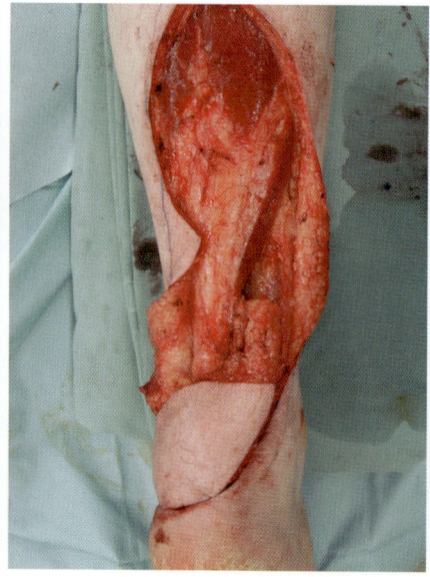

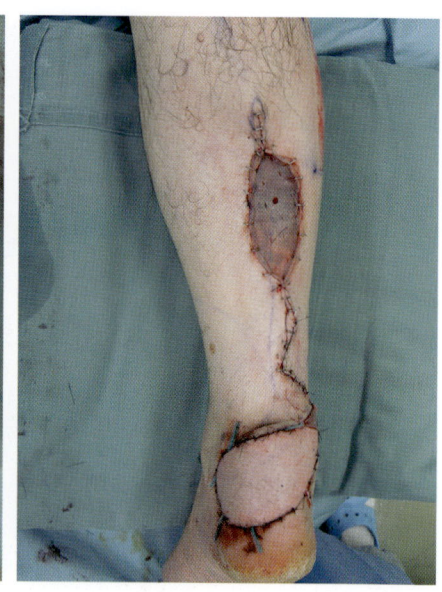

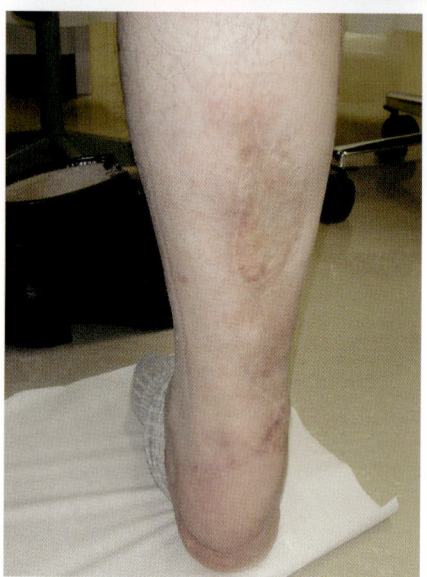

(g) 皮弁裏面の所見
筋膜を通して神経，血管が透見できる（➡）。
(h) 皮弁の移動
(i) 皮弁縫着と植皮による皮弁採取部の閉鎖
(j) 術後2年5カ月の所見

図4 【症例❶】

下腿遠位，足部の再建でこれに代わる代表的手技として，内側足底皮弁，medialis pedis flap, calcaneal flap, lateral calcaneal flap, reverse-flow peroneal flap, lateral supramalleolar flap, 逆行性後脛骨動脈皮弁，下腿穿通枝皮弁，各種遊離皮弁などが挙げられ，欠損の状況によっては本皮弁より良好な結果が期待できるものもある。手技の容易さのみに目を奪われず，各皮弁の特徴を把握したうえで選択すべきである。

III 症 例

【症例❶】75歳，男性，踵骨部皮膚有棘細胞癌切除後の5×7cmの欠損

筋膜下の切除により，一部アキレス腱の露出が認められたため，下腿中央1/3から6×11cmの本皮弁を作成した。術後経過に問題なく，皮弁は完全に生着した（図4）。

a	b	c
d		

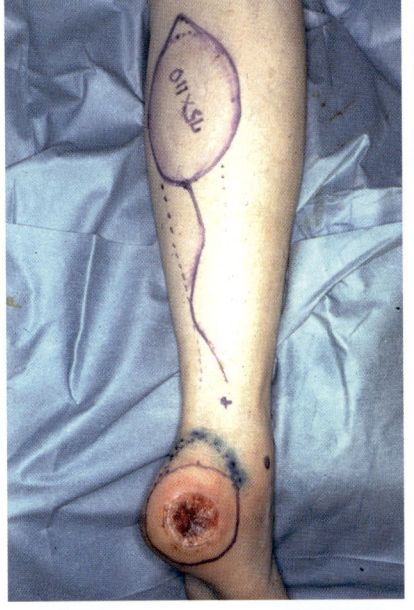

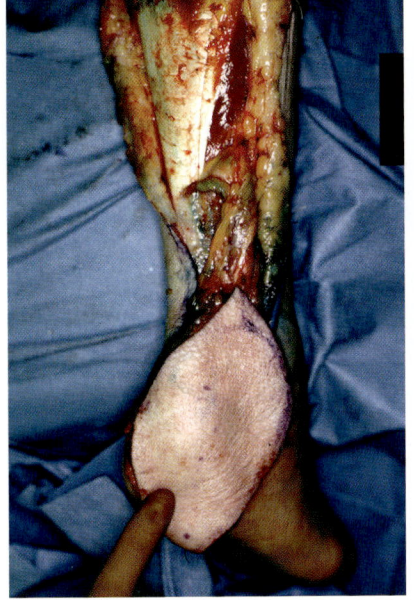

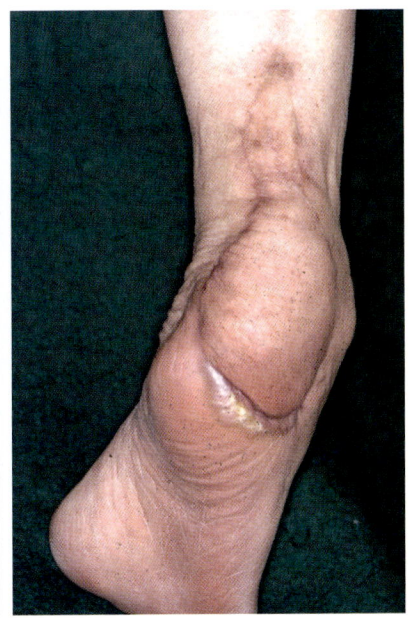

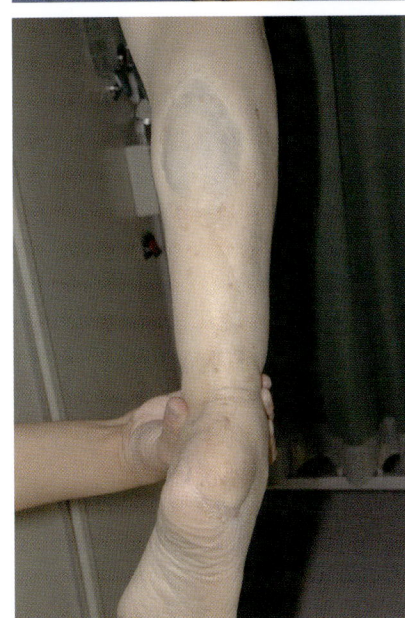

(a) 手術デザイン
(b) 皮弁の挙上と移動
(c) 術後約1年の所見
　　足底の皮弁縫合線に沿って角化増生が出現した．適応部位は十分吟味しなければならない．
(d) 術後12年の所見
　　縫合縁の過角化は残すものの増悪はなく，疼痛や潰瘍形成などは認めない．

図5 【症例❷】76歳，女性，踵骨部悪性黒色腫

【症例❷】76歳，女性，踵骨部悪性黒色腫

拡大切除とセンチネルリンパ節生検を行った．アキレス腱と踵骨後面の露出した6.5×9 cmの欠損に本皮弁を用いた．術後，皮島先端に辺縁壊死を来したが，保存的治療により閉鎖した．皮弁の一部が足底荷重部にかかっており，縫合線に過角化を認めるが，長期的に大きな問題は認めない（図5）．

【症例❸】70歳，男性，踵骨骨折後の小瘻孔を伴う骨髄炎

糖尿病とParkinson病を有していた．瘻孔開放と腐骨削除後に本皮弁を適応した．皮島の大きさは4×8 cmとし，一部を脱上皮して骨欠損部に埋入した．術後，皮島先端の壊死と縫縮した採取創の離開が生じ，保存的治療で最終的には閉鎖したが，後者はアキレス腱上であったため，上皮化に2カ月半を要した（図6）．

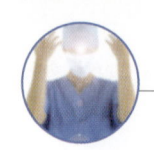

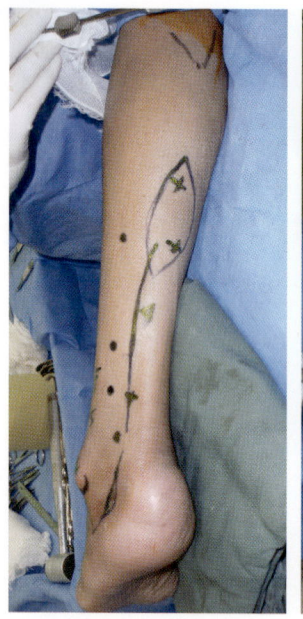

(a) 皮弁のデザイン
前方のマーキングは腓骨動脈穿通枝。

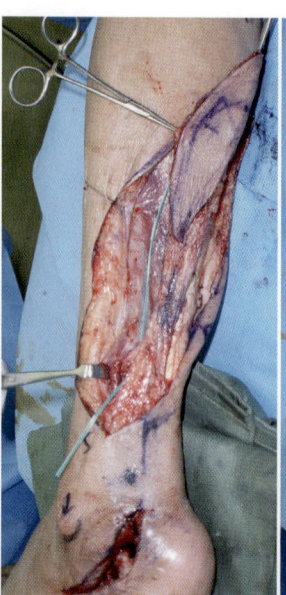

(b) 皮弁の挙上と移動

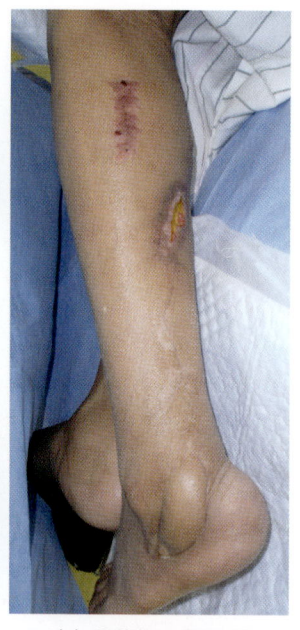

(c) 術後約8週の所見
皮島先端の壊死と縫合した採取部の癒合不全が生じ，潰瘍を残す。採取部の治癒遅延にも十分配慮すべきである。

図6 【症例❸】70歳，男性，踵骨骨折後の小瘻孔を伴う骨髄炎

IV 合併症回避のコツ

1 適応に関する注意点

本皮弁は短時間かつ低侵襲で挙上でき，全身・局所に合併症を抱える症例に好都合であるが，反面このような患者は血管障害を有することも多い。Baumeisterら[2]は，動静脈疾患や糖尿病症例への利用で50％を超える壊死率を報告しており，安易な適応は禁物である。約8.5％に創感染を生じた報告もあり[14]，汚染創への利用にも慎重を期したい。

2 血行障害への対策

1）血行障害の要因と対策

本皮弁に時折見られる血行障害は，腫脹，皮弁壊死，感染へと進展する危険性を有している。この原因は，遠位茎皮弁として，血流を周囲血管との吻合に委ねるからにほかならない。血行障害に対しとり得る対策は，①作成範囲を狭め安全な領域のみに絞るか，②茎からの血液供給・還流の増強を図るか，③浅腓腹動静脈と小伏在静脈の血流を順行性に近づけるか，④皮弁内での血行動態を改良するか，のいずれかであろう。

①に関し，特に皮弁遠位に壊死の報告が多いのは，移動範囲を広げようとしたためであろう[2)9)～11)14]。下腿近位方向に挙上範囲を拡大すれば，皮弁縦横比の増加と血管神経束を含まない部分の面積拡大により，末梢部の血行が不安定となることは明白であり，基本に従った皮弁作成が重要である。しかし，一方で有用性を高めようとすれば，より広範な挙上面積，rotation arcが要求され，限られた状況での対策としかなり得ない。

②は，茎の幅の拡大により，より多くの血流が期待できる。Pivot pointの近傍にほかの穿通枝を認めた場合は，これを取り込むことも一法である。これらの

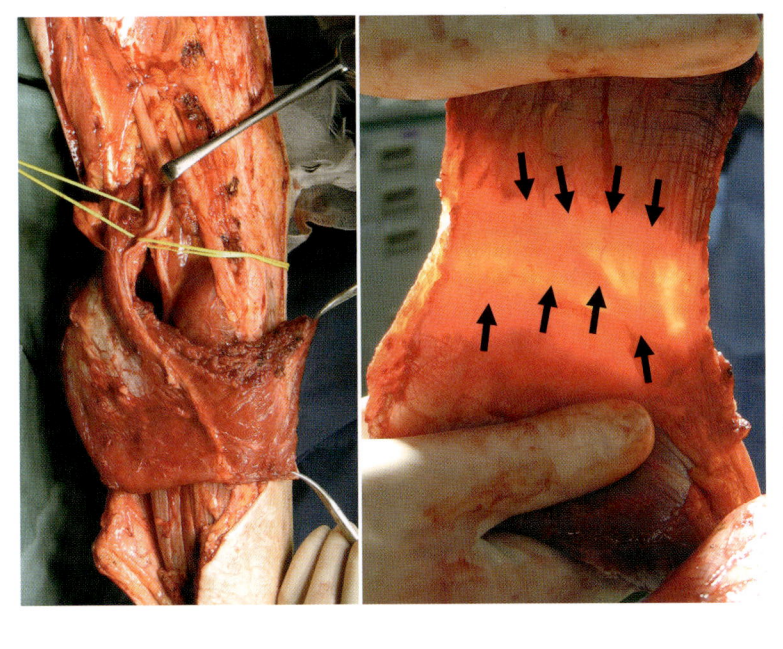

(a) 悪性腫瘍切除後に一部残存した腓腹筋内・外側頭筋栄養枝が温存されたのは内側頭のみだが，全体を筋弁として利用し生着を見た。両頭間の血管交通（➡）を示す。

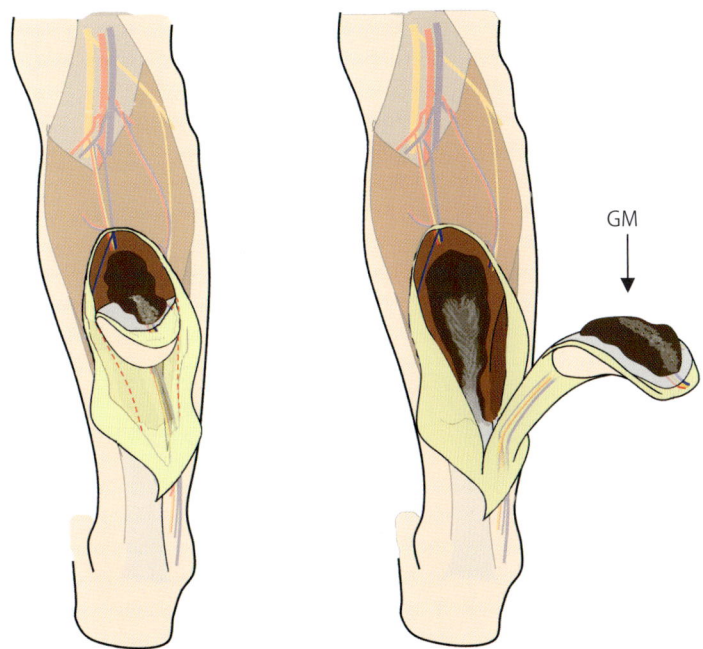

(b) 腓腹筋複合遠位茎腓腹皮弁の挙上シェーマ
皮弁とともに腓腹筋の一部（GM）を含め挙上する。

図7 腓腹筋複合遠位茎腓腹皮弁にかかわる血管所見と挙上法

操作は rotation arc の観点からはマイナスであるが，移動により茎部に過緊張を生まない程度であれば用いることができる。皮弁茎上に皮膚を残し皮膚茎とすることや delay などの対策は，複数回の手術や治療期間の延長を考えると今日では用い難いが，同じ理由で有用と思われる。Amarante ら[10]が後脛骨動脈穿通枝を含むデザインを行ったように，ほかの血行供給源を求めることも可能だが，現時点では腓骨動脈遠位穿通枝より優れた選択肢は得られていない。

③については，静脈還流を改善する目的での小伏在

(a) 皮弁軸内外側約3cmの範囲で腓腹筋を付着して挙上した。
(b) 露出腱を筋で被覆した。

図8 腓腹筋複合遠位茎腓腹皮弁を選択した1例
踵骨骨折術後に腱露出と感染を伴い，より良好な血流を有する組織での被覆が望まれた。

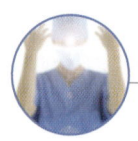

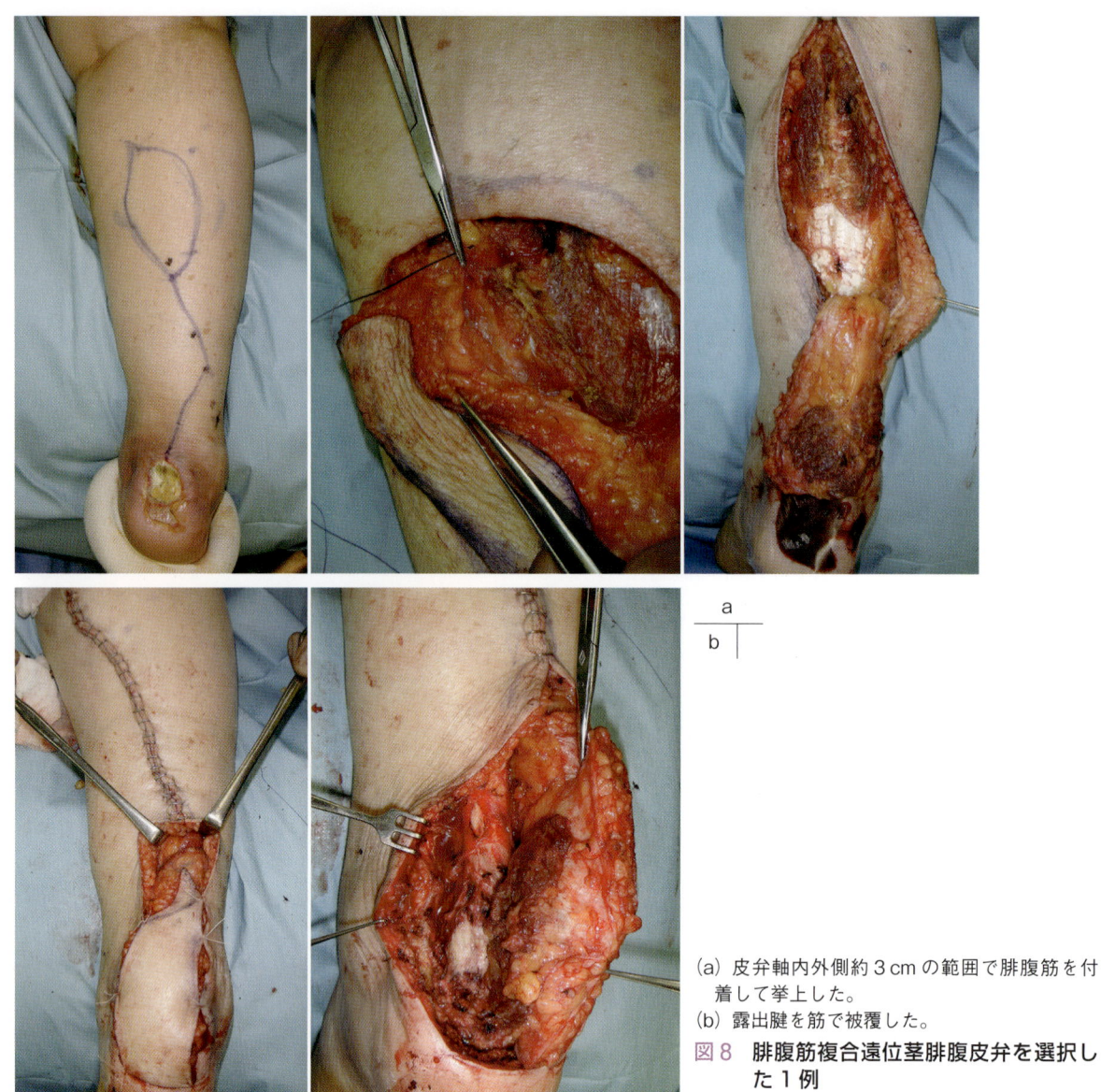

静脈断端の追加吻合であり，われわれも症例に応じて試みている。類似の方法として，小伏在静脈断端を創外に露出させて瀉血に用いることも行われる。浅腓腹動脈の断端を吻合に用いることも可能だが，それはもう遠位茎腓腹皮弁とはいえない。

④として，近年本皮弁に腓腹筋の一部を含める手技が報告されている[15)~17)]。この手法は，筋弁を介して血行を増強させる効果と皮弁のボリューム増加の2つの意義を有しており，手技の簡便さもさほど損なわれない。本皮弁の安全性，有用性を高めるうえで有益なことから，ここに取り上げたい。

2) 遠位茎腓腹皮弁への腓腹筋の複合

腓腹筋を主に栄養する内・外側腓腹動静脈筋枝は，筋穿通枝を介して皮膚循環に関与する。諸家の報告では筋穿通枝は内側頭に多く，1~4，5本の内側頭穿通枝が認められる[18)]。外側頭穿通枝は欠損する場合が多

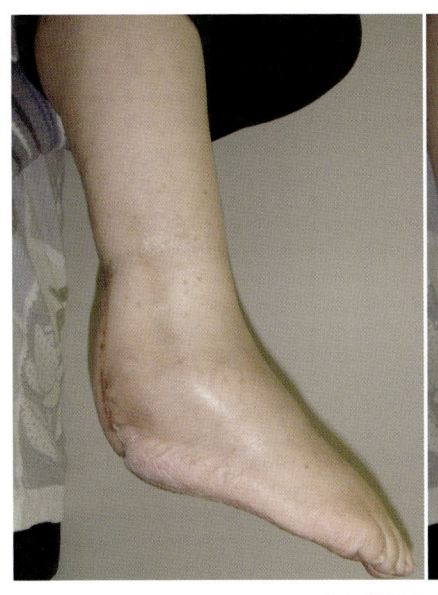

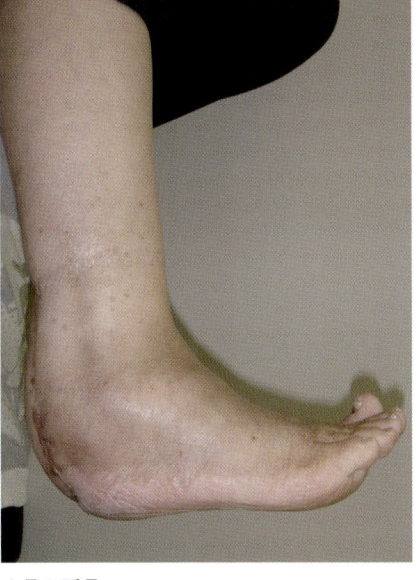

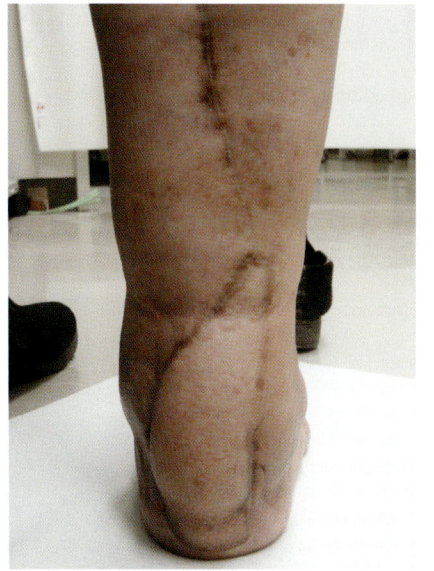

(c) 術後6カ月の所見
皮弁は問題なく生着し，良好な足関節可動域が得られている。

(d) 術後1年の所見

図8

いとされるが，われわれは半数以上の症例で，有意の口径を有する外側頭穿通枝を確認している。これらは直接もしくは皮膚循環を介し浅腓腹動静脈と交通している（図2-a）。一方で，内・外側頭の栄養血管は中央で互いに吻合しており（図7-a），4～10本（平均5.8本）の交通枝が存在したとの報告がある[19)20)]。これらの所見に基づき，浅腓腹動静脈，筋穿通枝，皮膚循環ならびに内・外側頭間の交通枝を介した血管吻合を付与することで，遠位茎腓腹皮弁の血行安定化と生着領域拡大が得られると考えられた。

本皮弁に腓腹筋を含めたのは，2000年のLe Fournら[15)]が端緒と思われるが，主目的は欠損の充填にあった。その後，生着領域拡大と壊死率低下への効果が報告された[16)17)]。Chenら[17)]は，挙上範囲を膝窩溝の6cm下方まで広げ，部分壊死が9例中1例であったとしている。

手術では，まず通常の切開から腓腹神経，小伏在静脈，浅腓腹動静脈を確認する。これらを切断して下方に挙上を進めるが，血管神経束と筋の間は剥離せず，周囲腓腹筋体を含めて一塊として挙上する（図7-b，8-a）。この際，神経と血管は筋肉片に覆われて位置確認が難しく，特に内・外側頭の接合部では筋体が薄いため，これらを傷めないよう注意を要する。先に皮島下方で走行を確認しておくと安全である。筋弁は，ヒラメ筋との間の腱膜組織から剥ぎ取るように挙上し，皮弁に付着させる。アキレス腱移行部付近に至ると自然に筋膜下の剥離となり，裏面に腓腹神経，小伏在静脈が透見できる（図8-a）。以後は通常の手順で皮弁茎を作成し，欠損部へ移動する（図8-b～d）。採取部の閉鎖は，腓腹筋を採取する分だけ従来法より容易となる。

短所は，筋弁と皮弁間に存在する腓腹神経の犠牲が必須となることである。また，筋穿通枝の位置にはばらつきがあり，これらを取りこぼさないためには，ある程度の範囲で筋体を含める必要がある。

腓腹筋穿通枝周囲に筋体を付加し，島状筋弁として複合した経験もあるが，この場合は穿通枝の変位・欠損が問題となり，事前に筋弁を複合する部位の予測が難しい。皮弁血行への役割はほとんど期待できないと思われ，筋弁の血流も前述の手技に比べやや不安定な印象がある。

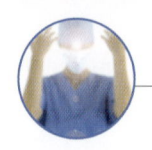

3 採取部位への配慮

腓腹神経を含めることには賛否両論がある。筋膜切開から神経が容易に遊離でき，その際ほとんど出血も来たさないことから，腓腹神経自体は皮弁血行に関与しないとの意見がある[6,8,21]。また，VAF flap としての報告では概念的にも神経は含められていないが，採取部への神経温存と手術結果の検討はし尽くされているとはいい難い。両者が比較可能な Chen ら[22]の報告では，神経処理と血行障害の間に明らかな相関は認めないものの，Yilmaz ら[11]は本皮弁 17 症例中，神経を含めないもので 2/2 の壊死，含めたもので 2/15 のうっ血と浮腫を示しており関連性が示唆される。

われわれは，血管柄付き腓腹神経移植における経験から，神経周囲に確認される腓腹筋穿通枝との吻合血管や皮枝が(図 2)，筋膜切開により損傷される可能性が否定できないと考えており，原則的には神経を含め挙上している。神経断端を軟部組織で被覆し，直上に植皮を行う場合は筋体内に埋入しているが，これまで neuralgia を訴えた症例はなく，知覚障害の訴えも軽微である。

●引用文献

1) Donski PK, Fogdestam I : Distally based fasciocutaneous flap from the sural region ; A preliminary report. Scand J Plast Reconstr Surg 17 : 191-196, 1983
2) Baumeister SP, Spieror R, Erdmann D, et al : A realistic complication analysis of 70 sural artery flaps in a multimorbid patient group. Plast Reconstr Surg 112 : 129-140, 2003
3) Manchot C : The cutaneous arteries of the human body. translated by Ristic J, et al, pp105-114, Springer-Verlag, New York, Berlin, Heidelberg, Tokyo, 1983
4) Nakajima H, Imanishi N, Fukuzumi S, et al : Accompanying arteries of the lesser saphenous vein and sural nerve ; Anatomic study and its clinical application. Plast Reconstr Surg 103 : 104-120, 1999
5) Masquelet AC, Romana MC, Wolf G : Skin island flaps supplied by the vascular axis of the sensitive superficial nerves ; Anatomic study and clinical experiences in the leg. Plast Reconstr Surg 89 : 1115-1121, 1992
6) 利根川均, 田沼久美子：下腿の皮膚および筋膜の動脈網(系)の解剖学的検索ならびに臨床応用に関する研究. 日形会誌 14 : 404-426, 1994
7) 熊木克治：腓腹神経の足背分布. 日本人のからだ, 佐藤達夫ほか編, pp577-578, 東京大学出版会, 東京, 2000
8) Hyakusoku H, Tonegawa H, Fumiiri M : Heel coverage with a T-shaped distally based sural island fasciocutaneous flap. Plast Reconstr Surg 93 : 872-876, 1994
9) Hasegawa M, Torii S, Katoh H, et al : The distally based superficial sural artery flap. Plast Reconstr Surg 93 : 1012-1020, 1994
10) Amarante M, Costa H, Reis J, et al : A new distally based fasciocutaneous flap of the leg. Br J Plast Surg 39 : 338-340, 1986
11) Yilmaz M, Karatoas O, Barutcu A : The distally based superficial sural artery island flap ; Clinical experience and modification. Plast Reconstr Surg 102 : 2358-2367, 1998
12) Imanishi N, Nakajima H, Fukuzumi S, et al : Venous drainage of the distally based lesser saphenous-sural veno-neuroadipofascial pedicled fasciocutaneous flap ; A radiographic perfusion study. Plast Reconstr Surg 103 : 494-498, 1999
13) Nakajima H, Imanishi N, Fukuzumi S, et al : Accompanying arteries of the cutaneous veins and cutaneous nerves in the extremities ; Anatomical study and a concept of the vanoadipofascial and/or neuroadipofascial pedicled fasciocutaneous flap. Plast Reconstr Surg 102 : 779-791, 1998
14) Almeida MF, de Costa PR, Okawa RY : Reverse-flow island sural flap. Plast Reconstr Surg 109 : 583-591, 2002
15) Le Fourn B, Caye N, Pannier M : Distally based sural fasciomuscular flap ; Anatomic study and application for filling leg or foot defects. Plast Reconstr Surg 107 : 67-72, 2000
16) Al-Qattan MM : A modified technique for harvesting the reverse sural artery flap from the upper part of the leg ; Inclusion of a gastrocnemius muscle "cuff" around the sural pedicle. Ann Plast Surg 47 : 269-274, 2001
17) Chen S-L, Chen T-M, Wang H-J : The distally based sural fasciomusculocutaneous flap for foot reconstruction. J Plast Reconstr Aesthet Surg 59 : 846-855, 2006
18) Tsetsonis CH, Kaxira OS, Laoulakos DH, et al : The arterial communication between the gastrocnemius muscle heads ; A fresh cadaveric study and clinical implications. Plast Reconstr Surg 105 : 94-98, 2000
19) Hallock GG : Anatomic basisi of the gastrocnemius perforator-based flap. Ann Plast Surg 47 : 517-522, 2001
20) Cavadas PC, Sanz-Giménez-Rico JR, Cámara AG, et al : The medial sural artery perforator free flap. Plast Reconstr Surg 108 : 1609-1615, 2001
21) Aoki S, Tanuma K, Iwakiri I, et al : Clinical and vascular anatomical study of distally based sural flap. Ann Plast Surg 61 : 73-78, 2008
22) Chen SL, Chen TM, Chou TD, et al : The distally based lesser saphenous venofasciocutaneous flap for ankle and heel reconstruction. Plast Reconstr Surg 110 : 1664-1672, 2002

事項索引

A
alar base cinch suture　103
Asche 鉗子　61

B
backwall-first 法　153
back wall technique　283, 285
bFGF　22
brachyofacial pattern　104

C
Cloquet リンパ節　273
closed approach　70
composite graft　222

D
dermal backflow　281
DIEP flap　200, 265
dolicofacial pattern　104
down fracture　102, 106, 108
Duran 法　237

F
flow-through 型吻合　260

G
gluteal fold flap　267
graft on flap 法　220, 223

H
hemipulp flap　230

I
ICG　281
IC 切開　71
intercartilaginous incision　71
intermingled skin graft　28
IPAP flap　267

K
Kleinert 変法　237

L
lateral osteotomy　64
Le Fort I 型骨切り術　100
lid lag　57

M
medial osteotomy　64
mesh skin graft　27
microdissection 法　260

N
Nd:YAG レーザー　36
nerve cross over 法　126

P
patch skin graft　28
piriformic margin incision　71
PMJ　101
postage stamp graft　28
posterior thigh flap　265
pterygomaxillary junction　101

Q
quadrilateral block 法　279

R
reciprocating saw　101
reconstruction plate　174
rippling　189
Rosenmüller リンパ節　273

S
sequential excision　26, 27, 30
skin (nipple)-sparing mastectomy　212
SMR　73
submucous resection　73
subtotal integmentectomy　279
surgical　6

T
tangential excision　25, 30
TRAM　200

TRAM flap　190, 191, 192, 193, 195, 196, 198

U
U 字鈎　95

W
wet dressing　220
wet to dry dressing 法　3

Y
Y 字型　54

Z
zone I での腱断裂　236
Z 形成術　32, 37

あ
鞍鼻型骨折　65

い
移植床血管の選択　140
移植床静脈の選択　143
移植床動脈の選択　141
一塩基多型　33
一期的遊離広背筋移植術　120
インドシアニングリーン　281
インプラント　180
インプラントの回転　189

う
うっ血　296

え
会陰部悪性腫瘍　264
会陰部再建　264
壊死性筋膜炎　7
遠位茎腓腹皮弁　292
塩基性線維芽細胞増殖因子　22
塩酸パパベリン溶液　257

お
横走靱帯　47

306

か

外陰部再建　265
外頸動脈端側吻合　157
外側広筋弁　155
外側大腿回旋動静脈下行枝　254
外側大腿回旋動脈　254
外側大腿皮神経　261
外側腓腹皮神経　295
外鼻再建　80
外腹斜筋　209
下咽頭癌　135
下咽頭・頸部食道再建　160
加温　24
下顎　170
下顎再建　170
下顎枝矢状分割術　110
下顎非対称　115
顎間固定　175
顎間ゴム牽引　112
郭清術　272
郭清範囲　276
下歯槽神経　110
下歯槽神経損傷　113
過小修正　58
ガス壊疽　7
下腿遠位　298
過大修正　58
肩ケロイド　40
滑車　235
滑車上動脈　80
滑車の処置　236
合併症　44, 67, 100, 110, 136, 140,
　　164, 244, 272, 276
可動部舌　158
眼窩隔膜　46
眼瞼下垂　44, 49
感染　300
間置型の動脈端々吻合　123
顔面骨骨折　60
顔面神経麻痺　120
還流障害　296

き

楔状切除　38
キメラ型合併組織移植　260
逆行性指動脈島状皮弁　228
胸筋温存乳房切除術　214
胸肩峰動静脈の血管柄　132
胸肩峰動脈　130, 131, 133
頬骨骨折　90
胸鎖乳突筋の処理　167
胸背動静脈　211
胸部ケロイド　34, 39
挙筋腱膜　47
巨大色素性母斑　20
巨大母斑　16
キルティング縫合　216
筋腱移行部　47
筋穿通枝　302
筋内穿通枝　254
筋皮弁　292
筋膜　33
筋膜移植　52
筋膜皮弁　292

く

空腸移植　161
空腸採取　160
空腸片の固定　165

け

血管吻合　140, 163
血管吻合のコツ　247
血管柄　133, 136
血管閉塞　167
血管柄付き遊離筋肉移植術　120
血管柄付き遊離骨移植　170
血行形態　130
血行動態　249
血腫　216
ケロイド　32
肩甲部ケロイド　37
腱損傷　234
腱損傷のタイプ分類　234
腱断裂修復後の合併症　240

腱縫合　234, 235
腱癒着　240
瞼裂幅　57

こ

口腔内欠損の評価　150
高血圧　32
咬合　170
咬合の確認　111
酵素法　4
交通枝　303
広背筋　120, 122
広背筋皮弁　208
広範囲重症熱傷患者　24
後療法　237
骨切り　173
骨露出　19
コラーゲン　16
コラーゲンスポンジ　16
混合植皮　28
根治的郭清術　273

さ

再建　170
再接着術　244
再接着術の手順　245
再断裂　240
鎖骨下のルート　132, 133, 136

し

シート状分層植皮術　27
自己血貯血　107
自己融解法　3
支持性再建　82
耳垂ケロイド　38
指尖部再建　220
指尖部損傷　220
湿潤療法　220
斜鼻　60, 70
斜鼻型骨折　65
重瞼線　46
重瞼幅　44
手指　234
手指関節拘縮　242

事項索引

手指腱損傷　234
手術　44
手術手技　100, 110
手術適応　246
手術部位感染症　6
術後合併症　247
術後感染　116
術後管理　164, 247
術後後療法　41
術後の咬合不正　114
術後皮弁チェック　148
主縫合　235
漿液腫　214
上顎骨骨切り術　100
上顎骨前頭突起骨折　66
上眼瞼縁の高さ　55
上眼瞼除皺術　44
掌側 V-Y 前進皮弁　228
小児鼻骨骨折　67
小伏在静脈　294
静脈吻合　146
植皮術　24
シリコーン　40
神経血管柄 V-Y 前進皮弁　224
靱帯性腱鞘　235
伸展圧迫固定　18
真皮　32
深腓骨神経　172
真皮縫合　34
真皮様組織　17
深部静脈血栓症　276, 279

す

水圧式ナイフ　5

せ

節外浸潤　277
舌癌　150, 155
舌尖形成　158
舌全摘　135
切断指　244
切断指の分類　246
舌の拘縮位　150, 151
舌半切　134

線維芽細胞　17
前外側大腿皮弁　154, 254
前額皮弁　80
前鋸筋　209
浅筋膜　209
前進皮弁　224
センチネルリンパ節生検　276
穿通枝 IV-A　131, 136
穿通枝皮弁　254
先天性眼瞼下垂症　52
前頭頬骨縫合　91, 96
前頭筋　58
前頭筋吊り上げ術　52
浅腓腹動脈　292

そ

僧帽筋　209
創離開　14
側端吻合　282, 285
足部　298
鼠径三角　274

た

大円筋　210
大胸筋皮弁　130
大腿筋膜　54
大腿筋膜移植　52
大腿直筋枝　261
大伏在静脈　275
脱上皮　201, 206
脱神経電位　124
ダブルスプリント　103
短顔型　104
タンジェンシャル切除術　25
弾性線維　21
端側吻合　282, 285
端々吻合　282, 285

ち

知覚障害　304
中咽頭癌　150
中咽頭側壁癌　156
超音波カラードップラー法　255
超音波血流計　255

長顔型　104
蝶形頬骨縫合　91, 97, 98
腸骨・鼠径リンパ節　272
超早期・早期手術　24
長母趾屈筋　173
蝶結び　47
陳旧性鼻骨骨折　67

て

帝王切開　13
低血圧麻酔　100
低侵襲手術　90
低体温　24
ティッシュ・エキスパンダー　180
ティッシュ・エキスパンダー法　80
デクスメデトミジン　103
デブリードマン　2, 10

と

頭頸部再建　130
凍結保存同種皮膚移植　28
動脈吻合　144, 145
トラブル対処　147
トリミング　111
ドレーン　168
ドレナージ　117

な

内陰部動脈穿通枝皮弁　264, 267
内側腓腹皮神経　295
斜めマットレス縫合　152
難治性潰瘍　16, 22

に

二期再建　180
二期的再建　135
二期的乳房再建術　201
二次再建　238
乳癌　208
乳頭乳輪再建　196
乳房温存手術　211
乳房下溝　200, 201, 204, 205, 206
乳房再建　190, 191, 200, 208

308

乳房のエステティックユニット 204
乳房マウンド 200

ね
熱可塑性樹脂 62
熱傷 24
粘膜縫合 162, 167

は
ハードコンタクトレンズ 48
バイトスプリント 102
ハイドロサージャリー 2, 5
薄筋皮弁 265
白癬症 291
バックグラウンドシート 283
パッチ植皮 28
抜釘 116
パテントブルー 281

ひ
皮下縫合 15
鼻腔粘膜再建 81
肥厚性瘢痕 32
腓骨 170
腓骨・骨皮弁 170
鼻骨骨切り 70, 74
鼻骨骨折 60, 70
鼻骨骨折エコー 61
鼻骨骨折外固定 62
鼻骨骨折内固定 62
鼻骨軸位撮影 60
鼻骨側面位撮影 60
腓骨動静脈 172
腓骨動脈遠位穿通枝 293
皮質骨切り 110
鼻軟骨間切開 71
腓腹筋 302
腓腹筋穿通枝 303

腓腹筋複合遠位茎腓腹皮弁 301
腓腹神経 294
皮膚穿通枝 171
皮膚縫合 10
皮弁 39
皮弁壊死 300
皮弁デザイン 151
皮弁の選択 143, 150
皮弁の部分壊死 216
被膜拘縮 188
肥満 10
表在性リンパ節 273

ふ
フェイスボウトランスファー 102
フォンダパリヌクスナトリウム 279
複合性局所疼痛症候群（CRPS）様症状 242
副腎皮質ホルモン 36
腹帯 11
腹直筋皮弁 190, 265
腹壁感染 14
腹壁形成術 190
腹壁瘢痕ヘルニア 276, 279
不顕性高静脈圧状態 291
ブラジャーライン 208
プレセデックス 103
吻合の準備 143
分類 90

ほ
縫合方法 12
放射線照射 184
放射線治療 32, 34
傍大動脈リンパ節 273
補助切開 235
補助縫合 235
ボルスター縫合 10, 12, 15

ま
マイクロサージャリー 160, 170, 280
マゴット療法 4

み
ミニプレート 174

も
網状植皮術 27

ゆ
遊離空腸 160
遊離空腸の適応 164
遊離前腕皮弁 82
遊離組織移植 140, 150
遊離腹直筋皮弁 200

よ
翼突上顎接合部 101
予定外重瞼線 49
予防的郭清術 273

り
梨状孔縁切開 71
リハビリテーション 249
リンパ管静脈吻合術 280
リンパ管の弁 283
リンパ節処理 275
リンパ嚢胞 290
リンパ皮膚瘻 276, 279
リンパ浮腫 280
リンパ流 272
リンパ漏 290

れ
レシプロ 101
連続分層切除術 26

編者紹介 PROFILE

野﨑 幹弘（のざき　もとひろ）

■学歴・職歴

1970年	日本大学医学部卒業
1970年	東京警察病院外科レジデント
1975年	東京女子医科大学形成外科助手
1976〜1978年	米国テキサス大学・形成外科およびシュライナー熱傷病院留学
1980年	東京女子医科大学形成外科講師
1982年	東京女子医科大学形成外科助教授
1990年	東京女子医科大学形成外科教授
1992年	東京女子医科大学形成外科主任教授
2009年	東京女子医科大学名誉教授

■学術活動

1997年	第23回日本熱傷学会・会長
1997年	第24回日本マイクロサージャリー学会・会長
2004年	第47回日本形成外科学会・会長
2004年	第12回国際熱傷学会・組織委員会・委員長
2008年	第32回日本頭頸部癌学会・会長
2009年	第10回国際形成外科学会アジア・太平洋地区会議学術集会・会長

日本形成外科学会・理事長，日本熱傷学会・理事長，日本創傷外科学会・理事長，国際熱傷学会・副会長，国際形成外科学会・理事等を歴任

■名誉会員

日本形成外科学会，日本熱傷学会，日本創傷外科学会，日本頭蓋顎顔面外科学会，日本マイクロサージャリー学会，日本血管外科学会，カナダマイクロサージャリー学会等

■特別会員

日本外科学会，日本脈管学会

形成外科エキスパートたちの基本手術
―合併症回避のコツ― 　　　　　　　　　　　　　　　＜検印省略＞

2014年10月9日　第1版第1刷発行

定価（本体15,000円＋税）

編集者　野﨑　幹弘
発行者　今井　良
発行所　克誠堂出版株式会社
〒113-0033　東京都文京区本郷3-23-5-202
電話（03）3811-0995　振替00180-0-196804
URL　http://www.kokuseido.co.jp

ISBN 978-4-7719-0431-6　C3047　￥15000E　　　　印刷　三美印刷株式会社
Printed in Japan Ⓒ Motohiro Nozaki, 2014

・本書の複製権・翻訳権・上映権・譲渡権・公衆送信権（送信可能化権を含む）は克誠堂出版株式会社が保有します。
・本書を無断で複製する行為（複写，スキャン，デジタルデータ化など）は，「私的使用のための複製」など著作権法上の限られた例外を除き禁じられています。大学，病院，診療所，企業などにおいて，業務上使用する目的（診療，研究活動を含む）で上記の行為を行うことは，その使用範囲が内部的であっても，私的使用には該当せず，違法です。また私的使用に該当する場合であっても，代行業者等の第三者に依頼して上記の行為を行うことは違法となります。
・JCOPY ＜（社）出版者著作権管理機構　委託出版物＞
本書の無断複写は著作権法上での例外を除き禁じられています。複写される場合は，そのつど事前に(社)出版者著作権管理機構（電話03-3513-6969, Fax 03-3513-6979, e-mail：info@jcopy.or.jp）の許諾を得てください。

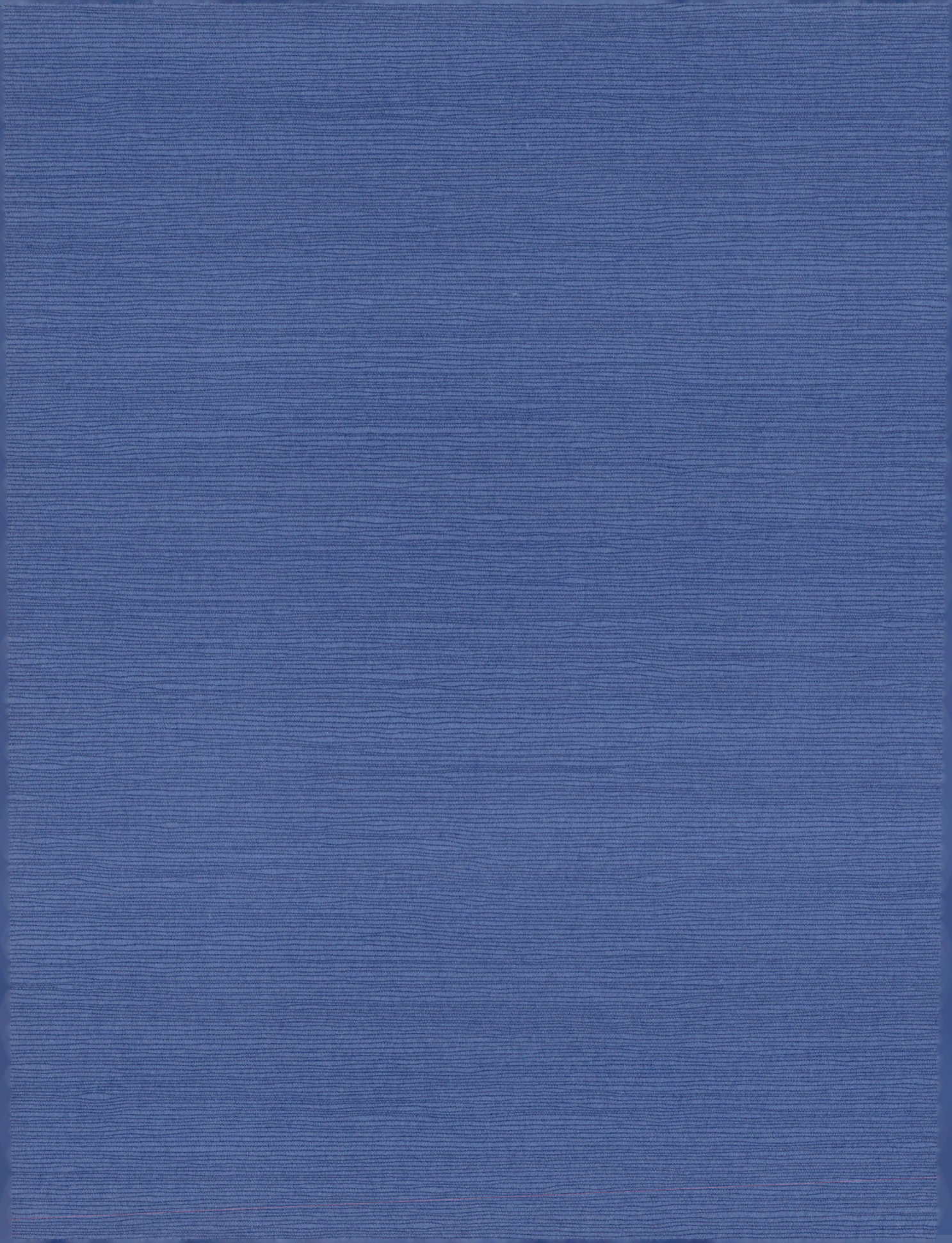